“十三五”国家重点出版物出版规划项目

中国医师协会指导用书

全科医师心血管疾病防治能力提升

Improvement of Prevention and Treatment Capabilities of Cardiovascular Diseases for General Practitioners

“十三五”国家重点出版物出版规划项目

中国医师协会指导用书

全科医师心血管疾病防治能力提升

Improvement of Prevention and Treatment Capabilities of Cardiovascular Diseases for General Practitioners

主　编　韩雅玲　马长生　王祖禄

副主编　黄　岚　刘梅林　吴书林　张　健

陈绍良　李虹伟　刘梅颜　韩　凌

北京大学医学出版社

QUANKE YISHI XINXUEGUAN JIBING FANGZHI NENGLI TISHENG

图书在版编目（CIP）数据

全科医师心血管疾病防治能力提升 / 韩雅玲，马长生，王祖禄主编
. —北京：北京大学医学出版社，2019.10
ISBN 978-7-5659-2062-2

Ⅰ. ①全…　Ⅱ. ①韩…　②马…　③王…　Ⅲ. ①心脏血管疾病－防治
Ⅳ. ① R54

中国版本图书馆 CIP 数据核字（2019）第 211313 号

全科医师心血管疾病防治能力提升

主　　编： 韩雅玲　马长生　王祖禄
出版发行： 北京大学医学出版社（电话：010-82802495）
地　　址：（100191）北京市海淀区学院路 38 号　北京大学医学部院内
电　　话： 发行部 010-82802230；图书邮购 010-82802495
网　　址： http://www.pumpress.com.cn
E-mail： booksale@bjmu.edu.cn
印　　刷： 北京强华印刷厂
经　　销： 新华书店
责任编辑： 高　瑾　**责任校对：** 靳新强　**责任印制：** 李　啸
开　　本： 889 mm×1194 mm　1/16　**印张：** 21.5　**字数：** 575 千字
版　　次： 2019 年 10 月第 1 版　2019 年 10 月第 1 次印刷
书　　号： ISBN 978-7-5659-2062-2
定　　价： 175.00 元

编者名单

主　编　韩雅玲　马长生　王祖禄

副主编　黄　岚　刘梅林　吴书林　张　健　陈绍良　李虹伟　刘梅颜　韩　凌

编　者（以姓氏笔划为序）：

于海波（北部战区总医院）
马长生（首都医科大学附属北京安贞医院）
王　江（陆军军医大学第二附属医院）
王　馨（山西省心血管病医院）
王祖禄（北部战区总医院）
卢尚欣（首都医科大学附属北京安贞医院）
冯雪茹（北京大学第一医院）
朱小刚（首都医科大学附属复兴医院）
刘梅林（北京大学第一医院）
刘梅颜（首都医科大学附属北京安贞医院）
李　洋（北部战区总医院）
李虹伟（首都医科大学附属北京友谊医院）
吴书林（广东省人民医院）
邹长虹（中国医学科学院阜外医院）
宋元彬（陆军军医大学第二附属医院）
张　剑（北部战区总医院）
张　健（中国医学科学院阜外医院）
张　航（南京市第一医院）
张丽军（首都医科大学附属北京安贞医院）
陈　欣（广东省人民医院）
陈绍良（南京市第一医院）
陈剑飞（陆军军医大学第二附属医院）
赵　韧（北部战区总医院）
赵树梅（首都医科大学附属北京友谊医院）
贾朝旭（首都医科大学附属北京安贞医院）
徐　凯（北部战区总医院）
唐立鸿（广东省人民医院）
黄　岚（陆军军医大学第二附属医院）
梁　明（北部战区总医院）
韩　凌（首都医科大学附属复兴医院）
韩雅玲（北部战区总医院）
揭秉章（首都医科大学附属复兴医院）
曾　颖（陆军军医大学第二附属医院）

前　言

据《中国心血管病报告2017》显示，我国心血管疾病死亡占居民疾病死亡构成的40%以上，高于肿瘤及其他疾病，且目前患病率和死亡率仍处于持续上升阶段。2004年至今，我国心脑血管疾病住院费用年均增速远高于国内生产总值增速，已成为重大的公共卫生问题，防治心血管疾病刻不容缓。

国务院2018年颁布的《关于改革完善全科医生培养与使用激励机制意见》(以下简称“意见”)中指出，全科医师是居民健康和控制医疗费用支出的“守门人”，在基本医疗卫生服务中发挥着重要作用。加快培养大批合格的全科医师，对于加强基层医疗卫生服务体系建设、推进家庭医生签约服务、建立分级诊疗制度、维护和增进人民群众健康，具有重要意义。为贯彻执行党的“十九大”和“全国卫生与健康大会”精神，落实《“健康中国2030”规划纲要》以及国务院近期启动的健康中国行动的要求，“意见”强调计划到2030年，城乡每万名居民拥有5名合格的全科医师。然而，心血管疾病具有急症发病急、病情变化快、病死率和致残率高以及慢病发病率持续增高的特点，是广大全科医师经常需要面对并迫切需要解决的最突出问题，也是慢病防控的重点和难点，我们面临着疾病危害的巨大压力和防治能力相对薄弱两者之间的巨大差异。因此，快速提升全科医师对心血管疾病的诊治能力是实现“健康中国”建设的重要环节之一。

为培养水平高、能力强、技术全面的全科医师，更好地服务于广大基层患者，中国医师协会总会和中国医师协会心血管内科医师分会于2018年4月正式启动了“全科医师心血管疾病防治能力提升项目”(简称“全心提升项目”)，“全心提升项目”是在国家卫生健康委员会科教司支持下，由中国医师协会总会张雁灵会长和中国医师协会心血管内科医师分会会长韩雅玲院士共同发起，由韩雅玲院士担任项目主席，中国医师协会心血管内科医师分会名誉会长马长生教授和总干事王祖禄教授担任执行主席，全国数十位著名心血管专家共同参与的公益培训项目。该项目致力于提高全科医师对常见心血管疾病的防、诊、治、救水平及转诊判定能力，快速提高全科医师的心血管专科技能，织牢基层卫生网底、助力“健康中国”战略的实施。“全心提升项目”启动至今，已分别在北京、上海、广州、哈尔滨、沈阳、兰州、汶川、重庆、保定、衡水、乌鲁木齐、迪庆等25个市、县举办了38期“全心提升大讲堂”，现场培训全科医师8000余人，计划2019年底前累计完成59场线下培训，现场参会人员预计累计将超过1万人。全科医生反馈，该项目为他们带来了最需要和最实用的诊疗规范和技术知识。

为更加方便和进一步促进全科医师学习和掌握心血管疾病防治知识，提高心血管疾病诊疗水平，作为“全心提升项目”主席，我邀请了多位国内心血管疾病领域著名专家共同编写了这本国内首部《全科医师心血管疾病防治能力提升》培训教程。全书分为二十二章，具有以下三个特点：①内容覆盖广，包括了冠心病、高血压、心力衰竭、心律失常、心肌梗死、心脏性猝死、血脂异常、肺栓塞、心肺复苏、心电图识别及心血管疾病相关心理学(双心医学)等常见心血管疾病的诊疗规范、合理用药、鉴别诊断及治疗策略等。②可读性强，本书主要为全科医师培训心血管疾病防治技能而编写，兼顾实用性、前沿性、可读性，从心血管基础知识和典型病例出发，深入浅出，理论和实践紧密结合。③实用价值高，本书编委会由国内十余位著名的心血管病学专家、教授领衔，二十余位知名中青年专家积极参与，他们均长期在临床一线从事心血管疾病诊治和研究工作，故此书又是一部心血管病学专家宝贵临床诊治经验方法的汇编，衷心希望广大全科医师、基层医生能从中获益。

最后，真诚感谢所有编者和北京大学医学出版社各位编辑老师在百忙之中为本书完稿所付出的辛勤劳动；并向全国各地支持“全心提升项目”举办、关心本书出版的中国医师协会领导和同道们致以诚挚的谢意！

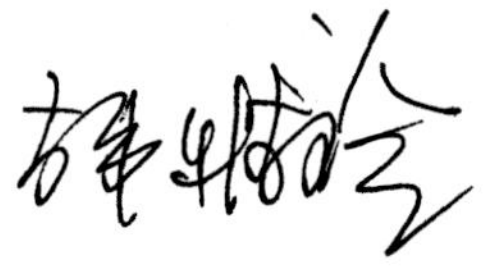

中国工程院院士

中国医师协会心血管内科医师分会会长

北部战区总医院全军心血管病研究所所长兼心内科主任

2019 年 8 月 15 日

目 录

1 冠心病的诊断分型和防治原则

（李　洋　韩雅玲）

心脏是一个强而有力的“泵”，主要功能是为血液流动提供压力，将血液运行至身体各部分。将血液输送到心脏、供应心肌血液的动脉血管称作“冠状动脉”。冠状动脉发生粥样硬化病变而严重阻塞或闭塞，导致心肌缺血、缺氧或坏死而引起的心脏病，即称为“冠心病”，归属为缺血性心脏病，是动脉粥样硬化导致器官病变的最常见类型。

第一节　我国冠心病的发病现状

据《中国心血管病报告 2018》[1] 显示，我国心血管疾病患病率处于持续上升阶段，推算现阶段心血管疾病患病人数达 2.9 亿，其中冠心病患者 1100 万。心血管疾病死亡占居民疾病死亡构成 40% 以上，居首位，高于肿瘤及其他疾病（图 1-1）。2016 年我国城市和农村居民冠心病死亡率继续 2012 年以来的上升趋势，农村地区冠心病死亡率上升明显，到 2016 年已超过城市水平（农村 118.74/10 万人，城市 113.46/10 万人）（图 1-2）。2004 年至今，心脑血管疾病住院费用年均增速远高于国内生产总值增速。我国心血管疾病负担日渐加重，今后 10 年患病人数仍将快速增长，已成为重大的公共卫生问题，防治心血管疾病刻不容缓。

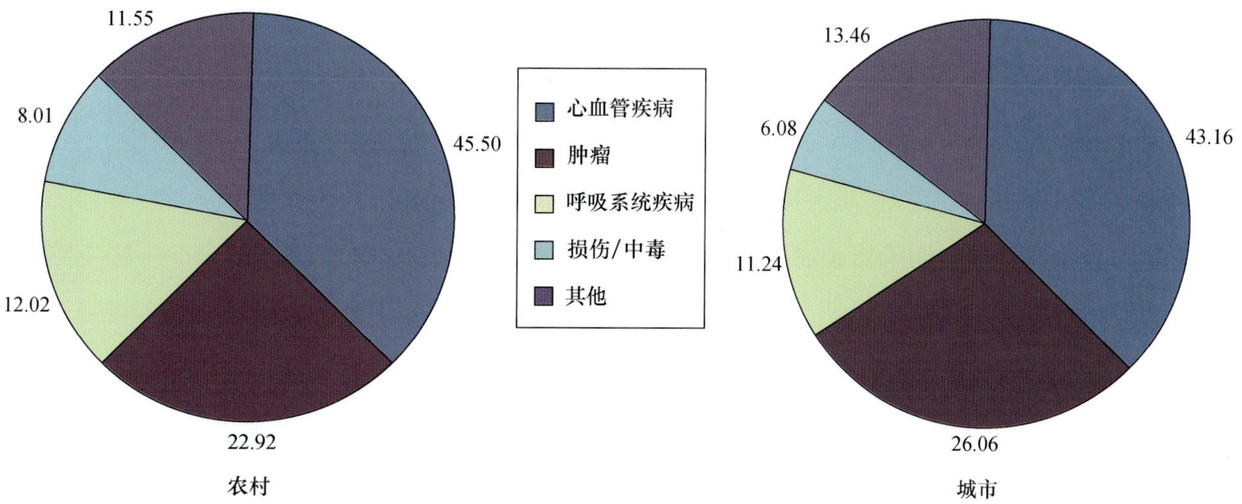

图 1-1　2016 年中国农村和城市居民主要疾病死因构成比（%）[1]

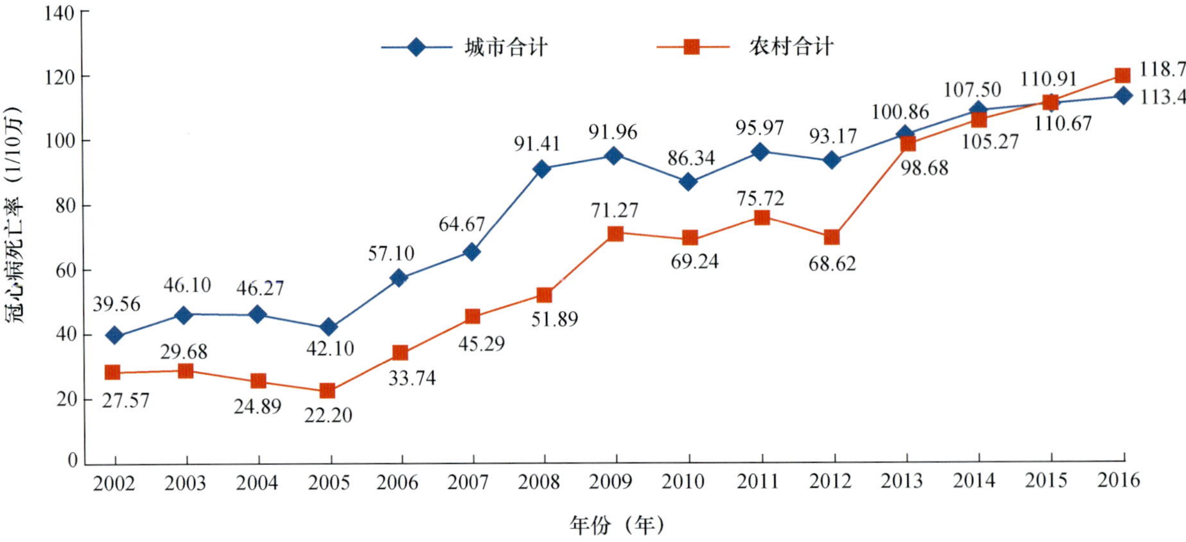

图 1-2　2002—2016 年中国城乡地区冠心病死亡率变化趋势[1]

第二节　冠心病的主要危险因素

一、高血压

大量研究表明，高血压是冠心病的主要危险因素，收缩压和舒张压均与冠心病发病率显著相关，而且随着血压升高，冠心病的发病率和死亡率均呈上升趋势[2-4]。胡大一教授主持的一项中国人群研究证实[2]，在＞60 岁的人群中，收缩压与不良心血管事件及心血管死亡率具有更密切的联系。

二、血脂异常

高胆固醇血症、高甘油三酯血症与冠心病的发病均存在关联[5]。Framingham 研究证实，血总胆固醇水平为 200 ～ 220 mg/dl 时，冠心病发生风险相对稳定；超过此限度，冠心病发生风险将随总胆固醇水平升高而增加。其中低密度脂蛋白胆固醇与心血管疾病发生呈正相关，而高密度脂蛋白胆固醇则与心血管疾病发生呈负相关。高甘油三酯血症是冠心病的独立危险因素[6]。

三、糖尿病

糖尿病是冠心病发病的高危因素。至 2030 年，全球范围内糖尿病的患病率将升高至 7.7%。Framingham 研究显示，男性糖尿病患者冠心病发病率较非糖尿病患者高 2 倍，女性糖尿病患者冠心病发生风险则增加 4 倍[7]。在糖尿病患者中，血糖水平的高低也与冠心病发生风险密切相关。中国慢性病前瞻性研究对中国 10 个地区 30 ～ 79 岁 512 869 人群进行调查后发现，糖尿病患者的全因死亡率显著高于无糖尿病者，糖尿病增加了缺血性心脏病和脑卒中风险。

四、肥胖和超重

肥胖在冠心病危险因素中的作用是被逐步发现的。多项前瞻性研究证明[7]，超重可增加冠心病的发生风险，向心性肥胖更是冠心病的高危因素。实际上，心血管疾病发生风险的增加不仅限于与重度肥胖有关，在“正常体重”范围上限时，心血管疾病的发生风险就开始增加，随着体重的增加，危险性逐步增大。

五、吸烟

吸烟是冠心病的重要危险因素之一已经达成基本共识。冠心病发生风险与每天吸烟量以及烟龄有关[7]。Framingham 研究发现每天吸烟大于、等于、小于 20 支烟的人群冠心病发生风险分别提高 7.25 倍、2.67 倍、1.43 倍。此外，吸烟者心肌梗死发生风险较不吸烟者高出 1.5 ～ 2.0 倍。

六、不良饮食习惯

不良饮食习惯包括过多的热量摄入导致的超重和肥胖，过多的胆固醇摄入引起血脂紊乱，过多的盐摄入导致血压不稳等。

七、年龄与性别

冠心病发病存在年龄和性别差异。本病多发生在 40 岁以后。45 岁之前女性冠心病的患病率明显低于男性，这是女性分泌正常浓度雌激素的结果，但是随着绝经期雌激素分泌量的减少，女性冠心病的患病率逐年升高，60 岁以上的女性冠心病患病率明显升高，与男性无明显差别。女性发病平均比男性晚 10 年。

八、心理社会因素

心理社会因素包括环境应激源和个性特征模式两方面。暴露于应激源可以指急性的一次应激，也可以指高度紧张工作条件下的长期慢性紧张。个体应对环境紧张的行为反应包括抑郁等心理反应，还包括不健康的生活方式，如吸烟、不合理的饮食习惯、缺乏运动等。研究认为，沮丧和敌意等情绪因素对冠心病发病率和死亡率的影响独立于传统危险因素之外。

九、遗传因素

冠心病具有遗传易感性。研究发现脱辅基脂蛋白基因缺陷是形成冠心病的内在遗传因素，人群中 3% ～ 5% 的人存在脱辅基脂蛋白 A1 基因缺失，引起血中高密度脂蛋白水平过低；20% 的人存在脱辅基脂蛋白 B 基因缺失，引起血中低密度脂蛋白水平增加，上述情况均可引起动脉粥样硬化改变，导致冠心病发生[3-4]。近年来，我国学者发现趋化因子 19、趋化因子 21、趋化因子受体 7、白介素 -8、一氧化氮合酶等基因多态性与冠心病的发生具有相关性。鉴于此，对于有家族性冠心病的人群，应作为重点监测对象，尽早采取切实可行的防治措施。

第三节　冠心病的病理生理机制

冠心病的病理基础是冠状动脉粥样硬化，以及因此引起的心肌缺血、坏死。美国心脏病学会根据动脉粥样硬化病变的发展过程，将其分为 6 型：即Ⅰ型脂质点，Ⅱ型脂质条纹，Ⅲ型斑块前期，Ⅳ型粥样斑块，Ⅴ型纤维粥样斑块，Ⅵ型复合病变。近年来临床研究表明，冠心病患者的病程进展并不像前述病理分型那样，从Ⅰ型病变逐渐演变至Ⅵ型病变，而是在粥样硬化病变的任一阶段都可能并发斑块破裂、出血和（或）血栓形成，这正是急性冠脉综合征（acute coronary syndrome，ACS）的病理生理机制。

一、炎症反应

脂质沉积学说、炎症反应学说和血小板聚集学说为动脉粥样硬化发生、发展的主要机制。正如 Russell Ross[3] 所说，动脉粥样硬化是一种炎症性疾病，而不是简单的脂质沉积，炎症反应无论是在动脉粥样硬化的进展中，还是在 ACS 的发生中均起着重要作用。炎症反应可以导致内皮功能障碍、粥样硬化斑块的进展和破裂及血栓形成，同时内皮功能障碍、粥样硬化斑块的进展和破裂及血栓形成又导致进一步的炎症反应和炎症介质的释放，从而使患者进入 ACS 的恶性循环过程。

二、斑块破裂

在动脉粥样硬化病变的进展过程中，一方面，斑块可使血管发生负性重塑而导致管腔狭窄，另一方面，斑块也可使血管发生正性重塑，而不导致管腔狭窄甚至管腔扩张。冠心病患者由“稳定”到“不稳定”的过程往往是由于斑块破裂及血栓形成所致。斑块破裂及血栓形成使原本“稳定”的冠心病发展为不稳定型心绞痛、非 ST 段抬高型心肌梗死（non-ST-elevation myocardial infarction，NSTEMI）或 ST 段抬高型心肌梗死（ST-elevation myocardial infarction，STEMI），这取决于冠状动脉血流减少的程度及持续时间。斑块破裂与否取决于斑块的类型，而不是斑块的大小，影响斑块稳定的因素包括斑块局部因素和全身因素。局部因素包括脂质池的大小和致密性、纤维帽的厚度、纤维帽的炎症浸润及修复情况、斑块的形态、斑块受剪切力情况等；全身因素包括体力的负荷和强大的心理负荷，这些因素可增加交感神经张力、斑块剪切力及炎症反应。

三、血栓形成

临床上出现 ACS 多是由于冠状动脉管腔在短时间内急剧减小，从而出现心肌氧供或氧需失衡所致。造成管腔在短时间内急剧减小的原因，主要是血栓形成，也可能同时伴有血管痉挛和收缩，而炎症反应和斑块破裂是血栓形成的主要因素。血栓形成也可发生在没有明显斑块的基础上，内皮功能障碍或内皮损伤也可启动上述血栓形成过程。血栓形成后，临床上是发生不稳定型心绞痛、NSTEMI，还是 STEMI，主要取决于原来管腔狭窄的程度、此次管腔闭塞的程度和急剧程度及持续时间所引起的心肌氧供或氧需失匹配，达到了心肌细胞缺血坏死的程度，则发生急性心肌梗死；否则，临床上表现为不稳定型心绞痛。

总之，炎症反应和斑块破裂互为因果，启动了 ACS 病理生理机制的恶性循环过程，在此基础上继发血栓形成，导致了临床上的 ACS。

第四节　冠心病的分型

由于病理解剖和病理生理变化的不同，冠心病有不同的临床表型。1979 年世界卫生组织曾将之分为五型：①隐匿型或无症状性冠心病；②心绞痛；③心肌梗死；④缺血性心肌病；⑤猝死。

近年，趋向根据发病特点和治疗原则不同分为两大类[3, 8-9]：①稳定性冠状动脉疾病，包括：慢性稳定性劳力型心绞痛，缺血性心肌病，ACS 之后稳定的病程阶段；② ACS，包括：不稳定型心绞痛，NSTEMI，STEMI。

一、稳定性冠状动脉疾病

1. 稳定型心绞痛

也称劳力性心绞痛，是指在冠状动脉固定性严重狭窄基础上，由于心肌负荷的增加引起心肌急剧的、暂时的缺血缺氧的临床综合征，其特点为阵发性的前胸压榨性疼痛或憋闷感觉，主要位于胸骨后部，可放射至心前区和左上肢尺侧，常发生于劳力负荷增加时，持续数分钟，休息或用硝酸酯制剂后疼痛消失。疼痛发作的程度、频度、持续时间、性质及诱发因素等在数个月内无明显变化。疼痛特点为：

（1）诱因：发作常由体力劳动或情绪激动（如愤怒、焦急、过度兴奋等）所诱发，饱食、寒冷、吸烟、心动过速、休克等亦可诱发。疼痛多发生于劳力或激动的当时，而不是在劳累之后。典型的稳定型心绞痛常在相似的条件下重复发生。

（2）部位：主要在胸骨体之后，可波及心前区，手掌大小范围。

2. 缺血性心肌病

属于冠心病的一种特殊类型或晚期阶段，是指由冠状动脉粥样硬化引起的长期心肌缺血，导致心肌弥漫性纤维化，产生与原发性扩张型心肌病类似的临床表现。其病理生理基础是冠状动脉粥样硬化病变使心肌缺血、缺氧以至心肌细胞减少、坏死、心肌纤维化、心肌瘢痕形成的疾病。

二、急性冠脉综合征（ACS）

1. 不稳定型心绞痛　根据临床表现可分为以下五种（表 1-1）。

2. NSTEMI 和 STEMI

将在“第 5 章　急性心肌梗死的诊断和处理”中详细阐述。

表 1-1　不稳定型心绞痛的分类

分类	临床表现
静息型心绞痛	休息时发作，持续时间通常＞ 20 min
初发型心绞痛	通常在首发症状 1 ～ 2 个月内、很轻的体力活动可诱发
恶化型心绞痛	在相对稳定的劳力性心绞痛基础上心绞痛逐渐增强（疼痛更剧烈、时间更长或更频繁）
继发性不稳定型心绞痛	有明显的诱发因素：①心肌氧耗增加：感染、甲状腺功能亢进或心律失常；②冠状动脉血流减少：低血压；③血液携氧能力下降：贫血和低氧血症
变异型心绞痛	特征为静息心绞痛，表现为一过性心电图 ST 段动态改变（抬高），机制是冠状动脉痉挛

第五节　心绞痛的主要辅助检查

一、心电图检查

心电图检查是诊断冠心病的常用方法，可发现有无心肌缺血、心律失常等，包括静息心电图、心绞痛发作时心电图、心电图连续监测（Holter）、心电图负荷试验等检查。

正常心电图 ST 段在基线上，在以 R 波为主的导联上，T 波向上，T 波的近侧上升支较平斜，远侧下降支较陡直，故不对称，T 波的顶端稍钝圆。心内膜下缺血早期，T 波向上变尖，上升支与下降支对称；进一步发展，ST 段压低，或 ST 段与 T 波融合，构成凹陷下移的 ST-T 波形；如心肌全层缺血，当心内膜下较心外膜下严重，表现为 ST 段压低，T 波低平或双向，当心外膜下较心内膜下严重，则以明显的 T 波倒置为主，ST 段轻度压低或仍在基线上（图 1-3）。

1. 静息心电图

冠状动脉粥样硬化的程度，与临床表现及心电图改变往往不成平行的关系。由于心房复极波造成的假性 ST 段下移及非特异性 ST-T 改变增加了心肌缺血的误诊率，诊断冠心病的敏感度较低。通过冠状动脉造影与心电图的对比发现，冠状动脉造影显示多支冠状动脉病变而无心肌梗死的患者中，约半数患者静息心电图正常。

2. 心绞痛发作时心电图

绝大多数患者可出现暂时性心肌缺血引起的

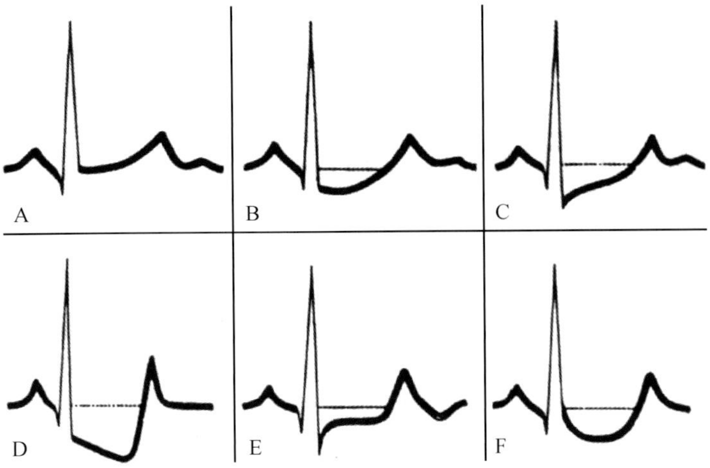

图 1-3　心肌缺血时 ST 段改变类型

A. 正常波形；**B** ～ **F**. ST 段异常改变

ST 段位移。因心内膜下心肌更容易缺血，故常见反映心内膜下心肌缺血的 ST 段压低（≥ 0.1 mV），发作缓解后回复。有时出现 T 波倒置，在平时有 T 波持续性倒置的患者，发作时可变为直立（“假性正常化”）。T 波改变虽然对反映心肌缺血的特异性不如 ST 段压低，但如与平时心电图比较有明显差别，也有助于诊断。

3. 心电图连续监测

可记录检查对象 24 h 或更长时间心电图变化，包括日常的各种生活活动、工作活动以及睡眠状态时的心电图，能将 24 h 内 ST 段的变化完整准确记录下来，抓住心肌缺血事件概率大，同时可比较症状与心电活动的关系，客观评价治疗效果和预后，已成为院外和日常活动时心肌缺血的主要无创检查手段。与静息心电图结合提高了冠心病诊断的敏感性。

4. 心电图负荷试验

许多冠心病患者尽管冠状动脉扩张的最大储备能力已下降，静息时冠状动脉血流量尚可维持生理需要，心肌无明显缺血现象，因而普通心电图可完全正常。对于这部分患者，临床上常常可通过心脏运动或药物负荷试验，增加心脏作功量及氧耗量，诱发心肌缺血，出现心电图缺血性改变而加以诊断[10]。目前平板运动试验已被公认为是一种简便、实用和相对安全又有良好重复性的心脏运动负荷检查方法，并广泛应用于冠心病的诊断、疗效和预后的评价。

（1）绝对禁忌证：急性心肌梗死（2 天内）、药物未控制的不稳定型心绞痛、引起症状和血流动力学障碍的未控制的心律失常、新发的严重动脉狭窄、症状明显的未控制的心力衰竭、急性肺动脉栓塞和肺梗死、急性心肌炎或心包炎、急性主动脉夹层。

（2）相对禁忌证：冠状动脉主干狭窄和同等病变、中度以上瓣膜狭窄性心脏病、电解质异常、严重动脉压升高、心动过缓或心动过速、肥厚型心肌病或其他原因所致的流出道梗阻性病变、精神障碍或肢体活动障碍而不能配合进行运动、高度房室传导阻滞。

（3）绝对终止指征：运动试验中收缩压下降超过基础血压值 10 mmHg，并伴有其他心肌缺血征象；中重度心绞痛；逐渐加重的神经系统症状（如共济失调、眩晕或晕厥前期）；低灌注体征（发绀或苍白）；操作障碍而难以监测心电图或收缩压；持续性室性心动过速；ST 段抬高≥ 1 mm；受试者要求终止运动。

（4）相对终止指征：运动试验中收缩压下降超过基础血压值 10 mmHg，但不伴有其他心肌缺血征象；ST 段或 QRS 波群改变，如 ST 段水平或下斜型压低＞ 2 mm 或出现明显的电轴偏移；持续性室性心动过速以外的心律失常，包括多源性室性期前收缩、短阵室性心动过速、室上性心动过速、传导阻滞等缓慢性心律失常；乏力、呼吸困难、下肢痉挛、跛行；发生束支传导阻滞或心室内传导阻滞而难以与室性心动过速区别；胸痛增强；高血压反应［无明显症状，但收缩压＞250 mmHg 和（或）舒张压＞115 mmHg］。

（5）评估指标：在排除了心室肥大、药物、束支传导阻滞或其他器质性心脏病等情况下，出现可逆性缺血性 ST 段下移，即缺血性 ST 段压低发生在运动诱发后，停止运动又恢复原来水平。不同 ST 段形态的阳性诊断标准各不相同，一般认为下斜型、水平型和上斜型 ST 段压低阳性标准分别为 J 点后 60 ～ 80 ms 处下移≥ 1 mm、≥ 1.5 mm 和≥ 2 mm 持续 2 min。ST 段压低出现在胸前导联意义最大，尤其 V_5 导联是诊断冠心病的可靠导联，而Ⅱ导联较易出现假阳性，诊断价值有限。

（6）假阳性相关因素：患者没有心肌缺血，而是存在自主神经功能紊乱、过度换气等情况；存在心肌肥厚、X 综合征及运动诱发的冠状动脉痉挛等情况。

（7）假阴性相关因素：运动量不足；冠状动脉病变程度轻，其供血区域较小，其他分支代偿能力强，或有较丰富的侧支循环，运动时可不表现心肌缺血；血管狭窄部位相互对应（即前降支中远段与钝缘支或回旋支远段，前降支与右冠状动脉远段或后降支，右冠状动脉中段与锐缘支或钝缘支，右冠状动脉近段与前降支或回旋支近段）使心脏互为对立的面均发生心肌缺血，对应部位产生的缺血性 ST-T 向量相互抵消，则其结果可显示静息心电图及平板运动试验阴性；药物因素，最常见的抗心绞痛药物如 β 受体阻滞剂、钙通道阻滞剂、硝酸酯类等应用。因此，在评价运动试验结果时，应注意分析假阳性和假阴性的情况。

二、超声心动图

超声心动图简便快捷，能够对心内结构及室壁运动进行实时动态观察，而且不受心率和心律影响。但是空间分辨率低，受声窗和扫描视野等限制较大并具有明显的操作者依赖性为其不足。多数心绞痛患者静息时超声心动图检查无异常，有陈旧性心肌梗死患者或严重心肌缺血者二维超声心动图可探测到坏死区或缺血区心室壁的运动异常，运动或药物负荷超声心动图检查可以评价心肌灌注和存活性。超声心动图可测定左心室功能，射血分数降低者预后差。超声心动图还有助于发现其他需与冠状动脉狭窄导致的心绞痛相鉴别的疾病，如梗阻性肥厚型心肌病、主动脉瓣狭窄等。

三、多层螺旋 CT 冠状动脉成像（CTA）

可进行冠状动脉二维或三维重建，多视角观察冠状动脉的起源和走行途径，显示管腔及管壁结构，能够准确判断冠状动脉畸形以及冠状动脉旁路血管移植术后桥血管通畅性和管壁钙化情况，对判断管壁内斑块分布范围和性质也有一定价值（图 1-4）[8]。大量的临床实践表明 CTA 阴性预测

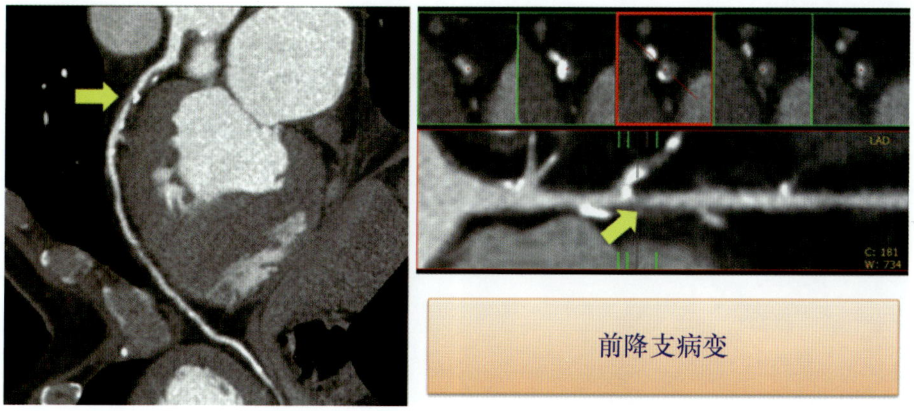

图 1-4　CTA 示冠状动脉前降支病变

值高，故CTA未见异常者，能较可靠地除外冠状动脉狭窄，一般可不进行有创检查[11]。但是CTA阳性预测值低，特别是严重钙化会显著影响对狭窄程度的判断。此外现有的CT空间分辨率仍不足以对远段血管和支架内狭窄进行准确判断，并且受运动伪影、心率、心律以及观察者间变异性等因素影响较大。考虑到X线的潜在危害，CTA不推荐应用于低度危险的无症状患者，更不可用于群体普查。

四、冠状动脉造影

冠状动脉造影为有创性检查手段，是目前诊断冠心病较准确的方法。选择性冠状动脉造影是用特殊形状的心导管经股动脉、桡动脉或肱动脉送到主动脉根部，分别插入左、右冠状动脉口，注入少量含碘造影剂，在不同的投射方位下摄影使左、右冠状动脉及其主要分支得到清楚的显影，可发现狭窄性病变的部位并估计其程度（图1-5）。一般认为，管腔直径减少70%～75%以上会严重影响血供，部分狭窄50%～70%者也有缺血意义。

五、冠状动脉腔内影像学及生理学

冠状动脉腔内影像学［包括血管内超声（IVUS）和光学相干断层成像（OCT）］和生理学［血流储备分数测定（FFR）］是有助于弥补冠状动脉造影局限性的有效工具，可用于指导介入手术，提高手术效率和改善患者预后[12-13]。IVUS诞生于20世纪90年代，通过导管技术将微型化的探头置入血管腔进行显像，可提供血管的横截面图像，不仅可以了解管腔的形态，还能直接显示管壁的结构，了解管壁病变的性质。OCT是一种实时、在体、高分辨率、无损伤成像方法，最初用于眼睛等透明组织成像。自2001年开始国外首次报道OCT技术在人体冠状动脉内获得高清晰图像以来，其在冠心病介入领域中应用的报道逐渐增多。OCT可对斑块进行定性分析，如区分钙化、纤维及脂质斑块，判断血栓病变、内膜撕裂等冠状动脉造影不能发现的情况，精确测量支架与管壁间的距离，判断支架内内膜组织的覆盖程度等。然而，IVUS和OCT只能提供斑块的形态学特征，而冠状动脉狭窄到底对远端血流产生了多大影响却不得而知。FFR是指在冠状动脉存在狭窄病变的情况下，该血管所供心肌区域能获得的最大血流与同一区域理论上正常情况下所能获得的最大血流之比。FFR测定避免了单纯影像学检查的不全面性，从功能的角度对狭窄病变进行评价，给介入医生提供多角度的信息，可使其更好地处理复杂冠状动脉病变。总之，冠状动脉腔内影像学和生理学的进步扩展了对冠状动脉粥样硬化性病变的认识，并可指导临床实践。

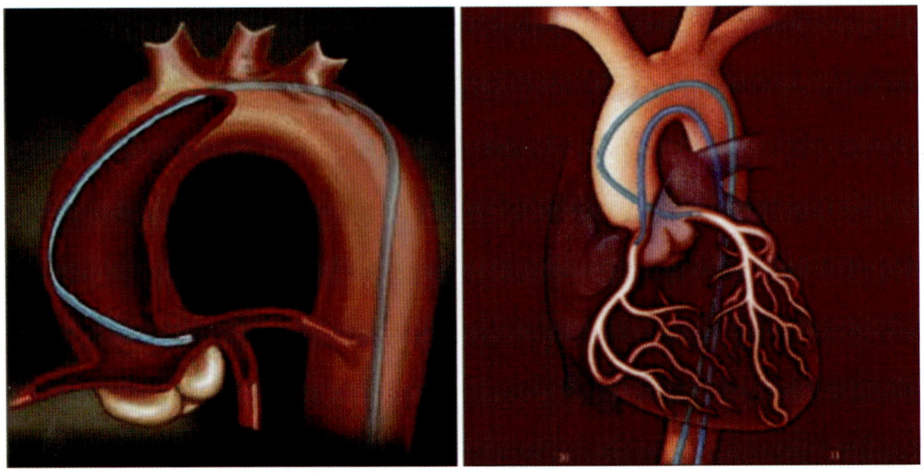

图1-5　选择性冠状动脉造影示意图

六、其他检查

胸部X线检查对心绞痛并无特异的诊断意义，一般情况下都是正常的，但有助于了解其他心肺疾病的情况，如有无心脏增大、充血性心力衰竭等，帮助鉴别诊断。核素心肌灌注及代谢显像可以观察到心肌的血流灌注情况及心肌细胞的功能状态，直接观察心肌是否有缺血存在，具有简单、无创伤、安全、诊断准确性高等优点。心脏磁共振成像用于评估心脏结构和功能，其中造影剂延迟强化在心血管疾病预后判断和危险分层中发挥重要作用。实验室检查包括血常规、空腹血糖、空腹血脂、生化等，均有助于鉴别诊断。

第六节　诊断与鉴别诊断

根据典型心绞痛的发作特点，结合年龄和冠心病危险因素，除外其他原因所致的心绞痛，一般即可建立诊断。心绞痛发作时心电图检查可见ST-T改变，症状消失后心电图ST-T改变亦逐渐恢复，支持心绞痛诊断。未捕捉到发作时心电图者可行心电图负荷试验。CTA有助于无创性评价冠状动脉管腔狭窄程度及管壁病变性质和分布，冠状动脉造影可以明确冠状动脉病变的严重程度，有助于诊断和决定下一步治疗。

鉴别诊断要考虑下列情况。

一、其他心血管疾病

除冠心病心绞痛外，其他心脏病也可引起类似心绞痛的症状或轻重不等的胸痛，包括严重主动脉瓣关闭不全或狭窄、二尖瓣脱垂、主动脉夹层、心肌炎、心肌病、风湿性冠状动脉炎、梅毒性主动脉炎引起冠状动脉口狭窄或闭塞，以及肥厚型心肌病等。

二、微血管病变（X综合征）

由小冠状动脉内皮依赖性舒张功能障碍、异常的神经刺激或代谢障碍等多因素所致。主要表现为反复发作劳累性心绞痛，心电图和放射性核素检查可有缺血表现，但冠状动脉造影心外膜下冠状动脉无狭窄。多见于女性。

三、消化系统疾病

消化系统疾病常见的有：①溃疡病：也是一种常见病，溃疡病引起的疼痛和饮食有关，多发生在空腹时，一般在上腹部而不在胸部，十二指肠溃疡可有夜间疼痛；②胆系疾病：胆结石引起的疼痛也十分剧烈，可向右肩放射，胆囊炎可有发热和（或）黄疸；③急性胰腺炎：发病急，疼痛剧烈，血淀粉酶升高；④其他：食管裂孔疝、食管痉挛、食管炎等。

四、胸部疾病

常见的有：①肋软骨炎：可触及肋软骨处肿痛；②带状疱疹：可见肋间隙有疱疹；③胸腔疾病：如胸膜炎、气胸、肺梗死、纵隔肿瘤或其他疾病等，胸部X线检查可有发现。

五、颈椎病

可压迫相关神经，引起类似心绞痛的症状。

第七节　预防和治疗

冠心病的主要矛盾是冠状动脉供血不足，致使心肌缺血缺氧。治疗的原则是减少心肌耗氧量，改善冠状动脉血流，控制危险因素。治疗方法包括一般治疗、药物治疗、介入治疗和外科手术。

一、一般治疗

控制危险因素，防治诱因（表 1-2）。

表 1-2　冠心病的一般治疗

生活方式 / 危险因素	目标
戒烟	从不吸烟或者戒烟超过 1 年
运动	每周中等强度运动不少于 150 min 或高强度运动不少于 75 min
更好的饮食习惯	高蔬菜水果饮食
控制体重	体重指数（BMI）小于 25 kg/m^2
控制胆固醇	总胆固醇水平低于 5.2 mmol/L（200 mg/dl）
控制血压	血压低于 120/80 mmHg
控制血糖	空腹血糖低于 5.6 mmol/L（100 mg/dl）

二、药物治疗

（一）改善缺血、减轻症状的药物

主要包括 β 受体阻滞剂、硝酸酯类药物及钙通道阻滞剂（calcium channel blocker，CCB）。

1. β 受体阻滞剂

抑制心脏 β 肾上腺素能受体，从而减慢心率，减弱心肌收缩力，降低血压，减少心肌耗氧量和心绞痛发作，增加运动耐量。用药后要求静息心率降至 55 ～ 60 次 / 分，严重心绞痛患者如无心动过缓症状，可降至 50 次 / 分。如无禁忌证，β 受体阻滞剂应作为稳定型心绞痛的初始治疗药物。目前临床更倾向于使用选择性 $β_1$ 受体阻滞剂，如美托洛尔、阿替洛尔及比索洛尔。

伴严重心动过缓和高度房室传导阻滞、窦房结功能紊乱、明显支气管痉挛或支气管哮喘患者禁用 β 受体阻滞剂。周围血管疾病及严重抑郁均为应用 β 受体阻滞剂的相对禁忌证。慢性肺源性心脏病患者可谨慎使用高度选择性 $β_1$ 受体阻滞剂。无固定狭窄的冠状动脉痉挛造成的缺血，如变异型心绞痛，不宜使用 β 受体阻滞剂，此时 CCB 是首选药物。β 受体阻滞剂的使用剂量应个体化，目前在住院和门诊治疗的患者中普遍未达到较为有效的治疗剂量，其使用方法应由较小剂量开始，逐渐增加，当达到上述静息心率时维持当前剂量。

2. 硝酸酯类药物

为内皮依赖性血管扩张剂，能够减少心肌耗氧量，改善心肌灌注，缓解心绞痛症状。硝酸酯类药物会反射性增加交感神经张力，使心率加快。因此，常联合负性心率药物如 β 受体阻滞剂或非二氢吡啶类 CCB 治疗慢性稳定型心绞痛。联合用药的抗心绞痛作用优于单独用药。舌下含服硝酸甘油可作为心绞痛发作时缓解症状用药，也可于运动前数分钟使用，以减少或避免心绞痛发作。长效硝酸酯类药物用于降低心绞痛发作的频率和程度，并可能增加运动耐量，不适宜治疗心绞痛急性发作，而适宜进行慢性长期治疗。每天用药时应注意给予足够的无药间期，保证提供每天 8 ～ 12 h 的无硝酸酯或低硝酸酯浓度，以减少耐药性的发生。

硝酸酯类药物的不良反应包括头痛、面部潮红、心率反射性加快及低血压，上述不良反应以短效硝酸甘油更明显。梗阻性肥厚型心肌病引起的心绞痛，不宜使用硝酸酯类药物，因为硝酸酯类药物可降低心脏前负荷，减少左心室容量，进一步增加左心室流出道梗阻程度；而严重主动脉瓣狭窄患者也不宜应用硝酸酯类药物，因硝酸酯类药物会使前负荷降低而进一步减少心搏出量，有发生晕厥的风险。

3. CCB

通过改善冠状动脉血流和减少心肌耗氧量发挥缓解心绞痛的作用，对变异型心绞痛或以冠状动脉痉挛为主的心绞痛，CCB是一线治疗药物。地尔硫䓬和维拉帕米能够减慢房室传导，常用于伴有心房颤动或心房扑动的心绞痛患者。这两种药物不宜用于已有严重心动过缓、高度房室传导阻滞及病态窦房结综合征的患者。

β受体阻滞剂和长效CCB联用较单药更有效。此外，两药联用时，β受体阻滞剂还可减轻二氢吡啶类CCB引起的反射性心动过速不良反应。非二氢吡啶类CCB地尔硫䓬或维拉帕米可作为对β受体阻滞剂有禁忌患者的替代治疗。但非二氢吡啶类CCB和β受体阻滞剂的联用能使传导阻滞和心肌收缩力的减弱更明显，需特别警惕。老年人、已有心动过缓或左心室功能不良患者应避免联用。CCB常见的不良反应包括外周水肿、便秘、心悸、面部潮红，低血压，其他不良反应还包括头痛、头晕、虚弱无力等。

4. 其他治疗药物

（1）曲美他嗪：通过调节心肌能源底物，抑制脂肪酸氧化，优化心肌能量代谢，改善心肌缺血及左心功能，缓解心绞痛。可与β受体阻滞剂等抗心肌缺血药物联用。

（2）尼可地尔：是一种钾通道开放剂，其冠状动脉扩张作用与ATP敏感性K通道开放及鸟苷酸环化酶有关。通过双重冠状动脉扩张作用，有效扩张各级冠状动脉，尤其是冠状动脉微小血管，缓解冠状动脉痉挛，显著增加冠状动脉血流量。

（二）预防心肌梗死，改善预后的药物

1. 抗血小板药[14-15]

阿司匹林通过抑制环氧化酶和血栓烷A2的合成发挥抗血小板聚集的作用，所有患者如无用药禁忌证均应服用。阿司匹林的最佳剂量范围为75～150 mg/d，其主要不良反应为胃肠道出血或对阿司匹林过敏。不能耐受阿司匹林的患者可改用氯吡格雷作为替代治疗，目前尚无指南推荐替格瑞洛用于替代阿司匹林。

氯吡格雷为P2Y12受体拮抗剂，为无活性前体药物，需经肝活化后通过选择性不可逆地抑制血小板ADP受体而阻断P2Y12依赖激活的血小板膜糖蛋白（GP）Ⅱb/Ⅲa复合物，有效减少ADP介导的血小板激活和聚集。顿服300～600 mg后约2 h即可达到有效血药浓度，常用维持剂量为75 mg，每天1次口服。其可用于对阿司匹林不耐受患者的替代治疗。

替格瑞洛为新型P2Y12受体拮抗剂，无需经肝代谢激活即可直接起效，直接作用于血小板ADP受体。与氯吡格雷相比，其特点为起效快、抗血小板作用强，抗血小板作用可逆。既往有脑出血病史的患者禁用，对于氯吡格雷与替格瑞洛之间的转换与替代治疗，需在心血管医师指导下进行。

2. β受体阻滞剂[14]

多项meta分析显示，心肌梗死后患者长期接受β受体阻滞剂二级预防治疗，可降低相对死亡率。需指出的是，目前仍被广泛使用的β受体阻滞剂阿替洛尔，尚无明确证据表明其能够影响患者的死亡率。

3. 他汀类药物

以降低血清、肝、主动脉中的总胆固醇及低密度脂蛋白-C（LDL-C）水平为主，具有降血脂、保护血管内皮细胞功能、稳定粥样斑块、抗炎等作用。冠心病患者LDL-C的目标值应＜1.8 mmol/L（70 mg/dl）或降幅＞50%。为达到更好的降脂效果，在他汀类药物治疗基础上，可加用胆固醇吸收抑制剂依折麦布10 mg/d。高甘油三酯血症或低高密度脂蛋白血症的高危患者可考虑联用降低LDL-C的药物和一种贝特类药物（非诺贝特）或烟酸类药物[16]。在应用他汀类药物时，应严密监测转氨酶及肌酸激酶等生化指标，及时发现药物可能引起的肝损害和肌病。采用强化降脂治疗时，更应注意监测药物的安全性。

4. 前蛋白转化酶枯草杆菌蛋白酶 /kexin9 型（PCSK9）抑制剂：PCSK9 与肝细胞表面的 LDL 受体结合，使其降解，引起血清 LDL-C 水平升高。PCSK9 抑制剂是一类抑制 PCSK9 的化合物，以 PCSK9 单克隆抗体发展最为迅速，是近年来血脂领域降低 LDL-C 的重大进展。PCSK9 抑制剂无论单独应用或与他汀类药物联合应用均明显降低血清 LDL-C 水平，同时可改善其他血脂指标，包括 HDL-C、Lp（a）等。PCSK9 单抗可使 LDL-C 降低 40% ～ 70%，并可减少心血管事件。PCSK9 单抗 evolocumab（依洛优单抗）在中国获批用于纯合子家族性高胆固醇血症（HoFH）和极高危动脉硬化性心血管疾病患者的二级预防。《中国成人血脂异常防治指南（2016 年修订版）》[17] 指出，家族性高胆固醇血症尤其是 HoFH 患者，经生活方式加最大剂量调脂药物（如他汀＋依折麦布）治疗，LDL-C 水平仍＞ 2.6 mmol/L 的动脉硬化性心血管疾病患者，可加用 PCSK9 抑制剂，组成不同作用机制调脂药物的三联合用。

5. 血管紧张素转化酶抑制剂（ACEI）或血管紧张素Ⅱ受体阻滞剂（ARB）：阻断血管紧张素Ⅱ的收缩血管、升高血压、促进醛固酮分泌、水钠潴留、交感神经兴奋等作用，可降低冠心病患者心血管死亡、非致死性心肌梗死等发生率[18-20]。对于冠心病合并糖尿病、心力衰竭或左心室收缩功能不全的高危患者均应使用 ACEI 或 ARB。

三、介入治疗

经皮冠状动脉介入治疗（percutaneous coronary intervention，PCI）用心导管技术疏通狭窄甚至闭塞的冠状动脉管腔，从而改善心肌的血流灌注，是心肌血流重建术中创伤性最小的一种，包括经皮冠状动脉球囊成形术和冠状动脉内支架植入术（参见第九节典型病例）。

介入术后药物治疗

1. 抗血小板治疗

（1）阿司匹林：100 mg/d，如无禁忌终身服用。

（2）稳定性冠心病：氯吡格雷 75 mg/d，3 ～ 6 个月；支架内血栓及左主干病变患者替格瑞洛 90 mg，2 次 / 日，3 ～ 6 个月。

（3）ACS：首选替格瑞洛 90 mg，2 次 / 日，12 个月。氯吡格雷 75 mg/d，12 个月。

替格瑞洛：主要用于缺血高危不稳定型心绞痛、心肌梗死后及氯吡格雷不耐受患者。

双联抗血小板（双抗）治疗期间出血事件的管理见表 1-3。

2. 调脂治疗[21]。

3. 降压治疗[22-23]。

四、冠状动脉旁路移植（搭桥）术治疗

取患者自身的血管，在冠状动脉狭窄的近端和远端之间建立一条通道，使血液绕过狭窄部位而到达远端血管，以恢复心肌的血液供应，可解除心肌的缺血缺氧状态，是治疗冠心病心肌缺血的重要手段之一。

表 1-3　双联抗血小板治疗期间出血事件管理

出血程度	处理方法
微小出血	• 继续双抗治疗
轻度出血	• 继续双抗治疗 • 替格瑞洛换成氯吡格雷
中度出血（需要住院治疗） 血红蛋白下降＞ 3 g/dl	• 停用阿司匹林，保留 P2Y12 受体拮抗剂 • 安全前提下，尽早恢复双抗治疗
重度出血 血红蛋白下降＞ 5 g/dl	• 停用阿司匹林，保留 P2Y12 受体拮抗剂 • 不能及时止血者，停用双抗药物
危及生命的出血	• 立刻停用双抗治疗

第八节 常见问题及解答

1. 血脂正常后可以停用他汀类药物吗?

推荐长期服用他汀类药物以逆转斑块，且达标后不盲目停药或减少剂量。

2. 血压正常后可以停用 ACEI/ARB 类药物吗?

不能停药，尤其是冠心病合并心力衰竭、高血压、糖尿病、慢性肾病者，更应长期使用 ACEI/ARB 以保护靶器官。

3. 有吸烟史的冠心病患者减少吸烟量有效吗?

应加强戒烟宣教，告诫患者严格戒烟，包括二手烟、三手烟。

4. 支架植入术后的冠心病患者应减少运动吗?

应养成规律运动的习惯。由心脏康复医生制订运动处方，鼓励患者遵循处方坚持运动。

5. 需要常规行冠状动脉 CTA 检查吗?

除非有明确的疾病风险指征，否则不宜在体检中常规应用 CTA。

第九节 典型病例

病史简介：老年女性患者，66 岁，因“劳累后胸痛 5 年，加重 1 个月”入院。患者 5 年前开始出现活动劳累后胸痛，位于胸骨后，无放射，无出汗、恶心呕吐、头晕黑矇，休息数分钟可缓解，未系统诊治。近 1 个月患者静息或轻微活动后即有胸痛发作，性状及缓解方式同前，遂于 2019 年 4 月 6 日就诊于门诊，行冠状动脉 CT 检查示：左前降支近段 95% 狭窄，左回旋支管腔轻度狭窄，右冠状动脉中远段 90% 狭窄，为进一步诊治于 2019 年 4 月 16 日入院。既往高血压病史 10 余年，血压最高 195/100 mmHg，间断服用硝苯地平等药物，血压维持在 140 ～ 150 mmHg/90 mmHg，否认糖尿病、脑血管病及消化道溃疡史。无吸烟饮酒史。父母已故，母亲患有高血压病。有 5 姐 2 兄，均患有高血压，有高血压病家族遗传史。

体格检查：体温 36.5℃，脉搏 80 次 / 分，呼吸 20 次 / 分，血压 156/92 mmHg。无阳性体征。

辅助检查：

心电图（图 1-6）：窦性心律，Ⅰ、aVL、V_3 ～ V_6 导联 T 波倒置，V_3 ～ V_6 导联 ST 段压低。

心脏超声（图 1-7）：左心室 45 mm；射血分数 58%；高血压病主动脉硬化改变，二尖瓣及主动脉瓣退行性变，主动脉瓣反流（轻度）。

冠状动脉 CT（图 1-8）：左前降支近段 95% 狭窄，左回旋支管腔轻度狭窄，右冠状动脉中远段 90% 狭窄。

血常规：白细胞 8.7×10^9/L，血红蛋白 116 g/L，血小板 199×10^9/L。

肾功能：血清肌酐 59.27 μmol/L，血清尿素 5.82 mmol/L，血清钾 3.79 mmol/L。

肝功能和血脂：血清谷丙转氨酶 14 U/L，血清谷草转氨酶 14 U/L，血清总胆固醇 4.63 mmol/L，血清甘油三酯 2.42 mmol/L，血清低密度脂蛋白 2.13 mmol/L。

心肌酶：血清磷酸肌酸激酶 70 U/L，血清磷酸肌酸激酶同工酶 14 U/L，高敏肌钙蛋白 0.034 ng/ml。

入院诊断：1. 冠状动脉粥样硬化性心脏病，不稳定型心绞痛；2. 高血压 3 级（很高危）。

入院当时用药：

阿司匹林肠溶片 100 mg 口服 1 次 / 日；

硫酸氢氯吡格雷片 75 mg 口服 1 次 / 日；

琥珀酸美托洛尔缓释片 23.75 mg 口服 1 次 / 日；

硝苯地平控释片 30 mg 口服 1 次 / 晚；

阿托伐他汀钙片 20 mg 口服 1 次 / 晚；

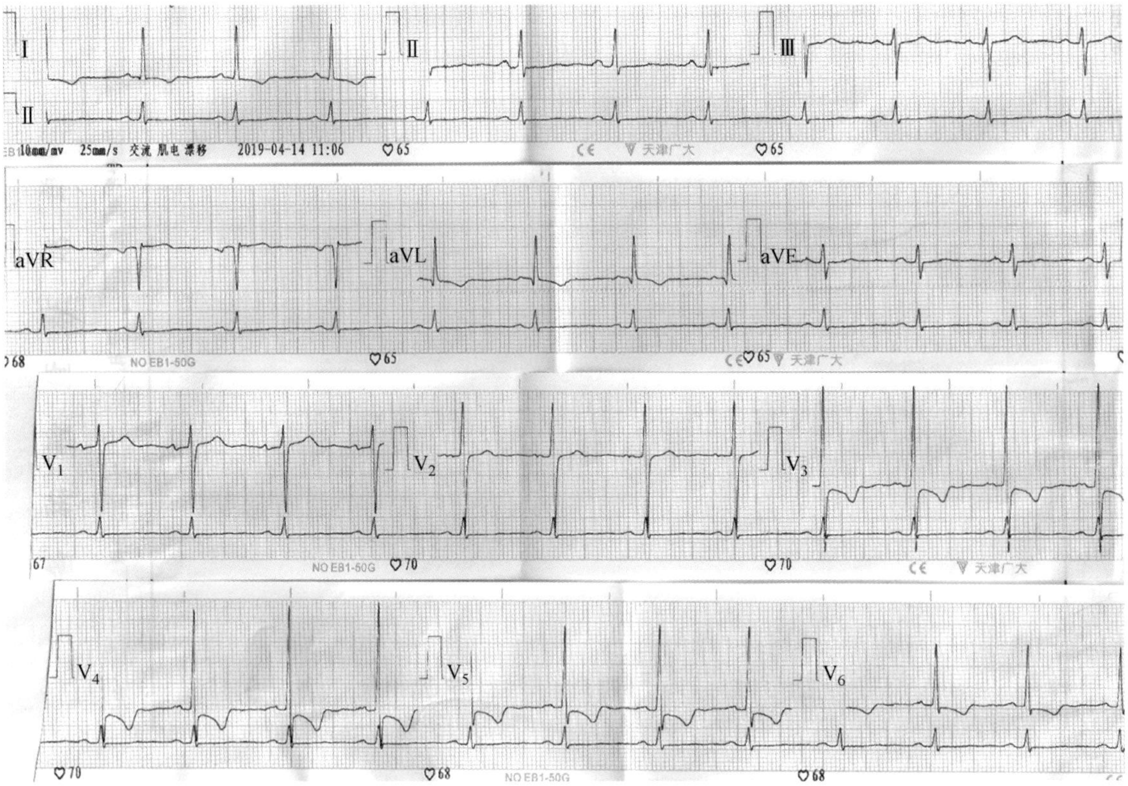

图 1-6 心电图表现

超声所见：

心脏测量值（mm）				心功能检查			
主动脉根部	27	右心房	30×40	左心室收缩功能		左心室舒张功能	
左心房	29	肺动脉	22	SV	44 ml	EV	0.4 m/s
右心房	15	右室壁		CO	4.4 L/min	AV	1.0 m/s
室间隔	11～13	左心室流出道		EF	58%	A/E	>1
左心室	45	右心室流出道		FS	30%	TV	
左室后壁	10	心尖部				其他	

各腔室内径正常，室间隔基底部增厚。
主动脉前壁活动曲线运动速度减慢，幅度减低。
二尖瓣后叶及主动脉瓣回声增强，开放未见明显受限。
余瓣膜形态及活动未见明显改变。
室壁无明显异常运动。
房室间隔回声连续，心包未见异常。

脉冲及彩色多普勒：
主动脉瓣见少量反流束。
二尖瓣、三尖瓣见微量反流束。
主动脉瓣收缩期血流速度1.4 m/s。

超声提示：高血压病，主动脉硬化改变
二尖瓣及主动脉瓣退行性变
主动脉瓣反流（轻度）

图 1-7 心脏超声表现

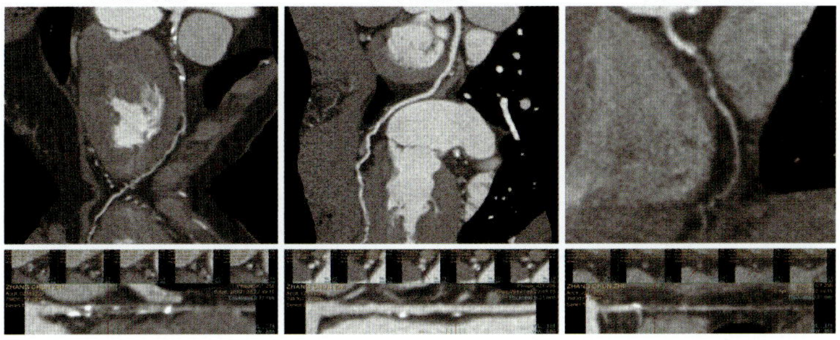

图 1-8　冠状动脉 CT

单硝酸异山梨酯缓释胶囊 50 mg 口服 1 次 / 日。

患者入院时血压 156/92 mmHg，在原降压药物（硝苯地平控释片）基础上，加用缬沙坦胶囊 80 mg 1 次 / 日，入院第 2 天血压 137/85 mmHg，第 3 天血压 138/73 mmHg。

入院第 3 天冠状动脉造影结果（图 1-9）：左主干正常，左回旋支远端 50% 狭窄，极远段 70% 狭窄，血流 TIMI 3 级，左前降支近段 99% 次全闭塞，血流 TIMI 2 级，右冠状动脉近段 99% 次全闭塞（细小），血流 TIMI 1 ～ 2 级。

该患者冠状动脉造影与冠状动脉 CT 结果比较：冠状动脉 CT 结果示左前降支（LAD）近端 95% 狭窄，左回旋支（LCX）轻度狭窄，右冠状动脉（RCA）中段 90% 狭窄。而冠状动脉造影显示的狭窄程度较冠状动脉 CT 结果更为严重，LAD 近端的狭窄程度达 99% 次全闭塞，血流速度减慢，LCX 除远段 50% 狭窄外，极远段还有 70% 狭窄，RCA 血管虽然细小，但狭窄程度也达 99% 次全闭塞。由于冠状动脉 CT 成像受患者心功能、心率、心律、呼吸，以及冠状动脉钙化程度等因

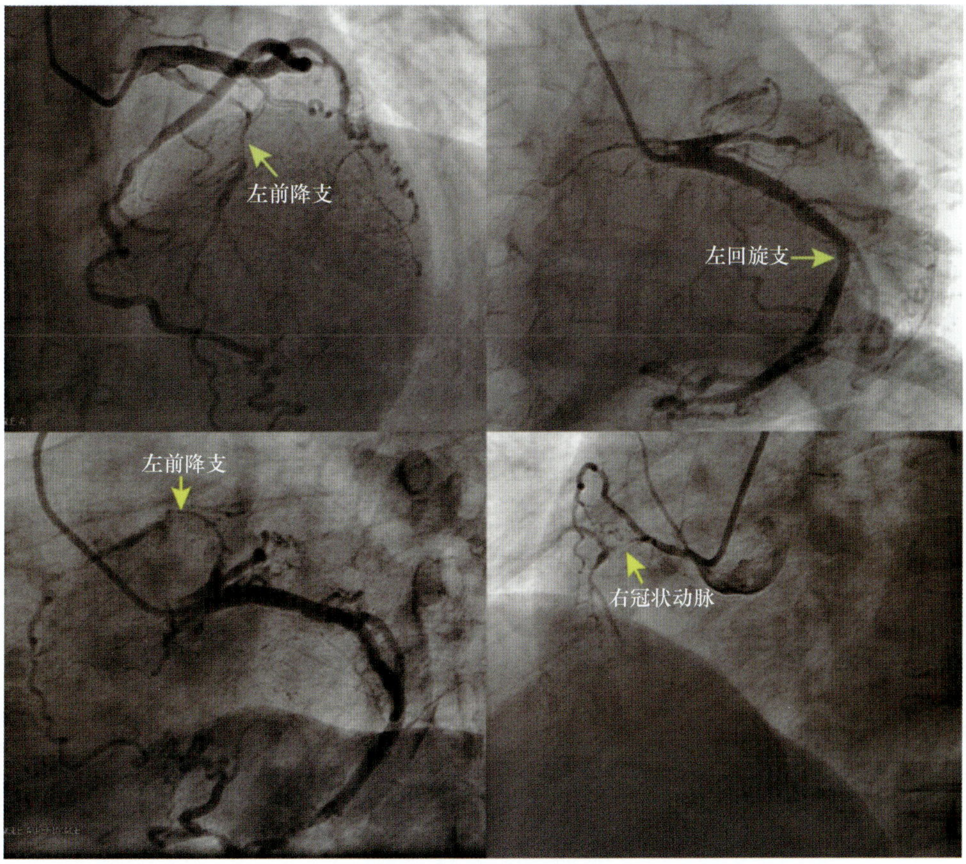

图 1-9　冠状动脉造影

素影响，清晰和准确程度不如冠状动脉造影，对冠状动脉血流的动态观察亦不如冠状动脉造影。因此，冠状动脉 CT 对冠状动脉造影阳性的患者不能准确评价冠状动脉狭窄程度。

PCI（图 1-10）：于左前降支近段预扩张后植入 2.75 mm×30 mm 药物洗脱支架 1 枚，恢复血流 TIMI 3 级。

术后情况：患者术后心绞痛症状基本消失，康复运动过程中亦没有心绞痛发作。

术后医嘱：嘱患者保持健康愉快心情，生活作息规律，规律地进行康复运动。

阿司匹林肠溶片 100 mg 口服 1 次 / 日，长期。

硫酸氢氯吡格雷片 75 mg 口服 1 次 / 日，1 年。

琥珀酸美托洛尔缓释片 23.75 mg 口服 1 次 / 日，长期。

缬沙坦胶囊 80 mg 口服 1 次 / 日，长期。

硝苯地平控释片 30 mg 口服 1 次 / 晚，长期。

阿托伐他汀钙片 20 mg 口服 1 次 / 晚，长期。

单硝酸异山梨酯缓释胶囊 50 mg 口服 1 次 / 日，胸痛时服用。

讨论：本例患者心绞痛症状典型，且有静息发作。既往高血压病史，存在冠心病危险因素，且心电图及冠状动脉 CT 结果支持不稳定型心绞痛诊断。冠状动脉造影检查进一步明确了冠状动脉病变，显示左前降支病变严重，需进行血运重建治疗，右冠状动脉虽存在严重病变，但血管细小，建议药物保守治疗。于左前降支植入支架后冠状动脉严重狭窄解除，血流由 TIMI 2 级恢复为 TIMI 3 级。术后患者行康复运动中无心绞痛发作。术后建议患者采用阿司匹林联合氯吡格雷双抗治疗 1 年，随后阿司匹林长期服用，同时建议患者控制好血压、心率，长期服用降脂药物稳定斑块，定期门诊监测血常规、肝肾功能、血脂、便潜血及心脏功能。

患者入院后针对冠心病不稳定型心绞痛、高血压给予系统的药物治疗，成功完成了血运重建，同时进行冠心病二级预防用药，改善患者长期预后，延缓冠心病进展，手术方案及药物的种类、剂量选择合理，住院期间患者症状明显改善。

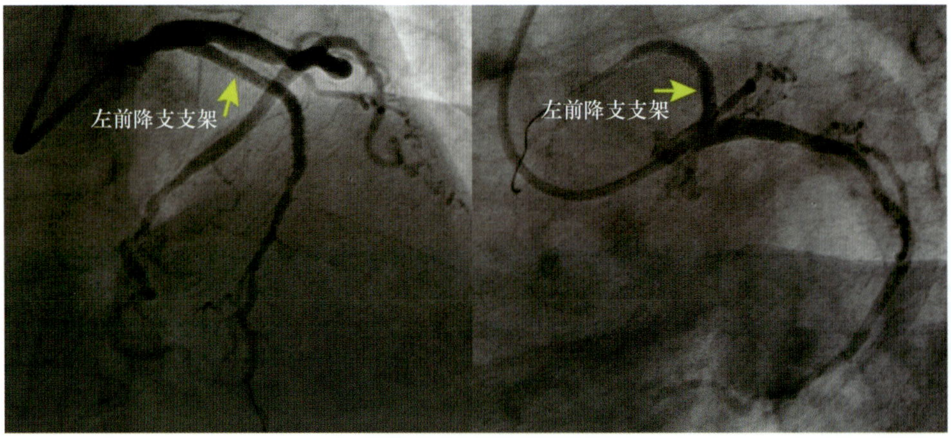

图 1-10　PCI 术中所见

参考文献

[1] 胡盛寿，高润霖，刘力生，等. 中国心血管病报告 2018. 中国循环杂志，2019，34（3）：209-220.

[2] 韩雅玲，周玉杰. 冠心病合理用药指南（第 2 版）. 北京：人民卫生出版社，2018.

[3] 葛均波，徐永健. 内科学（第 8 版），北京：人民卫生出版社，2014.

[4] Bonow RO，Mann DL，Zipes DP，et al. Braunwald's Heart Disease：A Textbook of Cardiovascular Medicine. Eleventh Edition. New York：Elsevier，2012.

[5] 胡大一，马长生. 全国高等学校医学研究生规划教材. 心血管内科学（第二版）. 北京：人民卫生出版社，2014.

[6] Reiner Ž. Hypertriglyceridaemia and risk of coronary artery disease. Nat Rev Cardiol，2017，14（7）：401-411.

[7] Kullo IJ，Fan X，Ding K. Genetic risk，lifestyle，and coronary artery disease. N Engl J Med，2017，376（12）：1192-1193.

[8] Qiu L，Tan H，Cheng D，et al. The incremental clinical value of cardiac hybrid SPECT/CTA imaging in coronary

artery disease. Nucl Med Commun，2018，39（6）：469-478.

［9］中华医学会心血管病学分会介入心脏病学组，动脉粥样硬化与冠心病学组，中国医师协会心血管内科医师分会血栓防治专业委员会，中华心血管病杂志编辑委员会．稳定性冠心病诊断与治疗指南．中华心血管病杂志，2018，46（9）：680-694.

［10］Miller TD，Askew JW，Anavekar NS. Noninvasive stress testing for coronary artery disease. Cardiol Clin，2014，32（3）：387-404.

［11］Schmermund A，Eckert J，Schmidt M，et al. Coronary computed tomography angiography：a method coming of age. Clin Res Cardiol，2018，107（Suppl 2）：40-48.

［12］中华医学会心血管病学分会介入心脏病学组，中国医师协会心血管内科医师分会血栓防治专业委员会，中华心血管病杂志编辑委员会．中国经皮冠状动脉介入治疗指南（2016）．中华心血管病杂志，2016，44（5）：382-400.

［13］Neumann FJ，Sousa-Uva M，Ahlsson A，et al. 2018 ESC/EACTS Guidelines on myocardial revascularization. Eur Heart J，2019，40（2）：87-165.

［14］Valgimigli M，Bueno H，Byrne RA，et al. 2017 ESC focused update on dual antiplatelet therapy in coronary artery disease developed in collaboration with EACTS：The Task Force for dual antiplatelet therapy in coronary artery disease of the European Society of Cardiology（ESC）and of the European Association for Cardio-Thoracic Surgery（EACTS）. Eur Heart J，2018，39（3）：213-260.

［15］Capodanno D，Alfonso F，Levine GN，et al. ACC/AHA Versus ESC Guidelines on Dual Antiplatelet Therapy：JACC Guideline Comparison. J Am Coll Cardiol，2018，72（23 Pt A）：2915-2931.

［16］中国成人血脂异常防治指南修订联合委员会．中国成人血脂异常防治指南（2016年修订版）．中国循环杂志，2016，31（10）：937-953.

［17］中华医学会心血管病学分会，中国康复医学会心血管病专业委员会，中国老年学学会心脑血管病专业委员会．冠心病康复与二级预防中国专家共识．中华心血管病杂志，2013，41（4）：267-275.

［18］中国医师协会心血管内科医师分会血栓防治专业委员会，中华医学会心血管病学分会介入心脏病学组，中华心血管病杂志编辑委员会．替格瑞洛临床应用中国专家共识．中华心血管病杂志，2016，44（2）：112-120.

［19］Bainey KR，Armstrong PW，Fonarow GC，et al. Use of renin-angiotensin system blockers in acute coronary syndromes：findings from Get With the Guidelines-Coronary Artery Disease Program. Circ Cardiovasc Qual Outcomes，2014，7（2）：227-235.

［20］Sorbets E，Labreuche J，Simon T，et al. Renin-angiotensin system antagonists and clinical outcomes in stable coronary artery disease without heart failure. Eur Heart J，2014，35（26）：1760-1768.

［21］Grundy SM，Stone NJ，Bailey AL，et al. 2018 AHA/ACC/AACVPR/AAPA/ABC/ACPM/ADA/AGS/APhA/ASPC/NLA/PCNA Guideline on the Management of Blood Cholesterol：A Report of the American College of Cardiology/American Heart Association Task Force on Clinical Practice Guidelines. J Am Coll Cardiol，2018，8. pii：S0735-1097（18）39034-X. doi：10.1016/j.jacc.2018.11.003.［Epub ahead of print］

［22］Williams B，Mancia G，Spiering W，et al. 2018 ESC/ESH Guidelines for the management of arterial hypertension. Eur Heart J，2018，39（33）：3021-3104.

［23］Whelton PK，Carey RM，Aronow WS，et al. 2017 ACC/AHA/AAPA/ABC/ACPM/AGS/APhA/ASH/ASPC/NMA/PCNA Guideline for the Prevention，Detection，Evaluation，and Management of High Blood Pressure in Adults：A Report of the American College of Cardiology/American Heart Association Task Force on Clinical Practice Guidelines. Circulation，2018，138（17）：e484-e594.

2 胸痛的诊断和鉴别诊断：如何规避风险

（李　洋　韩雅玲）

急性胸痛是急诊内科最常见的病种之一，占中小医院急诊内科就诊的 5% ～ 20%；三级医院就诊的 20% ～ 30%[1]。急性胸痛的临床表现各异，不同病因导致的胸痛或胸痛等同症状既可相似，但又有不同特征，其伴随症状亦各不相同，病种繁多，严重者可危及生命，但具有一定可救治性。10% ～ 20% 的胸痛患者最终诊断为急性冠脉综合征（acute coronary syndrome，ACS），其中 1/3 为急性心肌梗死（acute myocardial infarction，AMI），但仍有 2% ～ 10% 的 ACS 患者被漏诊[2-3]。14% ～ 33% 胸痛患者是非心血管源性的[3]。其中心源性胸痛有很强的时间依赖性，漏诊或误诊可能致命或严重影响患者预后。

第一节　胸痛的危险分层

急性胸痛的病情千变万化，危险性存在较大差异。急性胸痛的病因分心源性和非心源性两大类，后者涉及很多引起胸痛的病因。急性胸痛的诊断要求快和准，首先考虑或排除危及生命的急症，应在众多表现为急性胸痛的患者中识别出高危疾病，如 ACS、主动脉夹层、肺栓塞、气胸等；低危胸痛则种类更多，包括颈椎病、胸壁本身疾病（肋软骨骨膜炎、肋间神经痛、带状疱疹）、食管病变（食管源性功能性胸痛、胃食管反流病）、呼吸系统疾病（胸膜炎、自发性气胸、大叶性肺炎）、心脏神经官能症等等，两者的危险性不同，高危胸痛需要迅速诊断，并给予及时、准确的处理，低危胸痛患者，则可观察 6 ～ 8 h，若无反复胸痛发作，且辅助检查结果阴性则可暂时出院。

以下评分量表有助于临床医师对胸痛患者进行急性危险分层。

一、胸痛患者中危及生命的疾病的判断标准[4]（表 2-1）

表 2-1　胸痛患者中危及生命的疾病的判断标准 *

● 意识障碍
● 呼吸功能不全（SpO_2 ＜ 90%）
● 严重血压调节异常（收缩压≤ 90 mmHg 或≥ 220 mmHg）
● 心动过速或心动过缓（心率＞ 100 次 / 分或＜ 60 次 / 分）
● 面色苍白，出汗
● 疼痛对药物无反应

注：* 如果满足上述标准中的一个或多个，患者可能有危及生命的疾病

二、HEART 评分[5-6]（表 2-2）

HEART 评分基于病史、心电图、年龄、危险因素和肌钙蛋白水平，评分总分为 10 分。评分 0 ～ 3 分，建议患者出院观察；评分 4 ～ 6 分，建议患者留院观察；评分 7 ～ 10 分，建议患者住院治疗[7]。

表 2-2 HEART 评分系统

项目	表现或分类	评分
病史（H）	• 高度可疑	2
	• 中度可疑	1
	• 轻度可疑	0
心电图（E）	• 显著 ST 段压低或抬高	2
	• 非特异性复极异常	1
	• 束支传导阻滞	1
	• 左心室肥厚	1
	• 正常	0
年龄（A）	• ≥ 65 岁	2
	• 45 ～ 64 岁	1
	• ＜ 45 岁	0
危险因素（R）	• ≥ 3 个或动脉粥样硬化病史	2
	• 1 ～ 2 个	1
	• 无	0
肌钙蛋白（T）	• ＞ 2 倍正常上限	2
	• 1 ～ 2 倍正常上限	1
	• ≤正常上限	0

注：危险因素包括糖尿病、吸烟、高血压、高脂血症、肥胖、冠心病家族史

三、其他评分（表 2-3）

高危胸痛需要迅速诊断，并给予及时、准确的处理；低危胸痛患者，则可观察 6 ～ 8 h，若无反复胸痛发作，且辅助检查结果阴性则可暂时出院[8]。

表 2-3 其他胸痛患者危险分层评分量表

评分	早期出院标准
北美胸痛规则（North American Chest Pain Rule）	心电图无新的缺血表现，无冠状动脉疾病史，无典型疼痛，年龄≤ 40 岁，初始肌钙蛋白阴性；如年龄 41 ～ 50 岁，6 h 内重复检测肌钙蛋白
温哥华胸痛法则（Vancouver Chest Pain Algorithm）	无持续性疼痛、心绞痛；无心力衰竭、心脏杂音或血流动力学不稳定；心电图无缺血表现，无肌钙蛋白水平升高

第二节 胸痛的诊断

对急性胸痛患者，诊断的难点也就在于如何快速鉴别高危胸痛（尤其心源性胸痛）与低危胸痛，应尽快了解病史、查体，并完成心电图及心肌损伤标志物检测，综合判断胸痛患者是否存在危及生命的疾病，以快速决定是否需纳入快速通道。最常用的思维方式是重点排除法，即首先通过常规问诊、查体和必要的辅助检查采集信息，建立病例特点，考虑最有可能的重点疾病谱，然后由重到轻逐一排除，直到确定诊断。如果患者的特征非常典型，而医生对这种疾病也非常熟悉，通过确诊性的检查和必要的排除性检查就可以明确诊断。

但是，由于可能的疾病多、相关的信息量大，需要快速而准确判断，就有必要拟订一个诊断流程作为急诊胸痛诊断和处理的参考。这一流程的大致经过是：病史、查体、常规检查→分析资料→建立病例特点→必要的诊断 / 排除检查→逐步排除→确诊（图 2-1）[9]。其中详细采集病史、体格检查、辅助检查是诊断的基础。

一、详细采集病史

采集详细的病史是诊断胸痛的最重要环节，高效的问诊技能可以帮助全科医师快速地识别胸痛的病因。学会将以医生为重点的问诊方式与以患者为中心的问诊方式有机地结合在一起，在问诊中充分发挥两者的主观能动性优势。以患者为中心的问诊鼓励患者自发地描述自己的症状，关注患者的个人感受和情绪反应。以医生为重点的问诊侧重于特定的问题、特定的细节，完善诊断的证据。

接诊胸痛患者，应重点了解胸痛的部位（胸骨后、心前区、侧胸）、性质（阵发性灼痛、刀割样痛、压榨样痛）、持续时间（持续性、间断性疼

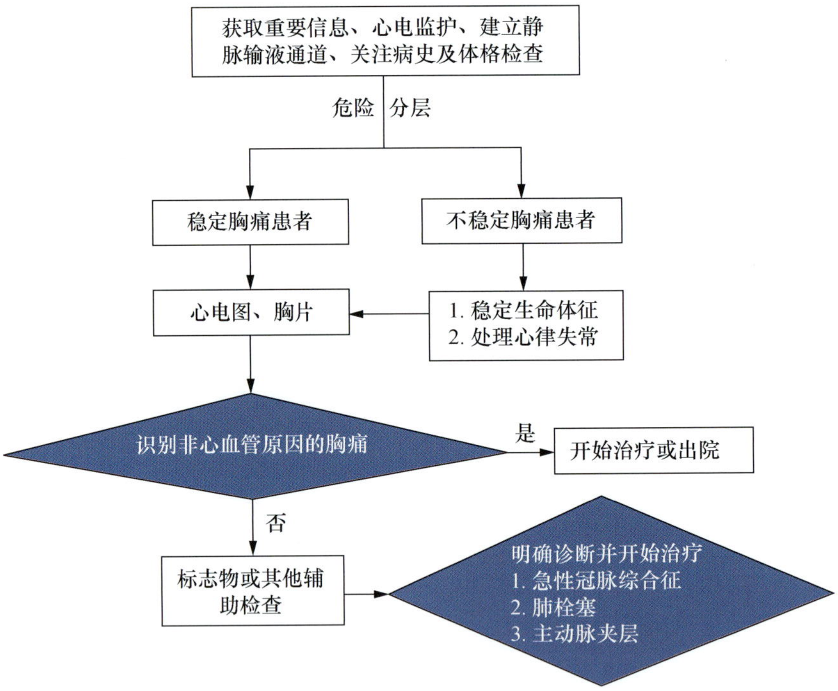

图 2-1　胸痛的诊断流程

痛，持续数秒、数分钟、数小时）、加重或者缓解的因素（活动、情绪激动、饱食后诱发，休息、含服硝酸甘油是否缓解）、伴随症状（咳嗽、咳痰、发热、休克、反酸、吞咽困难、出汗、焦虑、抑郁）、年龄（老年、中青年）、既往史（高血压、糖尿病、冠心病、吸烟）、有无放射痛等。

二、体格检查

检查时应注意双侧血压的差异，注意有无奇脉。检查有无呼吸窘迫、发绀、皮肤苍白、出汗、颈静脉怒张、气管移位等。应注意胸壁有无皮疹、局部压痛、水疱、红肿等，经过简单的视诊及触诊，胸壁的外伤、炎症性疾病等就可确诊。心肺的查体是重中之重，应注意心音强弱、有无杂音、奔马律、心包摩擦音、有无呼吸音的减弱或消失、胸膜摩擦音、皮下气肿、啰音等。腹部不同部位的压痛对疾病的诊断有一定的提示作用。出现新发意识障碍、呼吸衰竭（$SpO_2 < 90\%$）、血压严重异常（收缩压 ≤ 90 mmHg 或 ≥ 220 mmHg）、心率明显异常（心率 > 100 次 / 分或 < 60 次 / 分）、面色苍白、大汗、对药物无反应等一个或多个体征时应考虑致命性胸痛，需建立绿色通道，给予吸氧、心电监护，转入监护抢救室，开放静脉通路，尽早完善相关检查明确诊治。

三、辅助检查

进行辅助检查时应突出针对性，不应盲目全面检查延误诊治时间。对于危重症患者检查应优先床旁检查，有必要转运外出检查者，需携带吸氧、监护设备，在医生、护士陪同下进行，必要时携带抢救药物及抢救设备。

1. 实验室检查

血常规、尿常规、肝肾功能、淀粉酶、心肌酶、电解质、凝血功能、血气分析等均是常用检查项目，应在体格检查后马上进行。心肌酶是急性心肌梗死诊断非常重要的检查，需引起重视的是其时限性，肌酸激酶（creatinekinase，CK）、肌酸激酶同工酶（creatine kinase isoenzymes，CK-MB）、肌红蛋白（myoglobin，MYO）、心肌肌钙蛋白 T（cardiac troponin-T，cTnT）和肌钙蛋白 I（cardiac troponin-I，cTnI）的开始升高时间、达峰时间、持续时间不尽相同，必要时需要 4 ~ 6 h 再次复查。

2. 心电图

为胸痛患者的必行检查，能在第一时间对 ST 段抬高型心肌梗死（STEMI）做出准确判断，及早防范恶性心律失常，协助诊断肺栓塞及心包炎，有时也能对左侧气胸有所提示。胸痛患者争取在来诊 10 min 内完成第 1 次心电图，同时必须做 18 导联，以免遗漏正后壁及右心室的梗死[10]。有些患者早期心电图没有典型表现，需要进行动态监测复查，一般建议半小时复查或者病情有变化时及时复查。

3. 胸部 X 线检查

可对气胸、肺炎、胸腔积液做出快速准确的判断。急性肺栓塞时胸部 X 线可出现右下肺动脉段增宽、右心室肥大等肺动脉高压表现，并出现底部指向胸壁、尖端指向肺门的楔形阴影，但是特异性及阳性率均不高；主动脉夹层可有纵隔增宽表现，透视下可见血管搏动影。

4. 超声检查

超声检查可无创发现肝胆、膈下病变，对胃潴留、胸腔积液也能快速诊断。超声心动图可对瓣膜功能、是否形成室壁瘤、室壁运动、心功能的情况做出判断，节段性室壁运动异常常提示心肌缺血。对主动脉夹层也可做出判断：超声可表现为主动脉腔内可见飘动的线性回声，同时对破口的位置、病变范围、程度、内径等进行直视观察。对肺栓塞可同时提示右心功能不全及肺动脉高压表现。

5. 胸部 CT 检查

增强 CT 检查、血管造影均是主动脉夹层及肺栓塞的常用确诊方法[11]。主动脉夹层在增强 CT 检查中可见主动脉被内膜片分成 2 个或多个管腔，CT 检查对主动脉夹层的诊断准确性明显高于超声，并可进行明确分型，进行术前病情评估，可作为诊断的首选方法。肺栓塞在增强 CT 中表现为肺动脉内可见充盈缺损灶，被认为是肺栓塞诊断的金标准。

第三节　急性高危胸痛

一、急性心肌梗死

急性胸痛中有 15% ～ 25% 的患者被确诊为 ACS，ACS 包括不稳定型心绞痛（unstable angina pectoris，UAP）、非 ST 段抬高型心肌梗死（NSTEMI）和 STEMI，是临床常见的心脏急症[12]，也是造成急性死亡的重要原因。美国每年有 60 万人死于冠心病，其中 60% ～ 65% 猝死于院外。3% 急诊诊断为心源性胸痛患者，在 30 天内有可能发生恶性心脏事件，约 2% 的 AMI 患者由于各种原因被漏诊，其急性期病死率是确诊患者的 2 倍。

对急性胸痛患者，诊断的难点也就在于如何鉴别 ACS 与其他病因所致的胸痛。应尽快了解病史、查体、并完成心电图及心肌损伤标志物检测，综合判断胸痛患者是否存在危及生命的疾病，以快速决定是否需纳入快速通道。对于低危的胸痛患者，可观察 6 ～ 8 h，若无反复胸痛发作且经序列心电图和心肌损伤标志物检查阴性者，可行负荷试验评价，试验结果阴性可安全出院[8]。

具备临床症状（持续性胸痛大于 30 min）、心电图（具备 ST-T 的动态变化）、血清生化标志物升高 3 个特征中的 2 个即可诊断 AMI。

临床症状对急性心肌梗死的诊断缺乏足够的敏感性和特异性，因为 AMI 的临床表现差异很大，从无症状→症状轻微甚至漏诊→剧烈胸痛→心脏性猝死或严重血流动力学障碍，均可出现，而心电图诊断 AMI 的敏感性可达 80%，且心电图的 ST 段抬高与否对决定是否采用再灌注治疗具有决定性意义。

目前 CK-MB 已不再作为诊断 AMI 的金标准，仅在不能检测心肌肌钙蛋白时作为替代指标，而心肌肌钙蛋白灵敏度高，特异性强，发病后出现较早，故生物学标志物检测首推心肌肌钙蛋白，其次才是 CK-MB[10, 13]。由于心肌肌钙蛋白反应迅速，可以反映显微镜下才能见到的小灶性心肌梗死，使过去不能诊断的小灶性心肌梗死得以明确。

第4版全球心肌梗死通用定义中指出，心肌损伤定义为心肌肌钙蛋白高于正常参考值上限。通常情况下，稳定的肌钙蛋白升高（变化范围≤20%）提示慢性损伤性疾病[10]。肌钙蛋白明显升高且伴随临床心肌缺血症状，提示AMI；心肌损伤后肌钙蛋白释放入血液循环需要一定时间，达峰后逐渐回落。在症状发作初期，肌钙蛋白检查结果与样本采集时间密切相关。多种疾病可导致患者基线肌钙蛋白数值上升，需注意鉴别（表2-4）。

通过病史、体检、心电图检查，在10 min内完成初步评价。综合上述结果在20 min内确立诊断。若心电图＋心脏标志物正常，应于15 min后复查心电图，6～9 h、12～24 h后复查心脏生物标志物[14-15]。一旦确立AMI诊断，应按指南规范及时治疗，早期再灌注治疗是改善心室功能和提高存活率的关键。

表2-4　肌钙蛋白升高的可能诊断
慢性或急性肾功能不全
重症急性或慢性充血性心力衰竭
高血压危象
心动过速或缓慢性心律失常
肺动脉栓塞，重度肺动脉高压
炎症，如心肌炎
急性神经系统疾病，如脑卒中或蛛网膜下腔出血
主动脉夹层、主动脉瓣病变或肥厚型心肌病
心脏挫伤、心脏消融、植入起搏器、心脏复律或心内膜心肌活检
甲状腺功能减退
心尖球形综合征
浸润性疾病，例如淀粉样变性、血色素沉着病、结节病，或硬皮病
应用心脏毒性药物，如阿霉素、5-氟尿嘧啶、赫赛汀、蛇毒
烧伤体表面积30%以上
横纹肌溶解
重症疾病，主要是呼吸衰竭或脓毒症

二、主动脉夹层（aortic dissection，AD）

系主动脉内膜撕裂后循环中的血液通过裂口进入主动脉壁内，导致血管壁分层。主动脉夹层的平均年发病率为（0.5～1）/10万人口，在美国每年至少发病2000例，最常发生在50～70岁的男性，男女发病比约3∶1，40岁以下发病者应除外有家族史及马方综合征或先天性心脏病等[16]。主动脉夹层的主要高危因素包括：高血压、主动脉粥样硬化、主动脉中层病变（如马方综合征）、内膜撕裂（二叶式主动脉瓣、主动脉狭窄）以及妊娠、主动脉炎、创伤等。

1. 诊断要点[16-17]

（1）突发心前区、背部或腰部剧烈撕裂样疼痛。

（2）类似“动脉栓塞”表现（有时夹层撕裂的症状与急性闭塞的动脉相关，脑、心肌、肠、肾以及脊髓均可受累）。

（3）有高血压及动脉粥样硬化病史，且大多入院时血压均较高，但亦有以休克为初始症状者，此时往往已累及心包。

（4）心底部及主动脉走行区可闻及血管杂音。

（5）主动脉CT扫描可确诊，CT可显示主动脉腔内膜片、假腔及主动脉内膜和中层之间夹层等征象，从而确诊主动脉夹层的存在。尽早开始镇静镇痛，控制血压、心率和减慢心肌收缩等，确诊后禁用抗栓药物。有适应证者尽早行外科手术。

2. 辅助检查（表2-5）

（1）实验室检查：胸痛且高度怀疑急性AD的患者，应完善常规检查如血常规及血型、尿常

表2-5　疑诊AD患者实验室检查项目推荐[16]

推荐条目	推荐类别	证据等级
血常规和血型、尿常规、生化全套、血气分析、乙肝等传染病筛查、心肌酶及心肌标志物、肌红蛋白、凝血5项检查推荐作为常规实验室检查项目	Ⅰ	C
D-二聚体作为常规实验室检查，这对于夹层的诊断及鉴别诊断至关重要	Ⅰ	B
C-反应蛋白可考虑作为检查项目	Ⅱb	C

规、肝肾功能、血气分析、血糖、传染病筛查、心肌酶、肌红蛋白、凝血 5 项（包括 D- 二聚体）和血脂检查。这些检查有助于鉴别诊断及评估脏器功能及手术风险，减少术前准备的时间。

患者 D- 二聚体快速升高时，拟诊为 AD 的可能性增大。研究表明，发病 24 h 内，当 D- 二聚体达到临界值 500 μg/L 时，其诊断急性 AD 的敏感性为 100%，特异性为 67%，故可作为急性 AD 诊断的排除指标。但 D- 二聚体阴性也不能除外主动脉溃疡或壁间血肿可能。

（2）影像学检查（表 2-6）：AD 的影像学检查目的是要对全主动脉进行综合评价，包括 AD 受累的范围、形态、不同部位主动脉的直径、主动脉瓣及各分支受累情况、与周围组织的关系，以及 AD 的其他相关表现如心包积液、胸腔积液及脏器缺血情况等。

（3）诊断流程：对于急性胸痛患者，2010 美国心脏协会指南中提出了疑诊 AD 的高危易感因素、胸痛特征和体征（表 2-7）。

IRAD 研究基于上述高危因素提出 AD 危险评分，根据患者符合危险因素分类（高危易感因素、高危胸痛特征及高危体征）的类别数计 0 ～ 3 分（0 分为低危，1 分为中危，≥ 2 分为高危）；该评分≥ 1 分诊断 AD 的敏感度达 95.7%。因此，对存在上述高危易感因素、症状及体征的初诊患者，应考虑 AD 可能并安排合理的辅助检查（图 2-2）以明确诊断。

表 2-6　疑诊 AD 患者影像学检查项目推荐[16]

推荐条目	推荐类别	证据等级
疑似急性主动脉夹层患者全主动脉 CTA 作为首选确诊影像学检查手段	I	B
患者因碘过敏、严重肾功能损害、妊娠、甲状腺功能亢进或者医疗机构无 CT 设备而不能行全主动脉 CTA 检查时，可行 MRI 明确诊断	I	B
经胸超声心动图作为拟诊主动脉夹层患者必要的初步影像学评估手段	I	C
疑似急性主动脉夹层者完善床旁心电图检查	I	C

表 2-7　AD 的高危病史、症状及体征[16]

高危易感因素	高危胸痛症状	高危体征
• 马方（Marfan）综合征等结缔组织病	• 突发疼痛	• 动脉搏动消失或无脉
• 主动脉疾病家族史	• 剧烈疼痛，难以忍受	• 四肢血压差异明显
• 已知的主动脉瓣疾病	• 撕裂样、刀割样尖锐痛	• 局灶性神经功能缺失
• 已知的胸主动脉瘤	• 新发主动脉瓣杂音	• 低血压或休克
• 曾行主动脉介入或外科操作		

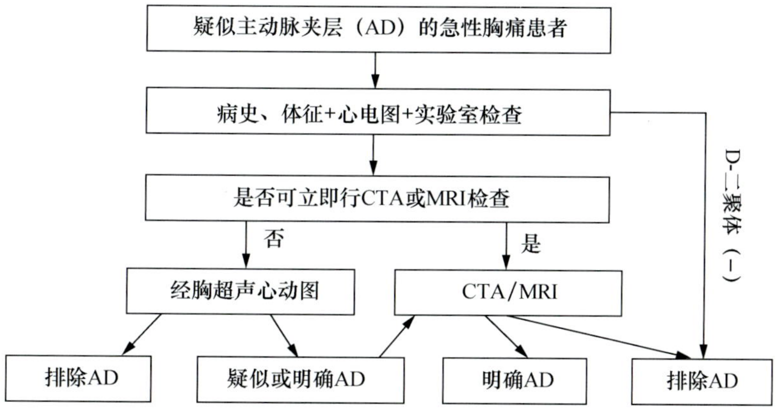

图 2-2　AD 诊断流程[16]

三、急性肺栓塞

与前两种疾病相比，肺栓塞漏诊率和误诊率普遍偏高，误诊率达20%，在美国，深静脉血栓的发病率为0.1%，而肺栓塞的发病率为0.05%，年发病人数约60万人，病死率高[11]。发病1 h内猝死率11%，总死亡率32%，快速做出正确诊断十分重要。

1. 临床表现

肺栓塞的临床表现多种多样，缺乏特异性，表现为典型肺梗死三联征（呼吸困难、胸痛、咯血）者不足30%。肺栓塞的主要体征表现为肺动脉高压及右心衰竭的体征和下肢深静脉血栓形成所致的肿胀、压痛、僵硬、色素沉着和浅静脉曲张等（表2-8）。

2. 疑诊相关检查

（1）推荐基于临床经验或应用临床可能性评分（简化的Wells评分、修订的Geneva评分量表）对急性肺栓塞进行疑诊的临床评估（表2-9）。

（2）推荐临床评估联合D-二聚体检测进一步筛查急性肺栓塞。

（3）临床评估低度可能的患者，如D-二聚体

表2-8　急性肺栓塞的临床表现[11]

症状	体征
呼吸困难及气促（80%～90%）	呼吸急促（52%）
胸膜炎性胸痛（40%～70%）	哮鸣音（5%～9%）；细湿啰音（18%～51%）；血管杂音
晕厥（11%～20%）	发绀（11%～35%）
烦躁不安、惊恐甚至濒死感（15%～55%）	发热（24%～43%），多为低热，多数患者可有中度以上的发热（11%）
咳嗽（20%～56%）	颈静脉充盈或搏动（12%～20%）
咯血（11%～30%）	心动过速（28%～40%）
心悸（10%～32%）	血压变化，血压下降甚至休克
低血压和（或）休克（1%～5%）	胸腔积液体征（24%～30%）
猝死（＜1%）	肺动脉瓣区第二心音亢进（$P_2 > A_2$）或分裂（23%～42%）
	三尖瓣区收缩期杂音

表2-9　肺栓塞临床可能性评分表[11]

简化Wells评分	计分	修订版Geneva评分[a]	计分
PTE或DVT病史	1	PTE或DVT病史	1
4周内制动或手术	1	1个月内手术或骨折	1
活动性肿瘤	1	活动性肿瘤	1
心率（次/分）		心率（次/分）	
≥100	1	75～94	1
咯血	1	≥95	2
DVT症状或体征	1	咯血	1
其他鉴别诊断的可能性	1	单侧下肢疼痛	1
低于PTE		下肢深静脉触痛及单侧下肢水肿	1
临床可能性		年龄＞65岁	1
低度可能	0～1	**临床可能性**	
高度可能	≥2	低度可能	0～1
		高度可能	≥3

PTE：肺栓塞；DVT：深静脉血栓形成。[a]：修订版Geneva评分三分类法：0～1分为低度可能，2～4分为中度可能，≥5分为高度可能

检测阴性，可基本除外急性 PTE，如 D- 二聚体检测阳性，建议行确诊检查。

（4）临床评估高度可能的患者，建议直接行确诊检查。

评估 D- 二聚体检测结果的诊断价值时应该考虑年龄因素的影响，D- 二聚体的正常阈值应该根据年龄进行修正。对临床评估高度可能的患者，D- 二聚体检测阴性的可能性比较低，无论 D- 二聚体检测结果如何，基于临床经验和临床研究结果，应进行确诊检查。

3. 确诊相关检查

疑诊肺栓塞的患者，推荐根据是否合并血流动力学障碍采取不同的诊断策略。

（1）血流动力学不稳定的肺栓塞疑诊患者：如条件允许，建议完善 CT 肺动脉造影（CTPA）检查以明确诊断或排除肺栓塞。如无条件或不适合行 CTPA 检查，建议行床旁超声心动图检查，如发现右心室负荷增加和（或）发现肺动脉或右心腔内血栓证据，在排除其他疾病可能性后，建议按照肺栓塞进行治疗；建议行肢体加压静脉超声（CUS），如发现深静脉血栓形成（DVT）的证据，则静脉血栓栓塞症（VTE）诊断成立，并可启动治疗；在临床情况稳定后行相关检查明确诊断（图 2-3）。

（2）血流动力学稳定的肺栓塞疑诊患者：推荐将 CTPA 作为首选的确诊检查手段；如果存在 CTPA 检查相对禁忌（如造影剂过敏、肾功能不全、妊娠等），建议选择其他影像学确诊检查，包括核素肺通气 / 灌注（V/Q）显像、磁共振肺动脉造影（MRPA）（图 2-4）。

四、气胸

1. 临床表现要点[9]

（1）突发剧烈的胸痛、呼吸困难，胸痛可放射至同侧肩部、对侧胸廓或腹部，类似急性心肌梗死或急腹症。

（2）喘憋症状尤为明显，80% 的老年患者气胸表现为呼吸困难，而胸痛症状不明显。

2. 体格检查要点

体检气胸侧胸廓运动减弱，纵隔移位（心脏浊音及心尖搏动移向健侧），叩诊鼓音，语颤减弱或消失，呼吸音消失。

3. 辅助检查要点

（1）如果气胸发生在左侧，会出现心电图异常 Q 波，酷似急性心肌梗死，但气胸引流后心电图恢复正常。

（2）胸部 X 线示肺外周部分有空气，无肺纹理可确诊。

急性高危胸痛患者心电图鉴别诊断见表 2-10。急性高危胸痛鉴别诊断要点总结见表 2-11。

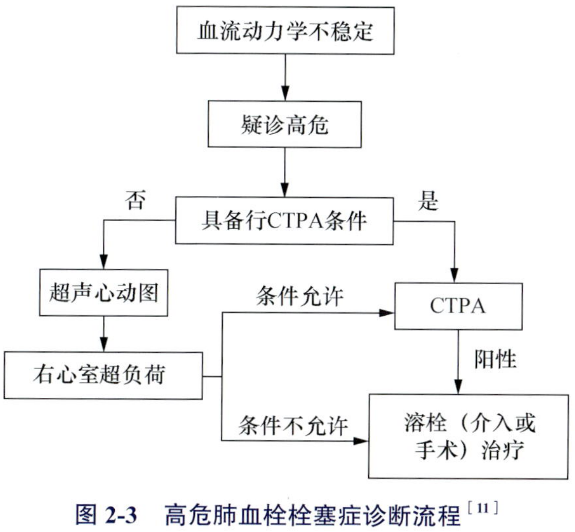

图 2-3　高危肺血栓栓塞症诊断流程[11]

CTPA：CT 肺动脉造影

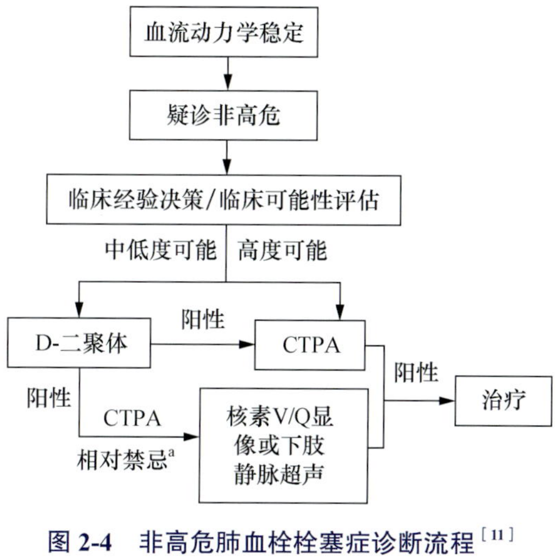

图 2-4　非高危肺血栓栓塞症诊断流程[11]

CTPA：CT 肺动脉造影；V/Q：肺通气 / 灌注；[a]碘造影剂过敏、肾功能不全、孕妇

表 2-10 急性高危胸痛患者心电图鉴别诊断

疾病	典型心电图表现
心肌梗死	– ST 段抬高（在 J 点测量） – V_1 ～ V_3 导联 ST 段压低，伴随 V_4 ～ V_9 导联 ST 段抬高≥ 0.25 mV – aVR 导联 ST 段抬高≥ 0.05 mV 伴前壁导联 ST 段压低，提示左主干或前降支近段病变 – 新出现的 T 波倒置 – 新发左或右束支传导阻滞
肺栓塞	新出现的右束支传导阻滞，SⅠQⅢ型，前壁导联 T 波倒置，肺性 P 波
主动脉夹层	通常为非特异性改变，30% 患者表现正常，5% 患者出现 ST 段抬高
气胸	胸前导联 R 波衰减和 T 波倒置，QRS 波振幅低，电轴右偏；左侧气胸可产生类似于心肌缺血的心电图改变

表 2-11 急性高危胸痛鉴别诊断要点总结

疾病	病史特征	体格检查	心电图	胸片	辅助检查
ACS	• 常见于胸骨下 / 左侧胸部压迫感或紧缩感 • 疼痛放射至肩部或体力活动易诱发疼痛 • 非典型症状如呼吸困难、虚弱等，常见于老年人、女性和糖尿病患者	• 无特殊体征 • 可表现为心力衰竭	• ST 段压低或抬高、出现 Q 波，以及新发左束支传导阻滞是急性心肌梗死的证据	• 无特殊体征 • 可有心力衰竭表现	• 肌钙蛋白和（或）CK-MB 升高能辅助诊断急性心肌梗死
AD	• 突发强烈的撕裂样、刀割样疼痛 • 发作时最为剧烈 • 最常始发于胸部，也可能始发于背部	• 上肢或颈动脉脉搏消失 • 左右上肢收缩压差＞20 mmHg 有提示意义	• 15% 患者有心肌缺血改变 • 30% 患者有非特异性 ST 段以及 T 波改变	• 可有胸腔纵隔增大表现	
肺栓塞	• 胸痛、呼吸困难经常是主要症状 • 可表现为咯血、休克	• 可表现呼吸、心率增快，低血压 • 可表现右心负荷增加	• 电轴右偏、右束支传导阻滞、右心房肥大	• 可表现为肺不张、胸腔积液等	• D- 二聚体可用于排除诊断
气胸	• 突发剧烈的胸膜疼痛 • 呼吸困难经常是主要症状	• 同侧呼吸音减弱或消失		• 胸膜腔有气体	

第四节 低危胸痛[18-20]

一、食管疾病

非心源性胸痛中，有半数来自食管病变。食管疾病所引起的胸痛与心源性胸痛非常相似，但前者引起的胸痛一般与进食有关，同时还伴有一些消化道症状。食管疾病中以胃食管反流病（GERD）最为常见，其表现为胸骨下方或胸骨后持续性疼痛，于进食后发生或进食时疼痛加重。

二、急性心包炎

呈尖锐性及稳定性疼痛，可放射至肩胛骨、

前胸、上腹部或后背。通常有胸膜疾病成分，向前倾斜身体可缓解症状。干性心包炎可闻及心包摩擦音。

三、胸膜炎

干性胸膜炎病变局限者胸部 X 线可无明显变化，胸腔积液较少时见肋膈角变钝，胸腔积液较多时可见弧形积液影，超声检查可见液性暗区，可提示穿刺的范围、部位和深度。胸腔积液组织学检查可明确病因。

四、颈椎骨关节炎

可引起神经根损伤，疼痛可放射至前臂，偶尔也可引起前胸痛，但这种疼痛在做颈部运动时由于脊椎孔狭窄故可使疼痛加剧，斜位颈椎 X 线摄片可示脊椎孔狭窄则提示本病诊断。

五、胸廓出口综合征

本病是由于前斜方肌或颈肋异常压迫臂丛神经和锁骨上动脉而产生上肢的感觉、运动和血行的障碍。可有臂痛和前胸痛的表现。体征有尺神经分布区域的感觉减退或过敏，桡动脉搏动减弱、指端发凉等。颈椎 X 线可显颈肋及第一肋骨畸形等征象。

六、肋间神经炎、胸椎或脊髓损伤、纵隔肿瘤、肺尖上部癌以及膈疝等

均可累及臂丛下支神经，引起胸痛。

七、非化脓性肋软骨炎及胸壁外伤或感染

可出现胸痛，但多伴压痛。

八、带状疱疹

常骤然起病，沿肋间神经分布，呈粟粒至绿豆大丘疹，继而变为水疱，常发生在胸部一侧不越过中线，患部皮肤感觉过敏，呈刀割样剧痛或灼痛。

九、其他精神因素所致（如戒断综合征）

这些患者常有焦虑不安、心悸、坐立不安以及含糊不清的胸部不适主诉，但必须除外辅助检查阳性发现者而作为排除诊断。

第五节　总结与建议

急性胸痛的病因十分繁杂，较易引起误诊和漏诊。在诊断过程中应尽早对疾病进行评估，诊断思路应从高危到低危。高危患者生命体征不稳定，应该首先稳定生命体征，做到先救命，后诊病。要动态、严密地观察病情变化，必要时要重复检查并及时请相关科室会诊，通过多学科合作，为胸痛患者提供快速而准确的诊断、危险评估和恰当的治疗手段，从而提高胸痛的早期诊断和治疗能力，减少误诊和漏诊，既要避免治疗不足又要避免过度治疗。总之，对于急性胸痛，应做到快速诊断、及时治疗、降低死亡率、避免医疗资源浪费。

第六节　常见问题及解答

1. 当患者出现急性胸痛、ST 段抬高、心肌酶升高时，一定是心肌梗死吗？

千万不要忘记主动脉夹层累及冠状动脉的鉴别诊断。当主动脉夹层逆向撕裂至冠状动脉时会造成急性心肌缺血或心肌梗死。文献报道，急性 Stanford A 型主动脉夹层累及冠状动脉的发生率大约为 6% ～ 19%，尸检检出率为 7%。

2. 患者没有胸痛症状，可能发生了心肌梗死吗？

据临床统计，约 1/4 心肌梗死发生时没有任何症状。这可能是因为：首先，心脏病变部位不同，对疼痛敏感性会不一样。有的后壁心肌梗死可能不出现疼痛，还有发生心内膜下心肌梗死时也常无疼痛感。其次，个体差异造成对疼痛反应不一样。如老年人全身各器官组织老化，感觉迟钝，对疼痛敏感性降低，加上脑萎缩或痴呆，语言表达能力下降，说不出明确的不适，掩盖了病情；再如，酒后、过度紧张、疲劳、情绪的改变等因素，都会让人变得迟钝，降低对疼痛的敏感性；此外，由于糖尿病患者常有周围神经病变，感觉神经受累，这样便会使痛觉变得迟钝甚至没有痛觉。临床上要高度警惕此类患者，因缺乏胸痛“预警”可能造成漏诊，一旦漏诊将会给患者带来灾难性后果。

3. 患者有胸痛症状，但心电图正常，可能是心肌梗死吗？

某些心肌梗死患者胸痛发作时可表现为一过性“假正常化”，如在急性心肌梗死时，特别是下壁/正后壁心肌梗死由超急性期向急性期过渡时，ST 段过快回落至基线而使病理性 Q 波延迟出现，心电图可表现为“大致正常”，可能造成漏诊，临床上可能在急性胸痛发作 12 ～ 24 h 期间出现这种现象。总之，不是每个心肌梗死患者胸痛发作时都有典型的心电图表现，若症状典型，应高度怀疑心肌梗死。

4. “呼吸困难、胸痛、咯血”是肺栓塞的典型表现吗？

不明原因的呼吸困难、胸痛、咯血及晕厥为肺栓塞的常见症状，各病例可以出现以上症状的不同组合，但由于肺组织接受肺动脉、支气管动脉及肺泡内氧气直接弥散等多重供氧，因此临床上出现呼吸困难、咯血、胸痛等肺梗死三联征表现的肺栓塞患者仅为 20%。因此，仅把“呼吸困难、胸痛、咯血”作为肺栓塞的典型表现而决定诊断会使大部分肺栓塞漏诊。

5. 把 D- 二聚体含量升高作为标准来确诊肺栓塞可行吗？

目前，肺栓塞的确诊主要依靠肺动脉造影和 CT 肺动脉造影，其他实验室及影像学检查大都不能单独确诊肺栓塞。D- 二聚体是临床常用的实验室检查，只要有血栓形成其血浆含量就可以升高。因此，其应用价值不是确诊肺栓塞而主要是应用于排除肺栓塞。

第七节　典型病例

病史简介：老年女性患者，75 岁，因“发作性胸痛 3 年，再发加重近 6 h”入院。患者于 2016 年 4 月开始出现无明显诱因胸痛，呈针刺样，伴胸闷、气短、大汗，无恶心、呕吐，无头晕、头痛，无意识丧失，症状持续 5 min 左右，口服“丹参滴丸”等药物后逐渐缓解。曾多次就诊于当地医院，未明确诊断。2019 年 4 月 22 日 18:10 患者活动后突发胸痛，呈烧灼样，向双肩及后背部放射，伴胸闷、气短、大汗、恶心，呕吐胃内容物 1 次，伴头晕、头痛，无意识丧失，症状持续不缓解。2019 年 4 月 22 日 23:46 到达我院胸痛中心，完善相关检查，心电图示：窦性心律，V_1 ～ V_5 导联 ST 段抬高 0.1 ～ 0.3 mV；心肌酶：血清磷酸肌酸激酶 294 U/L ↑，血清磷酸肌酸激酶同工酶 43 U/L ↑，高敏肌钙蛋白 T 3.58 ng/ml ↑；血气分析：pH 7.369，氧分压 74 mmHg，二氧化碳分压 43.9 mmHg，氧饱和度 96.1%，乳酸 1.1 mmol/L；D- 二聚体 0.57 mg/L（正常值 0.5 mg/L），诊断“急性广泛前壁心肌梗死”，给予口服阿司匹林 300 mg 及氯吡格雷 600 mg 后，经急诊绿色通道入院于 4 月 23 日 00:16 到达导管室，急诊行冠状动脉造影示：左主干正常；左前降支中段 100% 狭窄，血流 TIMI 0 级；第二对角支近段 80% 狭窄；左回旋支远段 60% 狭窄；右冠状动脉硬化改变。PCI：于左前降支中段预扩张后植入 3.0 mm×18 mm 药物洗脱支架 1 枚，血流恢复 TIMI 3 级，于 00:44 靶血管成功开通，为进一步治疗收入心内科重症监护治疗病房。既往高血压病史 30 余年，最高血压 180/100 mmHg，服用“尼福达”等药物治疗，控制血压于 130/80 mmHg；十二指肠溃疡病史 20 年，口服“奥美拉唑”治疗，近期有反酸、烧心等症状，否认出血病史；脑梗死病史 10 余年，现稍有吐字不清，无肢体感觉运动障碍。无吸烟饮酒史，无冠心病、高血压等遗传病史。

体格检查：体温 36.4℃，脉搏 73 次 / 分，呼吸 20 次 / 分，血压 138/73 mmHg。听诊两肺呼吸音清，未闻及干湿啰音和胸膜摩擦音。各瓣膜听诊区未闻及杂音。

辅助检查：

急诊心电图（图 2-5）：窦性心律，V_1 ～ V_5 导联 ST 段抬高 0.1 ～ 0.3 mV。

心脏超声（图 2-6）：左心室 44 mm；射血分数 47%；冠心病心肌梗死改变，心功能减低，左心室心尖部室壁瘤形成，二、三尖瓣反流（轻度）。

D- 二聚体：0.28 mg/L。

入院诊断：1. 冠状动脉粥样硬化性心脏病，急性广泛前壁心肌梗死，Killip Ⅰ级；2. 高血压 3 级（很高危）；3. 陈旧性脑梗死；4. 十二指肠溃疡

冠状动脉造影及 PCI（图 2-7）：左主干正常；左前降支中段 100% 狭窄，血流 TIMI 0 级；第二对角支近段 80% 狭窄；左回旋支远段 60% 狭窄；右冠状动脉硬化改变。PCI：于左前降支中段预扩张后植入 3.0 mm×18 mm 支架 1 枚，术终血流恢复 TIMI 3 级。

讨论：本例患者为老年女性，既往存在胸痛病史，但未明确诊断。此次发病为活动后突发胸痛，

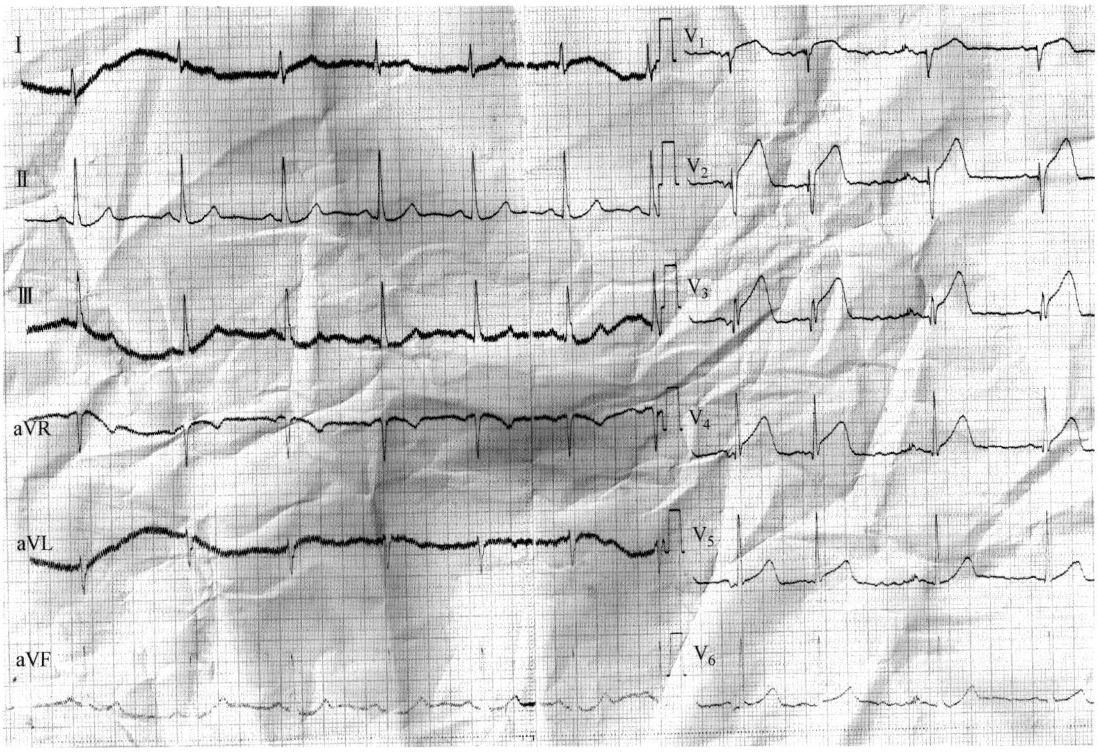

图 2-5　心电图表现

超声所见：

心脏测量值（mm）				心功能检查			
				左心室收缩功能		左心室舒张功能	
主动脉根部	28	右心房	38×43				
左心房	33	肺动脉	20	SV	93 ml	EV	0.8 m/s
右心室	16	右室壁		CO	5.1 L/min	AV	0.9 m/s
室间隔	9	左室流出道		EF	47%	A/E	>1
左心室	44	右室流出道		FS	23%	TV	
左室后壁	9	心尖部				其他	

床旁超声，患者平卧位扫查，心脏图像显示欠清晰，检查结果仅供参考。

各腔室内径正常。
主动脉前壁活动曲线运动速度减慢，幅度减低。
各瓣膜形态及活动未见明显改变。
左心室前间壁及广泛前壁心肌运动减弱。
两腔心切面：左心室心尖部收缩期外凸，范围约32 mm×24 mm。
房室间隔回声连续，心包未见异常。

脉冲及彩色多普勒：
左、右房内见少量反流束。

超声提示：冠心病，心肌梗死改变，心功能减低
左心室心尖部室壁瘤形成
二、三尖瓣反流（轻度）

图 2-6　心脏超声表现

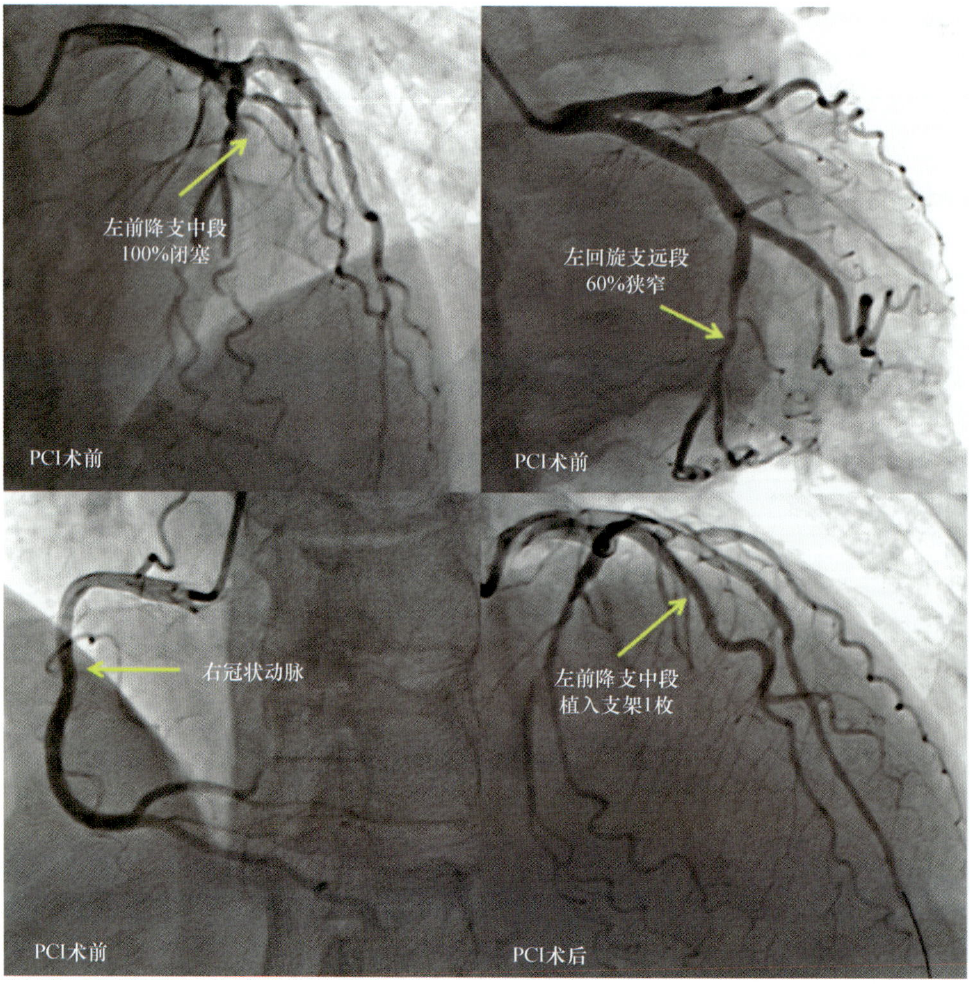

图 2-7　PCI 表现

且持续不缓解，来院时生命体征相对平稳。急性胸痛的诊断思路应从高危到低危，结合患者症状（持续严重胸痛），以及心电图（前壁导联 ST 段抬高）、心脏超声（未发现主动脉增宽）、心肌酶（血清磷酸肌酸激酶、血清磷酸肌酸激酶同工酶及高敏肌钙蛋白均升高）、血气分析、D- 二聚体等辅助检查，诊断急性广泛前壁心肌梗死，初步排除主动脉夹层、肺栓塞、气胸诊断。患者入院时距离发病 5 h 36 min，根据 2017 年欧洲心脏病学会 STEMI 指南，发病 48 h 内的 STEMI 均应立即行冠状动脉造影及 PCI；如就诊医院无法行 PCI 或无法在 120 min 内完成转运 PCI，则在无禁忌证的情况下应立即给予静脉溶栓治疗。本例患者符合急诊 PCI 指征，经急诊冠状动脉造影证实靶血管为左前降支，证实急性广泛前壁心肌梗死诊断，并于靶血管植入支架 1 枚，入院后 58 min 开通靶血管，完成血运重建。

参考文献

[1] Mozaffarian D, Benjamin EJ, Go AS, et al. Heart disease and stroke statistics-2015 update: a report from the American Heart Association. Circulation, 2015, 27, 131（4）: e29-322.

[2] Pope JH, Aufderheide TP, Ruthazer R, et al. Missed diagnoses of acute cardiac ischemia in the emergency department. N Engl J Med, 2000, 20; 342（16）: 1163-1170.

[3] Moy E, Barrett M, Coffey R, et al. Missed diagnoses of acute myocardial infarction in the emergency department: variation by patient and facility characteristics. Diagnosis（Berl）, 2015, 1; 2（1）: 29-40.

[4] Bruno RR, Donner-Banzhoff N, Söllner W, et al. The interdisciplinary management of acute chest pain. DtschArztebl Int, 2015, 6, 112（45）: 768-779.

[5] Chang AM, Fischman DL, Hollander JE. Evaluation of chest pain and acute coronary syndromes. Cardiol Clin, 2018, 36（1）: 1-12.

[6] Sharp AL, Baecker AS, Shen E, et al. Effect of a HEART care pathway on chest pain management within an integrated health system. Ann Emerg Med, 2019, 20. pii: S0196-0644（19）30007-1.

[7] Six AJ, Backus BE, Kelder JC. Chest pain in the emergency room: value of the HEART score. Neth Heart J, 2008, 16（6）: 191-196.

[8] Huis In't Veld MA, Cullen L, Mahler SA, et al. The fast and the furious: low-risk chest pain and the rapid rule-out protocol. West J Emerg Med, 2017, 18（3）: 474-478.

[9] 杨新春，张大鹏 . 心血管急症救治-急性胸痛的诊断与鉴别诊断 . 中国循环杂志，2013，28（8）：569-571.

[10] Thygesen K, Alpert JS, Jaffe AS, et al. Fourth universal definition of myocardial infarction（2018）. J Am Coll Cardiol, 2018, 30, 72（18）: 2231-2264.

[11] 中华医学会呼吸病学分会肺栓塞与肺血管病学组，中国医师协会呼吸医师分会肺栓塞与肺血管病专业委员会，全国肺栓塞与肺血管病防治协作组 . 肺血栓栓塞症诊治与预防指南 . 中华医学杂志，2018，98（10）：1060-1087.

[12] Swap CJ, Nagurney JT. Value and limitations of chest pain history in the evaluation of patients with suspected acute coronary syndromes. JAMA, 2005, 294（20）: 2623-2629.

[13] Gueckel J, Koechlin L, Zimmermann T, et al. Cardiac troponin in stable chest pain. J Am Coll Cardiol, 2019, 73（16）: 2120-2121.

[14] Ibanez B, James S, Agewall S, et al. 2017 ESC Guidelines for the management of acute myocardial infarction in patients presenting with ST-segment elevation: The Task Force for the management of acute myocardial infarction in patients presenting with ST-segment elevation of the European Society of Cardiology（ESC）. Eur Heart J, 2018, 39（2）: 119-177.

[15] 中华医学会心血管病学分会，中华心血管病杂志编辑委员会 . 急性 ST 段抬高型心肌梗死诊断和治疗指南 . 中华心血管病杂志，2015，43（5）：380-393.

[16] 中国医师协会心血管外科分会大血管外科专业委员会 . 主动脉夹层诊断与治疗规范中国专家共识 . 中华胸心血管外科杂志，2017，33（11）：641-654.

[17] Erbel R, Aboyans V, Boileau C, et al. 2014 ESC Guidelines on the diagnosis and treatment of aortic diseases: Document covering acute and chronic aortic diseases of the thoracic and abdominal aorta of the adult. The Task Force for the Diagnosis and Treatment of Aortic Diseases of the European Society of Cardiology（ESC）. Eur Heart J, 2014, 35（41）: 2873-926.

[18] Yamasaki T, Fass R. Noncardiac chest pain: diagnosis and management. Curr Opin Gastroenterol, 2017, 33（4）: 293-300.

[19] Frieling T. Non-cardiac chest pain. Visc Med, 2018, 34（2）: 92-96.

[20] Rushton S, Carman MJ. Chest pain: if it is not the heart, what is it? Nurs Clin North Am, 2018, 53（3）: 421-431.

3 动脉粥样硬化防治及血脂调整

（李虹伟　赵树梅）

第一节　高脂血症与动脉粥样硬化的发生发展

一、血脂与高脂血症

“血脂”通常是指血清中所含脂质的总和，主要包括胆固醇和三酰甘油（甘油三酯）两大类。通常临床的血脂化验单包括总胆固醇、甘油三酯、低密度脂蛋白胆固醇、高密度脂蛋白胆固醇四项指标。高脂血症主要是指血液中胆固醇和（或）甘油三酯浓度升高，通常包括高胆固醇血症、高甘油三酯血症和混合型高脂血症。血脂与动脉粥样硬化的发生和发展存在密切关系，其中胆固醇直接参与动脉粥样硬化的形成与发展，导致血管狭窄，出现冠心病、脑卒中等，其危害最大。甘油三酯与动脉粥样硬化的直接关系相对较小，但是甘油三酯明显升高会导致急性胰腺炎。因此，应当警惕高脂血症，特别是高胆固醇血症，其中低密度脂蛋白胆固醇应作为降脂治疗的主要干预靶点。

二、高脂血症与动脉粥样硬化（AS）

高脂血症通常没有不适症状，很多人血脂升高无从知道；有些人知道，也因为无症状，未接受治疗。后果是很多人可能在不知不觉中发生动脉粥样硬化，突发心脑血管不良事件；因此，高脂血症也被称为“沉默的杀手”。具体来讲，血液中脂质成分（特别是 LDL-C）升高，可通过一系列机制逐渐沉积于血管壁，造成动脉粥样硬化的发生和发展，久而久之造成血管腔的狭窄或阻塞；心脏血管（冠状动脉）发生狭窄或阻塞，会导致心肌缺血，出现心绞痛甚至急性心肌梗死（血管完全闭塞，发生心肌坏死）；脑血管的狭窄或阻塞，与短暂性脑缺血发作（TIA）或缺血性脑卒中相关；周围血管动脉粥样硬化性狭窄，会出现间歇性跛行、肢体缺血等症状。

三、动脉粥样硬化机制

动脉粥样硬化（AS）是系统性、进行性疾病；发生机制的探索经历了上百年的时间，先后提出了炎症学说、脂质浸润学说、氧化学说和损伤应答学说等。研究显示胆固醇与动脉粥样硬化密切相关，其中 LDL-C 沉积于动脉内膜下是动脉粥样硬化进程的始动环节。AS 的始动阶段，在高血压、糖尿病、高血脂、吸烟等危险因素的作用下，血管内皮功能损伤，LDL-C 通过受损内皮进入并沉积于动脉内膜下，并在此完成过氧化修饰过程。AS 的进展阶段，血液中的单核细胞黏附-迁移至血管内膜下，进一步转化为巨噬细胞。巨噬细胞通过清道夫受体识别并吞噬过氧化的 LDL-C 颗粒形成泡沫细胞，形成最早的粥样硬化病变脂质条纹。大量泡沫细胞死亡形成脂池、炎症反应，最终发展成为典型的粥样斑块。同时在各种细胞因子、生长因子的作用下，平滑肌细胞从中膜迁移至内膜并增殖，吞噬脂质，形成泡沫细胞的另一来源；同时平滑肌细胞在凝血酶等强力作用下显著增殖，并合成和分泌胶原、蛋白多糖和弹性蛋白等，形成斑块的基质[1]。AS 并发症阶段，粥样硬化进展导致血管腔进行性狭窄，发生组织、脏器缺血；脂质核心增大、炎症反应加剧，平滑肌细胞和纤维组织减少，不稳定斑块形成并破裂，引起急性血栓形成，导致血管腔急剧狭窄或闭塞，发生急性心脑血管不良事件，如不稳定型心绞痛、急性心肌梗死或急性缺血性脑卒中、猝死等。

第二节　高脂血症的治疗与他汀类药物的基石地位

一、高脂血症患病率

如前所述，高脂血症是心脑血管疾病的主要危险因素之一，而目前我国血脂异常管理现状尚不令人满意。《中国居民营养与慢性病状况调查（2015年）》[2]显示，中国≥18岁人群血脂代谢异常的患病率已经高达40.4%，显示10年间中国成人血脂异常患病率大幅上升（2002年，18.6%）；而在≥18岁人群中血脂代谢异常面临着知晓率低、治疗率低和控制率低的窘境，分别为31.0%、19.5%和8.9%[3]。因此，临床实践中，有效、持续的血脂管理任重而道远。

真实世界中，大量临床研究显示血脂代谢异常在动脉粥样硬化和心血管疾病（CVD）的发生、发展过程中发挥着至关重要的作用。Framingham心脏研究发现，总胆固醇每升高1%，冠心病的风险增加2%；同时，无论一级预防或二级预防的研究均显示，低密度脂蛋白胆固醇（LDL-C）下降与心脑血管不良事件风险下降息息相关；他汀类药物治疗的循证学历程奠定了其预防动脉粥样硬化性心血管疾病（ASCVD）的基石地位。

二、他汀类药物调脂机制

人体内大部分胆固醇为肝内自身合成，少量为从食物中摄取，因此减少体内胆固醇的自身合成是治疗动脉粥样硬化的关键所在。他汀类药物可抑制肝内胆固醇合成的限速酶——HMG-CoA还原酶（3-羟基-3-甲基戊二酸单酰辅酶A还原酶），抑制肝内胆固醇的合成，从而降低血浆内胆固醇水平；进而刺激LDL受体上调，促进细胞对胆固醇的摄取，总体减少血浆中LDL-C的浓度，抑制动脉粥样硬化的进展、降低心血管不良事件的发生风险。meta分析结果显示，他汀类药物每降低LDL-C 1.0 mmol/L，可使主要心血管事件风险降低20%，主要冠状动脉事件风险降低23%。此外研究证实，他汀类药物不仅能够降低胆固醇、调节血脂代谢，更具有一系列降脂以外的作用：如抗炎、抗氧化、改善血管内皮功能等作用，能够稳定和逆转粥样斑块的进展，从而有效抑制动脉粥样硬化。

三、他汀类药物循证医学结果

一系列大型、随机、对照临床研究证实了他汀类药物治疗能够带来显著的临床获益。早期有关他汀类药物的临床研究，如4S、WOSCOPS、CARE等都是与安慰剂对比的研究，证实他汀类药物可以降低心血管疾病患者死亡率和心血管事件发生风险。此后的临床研究，涉及阿托伐他汀、普伐他汀、瑞舒伐他汀等多种他汀类药物，研究设计针对特定的高危人群，包括常规治疗或强效药物治疗的对照。2005年完成的TNT和IDEAL研究在已接受现代治疗的稳定型冠心病患者中，证实了更积极的他汀类药物治疗可以进一步获益。ARMYDA系列研究证实，PCI围术期和术后他汀类药物治疗，可改善PCI术患者的临床结局，显著增加术后30天无心脏事件的存活率。REVERSAL研究、GAIN研究和ESTABLISH研究中应用血管内超声评价斑块进展，显示他汀类药物治疗或强化治疗可稳定或逆转动脉粥样硬化斑块进展。2006年发布的SPARCL研究，首次专门针对无心脏病史的卒中患者，结果显示，他汀类药物治疗可降低致死/非致死性卒中发生风险，证实了他汀类药物在卒中二级预防中的重要作用。因此，国内外各大版本的权威指南均推荐，他汀类药物是防治动脉粥样硬化性心血管疾病（ASCVD）最为重要的药物；为了调脂达标，临床上应首选他汀类调脂药物（推荐类别Ⅰ，证据等级A）；这一观念已经得到业界广泛的接受和认可。

第三节　调脂治疗及他汀类药物使用需要关注的问题

一、他汀治疗的获益人群

《2013美国ACC/AHA成人胆固醇治疗和降低ASCVD风险指南》[4]推荐了4类人群可从他汀类药物治疗中获益：①临床存在ASCVD者;《中国成人血脂异常防治指南（2016年修订版）》[5]界定，ASCVD者包括以下人群：急性冠状动脉综合征（ACS）的患者，以及稳定性冠心病、血运重建术后、缺血性心肌病、缺血性卒中、短暂性脑缺血发作、周围动脉粥样硬化疾病患者。②原发性LDL-C升高≥190 mg/dl者；③临床无ASCVD的糖尿病，年龄40～75岁，LDL-C 70～189 mg/dl者；④临床无ASCVD或糖尿病，LDL-C 70～189 mg/dl，且10年ASCVD风险≥7.5%者。

二、关于降脂治疗的干预靶点

《中国成人血脂异常防治指南（2016年修订版）》推荐LDL-C是血脂治疗首要的干预靶点（推荐类别Ⅰ，证据等级A）；临床应根据个体ASCVD的危险程度，决定是否启动药物调脂治疗（推荐类别Ⅰ，证据等级A）；非-HDL-C可作为次要干预靶点（推荐类别Ⅱa，证据等级B）。

三、关于血脂代谢紊乱的危险分层

上述中国指南明确指出，调脂治疗需要设定目标值（推荐类别Ⅰ，证据等级C）；首先对患者进行危险分层（图3-1），根据危险分层决定治疗的具体目标值。

四、关于降脂治疗的目标值

针对LDL-C而言，极高危患者LDL-C＜1.8 mmol/L（70 mg/dl），高危者＜2.6 mmol/L（100 mg/dl），中危、低危者＜3.4 mmol/L（130 mg/dl）。另外指南推荐，如果LDL-C基线值较高，若现有调脂药物标准治疗3个月后，难以使LDL-C降至基本目标值，可将LDL-C至少降低50%作为替代目标（推荐类别Ⅱa，证据等级B）；部分极高危患者LDL-C基线值已在基本目标值以内，这时可将其LDL-C从基线值降低30%左右（推荐类别Ⅰ，证据等级A）[5]。

五、关于他汀类药物的选择

根据现有证据和meta分析结果，个体患者采用何种他汀类药物治疗，应取决于该他汀类药物的LDL-C降幅能否满足患者相应的治疗目标。《中国成人血脂异常防治指南（2016年修订版）》推荐，起始应用中等强度他汀类药物作为中国血脂异常人群的常用治疗药物；并规定高强度他汀类药物治疗是指每日剂量可降低LDL-C≥50%的他汀类药物，如瑞舒伐他汀20 mg/d，阿托伐他汀40～80 mg/d；但同时强调阿托伐他汀80 mg/d国人应用经验不足，须谨慎使用；而中等强度的他汀类药物治疗是指每日剂量可降低LDL-C 25%～50%的他汀类药物，如瑞舒伐他汀5～10 mg/d，阿托伐他汀10～20 mg/d，匹伐他汀2～4 mg/d，普伐他汀40 mg/d等（见表3-1）。指南指出，应用他汀类药物治疗后若胆固醇水平不达标，可与其他调脂药物联合应用（如依折麦布）（见表3-1）。

符合下列任意条件者，可直接列为高危或极高危人群

极高危：ASCVD 患者

高危：（1）LDL-C ≥ 4.9 mmol/L 或 TC ≥ 7.2 mmol/L

（2）糖尿病患者［LDL-C 在 1.8 ～ 4.9 mmol/L（或 TC 3.1 ～ 7.2 mmol/L）且年龄≥ 40 岁］

↓ 不符合者，评估 ASCVD10 年发病危险

危险因素[a]（个）		血清胆固醇水平分层（mmol/L）		
		3.1 ≤ TC < 4.1 或 1.8 ≤ LDL-C < 2.6	4.1 ≤ TC < 5.2 或 2.6 ≤ LDL-C < 3.4	5.2 ≤ TC < 7.2 或 3.4 ≤ LDL-C < 4.9
无高血压	0 ～ 1	低危（< 5%）	低危（< 5%）	低危（< 5%）
	2	低危（< 5%）	低危（< 5%）	中危（5% ～ 9%）
	3	低危（< 5%）	中危（5% ～ 9%）	中危（5% ～ 9%）
有高血压	0	低危（< 5%）	低危（< 5%）	低危（< 5%）
	1	低危（< 5%）	中危（5% ～ 9%）	中危（5% ～ 9%）
	2	中危（5% ～ 9%）	高危（≥ 10%）	高危（≥ 10%）
	3	高危（≥ 10%）	高危（≥ 10%）	高危（≥ 10%）

↓ ASCVD10 年发病危险为中危且年龄< 55 岁者，评估余生危险

具有以下任意 2 项及以上危险因素者，定义为 ASCVD 高危人群

- 收缩压≥ 160 mmHg 或舒张压≥ 100 mmHg
- 非 HDL-C ≥ 5.2 mmol/L（200 mg/dl）
- HDL-C < 1.0 mmol/L（40 mg/dl）
- BMI ≥ 28 kg/m^2
- 吸烟

[a] 危险因素包括吸烟、低 HDL-C 及男性≥ 45 岁或女性≥ 55 岁；慢性肾脏疾病患者的危险评估及治疗请参见特殊人群血脂异常的治疗；1 mmHg = 0.133 kPa

图 3-1 《中国成人血脂异常防治指南 2016 年修订版》[5] 危险分层

表 3-1 不同他汀类药物降低 LDL-C 的强度[5]

高强度（每日剂量可降低 LDL-C ≥ 50%）	中等强度（每日剂量可降低 LDL-C 25% ～ 50%）
瑞舒伐他汀 20 mg	瑞舒伐他汀 5 ～ 10 mg
阿托伐他汀 40 ～ 80 mg*	阿托伐他汀 10 ～ 20 mg
	氟伐他汀 80 mg
	洛伐他汀 40 mg
	匹伐他汀 2 ～ 4 mg
	普伐他汀 40 mg
	辛伐他汀 20 ～ 40 mg
	血脂康 1.2 g

* 阿托伐他汀 80 mg/d 国人应用经验不足

六、他汀类药物在亚裔人群中的应用

他汀类药物的应用方面，亚裔人群与西方欧美人群的特征存在一些差异。首先，以中国人群为例，总体基线血脂水平较低。“2007—2008 年中国国家糖尿病和代谢紊乱研究”数据显示（n = 46 239），中国人群中 79.6% 的人 LDL-C 水平在 130 mg/dl 以下。其次，同等剂量下，亚裔人群血药浓度更高，约是西方人群的 2 倍。再次，他汀类药物治疗安全性不同，HPS2-THRIVE 研究中，亚裔人群辛伐他汀 40 mg 肝、肌肉耐受性更差。上述 3 个突出的特征决定了，亚裔人群可能不需要欧美指南中推荐的高强度他汀类药物治疗，即可治疗达标，同时避免不良反应的发生。研究显示，合并心血管疾病的大部分中国患者 LDL-C 降幅仅需 22% ～ 45%；因此，如前所述《中国成人血脂异常防治指南》推荐，起始中等强度他汀类药物作为中国血脂异常人群的常用治

疗药物。

同时，他汀类药物治疗过程中还应强调长期性原则，《2016 稳定性冠心病心脏康复药物处方管理专家共识》指出，若无禁忌证，无论入院时患者总胆固醇和 LDL-C 是否升高，都应启动并长期使用他汀类药物。

第四节　他汀类药物治疗的安全性问题

近年来临床实践中，他汀类药物应用广泛，与此类药物相关的不良反应也屡见报道；他汀类药物的获益与潜在风险已成为中国医生和广大患者共同关注的公共健康问题。总体来讲，他汀类药物的安全性非常可靠，用药后发生死亡或永久性器官损害的概率非常低，具有良好的耐受性。他汀类药物的不良反应主要涉及以下 4 方面：肌肉相关的副作用（肌痛、肌病和横纹肌溶解症）、肝损害、神经系统影响和肿瘤的发生。对待他汀类药物的不良反应应有正确的态度，不应过分恐惧，影响他汀类药物的临床应用；应当充分认识到他汀类药物长期治疗的获益远大于不良反应的风险，评估获益 / 风险比，给予患者最优化的治疗策略。

一、他汀类药物相关肌肉不良反应

1. 临床表现

他汀类药物诱导的肌肉不良反应包括一系列程度不同的表现：①轻微的肌痛或肌无力，不伴 CK 增高；②出现肌痛，肌无力或痉挛，且肌酸激酶（CK）升高＞ 10× 正常值上限（ULN），称为肌炎或肌病；③横纹肌溶解症时 CK ＞ 10×ULN，尿中出现肌球蛋白；肌电图示肌源性损害（肌肉活检为非特异性炎症性改变），是肌病的严重阶段，可引起急性肾衰竭或死亡。他汀类药物导致的死亡几乎全部来自于横纹肌溶解症，但是横纹肌溶解症的发生率非常低。阿托伐他汀说明书中建议，若正在服药过程中出现以上肌肉症状，应测定 CK。一旦发现显著升高（＞ 5 倍 ULN），应暂时终止他汀类药物治疗。如果肌肉症状严重，引起日常不适，即使 CK 水平≤ 5 倍 ULN，也应考虑终止他汀类药物治疗。

2. 机制

他汀类药物诱导肌损害的机制尚不完全清楚。可能机制之一是它抑制胆固醇合成的限速酶（HMG-CoA 还原酶），不仅降低血浆胆固醇水平，同时也抑制了下游代谢产物的生成，如泛琨。泛琨是线粒体细胞能量转导和维持细胞膜完整性的关键成分；合成降低的后果是理论上干扰了肌细胞的有氧代谢，形成潜在的线粒体功能不全和骨骼肌症状。

3. 易患人群

临床实践和试验中观察到他汀类药物相关肌病的易患人群有：高龄（尤其＞ 80 岁）患者，女性多见；体型瘦小虚弱的患者；多系统疾病（如慢性肾功能不全，尤以糖尿病性肾功能不全多见）的患者；多种药物合用的患者；特殊状态如感染、创伤、围术期、强体力劳动者；合用特殊药物或饮食（如酗酒）者；与抑制 CYP450 酶 3A4 活性的药物合用（主要经过肝 CYP-450 酶系代谢，他汀类药物合用 CYP450 抑制剂可能增加肌病发生的风险）的患者；应用大剂量他汀类药物强化治疗者，大剂量较小剂量他汀类药物导致 CK 严重升高（＞ 10 倍 ULN）的风险明显增加；以及在一些特殊人群中（甲状腺功能减退者、曾有 CK 升高史、既往降脂治疗有肌痛史或肌肉症状家族史以及治疗过程中出现无法解释的肌肉痉挛等人群）。

二、他汀类药物相关肝不良反应

他汀类药物应用过程中，可出现谷丙转氨酶（ALT）或谷草转氨酶（AST）升高的现象，发生率约 1% ～ 2%；多发生在开始用药的 3 个月之内，多为一过性，且呈剂量依赖性；减少用药剂量或停药后可恢复至基础水平。阿托伐他汀说明书中建议，开始使用他汀类药物前，应当测定基线ALT和AST水平，且在活动性肝病患者禁用他汀类药物治疗。

他汀类药物用药过程中，监测到单纯肝转氨酶水平增高，不能等同于肝损害；只有转氨酶升高同时伴有肝大、胆红素升高等，或者转氨酶升高＞10倍，则认为出现了他汀类药物的肝毒性，需立即停药。用药过程中，监测到无症状的转氨酶升高＜3倍ULN，需要密切持续观察；当转氨酶升高＞3倍ULN以上，应立即停药，酌情加用保肝药物治疗。出现肝功能不全征象的患者，无论转氨酶的高低及原因，均应立即停药并转肝病科处理。“他汀类药物安全性评价工作组”建议以下情况禁用他汀类药物：活动性肝病，不明原因转氨酶持续升高，任何原因血清转氨酶升高超过3倍正常值上限，失代偿性肝硬化，急性肝衰竭患者。

三、他汀类药物对新发糖尿病的影响

近年来他汀类药物治疗相关的糖代谢紊乱越来越引起临床的广泛关注。2012年2月美国食品药品管理局（FDA）特别更新了他汀类药物安全性标签，加入了“他汀类药物可使血糖和糖化血红蛋白（HbA1c）升高”的安全提示。2008年JUPITER研究[6]显示，在一级预防的人群中，接受瑞舒伐他汀治疗后增加新发糖尿病26%（OR：1.26；95%CI 1.04～1.51）；同时使患者HbA1c出现显著升高（$P = 0.001$）。随后，*Lancet*发表了纳入91 140例患者的meta分析[7]，涉及ASCOT-LLA、JUPITER、WOSCOPS等13项他汀类药物大型临床研究；结果显示，他汀类药物治疗导致糖尿病发病风险增加9%（OR＝1.09，95%CI 1.02～1.17）。尽管如此，与他汀类药物治疗所带来的临床获益相比，可能的糖代谢紊乱仍显微不足道：一方面增加的糖尿病风险实际上较低，每10年仅约1%；另一方面他汀类药物治疗的心血管获益仍明显大于糖尿病风险；JUPITER研究中他汀类药物治疗后，即使是空腹血糖受损的患者心血管风险也下降了34%。数据显示，255名患者接受他汀类药物治疗4年可减少5.4例冠心病，而仅仅增加1例新发糖尿病。因此平衡风险获益后，他汀类药物还是应该广泛应用，尤其是对于有中度或高度心血管危险性或已经存在心血管疾病的患者，降脂治疗的策略更不应该改变。

临床实践和试验中观察到下列人群经他汀类药物治疗更易出现糖代谢问题，老年人群，绝经女性，他汀类药物强化治疗的患者，本身糖尿病风险高的人群，危险因素堆积的人群。首先，上述*Lancet* meta分析的结果显示，老年人群中他汀类药物治疗导致糖代谢异常风险更高；另外一项meta分析纳入5项强化他汀类药物治疗的研究（$n = 32\ 752$），包括PROVE IT-TIMI 22、A-Z、TNT、IDEAL和SEARCH研究。结果显示，高剂量他汀类药物治疗组糖尿病新发风险增加12%（OR＝1.12，95%CI 1.04～1.22），估算每年每1000人中有2人新发糖尿病[8]。

四、其他问题

1. 肾毒性

他汀类药物治疗领域还有一些问题需要澄清。如现有他汀类药物一般无明显的肾毒性；他汀类药物不会增加急性肾衰竭发生的风险；但是有些他汀类药物在患者肾功能明显减退时，需调整剂量。他汀类药物与CYP450酶3A4抑制剂合用，不良反应发生风险将明显增高；因此，对于老年、多系统疾病、服用多种药物、肝肾功能减退的患者，应当注意他汀类药物与其他药物合用时的相互作用问题。

2. 脑出血

以往部分研究显示，他汀类药物还可能会增加脑出血发生风险；如SPARCL研究中，他汀类药物治疗组出血性卒中的发生风险呈略有增加的趋势。但是，包括多项著名随机临床研究（HPS、LIPID、CARE、4S、MIRACL等）的meta分析显示，他汀类药物治疗与安慰剂对比，并没有增加出血性卒中的发生率［HR＝0.90，95%CI

(0.65～1.22)，$P=0.15$]。因此，“2006年美国脂质学会（NLA）他汀类药物安全性评估工作组”明确指出：他汀类药物不会增加出血性脑卒中的发生风险，不会损害认知功能，也不会引发周围神经疾病。

3. 癌症风险

长期应用他汀类药物是否增加癌症发生风险一直为众多学者所关注。曾有研究发现，LDL-C水平与他汀类药物服用患者癌症风险呈负相关；初步推断以往发现的他汀类药物相关癌症风险，可能与显著降低的LDL-C水平有关，而非他汀类药物本身所致。2011年JACC发表的一项大型回顾性研究显示，他汀类药物治疗与癌症的发生并无明显相关性；观察45 857例患者（应用他汀类药物者和未用他汀类药物者），平均随访4.6年；结果显示他汀类药物治疗组癌症发病率为11.37%，对照组则为11.11%，两组间无统计学差异；且两组受试者中确诊的癌症患者的10年生存率为1.04∶1，亦无显著统计学差异。

第五节　降脂治疗的“后他汀时代”

如前所述，他汀类药物的应用降低LDL-C水平，抑制动脉粥样硬化的发生、发展，在降低心血管事件发生风险方面贡献巨大。但是他汀类药物的临床应用也存在一些问题，如部分心血管疾病患者已接受最大耐受剂量他汀类药物治疗后，血脂仍不能达标，依然存在较高的心血管疾病风险；其次有些患者因为他汀类药物的不良反应，如肌痛、转氨酶升高不能耐受这类药物的治疗，这种情况在临床比较常见。因此，继他汀类药物之后，学者们致力于研发作用于其他靶点的降脂药物，因此进入了“后他汀时代”。突出的两类药物是选择性胆固醇吸收抑制剂依折麦布和前转化酶枯草杆菌蛋白酶9（PCSK9）抑制剂。

一、选择性胆固醇吸收抑制剂依折麦布

如前所述，人体血循环中胆固醇主要来源于两种途径，即体内（肝与外周组织）生物合成和肠道内的胆固醇吸收；这两种途径之间也相互影响，处于代偿平衡：当生物合成受到抑制时，吸收会增强；反之亦然。他汀类药物的作用机制是抑制胆固醇合成，故会导致肠道内胆固醇吸收增加；而依折麦布是一种选择性胆固醇吸收抑制剂，可抑制小肠内胆固醇的吸收；两种药物在降低胆固醇机制方面存在协同作用，联合应用时可显著增强降低血浆中胆固醇水平作用，实现使LDL-C降低达标的目的。

肠黏膜吸收胆固醇的过程非常复杂，位于小肠黏膜刷状缘的一种特殊转运蛋白尼曼-匹克C1型类似蛋白1（Niemann-Pick C1 like 1，NPC1L1）起到至关重要的作用。依折麦布选择性抑制NPC1L1活性，有效减少肠道内胆固醇的吸收，降低血浆胆固醇水平以及肝胆固醇储量。依折麦布可使小肠吸收胆固醇量降低50%以上；与安慰剂相比，单独应用依折麦布可使LDL-C降低17%～23%，使总胆固醇水平降低15%以上[9-10]。尽管降胆固醇作用稍弱于他汀类药物，依折麦布不良反应发生率与安慰剂相似，可单独或联合用于以胆固醇升高为主的患者，特别适合作为不能耐受他汀类药物治疗或经大剂量他汀类药物治疗仍未能达标患者的联合治疗方案之一[11]。

降低胆固醇方面，研究发现高胆固醇血症患者分别应用辛伐他汀10 mg/d、20 mg/d、40 mg/d和80 mg/d治疗时，可使LDL-C依次降低33%、34%、41%和48%；而在此基础上加用依折麦布10 mg/d后，LDL-C可依次降低45%、52%、55%和60%[12]。一项大规模、多中心、双盲研究证实，联合应用辛伐他汀（起始剂量20 mg/d）和依折麦布（10 mg/d）的降胆固醇作用，显著优于瑞舒伐他汀（起始剂量10 mg/d）单药治疗[13]。一

项纳入 20 项随机临床研究、包含 14 856 例患者的 meta 分析显示，在他汀类药物基础上联合应用依折麦布治疗，不良事件发生率与他汀类药物单用无显著差别，显示依折麦布与他汀类药物联合治疗具有良好的安全性[14]。在依折麦布应用研究领域，ENHANCE 研究和 IMPROVE-IT 研究是最引人瞩目的两项研究。

ENHANCE 研究

联合应用依折麦布与辛伐他汀增强高胆固醇血症患者动脉粥样硬化病变逆转试验（ENHANCE 试验）[15]，是一项国际、多中心、随机、双盲、对照临床试验，在 720 例杂合子家族性高胆固醇血症患者中比较了依折麦布 / 辛伐他汀 10 mg/d/80 mg/d 和单药辛伐他汀 80 mg 逆转动脉粥样斑块的作用。结果显示，联合治疗能够显著降低 LDL-C 水平 16.5%（$P < 0.01$），但在主要终点（颈动脉内膜中层厚度改变，$P = 0.88$）和四个次要终点方面，均未能显示有统计学意义的显著差异。对此研究结果的解读，学者认为由于此研究设计存在诸多不合理之处，且颈动脉内中膜厚度不是 ASCVD 的特异性指标，故其结果不具有临床参考意义。

IMPROVE-IT 研究

IMPROVE-IT 研究[16]是一项国际性、多中心、随机、双盲、活性对照组试验，共入组 18 144 名急性冠脉综合征高危患者，包括不稳定型心绞痛、非 ST 段抬高型急性心肌梗死和 ST 段抬高型急性心肌梗死患者。研究目的是探讨依折麦布联合他汀类药物降低 LDL-C 至 70 mg/dl 以下，是否会进一步减少心血管事件的发生风险。所有患者随机分为 2 组，分别给予辛伐他汀（40 mg/d）加安慰剂或辛伐他汀（40 mg/d）加依折麦布（10 mg/d）治疗。主要终点为心血管死亡、非致死性心肌梗死、因不稳定型心绞痛再次住院、冠状动脉血运重建的复合终点。试验中位数随访时间为 5.9 ～ 6.0 年。结果显示，依折麦布联合辛伐他汀能够更明显地降低 LDL-C 水平，单药治疗组与联合治疗组的平均 LDL-C 水平分别为 1.8 mmol/L 与 1.4 mmol/L；主要终点事件发生率分别为 34.7% 与 32.7%（HR 0.936，$P = 0.016$），心肌梗死发生率分别为 14.8% 与 13.1%（$P = 0.002$），缺血性卒中发生率分别为 4.1% 与 3.4%（$P = 0.008$），心血管死亡 / 心肌梗死 / 卒中复合终点发生率分别为 22.2% 与 20.4%（$P = 0.003$）。两组间肝不良事件、肌肉不良事件以及癌症发生率均无明显差异。

IMPROVE-IT 研究结果发布以后，引起了较大反响，国内外专家纷纷解读本研究的意义，主要包括以下几方面：①证实了胆固醇理论。证实胆固醇在动脉粥样硬化的发生、发展中占有重要地位，降低 LDL-C 治疗能够给患者带来临床获益。②更严格的降脂目标值可能是更加合理的；LDL-C 降到 70 mg/dl 没有得到最佳终点，本研究中 LDL-C 进一步降至 53 mg/dl，使患者进一步获益。③首次直接证明了非他汀类药物降低胆固醇的疗效，以及改善 ASCVD 预后的价值。④依折麦布治疗过程中不良反应少见且轻微，基本安全耐受。

基于一系列临床研究的结果，发布了《选择性胆固醇吸收抑制剂临床应用中国专家共识（2015）》[11]。共识指出了依折麦布的适用人群，指出在合理饮食控制的基础上，以下情况可应用依折麦布治疗：①与常规剂量他汀类药物联合用于急性冠脉综合征患者或慢性肾脏病患者预防心血管事件。②经常规剂量他汀类药物治疗后胆固醇水平仍不能达标者，可联合应用依折麦布。③不适于或不能耐受他汀类药物治疗的患者，可应用依折麦布单药治疗。④以三酰甘油（甘油三酯）升高为主要表现的混合型血脂异常患者，可联合应用非诺贝特与依折麦布。⑤接受特殊治疗（如血浆置换疗法）血脂仍未能达标的纯合子型家族性高胆固醇血症患者，可联合应用依折麦布与他汀类药物治疗。⑥用于纯合子型谷甾醇血症（或植物甾醇血症）患者的治疗。

二、前转化酶枯草杆菌蛋白酶 9（PSCK9）抑制剂

PCSK9 是近 10 年来发现的降脂治疗干预靶点之一，它是一种由肝合成的分泌型丝氨酸蛋白酶，能够与肝细胞表面的 LDL 受体（LDLR）结合，介导 LDLR 进入肝细胞后至溶酶体降解，导

致 LDLR 数量减少，结果使得肝对 LDL-C 分子的摄取和清除能力下降，血浆 LDL-C 水平升高。因此，抑制 PCSK9 的功能（PCSK9 抑制剂）是降低 LDL-C 的有效途径。PCSK9 抑制剂是针对 PCSK9 蛋白设计的单克隆抗体，用于抑制 PCSK9 的活性，减少 LDLR 的降解，从而降低 LDL-C 水平。

PCSK9 抑制剂最初在 2003 年得到关注，近年来一系列研究的发表使得 PCSK9 抑制剂被寄予厚望，成为他汀类药物、依折麦布之后另一个非常有前景的降脂药物。2015 年 3 月，第 64 届 ACC 年会上发布了 OSLER 研究结果；本研究共随机入选 4465 例患者，初步平均随访 11 个月，观察了在他汀类药物治疗基础上加用 PCSK9 抑制剂 Evolocumab 140 mg 每月 2 次或 420 mg 每月 1 次，对降低胆固醇和预后的影响。结果显示，联用 PCSK9 抑制剂的治疗使得患者胆固醇水平降幅达 61%；同时观察到 1 年后，与单独他汀类药物治疗组相比，“他汀类药物＋ Evolocumab”的治疗组主要心血管事件发生率明显降低。2015 年，PCSK9 抑制剂 Evolocumab 和 Alirocumab 先后获得欧洲和美国的上市批准。2017 年 3 月第 66 届 ACC 年会上重磅发布了 FOURIER 研究[17]，共纳入 49 个国家 27 564 例有明确心血管病史（心肌梗死、缺血性卒中或症状性周围动脉疾病）患者；在优化他汀类药物治疗基础上 LDL-C ≥ 70 mg/dl 或非 HDL-C ≥ 100 mg/dl 的受试者进行 1∶1 随机对照研究。主要终点是心血管死亡、心肌梗死、卒中、不稳定型心绞痛再住院和再血管化治疗的复合终点；平均随访 2.2 年，使用药物是 PCSK9 单克隆抗体 Evolocumab。结果显示，与安慰剂组相比，Evolocumab 治疗组 LDL-C 水平由 92 mg/dl 降低至 30 mg/dl，下降了 59%；主要终点事件在他汀类药物治疗基础上进一步降低 15%（HR 0.85，95%CI 0.79 ～ 0.92，$P < 0.0001$），心血管死亡、心肌梗死及卒中发生率下降 20%（HR 0.80，95%CI 0.73 ～ 0.88，$P < 0.000\ 01$）；显示在高强度他汀类药物治疗、低 LDL-C 的患者中仍有持续获益。关于安全性，显示糖尿病及神经认知问题等不良事件的发生率方面，PCSK9 抑制剂与安慰剂组相似，停药率低且不高于安慰剂组。

PCSK9 抑制剂研究领域的进展催生了相关专家共识的发表。《2016 欧洲心脏病学会（ESC）/欧洲动脉粥样硬化学会（EAS）血脂异常管理指南》[18] 推荐 PCSK9 抑制剂的应用，它的适应证主要是三类人群，即极高危心血管风险的患者、无 ASCVD 的家族性高胆固醇血症患者，以及任何他汀类药物不耐受的患者。需要强调的是，充分使用他汀类药物仍是使用 PCSK9 抑制剂的前提。且基于现有证据，虽然 PCSK9 抑制剂被证实具有一定的降 LDL-C 作用，但其获益和安全性尚需更多研究验证。

综上所述，高脂血症与动脉粥样硬化的发生、发展有着密切的关系；大量循证医学证据证实，他汀类药物能够有效降低血浆胆固醇水平，降低心血管不良事件的发生风险，奠定了他汀类药物在动脉粥样硬化性心血管疾病治疗领域的基石地位。“后他汀时代”依折麦布和 PCSK9 抑制剂的出现，为 ASCVD 防治领域带来了新的希望，提供了更多选择。

参考文献

[1] 葛均波，徐永健 . 内科学 . 第 8 版 . 北京：人民卫生出版社，2012.

[2] 国家卫生和计生委疾病预防控制局 . 中国居民营养与慢性病状况调查（2015 年）. 北京：人民卫生出版社，2015.

[3] 陈伟伟，高润霖，刘力生，等 .《中国心血管病报告 2017》概要 . 中国循环杂志，2018，33（1）：1-8.

[4] Stone NJ，Robinson JG，Lichtenstein AH，et al. 2013 ACC/AHA guideline on the treatment of blood cholesterol to reduce atherosclerotic cardiovascular risk in adults：a report of the American College of Cardiology/American Heart Association Task Force on Practice Guidelines. J Am Coll Cardiol，2014，63（25 Pt B）：2889-2934.

[5] 中国成人血脂异常防治指南修订联合委员会 . 中国成人血脂异常防治指南（2016 年修订版）. 中国循环杂志，2016，31（10）：937-953.

[6] Ridker PM，Danielson E，Fonseca FA，et al. Rosuvastatin to prevent vascular events in men and women with elevated C-reactive protein. N Engl J Med，2008，359（21）：2195-2207.

[7] Sattar N，Preiss D，Murray HM，et al. Statins and risk of incident diabetes：a collaborative meta-analysis of

randomised statin trials. Lancet，2010，375（9716）：735-742.

［8］Preiss D，Seshasai SR，Welsh P，et al. Risk of incident diabetes with intensive-dose compared with moderate-dose statin therapy：a meta-analysis. JAMA，2011，305（24）：2556-2564.

［9］Garcia-Calvo M，Lisnock J，Bull HG，et al. The target of ezetimibe is Niemann-Pick C1-Like 1（NPC1L1）. Proc Natl Acad Sci U S A，2005，102（23）：8132-8137.

［10］Sudhop T，Lütjohann D，Kodal A，et al. Inhibition of intestinal cholesterol absorption by ezetimibe in humans. Circulation，2002，106（15）：1943-1948.

［11］中国胆固醇教育计划专家委员．选择性胆固醇吸收抑制剂临床应用中国专家共识（2015）．中华心血管病杂志，2015，43（5）：394-398.

［12］Bays HE，Ose L，Fraser N，et al. A multicenter，randomized，double-blind，placebo-controlled，factorial design study to evaluate the lipid-altering efficacy and safety profile of the ezetimibe/simvastatin tablet compared with ezetimibe and simvastatin monotherapy in patients with primary hypercholesterolemia. Clin Ther，2004，26（11）：1758-1773.

［13］Catapano AL，Davidson MH，Ballantyne CM，et al. Lipid-altering efficacy of the ezetimibe/simvastatin single tablet versus rosuvastatin in hypercholesterolemic patients. Curr Med Res Opin，2006，22（10）：2041-2053.

［14］Luo L，Yuan X，Huang W，Ren F，et al. Safety of coadministration of ezetimibe and statins in patients with hypercholesterolaemia：a meta-analysis. Intern Med J，2015，45（5）：546-557.

［15］Kastelein JJ1，Akdim F，Stroes ES，et al. Simvastatin with or without ezetimibe in familial hypercholesterolemia. N Engl J Med，2008，358（14）：1431-1443.

［16］Cannon CP. IMPROVE-IT trial：a comparison of ezetimibe/simvastatin versus simvastatin monotherapy on cardiovascular outcomes after acute coronary syndromes. Circulation，2014，130（23）：2105-2126.

［17］Sabatine MS，Giugliano RP，Keech A. et al. Rationale and design of the further cardiovascular outcomes research with PCSK9 Inhibition in subjects with elevated risk trial. Am Heart J，2016，173：94-101.

［18］Catapano AL，Graham I，De Backer G，et al. 2016 ESC/EAS Guidelines for the management of dyslipidaemias：The Task Force for the management of dyslipidaemias of the European Society of Cardiology（ESC）and European Atherosclerosis Society（EAS）developed with the special contribution of the European Association for Cardiovascular Prevention & Rehabilitation（EACPR）. Atherosclerosis，2016，253：281-344.

4 心血管疾病合并糖尿病：发病率、诊断和处理

（李虹伟　赵树梅）

糖尿病是日益威胁人类健康的严重问题；资料显示，糖尿病影响着全球约 4.15 亿成年人口，估计到 2040 年这一数字将增加到 6.42 亿。资料显示，我国糖尿病的患病率已经从 1980 年的 0.67% 飙升至 2013 年的 10.4%，意味着大约每 10 个成年人中有 1 个患有糖尿病。糖尿病与心血管疾病的发生、发展及死亡风险密切相关。随着病程延长，心脑血管疾病的发生风险显著增加；研究显示，2 型糖尿病使得患者卒中风险增加 2 ～ 4 倍，心力衰竭风险增加 2 ～ 5 倍，冠心病相关死亡风险增加 2 ～ 4 倍。同时，糖尿病患者约有 65% 死于心血管相关疾病。著名的 East-West 研究显示，合并糖尿病的患者心肌梗死和卒中发生率明显升高，且死亡率明显升高；提出 2 型糖尿病是冠心病的等危症和重要危险因素。“中国心脏调查”结果同样显示，中国冠心病患者中糖代谢异常发生率很高，接近 80% 的冠心病患者合并高血糖；同时，糖尿病常常与高血压、血脂代谢紊乱呈共病状态。因此，心血管疾病治疗中应当考虑到血糖的控制，而控制血糖的治疗也应当考虑到对心血管疾病的影响。

第一节　糖尿病的诊断与分型

糖尿病是一组由多病因引起的以慢性高血糖为特征的代谢性疾病；通常认为糖尿病是由于遗传因素和环境因素的复合因素引起的临床综合征，但其病因和发病机制尚不明确。目前糖尿病的分型通用 WHO 糖尿病专家委员会（1999）[1] 的分型标准，将糖尿病分为四类：1 型糖尿病，2 型糖尿病，其他特殊类型糖尿病，及妊娠期糖尿病。1 型糖尿病显著的病理学和病理生理学特征是胰岛 β 细胞数量显著减少和消失，导致胰岛素绝对缺乏。2 型糖尿病的特征是胰岛素调控葡萄糖代谢能力的下降（胰岛素抵抗），伴随胰岛 β 细胞功能缺失所导致的胰岛素分泌减少（或相对减少）。妊娠期糖尿病是在妊娠期间发生的不同程度的糖代谢异常，常见类型是 2 型糖尿病；且不包括孕期前已诊断的糖尿病，后者称为糖尿病合并妊娠。上述 3 种是临床相对较为多见的类型，其中 2 型糖尿病占绝大多数。

糖尿病的诊断标准目前沿用 WHO 专家委员会（1999）[1] 提出的诊断标准（表 4-1，表 4-2）；总体来讲，基于空腹血糖（FPG）、任意时间血糖或糖耐量试验（OGTT）中 2 h 血糖值（2 h PG）做出诊断。空腹血糖是指 8 h 内无任何热量摄入后测得的血糖，通常是指静脉血浆血糖而不是毛细血管血糖的监测结果。任意时间血糖是指一日内任何时间所测得的血糖，无论上一次进餐时间及食物摄入量。FPG 3.9 ～ 6.0 mmol/L（70 ～ 108 mg/dl）为正常；6.1 ～ 6.9 mmol/L（110 ～ 125 mg/dl）为空腹血糖受损（IFG）；≥ 7.0 mmol/L（126 mg/dl）诊断为糖尿病。OGTT 2 h PG ＜ 7.7 mmol/L（139 mg/dl）为正常糖耐量；7.8 ～ 11.0 mmol/L（140 ～ 199 mg/dl）为糖耐量减低（IGT）；≥ 11.1 mmol/L（200 mg/dl）应考虑为糖尿病。2011 年 WHO 建议在条件具备的国

表 4-1 糖尿病的诊断标准

诊断标准	血浆葡萄糖（mmol/L）
典型糖尿病症状（烦渴多饮、多尿、多食、不明原因的体重下降）加上随机血糖	≥ 11.1
或加上	
空腹血糖	≥ 7.0
或加上	
葡萄糖负荷后 2 h 血糖	≥ 11.1
无典型糖尿病症状者，需改日复查确认	

表 4-2 糖代谢状态的分类

糖代谢种类	静脉血浆葡萄糖（mmol/L）	
	空腹血糖	糖负荷后 2 h 血糖
正常血糖	＜ 6.1	＜ 7.8
空腹血糖受损（IFG）	≥ 6.1，＜ 7.0	＜ 7.8
糖耐量减低（IGT）	＜ 7.0	≥ 7.8，＜ 11.1
糖尿病	≥ 7.0	≥ 11.1

家和地区，采用糖化血红蛋白（HbA1c）诊断糖尿病，诊断切点为 HbA1c ≥ 6.5%。我国 HbA1c 检测标准化各地区差别较大，《中国 2 型糖尿病防治指南（2017 年版）》[2] 推荐，对于采用标准化检测方法并有严格质量控制的医院，可以开展用 HbA1c 作为糖尿病诊断及诊断标准的探索研究；而国内一些研究结果显示，在中国成人中 HbA1c 诊断糖尿病的最佳切点为 6.2% ～ 6.4%。以 6.3% 的依据为多。

糖尿病给整个机体带来一系列并发症，威胁着人类的健康和生命安全，主要包括急性并发症和慢性并发症两大类。前者主要是指急性严重代谢紊乱，如糖尿病酮症酸中毒和高渗性高血糖综合征，还包括低血糖反应、乳酸酸中毒等，如不及时处理会带来致死、致残等严重后果。慢性并发症可累及全身各个器官，大体分为以下几类：微血管病变、大血管病变、神经系统并发症、糖尿病足及其他类型病变。微血管病变最重要的类型是糖尿病肾病和糖尿病视网膜病变，一般见于病程超过 10 年的糖尿病患者，是肾功能减退、透析或失明的主要原因之一。大血管病变是在动脉粥样硬化的基础上发生的，如冠心病、缺血性或出血性脑卒中，肾动脉和周围动脉硬化等基础上发生；糖尿病患者的动脉粥样硬化往往发生更早，病程进展迅速，且病变更为严重。神经系统并发症包括中枢神经系统并发症、周围神经病变和自主神经病变，后者多影响胃肠道、心血管系统和泌尿生殖系统；可出现胃排空延迟（胃轻瘫）、腹泻、便秘、休息时心动过速、直立性低血压等。糖尿病足也是糖尿病最严重的并发症之一，轻症者出现足部畸形、皮肤干燥或发冷，重症者可出现足部破溃、组织坏死，是糖尿病非外伤性截肢最重要的原因。另外，糖尿病患者更易并发各种感染，如肾盂肾炎，膀胱炎，疖、痈等皮肤化脓性感染；血糖控制越差越容易并发感染且后果更严重。糖尿病合并结核的发生率显著增高，病灶多呈渗出干酪性，更易于播散。

第二节 心血管疾病合并糖尿病的临床特征

糖尿病对心血管系统的影响是多方面的，可涉及心肌细胞、心肌间质细胞、心脏传导系统、微血管及冠状动脉的各级分支。糖尿病影响的机制也是多方面的，首先是代谢相关因素，如高血糖、胰岛素抵抗的影响，以及伴发的血脂代谢紊乱（高甘油三酯血症、低 HDL-C、小而致密的 LDL-C 颗粒）、高胰岛素血症等因素；其次是对凝血和炎症因素的影响，如血小板活化增加、纤维蛋白原增加，P 选择素、血管细胞黏附分子（VCAM）-1 和细胞间黏附分子（ICAM）-1 增加，组织因子和Ⅶ因子增加等等；另外还有血管相关因素的影响，如高血压、内皮依赖性血管舒张功能受损、动脉钙化增加等因素。临床实践工作中，最关注冠心病合并糖尿病和心力衰竭（心衰）合并糖尿病两类情况。

“中国住院冠心病患者糖代谢异常研究——

中国心脏调查"[3]选取北京、上海等7个城市共52家三级甲等医院为研究中心，心内科所有符合冠心病诊断纳入标准的住院患者连续入选为研究对象，共收集有效病例3513例。结果显示，我国冠心病住院患者中，糖尿病患病率为52.9%，糖耐量减低患病率为24.0%，总的糖代谢异常患病率为76.9%。除糖尿病患病率高以外，冠心病合并糖尿病的患者还具有一些特征：临床方面，患者症状往往不典型、很多患者表现为无症状性心绞痛；冠状动脉方面，糖尿病可通过多重机制加速冠状动脉粥样硬化的进程，患者往往呈现出更严重的冠状动脉病变，如三支血管病变、复杂病变、弥漫性病变更多见；预后方面，冠心病一旦合并糖尿病，主要心血管事件发生风险显著增加。一项单中心、前瞻性、队列研究入选6841例心血管疾病患者，比较2型糖尿病对于主要心血管事件再复发的影响，结果显示糖尿病组患者主要心血管事件发生风险增加了67%（HR 1.67，95% CI 1.25～2.21）。同时，研究显示高血糖增加冠状动脉支架再狭窄风险；PCI患者合并糖尿病，死亡风险显著增加，一项meta分析纳入7项研究、4571例接受PCI患者，其中1915例患者合并2型糖尿病，随访≥1年，评估2型糖尿病对PCI结局的影响；结果显示，PCI合并糖尿病的患者中，心血管不良事件增加30%（HR 1.30，95%CI 1.06～1.58），死亡风险增加56%（HR 1.56，95% CI 1.05～2.31）。因此，应在冠心病患者及其高危人群中加强对糖代谢异常的筛查与早期干预。

一系列动物实验结果显示，糖尿病可使大鼠心肌细胞肥大，心肌间质胶原堆积明显增加；随着病程的进展，糖尿病大鼠出现心脏舒张功能、收缩功能减退，发生心功能不全。临床研究中观察到，糖尿病导致患者心肌结构重塑；与非糖尿病患者相比，心脏室间隔厚度、左心室后壁厚度明显增加，左心室质量、质量指数均有显著增加（$P < 0.0001$）。此外，观察到随着病程进展，糖尿病患者中"无心衰比例"快速下降，下降程度明显高于非糖尿病患者；HbA1c每增加1%，心衰的风险增加8%；HbA1c > 10%与HbA1c < 7%的患者相比，心衰风险上升1.56倍。《2018欧洲心力衰竭协会/欧洲心脏病学会立场声明》[4]指出，急性心衰患者中2型糖尿病的患病率约为40%；而且心衰患者一旦合并糖尿病，心功能状态更差；临床研究中观察到，心衰合并糖尿病的患者射血分数显著降低，6 min步行试验距离更短；且死亡风险更高；一项瑞典心衰注册研究，纳入41 000例已接受过心衰治疗的患者，其中30%合并2型糖尿病与缺血性心力衰竭，研究显示，中位随访22个月，糖尿病增加死亡风险70%。

第三节　心血管疾病合并糖尿病的管理策略

一、心血管疾病合并糖尿病的治疗：指南的推荐

检索近几年的相关指南和文献，心血管疾病相关血糖管理的推荐可归纳为以下三点：综合控制的管理理念、个体化的治疗原则，以及特定患者（如住院患者）的血糖管理推荐。

首先，指南推荐[5-6]糖尿病合并心血管疾病患者需建立多重危险因素同时控制的综合管理理念，同步管理的指标通常包括：血脂、血压、体力活动、体重及蛋白尿等；如指南推荐所有糖尿病合并高血压患者均应进行家庭血压监测（B级）；推荐糖尿病合并高血压患者的降压目标值一般为< 140/90 mmHg（A级）。临床研究结果显示，单一目标的强化降糖干预未能带来良好的心血管结局，综合管理有利于降低2型糖尿病患者心血管疾病（CVD）不良事件的发生风险及死亡风险，有利于改善患者的心血管结局。

其次，降糖药物能否带来心血管获益取决于药物的作用机制、综合危险因素的控制，更依赖

于针对患者的个体化降糖治疗策略；个体化治疗也是国内外权威指南所推荐的重要内容。

二、血糖管理的误区

血糖管理曾经出现过误区，即以标准的治疗，达到“理想的”预设目标值，HbA1c“一刀切”的管理，最终得到适得其反的结果。控制糖尿病心血管风险研究（ACCORD）[7]就是典型的例子，严格控制血糖（实际 HbA1c 6.4%）不仅没有取得减少心血管事件的效果，反而增加了患者的死亡风险，使得研究中途被终止。临床实践环境中，糖尿病患者是复杂的个体，需要根据患者的具体情况选择个体化的治疗方案：第一，患者高血糖出现的原因可能是多方面的，如胰岛素抵抗、β 细胞缺陷致胰岛素分泌减少、肝糖输出增加、外周葡萄糖摄取减少等等，因此在药物选择方面，应有针对性考虑。第二，患者人群特征、疾病背景差异较大；ACCORD 研究之所以出现死亡率升高的负面结果，原因之一在于患者群体高龄、合并心血管疾病较多，且糖尿病病程长——“高血糖记忆效应”的存在，此特征人群同样选择较为激进的降糖策略的结果，已经被证实是不成功的案例。第三，患者基因背景和饮食习惯存在较大差异，与西方人种相比，中国人餐后血糖升高的较多；与消瘦者相比，肥胖患者胰岛素抵抗发生率更高。第四，教育背景和治疗依从性也是决定治疗成败的环节，教育水平低、依从性差的患者显然不适于更严格的降糖治疗策略。

三、患者个体化降糖策略的制订

包括个体化的降糖目标、速度和降糖方案，在药物选择、药物匹配和综合管理的支持方面，应当有所考量。美国糖尿病协会（ADA）的指南指出，HbA1c 是血糖控制的最基本目标，目标的设定按照以下因素个体化实施：糖尿病病史、年龄/预期寿命、共存疾病情况、已知冠心病或严重微血管并发症的情况、低血糖风险、患者具体情况等；更严格或宽松的血糖控制目标和方案适用于个体化的患者。

一般来讲，对于年轻、糖尿病病程短及无心血管疾病等并发症或伴发病的患者，要求更严格的血糖控制方案；对于大部分新诊断的糖尿病患者而言，强化降糖治疗可能是合理的选择，且应尽早开始。而以下情况应当考虑更宽松的血糖控制：高龄、糖尿病病程长、有低血糖病史、有严重微血管或大血管并发症、可预见的生存期有限、合并多种疾病的患者。

四、关于住院患者的血糖管理

指南推荐[8]所有入院糖尿病患者如果入院前 3 个月未检测 HbA1c，考虑行 HbA1c 检查（E 级）。对于持续高血糖患者，血糖高于 180 mg/dl，应该起始胰岛素治疗。开始胰岛素治疗后，推荐将大多数危重患者（A 级）和非危重患者（C 级）血糖控制在 7.8 ～ 10 mmol/L（140 ～ 180 mg/dl）。更严格的目标，如 6.1 ～ 7.8 mmol/L（110 ～ 140 mg/dl）对某些患者可能是合适的（C 级）。重症患者需要静脉应用胰岛素（E 级）。对于经口进食较差或不能经口进食的患者，建议首选基础加校正胰岛素方案；而营养摄入较好的患者，优先推荐基础胰岛素、餐前胰岛素、校正胰岛素方案（A 级）。

五、心血管疾病合并糖尿病的治疗：经验与思考

1. 强化降糖策略带来的思考

强化降糖策略一直是本领域的热点话题之一；通过不断探索，对强化降糖的认识也经历了一波三折的过程。早期，UKPDS 研究结果显示[9]，与常规降糖（HbA1c 7.9%）治疗相比，强化降糖（HbA1c 7.0%）未能降低致死/非致死性心肌梗死、猝死等大血管事件的终点（$P = 0.052$），仅微血管事件终点出现了明显下降（$P = 0.0099$）。此后学者并未放弃对强化降糖策略的希望，相继完成了著名的强化血糖控制与心血管转归研究（ADVANCE）和 ACCORD 研究[7, 10]。

ADVANCE 研究纳入 2 型糖尿病患者，随机

分为强化降糖干预组（HbA1c = 6.5%）和标准降糖干预组（HbA1c = 7.3%）；研究的主要终点为主要大血管事件（心血管相关死亡、非致死性脑卒中、非致死性心肌梗死）的复合终点。随访时间约 5 年，强化降糖治疗显著降低主要微血管事件发生风险 14%（$P = 0.014$），但是大血管事件发生风险方面，两组之间无显著性差异（$P = 0.32$）。ACCORD 研究入选既往有 CVD 事件或明显 CVD 风险的 2 型糖尿病患者 10 251 例，随机分为强化治疗组（目标 HbA1c ＜ 6.0%）和标准治疗组（目标 HbA1c 7.0% ～ 7.9%）。结果显示，强化降糖治疗同样未能显著降低主要心血管事件（心血管死亡，非致死性心肌梗死 / 卒中复合终点）的发生风险（$P = 0.16$），反而强化降糖组观察到死亡风险增加 35%。

一系列关于强化降糖的研究带来的不是希望而是困惑，心血管疾病患者血糖管理路在何方？随后，UKPDS 试验后 10 年随访研究的结果带来了希望的曙光[11]。UKPDS 研究于 1997—2007 年间又在 3277 例患者中进行了试验后 10 年随访研究。结果显示，强化降糖组和常规降糖组平均 HbA1C 的差异在 1 年左右消失（$P = 0.14$）；而 10 年间强化降糖组微血管病风险下降的获益持续存在，同时糖尿病相关死亡（17%，$P = 0.01$）、心肌梗死发生风险（15%，$P = 0.01$）和全因死亡（13%，$P = 0.007$）的相对风险也在 10 年后出现显著降低；显示了早期强化降糖治疗对大血管并发症同样具有长期的后续保护效应。特别是在二甲双胍治疗组，尽管后续随访期间血糖水平与对照组相似，但心肌梗死风险显著下降 33%（$P = 0.005$）、任何糖尿病相关终点下降 21%（$P = 0.013$）、全因死亡相对风险显著下降 27%（$P = 0.002$）；再次证实了二甲双胍治疗与心血管保护方面的持续获益明确相关。

如何理解强化降糖策略及上述研究的结果呢？现实和主流的观点仍然支持强化血糖管理，但不等于单纯的强化降糖治疗，需考虑以下几方面的问题。第一，关注降糖时机的问题，强调早期干预。UKPDS 研究中入选的患者是相对低危及新诊断的糖尿病患者，无明显合并症，基线水平低危状态可能与长期治疗获益结果相关。而 ACCORD、ADVANCE 研究中，纳入的受试者年龄偏大、糖尿病病程相对较长（8 年左右），基线 HbA1C 水平较高，受试者入选前心血管系统的损害已经形成，因此强化降糖带来的获益有限。第二，关注药物选择的问题。UKPDS 研究及后续随访研究，证实了二甲双胍的治疗与患者持续的心血管获益相关；而近期公布的 SGLT-2 拮抗剂的系列研究，也显示了此类药物改善心血管疾病患者预后的前景；这些临床研究均证实了降糖药物与患者心血管结局相关。第三，关注治疗中的低血糖问题。一系列大型研究中，降糖治疗的阴性结果、甚至不良预后的结果，与低血糖的发生密切相关；同时，低血糖的发生与不良后果之间的关系，在临床实践中可能被低估，是日常工作中尤其值得关注的问题（见下文）。

2. 关注低血糖反应

多项大型临床试验的结果证实，低血糖是糖尿病患者全因死亡、心血管预后不良的主要危险因素；血糖与心血管疾病患者死亡率之间往往存在“J”型曲线关系（如图 4-1）[12]；因此，临床实践中，心血管疾病患者降糖药物的选择和方案的确定需密切关注低血糖反应发生的可能性。

学者分析，低血糖发生率更高可能是 ACCORD 研究中强化降糖组死亡率增加的原因之一。ADVANCE 研究中，强化降糖组中重度低血糖发生率高于标准治疗组（2.7% *vs.* 1.5%）。退伍军人糖尿病研究（VADT）同样比较强化血糖控制（HbA1c ＜ 7%）与标准血糖控制（HbA1c 8% ～ 9%）对复合心血管事件终点（心肌梗死、卒中、新发充血性心衰或原有心衰的加重、心血管原因死亡等）的影响。随访 5 ～ 7.5 年后：两组患者在主要终点上未达到统计学差异（HR = 0.868，$P = 0.12$）；但强化治疗组在心血管死亡外的其他终点上都有减少的趋势。研究分析了影响心血管预后的因素，其中心血管病史排在首位，其次就是低血糖的影响。

综上所述，降糖治疗过程中避免低血糖发生是至关重要的选择，有利于降低心血管不良事件的发生；临床上最易引起低血糖反应的传统口服降糖药为磺脲类和格列奈类药物，需权衡利弊审慎选择。

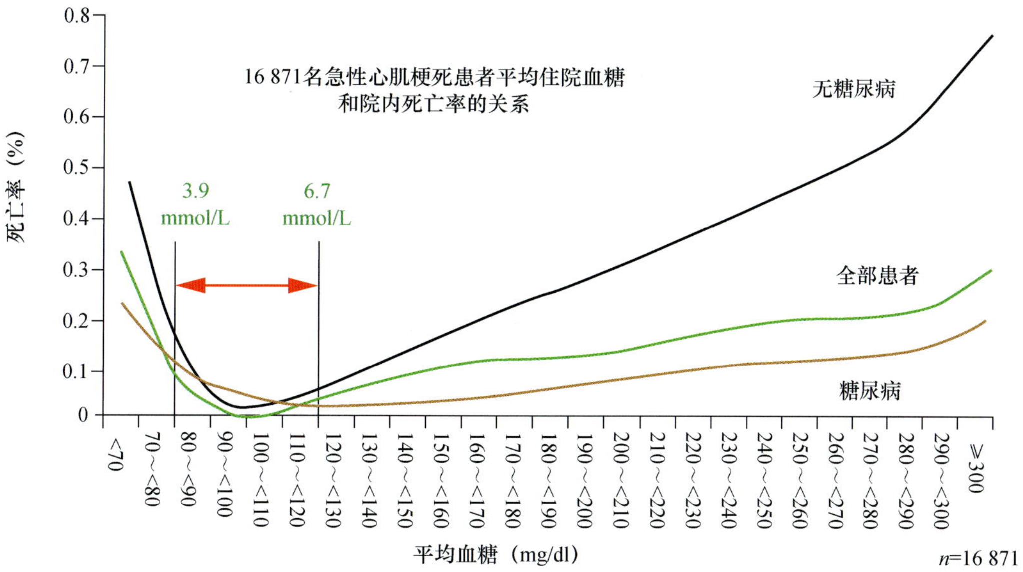

图 4-1　血糖与心肌梗死患者死亡率之间的"J"型曲线关系[8]

第四节　心血管疾病合并糖尿病：降糖药物的心血管影响

为了满足临床的不同需求，糖尿病治疗药物也在不断快速发展。从早期的动物胰岛素、磺脲类、双胍类、α-糖苷酶抑制剂等药物，发展至人胰岛素类似物、噻唑烷二酮类、格列奈类药物，以及近期出现的GLP-1受体激动剂、DPP-4抑制剂和钠-葡萄糖协同转运蛋白2（SGLT2）抑制剂。随着新型药物的不断涌现，不同药物有不同的作用机制和靶点，降糖的同时是否能够带来心血管临床事件的终点获益，是业界始终关注的焦点。2008年美国FDA提出糖尿病新药应当进行心血管安全性评估的要求；各种降糖药物也在不断经历大型临床试验、meta分析，评估药物对心血管系统的安全性。

一、二甲双胍——独占鳌头的保护性作用

提到降糖药物对心血管系统的影响，二甲双胍和UKPDS研究是绝对不能略过的存在。二甲双胍是我们非常熟悉的"老药"，也是目前中国上市口服降糖药物中心血管获益证据最充分且一致的药物。著名的UKPDS研究证实，二甲双胍治疗显著降低患者心血管事件风险：包括任何糖尿病相关终点（32%），心肌梗死（39%）及全因死亡率（36%）。2007年UKPDS研究10年后随访结果再次证实，二甲双胍强化治疗组患者心血管保护具有延续效应，任何糖尿病相关终点（21%）、心肌梗死（33%）及全因死亡率（27%）仍有下降。REACH注册研究是一项前瞻、观察性研究，共纳入44个国家68 375例患者；评估动脉粥样硬化性疾病患者中，二甲双胍对死亡率的影响。研究结果显示，二甲双胍与较低的全因死亡率相关（HR = 0.76；95%CI，0.65 ～ 0.89；P < 0.001）；并且与较低的心血管死亡率相关（HR = 0.79；95%CI，0.65 ～ 0.96；P = 0.02）。

鉴于二甲双胍在糖尿病治疗中的多重优势，如强效降糖、心血管获益、安全性良好等，它被国内、外的权威指南一致推荐；2016年美国糖尿病协会（ADA）指南推荐糖尿病患者起始治疗首选二甲双胍；《中国2型糖尿病防治指南（2017年版）》[2]推荐"2型糖尿病药物治疗首选二甲双胍，若无禁忌证，二甲双胍应一直保留在糖尿病患者的治疗方案中"。

二、噻唑烷二酮类药物的心血管风波

噻唑烷二酮类药物属于胰岛素增敏剂，作用机制是激动过氧化物酶体增殖物受体 γ（PPARγ）活性，增加脂肪细胞、肝细胞及骨骼肌细胞对胰岛素的敏感性，促进胰岛素靶细胞对血糖的摄取、转运和氧化利用；同时还可增强葡萄糖转运子 -1 和 4 对葡萄糖的摄取，以降低血糖。早期研究显示，罗格列酮（一种主要的噻唑烷二酮类药物）还具有改善动脉粥样硬化、纠正血脂紊乱、抗炎和抗脏器纤维化的作用，因此曾是被寄予厚望的一类药物，在临床上得到广泛应用。

2007 年《新英格兰医学杂志》发表了一篇 meta 分析[13]，对 42 项罗格列酮随机、对照临床研究进行了分析；结果显示：罗格列酮增加 2 型糖尿病患者心血管疾病死亡风险，使心肌梗死发生风险增加 43%，心血管死亡风险增加 64%；引起了广泛的关注和热议，FDA 也因此于 2007 年在抗糖尿病类药物说明书中加入了警告，强调这类药物可能会使某些患者心衰加重，使得这类药物的临床应用受到严重限制。

然而，在此之后“罗格列酮”事件出现了转机：美国杜克药物研究所对于罗格列酮的 RECORD 研究[14]进行了综合性再评价。RECORD 研究是 25 个国家、364 个研究中心参与的大型、前瞻性、随机、开放、对照研究，共纳入 4447 例 2 型糖尿病患者；比较在二甲双胍或磺脲类药物治疗基础上接受罗格列酮治疗患者，与前两类药物的联合治疗，首次心血管住院或死亡发生时间。最初的结论是罗格列酮组增加心脏病发作风险的同时，降低死亡率和卒中发作风险。杜克药物研究所发现 RECORD 研究结果并没有统计学意义，罗格列酮组心血管死亡、心肌梗死和卒中联合终点的风险比（HR）为 0.99（95%CI 为 0.85 ～ 1.16）；而罗格列酮组在心血管死亡、心肌梗死、卒中和全因死亡的 HR 分别为 0.9、1.13、0.79 和 0.86，无统计学差异。美国 FDA 已于 2015 年再次发布药品安全性通告，取消对含罗格列酮成分药品的处方及销售限制；2016 年我国国家食品药品监督管理总局说明书公告中的陈述是，有心衰病史或心衰危险因素的患者禁用本品。

三、阿卡波糖的心血管效应

阿卡波糖属于 α- 糖苷酶抑制剂，是我们熟悉的“老药”，也有药物心血管影响方面的临床研究。STOP-NIDDM 研究[15]是多中心、双盲、安慰剂对照、随机试验，纳入 1429 例 IGT 患者，比较阿卡波糖干预 3 年后对心血管疾病的影响。结果显示：阿卡波糖显著降低 IGT 人群 2 型糖尿病发生风险 25%，显著降低 IGT 患者高血压发病风险达 34%（$P = 0.007$），分别降低任一心血管事件和心肌梗死的发病风险达 49%（$P = 0.03$）和 91%（$P = 0.02$）。

另外，阿卡波糖心血管评价（ACE）研究也将为阿卡波糖提供有关心血管结局的新证据。该研究是一项心血管疾病二级预防的研究，用于评估存在冠心病的 IGT 患者在标准心血管治疗的基础上，加用阿卡波糖对心血管事件的影响；是在心血管疾病优化管理的前提下，评价阿卡波糖（50 mg 每日 3 次）对终点事件的影响。研究共纳入来自中国大陆及香港的 150 个研究中心的 6500 例患者；研究结果证实，在冠心病合并 IGT 的中国患者中：阿卡波糖显著降低新发糖尿病风险，但是未能降低复合心血管终点事件发生风险，只是存在减少趋势。

四、胰高血糖素样肽 1（GLP-1）受体激动剂的作用

GLP-1 属于肠促胰素的一种，是进食后由肠道分泌的多肽类激素；对人体具有多重生理作用：①引起葡萄糖依赖的 β 细胞胰岛素分泌，减少餐后 α 细胞胰高血糖素的分泌，从而降低血糖而不易引起低血糖；②间接作用于肝，减少肝糖的输出；③还可作用于大脑（增加饱腹感）、胃（延缓胃排空）和心脏，发挥多方面生理作用。体内 GLP-1 半衰期很短，可被二肽基肽酶（DPP-4）快速降解。

GLP-1 受体激动剂是一种新型的降糖药物，模拟内源性 GLP-1 激活受体而发挥作用，且不容易被 DPP-4 快速降解，增加体内活性 GLP-1 的浓度，从而发挥降糖作用。以往研究显示，GLP-1 受体激动剂在高效降糖以外，还能降低体重、缩减腰围，改善其他心血管危险因素。2016 年欧洲糖尿病研究协会（EASD）年会重磅发布了 GLP-1 受体激动剂 semaglutide Ⅲ期临床研究（SUSTAIN 5）的数据[16]：该研究共纳入 3297 例 50 岁以上心血管疾病高危的 2 型糖尿病患者，平均治疗 104 周，主要复合终点是首发心血管死亡、非致死性心肌梗死或非致死性卒中的情况。结果显示，与安慰剂组相比，semaglutide 可降低心血管死亡、非致死性心肌梗死，或非致死性卒中复合终点发生率（HR = 0.74；95% CI，0.58～0.95；P < 0.001）；同时还带来体重和收缩压的显著下降，以及心率的上升。

五、二肽基肽酶（DPP-4）抑制剂的治疗效应

如前所述，DPP-4 是内源性 GLP-1 的降解酶；而 DPP-4 抑制剂能够阻断这一过程，使得 GLP-1 和葡萄糖依赖性胰岛素释放肽（GIP）活性升高，发挥胰岛素与胰高糖素双调节作用，从而降低血糖。同时 DPP-4 抑制剂不增加体重，自身不会引起低血糖。目前，我国批准上市的 DPP-4 抑制剂有 5 种，它们在心血管安全性方面表现不尽相同；对于心血管疾病患者可能需酌情审慎使用。

西格列汀的 TECOS 研究[17]是一项随机、双盲、安慰剂对照的事件驱动性研究，共纳入 14 735 例≥ 50 岁且有心血管疾病史的 2 型糖尿病患者（HbA1c 6.5% ～ 8.0%），随访中位值 3.0 年。主要终点为心血管死亡、非致死性心肌梗死、非致死性卒中或需要住院的不稳定型心绞痛的复合终点。结果显示，在主要心血管复合终点上，西格列汀非劣效于安慰剂（HR = 0.98，95% CI 0.88 ～ 1.09；P < 0.001）；因心衰入院或心血管死亡复合终点事件两组无差异（HR = 1.02，95% CI 0.90 ～ 1.15，P = 0.74）。

沙格列汀的 SAVOR-TIMI 研究[18]，随机入选 16 492 例有心血管疾病史或高危的 2 型糖尿病患者，治疗随访中位数 2.1 年，主要终点是心血管死亡、心肌梗死、卒中的复合终点。结果显示，沙格列汀组主要终点事件发生率与安慰剂组比较无显著差异（HR：1.00；95% CI：0.89 ～ 1.12；优效性 P = 0.99；非劣效性 P < 0.001）；而单独终点指标分析显示，沙格列汀组因心衰住院的患者比例高于安慰剂组（3.5% *vs.* 2.8%；HR = 1.27；95% CI：1.07 ～ 1.51；优效性 P = 0.007）。阿格列汀的 EXAMINE 研究[19]，入选发生急性冠脉综合征的糖尿病患者，结果显示，阿格列汀治疗组与安慰剂组相比，主要心血管不良事件（11.3% *vs.* 11.8%，HR = 0.96，非劣效性 P < 0.001）未增加。有鉴于上述大型研究的结论，2016 年 4 月 5 日，FDA 对 2 种 DDP-4 抑制剂发出警告，声明中说道："对于心衰患者，医生应考虑停用包含沙格列汀和阿格列汀的药物并加强患者血糖监测。如果目前治疗仍不能使患者血糖得到良好控制，可考虑其他降糖药。"

六、钠-葡萄糖协同转运蛋白 2（SGLT2）抑制剂：新的曙光

SGLT2 蛋白是肾最主要的葡萄糖转运体，介导葡萄糖在肾近曲小管的重吸收；SGLT2 抑制剂使肾小管中的葡萄糖不能顺利重吸收进入血液而随尿液排出，降低肾糖阈、增加尿糖排泄，从而降低血糖浓度。SGLT2 抑制剂是新型降糖药物及近来关注的焦点，为糖尿病治疗提供新的途径，即非依赖 β 细胞功能的降糖途径；从而避免了因胰岛素抵抗和 β 细胞功能减弱而带来的药物疗效不佳。

第 51 届欧洲糖尿病学会年会（2015 年）公布了 SGLT-2 抑制剂恩格列净（Empagliflozin）对 2 型糖尿病患者心血管结局、死亡率影响的研究（EMPA-REG OUTCOME）[20]。结果显示：在心血管不良事件风险较高的 2 型糖尿病患者中，恩格列净的干预可显著降低主要不良心血管事件风险，显著降低 2 型糖尿病患者的心血管死亡。该研

究共纳入2型糖尿病患者7020例，随机分配为三组：恩格列净10 mg/d组、恩格列净25 mg/d组及安慰剂组；中位数观察时间为3.1年；结果显示，与安慰剂相比，恩格列净治疗显著降低患者心血管死亡风险38%（HR 0.62，95% CI 0.49～0.77，$P < 0.001$），因心衰入院率（HR 0.65，95% CI 0.50～0.85，$P = 0.002$），以及全因死亡风险（HR 0.68，95% CI 0.57～0.82，$P < 0.001$）。

CVD-REAL研究结果于第66届美国心脏病学会（ACC，2017年）年会上发布[21]，引起了广泛关注及热议。研究共纳入2型糖尿病患者140余万名；结果显示，与其他降糖药物相比，SGLT-2抑制剂（达格列净、坎格列净、恩格列净）显著降低了心衰入院和全因死亡的复合终点46%，降低心衰入院率39%、全因死亡风险51%。2018年ACC年会上重磅发布了CVD-REAL2研究结果[22]。这是一项大型、国际性研究，共入选6个国家470 128例患者，以倾向性评分匹配的方法将患者分组（SGLT-2抑制剂 *vs.* 其他降糖药物组）；入选患者以韩国、日本、新加坡人群为主，其中亚裔患者占到86.6%；数据来源于索赔、医疗记录和国家注册数据库。经过严谨设计的统计分析后，结果显示，与其他降糖药物相比，SGLT-2抑制剂（达格列净约占75%）治疗显著降低全因死亡率49%（HR 0.51，95% CI 0.37～0.70，$P < 0.001$）；降低心衰入院率36%（HR 0.64，95% CI 0.50～0.82，$P = 0.001$）；降低死亡与心衰入院复合结局40%（HR 0.60，95% CI 0.47～0.76，$P < 0.001$）；降低心肌梗死风险19%（HR 0.81，95% CI 0.74～0.88，$P < 0.001$）；降低卒中风险32%（HR 0.68，95% CI 0.55～0.84，$P < 0.001$）；显示了SGLT-2抑制剂良好的应用前景。

综上所述，糖尿病是心血管疾病的重要危险因素，两者总是共同存在，促进心血管疾病的发生、发展。心血管疾病的患者中应当尽早完成糖代谢异常的筛查，早期干预；而在降糖治疗时应当考虑到其对心血管疾病的影响。关注降低心血管风险的降糖策略，既包括药物种类的合理选择，也包括降糖目标值及综合降糖方案的制订。

参考文献

[1] Alberti KG，Zimmet PZ. Definition，diagnosis and classification of diabetes mellitus and its complications. Part 1：diagnosis and classification of diabetes mellitus provisional report of a WHO consultation. Diabet Med，1998，15（7）：539-553.

[2] 中华医学会糖尿病学分会 . 中国2型糖尿病防治指南（2017年版）. 中华糖尿病杂志，2018，10（1）：4-67.

[3] 中国心脏调查组，胡大一，潘长玉 . 中国住院冠心病患者糖代谢异常研究——中国心脏调查 . 中华内分泌代谢杂志，2006，22（1）：7-10.

[4] Seferović PM，Petrie MC，Filippatos GS，et al. Type 2 diabetes mellitus and heart failure：a position statement from the Heart Failure Association of the European Society of Cardiology. Eur J Heart Fail，2018，20（5）：853-872.

[5] American Diabetes Association. Glycemic targets：standards of medical care in diabetes-2018. Diabetes Care，2018，41（Suppl 1）：S55-S64.

[6] Garber AJ，Abrahamson MJ，Barzilay JI，et al. Consensus statement by the American Association of Clinical endocrinologists and American College of Endocrinology on the comprehensive type 2 diabetes management algorithm-2018 executive summary. Endocr Pract，2018，24（1）：91-120.

[7] ACCORD Study Group. Action to control cardiovascular risk in diabetes（ACCORD）trial：design and methods. Am J Cardiol，2007，99（12A）：21i-33i.

[8] American Diabetes Association. Standards of medical care in diabetes-2016 abridged for primary care providers. Clin Diabetes，2016，34（1）：3-21.

[9] UK Prospective Diabetes Study（UKPDS）Group. Effect of intensive blood-glucose control with metformin on complications in overweight patients with type 2 diabetes（UKPDS 34）. Lancet，1998，352（9131）：854-865.

[10] ADVANCE Collaborative Group，Patel A，MacMahon S，Chalmers J，et al. Intensive blood glucose control and vascular outcomes in patients with type 2 diabetes. N Engl J Med，2008，358（24）：2560-2572.

[11] Holman RR，Paul SK，Bethel MA，et al. 10-year follow-up of intensive glucose control in type 2 diabetes. N Engl J Med，2008，359（15）：1577-1589.

[12] Kosiborod M，Inzucchi SE，Krumholz HM，et al. Glucometrics in patients hospitalized with acute myocardial infarction：defining the optimal outcomes-based measure of risk. Circulation，2008，117（8）：

1018-1027.

[13] Nissen SE, Wolski K. Effect of rosiglitazone on the risk of myocardial infarction and death from cardiovascular causes. N Engl J Med, 2007, 356 (24): 2457-2471.

[14] Home PD1, Pocock SJ, Beck-Nielsen H, et al; RECORD Study Team. Rosiglitazone evaluated for cardiovascular outcomes in oral agent combination therapy for type 2 diabetes (RECORD): a multicentre, randomised, open-label trial. Lancet, 2009, 373 (9681): 2125-2135.

[15] Chiasson JL, Josse RG, Gomis R, et al; STOP-NIDDM Trial Research Group. Acarbose treatment and the risk of cardiovascular disease and hypertension in patients with impaired glucose tolerance: the STOP-NIDDM trial. JAMA, 2003, 290 (4): 486-494.

[16] Marso SP, Bain SC, Consoli A, et al; SUSTAIN-6 Investigators. Semaglutide and cardiovascular outcomes in patients with type 2 diabetes. N Engl J Med, 2016, 375 (19): 1834-1844.

[17] Green JB, Bethel MA, Paul SK, et al. Rationale, design, and organization of a randomized, controlled trial evaluating cardiovascular outcomes with Sitagliptin (TECOS) in patients with type 2 diabetes and established cardiovascular disease. Am Heart J, 2013, 166 (6): 983-989.

[18] Scirica BM, Bhatt DL, Braunwald E, et al; SAVOR-TIMI 53 Steering Committee and Investigators. Saxagliptin and cardiovascular outcomes in patients with type 2 diabetes mellitus. N Engl J Med, 2013, 369 (14): 1317-1326.

[19] White WB, Cannon CP, Heller SR, et al; EXAMINE Investigators. Alogliptin after acute coronary syndrome in patients with type 2 diabetes. N Engl J Med, 2013, 369 (14): 1327-1335.

[20] Zinman B, Wanner C, Lachin JM, et al. Empagliflozin, cardiovascular outcomes, and mortality in type 2 diabetes. N Engl J Med, 2015, 373 (22): 2117-2128.

[21] Kosiborod M, Cavender MA, Fu AZ, et al. Lower risk of heart failure and death in patients initiated on sodium-glucose cotransporter-2 inhibitors versus other glucose-lowering drugs: The CVD-REAL Study (comparative effectiveness of cardiovascular outcomes in new users of sodium-glucose cotransporter-2 inhibitors). Circulation, 2017, 136 (3): 249-259.

[22] Kosiborod M, Lam CSP, Kohsaka S, et al. Cardiovascular events associated with SGLT-2 inhibitors versus other glucose-lowering drugs: The CVD-REAL 2 Study. J Am Coll Cardiol, 2018, 71 (23): 2628-2639.

5 急性心肌梗死的诊断和处理

（陈绍良　张　航）

第一节　急性心肌梗死的定义

急性心肌梗死（acute myocardial infarction，AMI）是指急性心肌缺血性坏死，大多是在冠状动脉病变的基础上，发生冠状动脉血供急剧减少或中断，使相应的心肌严重而持久地急性缺血所致[1]。根据《中国心血管病报告2017》数据，2002—2015年AMI发病率在不断增高，死亡率总体呈上升态势，且自2012年开始，农村地区AMI死亡率明显超过城市地区[2]。

急性心肌梗死（AMI）的定义为：有急性心肌损伤的证据［定义为心肌肌钙蛋白水平升高和（或）下降，并且至少一次超过99%参考上限值］，并有急性心肌缺血的临床证据，同时合并以下至少一条：①心肌缺血的症状；②新的缺血性心电图改变；③新的病理性Q波；④影像学证据提示新的心肌活力丧失或区域性室壁运动异常；⑤造影或尸检发现冠状动脉血栓[3]。

根据第四版“心肌梗死全球定义”，急性心肌梗死包括：1型（自发性心肌梗死）AMI：急性动脉粥样硬化血栓形成。2型AMI（继发于心肌氧供需失衡的心肌梗死）：心肌氧需与氧供失平衡并且与急性动脉粥样硬化血栓形成无关，例如冠状动脉痉挛或栓塞、贫血、低血压等。3型AMI（心脏性猝死）：心脏性死亡伴心肌缺血症状和新的缺血性心电图改变，但无心肌损伤标志物检测结果。4型AMI（冠状动脉操作相关心肌梗死）包括：4a型［经皮冠状动脉介入治疗（PCI）相关心肌梗死］；4b型（支架血栓形成引起的心肌梗死）；4c型（PCI相关再狭窄）。5型［冠状动脉旁路移植术（CABG）相关心肌梗死］。还有一类定义为隐匿性心肌梗死（既往无症状或未识别）[3]。

第二节　ST段抬高型心肌梗死

ST段抬高型心肌梗死（ST-segment elevation myocardial infarction，STEMI）通常多为在冠状动脉不稳定斑块破裂、糜烂、侵蚀及内皮损伤基础上继发红色血栓形成而导致冠状动脉急性、持续、完全闭塞，血供急剧中断，从而导致急性心肌缺血性坏死[1，4-5]。STEMI包括第四版心肌梗死定义中的1型心肌梗死、部分2型心肌梗死及4b型心肌梗死（包括急性支架内血栓、亚急性支架内血栓、晚期支架内血栓、极晚期支架内血栓）。STEMI发病率、致残率、致死率均较高，在年轻人中发病率较老年人高，男性发病率高于女性[6]。

一、临床表现

1. 先兆

50%～81.2%的患者在发病前数日有乏力、胸部不适、活动时心悸等前驱症状，其中以新发心绞痛或原有心绞痛加重最为突出。心绞痛发作较以往频繁、程度较剧、持续较久、硝酸甘油疗效差、诱发因素不明显。同时心电图示ST段一过性明显抬高（变异型心绞痛）或压低，T 波倒置或增高（“假性正常化”）。如及时诊治，可使部分患者避免发生 MI。

2. 症状

（1）疼痛：是最先出现的症状。疼痛部位和性质与心绞痛相同，但诱因多不明显，且常发生于安静时，程度较重，持续时间较长，可达数小时或更长，休息和含服硝酸甘油片多不能缓解。患者常烦躁不安、出汗、恐惧、胸闷或有濒死感。少数患者无疼痛，一开始即表现为休克或急性心力衰竭。部分患者疼痛位于上腹部，被误认为胃穿孔、急性胰腺炎等急腹症；部分患者疼痛放射至下颌、颈背部，被误认为牙痛或骨关节痛。

（2）全身症状：有发热、心动过速、白细胞计数增高和红细胞沉降率增快等，由坏死物质被吸收所引起。一般在疼痛发生后 24 ～ 48 h 出现，程度与梗死范围常呈正相关。

（3）心律失常：见于 75% ～ 95% 的患者，多发生在起病 1 ～ 2 天，而以 24 h 内最多见。各种心律失常中以室性心律失常最多，尤其是室性期前收缩，如室性期前收缩频发，成对出现或呈短阵室性心动过速，多源性或 R-on-T，常为心室颤动的先兆。房室传导阻滞和束支传导阻滞也较多见，室上性心律失常则较少，多发生在心力衰竭患者中。

（4）低血压和休克：疼痛期血压下降常见，未必是休克。如疼痛缓解而收缩压仍低于 80 mmHg，有烦躁不安、面色苍白、皮肤湿冷、脉细而快、大汗淋漓、尿量减少、神志迟钝甚至晕厥者，则为休克表现。

（5）心力衰竭：主要是急性左心衰竭，严重者可发生肺水肿，随后可有颈静脉怒张、肝大、水肿等右心衰竭表现。右心室心肌梗死者可一开始即出现右心衰竭表现，伴血压下降。

3. 体征

（1）心脏体征：心脏浊音界可正常也可轻度至中度增大。心率多增快，少数也可减慢。心尖区第一心音减弱，可出现第四心音（心房性）奔马律，少数有第三心音（心室性）奔马律。10% ～ 20% 患者在起病第 2 ～ 3 天出现心包摩擦音，为反应性纤维性心包炎所致。心尖区可出现粗糙的收缩期杂音或伴收缩中晚期喀喇音，为二尖瓣乳头肌功能失调或断裂所致，室间隔穿孔时可在胸骨左缘 3 ～ 4 肋间新出现粗糙的收缩期杂音伴震颤。

（2）血压：除极早期血压可增高外，几乎所有患者都有血压降低。起病前有高血压者，血压可降至正常，且可能不再恢复到起病前的水平。

（3）其他：可有与心律失常、休克或心力衰竭相关的其他体征。

二、辅助检查和实验室检查

1. 心电图

典型的 STEMI 早期心电图表现为 ST 段弓背向上抬高（呈单向曲线）伴或不伴病理性 Q 波、R 波减低（正后壁心肌梗死时，ST 段变化可不明显）[7]。发生下壁心肌梗死的患者推荐记录右胸导联（V_{3R} 和 V_{4R}）观察有无 ST 段抬高从而判断是否存在右心室梗死。同样，V_1 ～ V_3 导联 ST 段压低提示心肌缺血，尤其是终末 T 波高耸时（等同于 ST 段抬高），V_7 ～ V_9 导联持续存在 ST 段抬高≥ 0.5 mm 时提示后壁心肌梗死。急性前壁心肌梗死动态演变过程见图 5-1，急性下壁心肌梗死动态演变过程见图 5-2。

（1）以下情况 ST 段抬高（测量 J 点）提示发生冠状动脉急性闭塞：

- 40 岁以下男性连续≥ 2 个导联 ST 段抬高≥ 2.5 mm；
- ≥ 40 岁男性 ST 段抬高≥ 2.0 mm；
- 女性 V_2 ～ V_3 导联抬高≥ 1.5 mm 或其他导联抬高≥ 1 mm。

（2）特征性改变：

- ST 段抬高呈弓背向上型，在面向坏死区周围心肌损伤区的导联上出现；
- 宽而深的 Q 波（病理性 Q 波），在面向透壁心肌坏死区的导联上出现；
- T 波倒置，在面向损伤区周围心肌缺血区的导联上出现。在背向 MI 区的导联则出现相反的改变，即 R 波增高、ST 段压低和

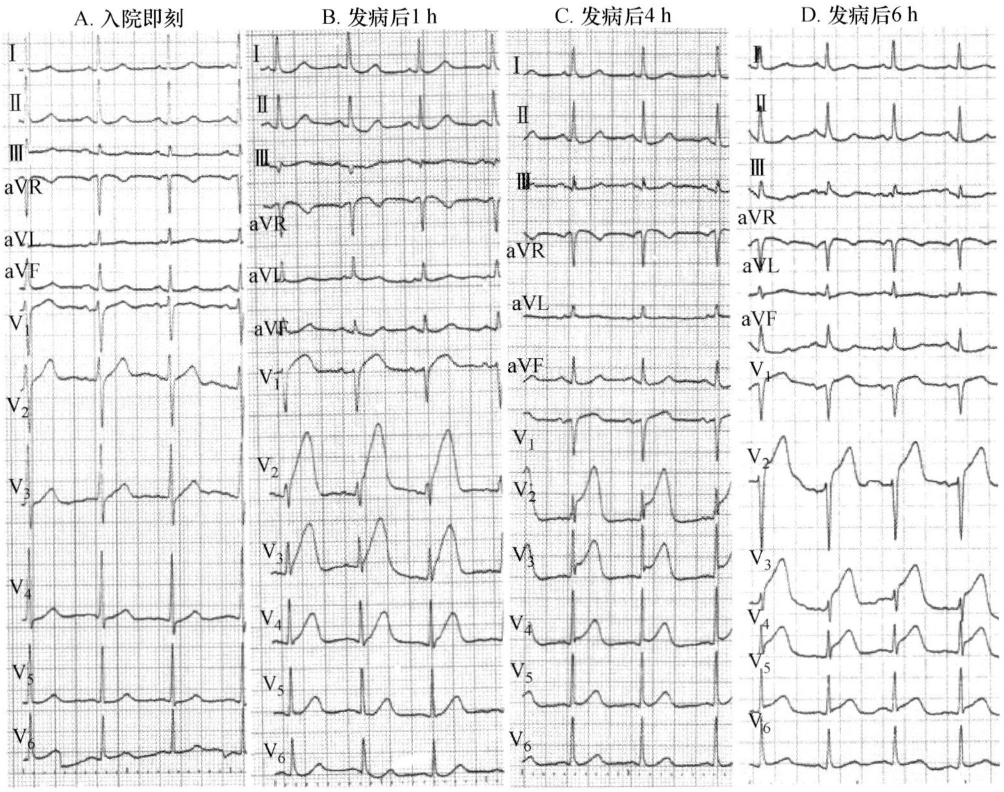

图 5-1　急性前壁心肌梗死动态演变过程

T 波直立并增高。

（3）动态性改变：

1）起病数小时内，可尚无异常或出现异常高大两肢不对称的 T 波，为超急性期改变。

2）数小时后，ST 段明显抬高，弓背向上，与直立的 T 波连接，形成单相曲线。数小时至 2 日内出现病理性 Q 波，同时 R 波减低，为急性期改变。Q 波在 3 ～ 4 天内稳定不变，以后 70% ～ 80% 永久存在。

3）在早期如不进行治疗干预，ST 段抬高持续数日至两周左右，逐渐回到基线水平，T 波则变为平坦或倒置，为亚急性期改变。

4）数周至数个月后，T 波呈 V 形倒置，两肢对称，波谷尖锐，为慢性期改变。T 波倒置可永久存在，也可在数月至数年内逐渐恢复。

（4）定位诊断：

1）前壁心肌梗死：V_1 ～ V_4 导联受累。

2）下壁心肌梗死：Ⅱ、Ⅲ、aVF 导联受累。

3）右心室心肌梗死：V_{3R} ～ V_{5R} 导联受累。

4）正后壁心肌梗死：V_7 ～ V_9 导联受累。

5）广泛前壁心肌梗死：V_1 ～ V_4 导联及 V_5、V_6、Ⅰ、aVL 导联受累。

6）广泛下壁心肌梗死：下壁（Ⅱ、Ⅲ、aVF）、正后壁（V_7 ～ V_9）和（或）右心室（V_{3R} ～ V_{5R}）导联受累。

2. 血清心肌损伤标志物

cTn 是诊断心肌坏死最特异和敏感的首选心肌损伤标志物，通常在 STEMI 症状发生后 2 ～ 4 h 开始升高，10 ～ 24 h 达到峰值，并可持续升高 7 ～ 14 d[8]。肌酸激酶同工酶（CK-MB）对判断心肌坏死的临床特异性较高，STEMI 时其测量值超过正常值上限并有动态变化。溶栓治疗后梗死相关动脉开通时 CK-MB 峰值前移（14 h 以内）。CK-MB 测定也适于诊断再发心肌梗死。肌红蛋白测定有助于 STEMI 早期诊断，但特异性较差。

3. 影像学检查

超声心动图等影像学检查有助于了解心室壁的运动和左心室功能，诊断室壁瘤和乳头肌功能失调，检测心包积液及室间隔穿孔等并发症，有助于对急性胸痛患者的鉴别诊断和危险分层。

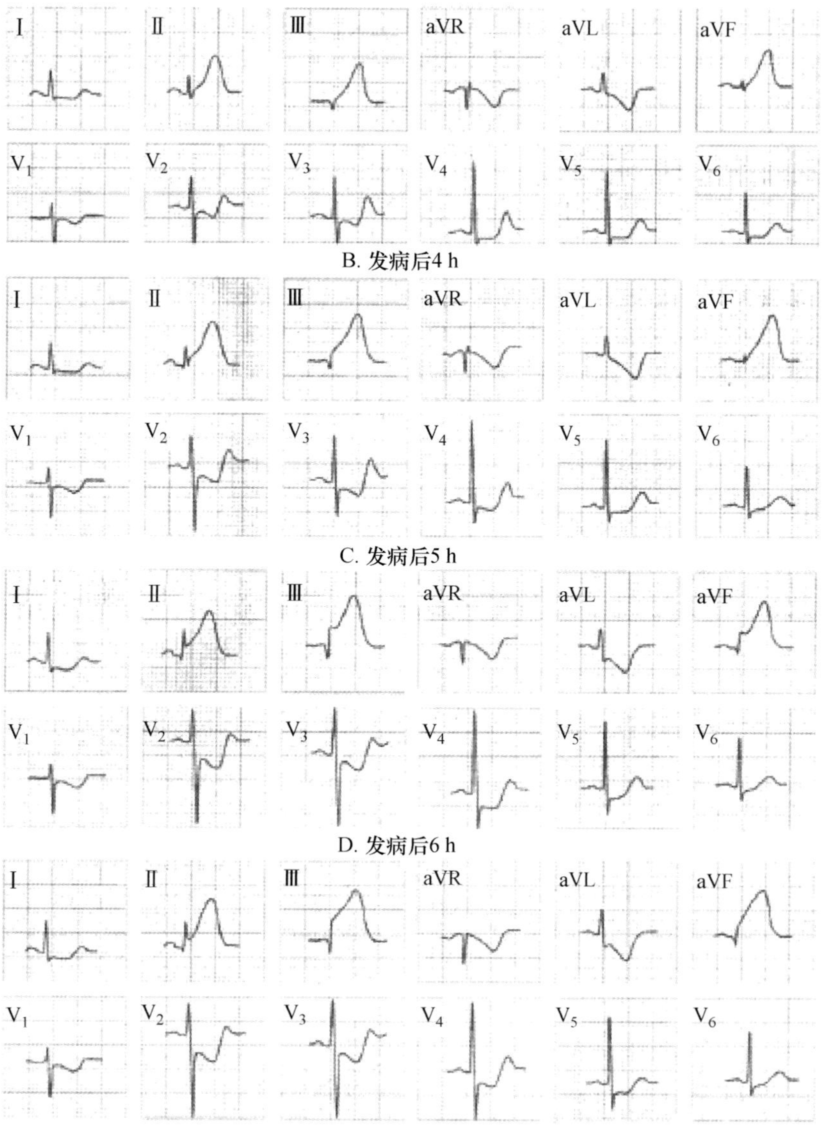

图 5-2 急性下壁心肌梗死动态演变过程

三、危险分层

1. 心功能和（或）血流动力学危险分层

（1）Killip 分级法[9]：

Ⅰ级：尚无明显心力衰竭；

Ⅱ级：有左心衰竭，肺部啰音< 50% 肺野；

Ⅲ级：有急性肺水肿，全肺有大、小、干、湿啰音；

Ⅳ级：有心源性休克等不同程度或阶段的血流动力学变化。

（2）Forrester 分类法[10]：

Ⅰ类：无肺淤血和周围灌注不足；肺毛细血管楔压（PAWP）和心排血指数（CI）正常；

Ⅱ类：单有肺淤血；PAWP 增高（> 18 mmHg)，CI 正常［> 2.2 L/（min · m^2）］；

Ⅲ类：单有周围灌注不足；PAWP 正常（< 18 mmHg），CI 降低［< 2.2 L/（min · m^2）］，主要与血容量不足或心动过缓有关；

Ⅳ类：合并有肺淤血和周围灌注不足；PAWP 增高（> 18 mmHg)，CI 降低［< 2.2 L/(min · m^2）］。

2. 临床危险分层

危险分层是一个连续的过程，需根据临床情况不断更新最初的评估。高龄、女性、Killip 分级Ⅱ～Ⅳ级、既往心肌梗死史、心房颤动（房颤）、前壁心肌梗死、肺部啰音、收缩压< 100 mmHg、心率> 100 次 / 分、糖尿病、cTn 明显升高等是 STEMI 患者死亡风险增加的独立危险因素[11-13]。溶栓治疗失败、伴有右心室梗死和血流动力学异常的下壁 STEMI 患者病死率增高。合并机械性并发症的 STEMI 患者死亡风险增大。冠状动脉造影可为 STEMI 风险分层提供重要信息。

3. TIMI 评分（表 5-1）

评分越高，病情越严重。

4. GRACE 危险评分系统（表 5-2）

评分越高，病情越严重。

四、鉴别诊断

1. 主动脉夹层

①常有高血压病史；②用力时背部、腹部突发持续性剧烈的撕裂样、搏动样疼痛，常与体位变化相关；③夹层远段的脉搏搏动减弱或消失，四肢血压分布异常；④通常无明显的心肌酶水平升高和心电图 ST-T 动态演变；⑤主动脉超声、主动脉 CT 血管造影可资鉴别。

2. 急性肺栓塞

①常有下肢静脉炎、长期卧床和手术病史；②突发呼吸困难、与呼吸相关的胸痛、严重者有低氧血症、低碳酸血症；③常伴有低血压、心动过速、P2 > A2、呼吸音粗、通常无啰音；“两快一低”：呼吸频率加快（大多> 20 次 / 分）、心率加快（> 100 次 / 分）、血压降低；④ D- 二聚体水平进行性升高；⑤无明显的心肌酶水平升高，可有心电图 ST-T 变化，但缺乏 STEMI 的 ST-T 特征性动态演变；⑥肺动脉 CT 血管造影和肺动脉造影可资鉴别。

3. 心绞痛

主要在于疼痛持续时间、疼痛剧烈程度和治疗效果的不同。STEMI 是更严重、更长时间（> 20 min）、更不能缓解的心绞痛，即梗死性心绞痛，大面积重症心肌梗死可有严重心律失常、心力衰竭、晕厥、休克表现甚至猝死。

4. 早期复极综合征

一般无胸痛症状；心电图仅表现为 J 点上移型的 ST 段抬高，但无 ST-T 动态演变。既往心电

表 5-1 TIMI 评分

项目	分值（分）
病史	
年龄≥ 75 岁	3
年龄 65 ～ 74 岁	2
糖尿病或高血压或心绞痛	1
检查	
收缩压< 100 mmHg	3
心率大于 100 次 / 分	2
Killip 分级Ⅱ～Ⅲ级	2
体重< 67 kg	1
前壁 ST 段抬高或左束支传导阻滞	1
距离就诊时间> 4 h	1
总分	16

表 5-2 GRACE 危险评分

Killip 分级	得分	收缩压（mmHg）	得分	心率（次 / 分）	得分	年龄（岁）	得分	肌酐（mg/dl）	得分	危险因素	得分
Ⅰ	0	< 80	58	< 50	0	< 30	0	0 ～ 0.39	1	院前心搏骤停	43
Ⅱ	20	80 ～ 99	53	50 ～ 69	3	30 ～ 39	8	0.4 ～ 0.79	4	ST 段改变	15
Ⅲ	39	100 ～ 119	43	70 ～ 89	9	40 ～ 49	25	0.8 ～ 1.19	7	心肌酶水平升高	30
Ⅳ	59	120 ～ 139	34	90 ～ 109	15	50 ～ 59	41	1.2 ～ 1.59	10		
		140 ～ 159	24	110 ～ 149	24	60 ～ 69	58	1.6 ～ 1.99	13		
		160 ～ 199	10	150 ～ 199	38	70 ～ 79	75	2.0 ～ 3.99	21		
		≥ 200	0	≥ 200	46	80 ≥ 89	91	≥ 4.0	28		
						≥ 90	100				

图和此后连续心电图比较无变化可资鉴别。

5. 急腹症

急性胰腺炎、消化性溃疡穿孔、急性胆囊炎、胆石症等，均有上腹部疼痛，可能伴休克。仔细询问病史、体格检查、心电图检查、血清心肌酶和肌钙蛋白测定可协助鉴别。

6. 急性心包炎

尤其是急性非特异性心包炎，可有较剧烈而持久的心前区疼痛，为胸膜刺激性疼痛，向肩部放射，前倾坐位时减轻；心包炎的疼痛与发热同时出现，呼吸和咳嗽时加重，早期即有心包摩擦音；心电图除 aVR 导联外，其余导联均有 ST 段弓背向下的抬高，T 波倒置，无异常 Q 波出现。

7. 气胸

可表现为急性呼吸困难、胸痛和患侧呼吸音减弱。

8. 消化性溃疡

可有胸部或上腹部疼痛，有时向后背部放射，可伴晕厥、呕血或黑便。

五、紧急处理

（一）初始判断

STEMI 管理（包括诊断和治疗）从首次医疗接触的时间（FMC）开始[4]。首先要明确 STEMI 的诊断，诊断通常基于心肌缺血症状（如持续胸痛）、体征和检查（心电图）。对疑似 STEMI 的胸痛患者，应在首次医疗接触后 10 min 内记录 12 导联心电图［下壁和（或）正后壁心肌梗死时需加做 V_{3R} ～ V_{5R} 和 V_7 ～ V_9 导联］[14]。首次心电图不能明确诊断时，需在 10 ～ 30 min 后复查。与既往心电图进行比较有助于诊断。左束支传导阻滞患者发生心肌梗死时，心电图诊断困难，需结合临床情况仔细判断。建议尽早开始心电监测，以发现恶性心律失常。不必因为 Q 波存在改变再灌注治疗策略。推荐急性期时常规检测血浆标志物水平，但是不应因此延迟再灌注治疗。不能确定是否存在进展性的急性心肌梗死时，可行急诊影像学检查，从而保证患者可以及时开始再灌注治疗。必须指出，症状和心电图能够明确诊断 STEMI 的患者不需等待心肌损伤标志物和（或）影像学检查结果，而应尽早给予再灌注及其他相关治疗。

（二）初始一般治疗

1. 休息，尽早心电监护。

2. 缓解低氧血症

低氧血症患者吸氧（SaO_2 < 90% 或 PaO_2 < 60 mmHg），SaO_2 ≥ 90% 的患者不推荐常规吸氧。

3. 缓解疼痛和焦虑

考虑静脉滴注阿片类药物缓解疼痛。如静脉注射吗啡 3 mg，必要时间隔 5 min 重复 1 次，总量不宜超过 15 mg。但吗啡可引起低血压和呼吸抑制，并降低 P2Y12 受体拮抗剂的抗血小板作用。

（三）再灌注治疗

PCI 虽然是恢复心肌再灌注的有效方法[15-17]，但受患者就诊医院的医疗条件、地理位置及技术能力的限制，难以在我国众多基层医院推广。基于我国国情及 STEMI 救治现状，对于大部分不能于 120 min 内行直接 PCI 开通梗死血管的 STEMI 患者，早期溶栓结合转运 PCI 是符合我国基本国情、适合我国多数基层医院作为首选的 STEMI 救治策略[9, 18]。

1. 溶栓治疗

溶栓治疗快速、简便，在不具备 PCI 条件的医院或因各种原因使 FMC 至 PCI 时间明显延迟时，对有适应证的 STEMI 患者，静脉内溶栓仍是较好的选择[19-20]。院前溶栓效果优于入院后溶栓[21]。对发病 3 h 内的患者，溶栓治疗的即刻疗效与直接 PCI 基本相似；有条件时可在救护车上开始溶栓治疗[22-23]。

但目前我国大部分地区溶栓治疗多在医院内进行。决定是否溶栓治疗时，应综合分析预期风险 / 效益比、发病至就诊时间、就诊时临床及血流动力学特征、合并症、出血风险、禁忌证和预期 PCI 延误时间[24]。左束支传导阻滞、大面积梗死（前壁心肌梗死、下壁心肌梗死合并右心室梗死）患者溶栓获益较大。2017年欧洲指南建议STEMI诊断至溶栓时间，从既往的30 min缩短为10 min[4]。图5-3为STEMI溶栓知情同意书。图5-4为STEMI诊断和溶栓治疗流程图。

（1）溶栓适应证推荐：

1）发病12 h以内，预期FMC至PCI时间延迟大于120 min，无溶栓禁忌证，行溶栓治疗；

2）发病12～24 h仍有进行性缺血性胸痛和至少2个胸前导联或肢体导联ST段抬高＞0.1 mV，或血流动力学不稳定的患者，若无直接PCI条件，溶栓治疗是合理的；

3）计划进行直接PCI前不推荐溶栓治疗；

4）ST段压低的患者（除正后壁心肌梗死或合并aVR导联ST段抬高）不应采取溶栓治疗；

5）STEMI发病超过12 h，症状已缓解或消失的患者不应给予溶栓治疗。

（2）溶栓绝对禁忌证：

1）既往脑出血史或不明原因的卒中；

2）已知脑血管结构异常；

3）颅内恶性肿瘤；

4）3个月内缺血性卒中（不包括4.5 h内急性缺血性卒中）；

5）可疑主动脉夹层；

6）活动性出血或出血素质（不包括月经来潮）；

7）3个月内严重头部闭合伤或面部创伤；

8）2个月内颅内或脊柱内外科手术；

<table>
<tr><td>姓名</td><td></td><td>性别</td><td></td><td>年龄</td><td></td><td>住院号</td><td></td><td>床号</td><td></td></tr>
<tr><td colspan="10">临床诊断：</td></tr>
<tr><td colspan="10">治疗项目：溶栓治疗</td></tr>
<tr><td colspan="10">患者知情：患者急性心肌梗死诊断明确，并且危重，随时有生命危险，目前无明显溶栓禁忌证，溶栓是抢救生命的治疗，溶栓越早效果越好，需尽快溶栓，开通梗死相关血管，挽救心肌和生命。
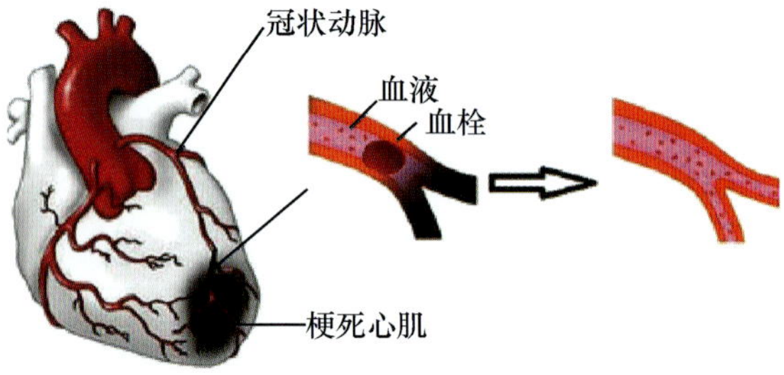
</td></tr>
<tr><td colspan="10">溶栓过程中及溶栓后，可能会发生下列并发症：
1. 出血：如皮下出血、颅内出血、消化道出血、呼吸道出血及其他重要脏器出血等
2. 过敏反应
3. 极少不可预知的风险</td></tr>
<tr><td colspan="10">建议选择高再通率、低出血风险的溶栓药物，一种即可：
1. 尿激酶原　2. 瑞替普酶　3. 替奈普酶　4. 阿替普酶
若无上述药物可选择：尿激酶</td></tr>
<tr><td colspan="10">患者、家属意见：
患者或其家属全面了解知情同意书中内容，同意由贵院施行该项治疗，若在执行治疗期间发生紧急意外情况，同意接受贵科的必要处理。
患者签字：　家属签字：
患者与家属关系：　电话：
医师签字：
签字日期：</td></tr>
</table>

图5-3　ST段抬高型心肌梗死溶栓知情同意书

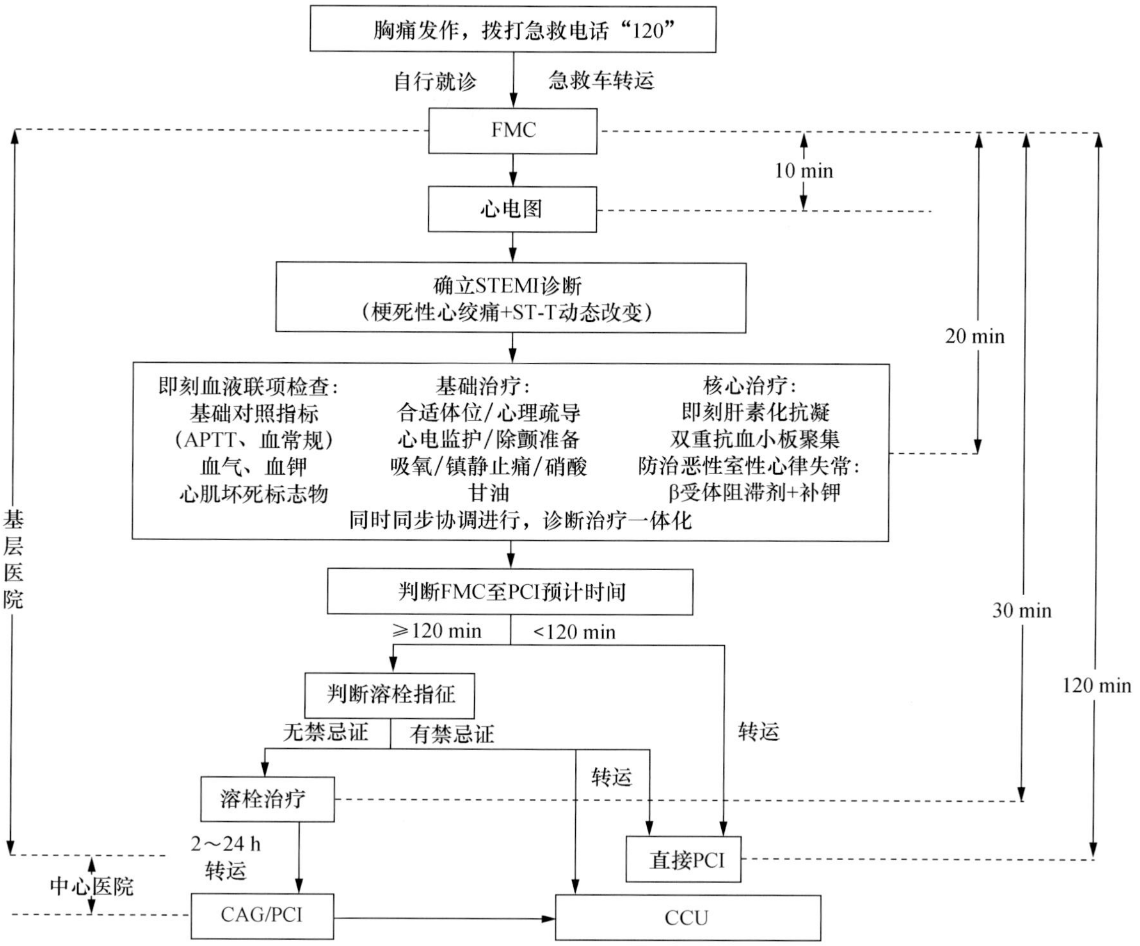

图 5-4 ST 段抬高型心肌梗死诊断和溶栓治疗流程图

FMC：首次医疗接触；STEMI：ST 段抬高型心肌梗死；APTT：活化部分凝血活酶时间；CAG：冠状动脉造影；PCI：经皮冠状动脉介入治疗；CCU：重症监护治疗病房；10 min 为自 FMC 至完成心电图时间；20 min 为自 FMC 至诊断药物治疗时间；30 min 为自 FMC 至溶栓时间；120 min 为自 FMC 至 PCI 血管开通时间

9）严重未控制的高血压［收缩压＞ 180 mmHg 和（或）舒张压＞ 110 mmHg］，对紧急治疗无反应。

（3）溶栓相对禁忌证：

1）年龄≥ 75 岁；

2）3 个月前有缺血性卒中；

3）创伤（3 周内）或持续＞ 10 min 心肺复苏；

4）3 周内接受过大手术；

5）4 周内有内脏出血；

6）近期（2 周内）有不能压迫止血部位的大血管穿刺；

7）妊娠；

8）不符合绝对禁忌证的已知其他颅内病变；

9）活动性消化性溃疡；

10）正在使用抗凝药物［国际标准化比值（INR）水平越高，出血风险越大］。

（4）CRUSADE 出血风险评分

所有患者应首先评估其是否具有出血的高危因素，决定是否接受溶栓治疗及抗栓、抗凝力度。高龄、低体重、女性、既往脑血管病病史、入院时血压升高是颅内出血的主要危险因素[25]（表 5-3）。

（5）溶栓剂选择

建议优先采用特异性纤溶酶原激活剂。重组组织型纤溶酶原激活剂阿替普酶可选择性激活纤溶酶原，对全身纤溶活性影响较小，无抗原性，是目前最常用的溶栓剂[26-30]，但其半衰期短，为防止梗死相关动脉再阻塞需联合应用肝素（24 ～ 48 h）。其他特异性纤溶酶原激活剂还有兰

表 5-3 CRUSADE 评分

预估	范围	分数（分）
基线血细胞比容	＜31%	9
	31%～33.9%	7
	34%～36.9%	3
	37%～39.9%	2
	≥40%	0
肌酐清除率	≤15 ml/min	39
	＞15～30 ml/min	35
	＞30～60 ml/min	28
	＞60～90 ml/min	17
	＞90～120 ml/min	7
	≥120 ml/min	0
心率	≥70 次 / 分	0
	71～80 次 / 分	1
	81～90 次 / 分	3
	91～100 次 / 分	6
	101～110 次 / 分	8
	111～120 次 / 分	10
	≥120 次 / 分	11
性别	男	0
	女	8
心力衰竭体征	否	0
	是	7
血管疾病病史（周围动脉疾病或脑卒中病史）	否	0
	是	6
糖尿病	否	0
	是	6
收缩压	≤90 mmHg	10
	91～100 mmHg	8
	101～110 mmHg	6
	121～180 mmHg	1
	181～200 mmHg	3
	≥201 mmHg	5

出血风险评估：极低危（≤20 分）、低危（21～30 分）、中危（31～40 分）、高危（41～50 分）和极高危（＞50 分）

替普酶、瑞替普酶和替奈普酶等[27]。非特异性纤溶酶原激活剂包括尿激酶和尿激酶原，可直接将循环血液中的纤溶酶原转变为有活性的纤溶酶，无抗原性和过敏反应（表 5-4）。

（6）剂量和用法

阿替普酶：全量 90 min 加速给药法：首先静脉推注 15 mg，随后 0.75 mg/kg 在 30 min 内持续静脉滴注（最大剂量不超过 50 mg），继之 0.5 mg/kg 于 60 min 持续静脉滴注（最大剂量不超过 35 mg）。半量给药法：50 mg 溶于 50 ml 专用溶剂，首先静脉推注 8 mg，其余 42 mg 于 90 min 内滴完。

替奈普酶：30～50 mg 溶于 10 ml 生理盐水中，静脉推注（如体质量＜60 kg，剂量为 30 mg；体质量每增加 10 kg，剂量增加 5 mg，最大剂量为 50 mg）。

尿激酶：150 万 U 溶于 100 ml 生理盐水，30 min 内静脉滴入。溶栓结束后 12 h 皮下注射普通肝素 7500 U 或低分子肝素，共 3～5 天。

重组人尿激酶原：20 mg 溶于 10 ml 生理盐水，3 min 内静脉推注，继以 30 mg 溶于 90 ml 生理盐水，30 min 内静脉滴完。

（7）疗效评估

溶栓开始后 60～180 min 内应密切监测临床症状、心电图 ST 段变化及心律失常。

血管再通的间接判定指标包括：

1）60～90 min 内心电图抬高的 ST 段至少回落 50%。

2）cTn 峰值提前至发病 12 h 内，CK-MB 酶峰提前到 14 h 内。

3）2 h 内胸痛症状明显缓解。

4）2～3 h 内出现再灌注性心律失常，如加速性室性自主心律、房室传导阻滞（AVB）、束支传导阻滞突然改善或消失，或下壁心肌梗死患者出现一过性窦性心动过缓、窦房传导阻滞，伴或不伴低血压。

上述 4 项中，心电图变化和心肌损伤标志物峰值前移最重要[31]。

冠状动脉造影判断标准：TIMI 2 或 3 级血流表示血管再通，TIMI 3 级为完全性再通，溶栓失败则梗死相关血管持续闭塞（TIMI 0～1 级）[32-33]。

（8）溶栓后处理

静脉溶栓患者：应至少接受 48 h 抗凝治疗（最多 8 天或至血运重建）。

对于溶栓后患者，无论临床判断是否再通，

表 5-4 不同溶栓药物特征的比较

项目	阿替普酶	瑞替普酶	替奈普酶	尿激酶	尿激酶原
剂量	90 min 内不超过 100 mg（根据体质量）	1000 万 U×2 次 每次＞2 min	30 ～ 50 mg（根据体质量）	150 万 U（30 min）	50 mg（30 min）
负荷剂量	需	弹丸式静脉推注	弹丸式静脉推注	无需	无需
抗原性	无	无	无	无	无
过敏反应	无	无	无	无	无
纤维蛋白原消耗	轻度	中度	极小	明显	极少
90 min 血管开通率	73% ～ 84%	84%	85%	53%	78.5%
TIMI 3 级血流恢复率	54%	60%	63%	28%	60.8%

均应早期（3 ～ 24 h 内）进行旨在介入治疗的冠状动脉造影；溶栓后 PCI 的最佳时机仍有待进一步研究[34]。无冠状动脉造影和（或）PCI 条件的医院，在溶栓治疗后应将患者转运到有 PCI 条件的医院。

（9）出血并发症及其处理

溶栓治疗的主要风险是出血，尤其是颅内出血（0.9% ～ 1.0%）[35-36]。一旦发生颅内出血，应立即停止溶栓和抗栓治疗；进行急诊 CT 或磁共振成像检查；测定血细胞比容、血红蛋白、凝血酶原、活化部分凝血活酶时间（APTT）、血小板计数和纤维蛋白原、D- 二聚体，并检测血型及交叉配血。治疗措施包括降低颅内压；4 h 内使用过普通肝素的患者，推荐用鱼精蛋白中和（1 mg 鱼精蛋白中和 100 U 普通肝素）；出血时间异常可酌情输入 6 ～ 8 U 血小板。

2. 介入治疗

开展急诊直接 PCI 的医院应全天候应诊，并争取 STEMI 患者首诊至直接 PCI 时间≤ 90 min[37-38]。关于 PCI 时间延迟到什么程度能抵消 PCI 优于溶栓治疗的获益，2017 年欧洲指南建议取决于从诊断 STEMI 开始到接受 PCI 再灌注治疗［导丝通过梗死相关动脉（IRA）］的绝对时间（120 min），而非 PCI 较溶栓的延迟[4]。

（1）直接 PCI[39]

Ⅰ类推荐

1）发病 12 h 内（包括正后壁心肌梗死）或伴有新出现左束支传导阻滞的患者；

2）伴心源性休克或心力衰竭时，即使发病超过 12 h 者；

3）常规支架植入；

4）一般患者优先选择经桡动脉入路，重症患者可考虑经股动脉入路。

Ⅱ a 类推荐

1）发病 12 ～ 24 h 内具有临床和（或）心电图进行性缺血证据；

2）除心源性休克或梗死相关动脉 PCI 后仍有持续性缺血外，应仅对梗死相关动脉病变行直接 PCI；

3）冠状动脉内血栓负荷大时建议应用导管血栓抽吸；

4）直接 PCI 时首选药物洗脱支架（DES）。

Ⅲ类推荐

1）无血流动力学障碍患者，不应对非梗死相关血管进行急诊 PCI；

2）发病超过 24 h、无心肌缺血、血流动力学和心电稳定的患者不宜行直接 PCI；

3）不推荐常规使用主动脉内球囊反搏泵（IABP）；

4）不主张常规使用血管远端保护装置。

（2）溶栓后 PCI

溶栓后尽早将患者转运到有 PCI 条件的医院，溶栓成功者于 3 ～ 24 h 进行冠状动脉造影和血运重建治疗；溶栓失败者尽早实施挽救性 PCI[40-41]。溶栓治疗后无心肌缺血症状或血流动力学稳定者不推荐紧急 PCI。

（3）转运 PCI

若 STEMI 患者首诊于无直接 PCI 条件的医院，当预计 FMC 至 PCI 的时间延迟＜120 min 时，应尽可能将患者转运至有直接 PCI 条件的医院；如预计 FMC 至 PCI 的时间延迟＞120 min，则应于 30 min（欧洲指南推荐 10 min）内溶栓治疗[4，42]。根据我国国情，也可请有资质的医生到有 PCI 设备的医院行直接 PCI（时间＜120 min）。

（4）未接受早期再灌注治疗 STEMI 患者的 PCI（症状发病＞24 h）

病变适宜 PCI 且有再发心肌梗死、自发或诱发心肌缺血或心源性休克或血流动力学不稳定的患者建议行 PCI 治疗。

左心室射血分数（LVEF）＜40%、有心力衰竭、严重室性心律失常者应常规行 PCI；STEMI 急性发作时有临床心力衰竭的证据，但发作后左心室功能尚可（LVEF＞40%）的患者也应考虑行 PCI。

对无自发或诱发心肌缺血证据，但梗死相关动脉有严重狭窄者可于发病 24 h 后行 PCI。

对梗死相关动脉完全闭塞、无症状的 1～2 支血管病变、无心肌缺血表现、血流动力学和心电稳定患者，不推荐发病 24 h 后常规行 PCI。

3. 冠状动脉旁路移植术（CABG）

当 STEMI 患者出现持续或反复缺血、心源性休克、严重心力衰竭，而冠状动脉解剖特点不适合行 PCI 或出现心肌梗死机械并发症需外科手术修复时可选择急诊 CABG[43]。

六、抗栓治疗

STEMI 的主要原因是冠状动脉内斑块破裂诱发血栓性阻塞。因此，抗栓治疗（包括抗血小板和抗凝）十分必要[1，44]。STEMI 患者行急诊 PCI 或溶栓联合 PCI 治疗后推荐 DAPT（双重抗血小板治疗）[45-47]。对于只进行了溶栓治疗未行 PCI 以及那些未得到再灌注的患者推荐 DAPT 至少 1 个月，并且可考虑延长 12 个月治疗时间[48]。

（一）抗血小板治疗

1. 阿司匹林

所有无禁忌证的 STEMI 患者均应立即口服阿司匹林或嚼服肠溶阿司匹林 300 mg，继以 75～100 mg/d 长期维持。

2. P2Y12 受体拮抗剂

目前国内常用的口服 P2Y12 受体拮抗剂包括氯吡格雷和替格瑞洛[49]。与氯吡格雷相比，替格瑞洛和普拉格雷具有更强和快速抑制血小板的作用，且前者不受基因多态性的影响[50-52]。

STEMI 直接 PCI（特别是植入 DES）患者，应给予负荷量替格瑞洛 180 mg，以后每次 90 mg，每日 2 次，至少 12 个月；或氯吡格雷 600 mg 负荷量，以后每次 75 mg，每日 1 次，至少 12 个月。肾功能不全（肾小球滤过率＜60 ml/min）患者无需调整 P2Y12 受体拮抗剂用量。STEMI 静脉溶栓患者，如年龄≤75 岁，应给予氯吡格雷 300 mg 负荷量，以后 75 mg/d，维持 12 个月。如年龄＞75 岁，则用氯吡格雷 75 mg，以后 75 mg/d，维持 12 个月。挽救性 PCI 或延迟 PCI 时，P2Y12 受体拮抗剂的应用与直接 PCI 相同。未接受再灌注治疗的 STEMI 患者可给予任何一种 P2Y12 受体拮抗剂，例如氯吡格雷 75 mg、1 次 / 日，或替格瑞洛 90 mg、2 次 / 日，至少 12 个月。正在服用 P2Y12 受体拮抗剂而拟行 CABG 的患者应在术前停用 P2Y12 受体拮抗剂，择期 CABG 需停用氯吡格雷或替格瑞洛至少 5 天，急诊时至少停用 24 h。

STEMI 合并心房颤动需持续抗凝治疗的直接 PCI 患者，建议应用氯吡格雷 600 mg 负荷量，以后每天 75 mg[53]。

3. 血小板糖蛋白（glycoprotein，GP）Ⅱb/Ⅲa 受体拮抗剂

GP Ⅱb/Ⅲa 受体拮抗剂用于接受 PCI 的高危患者[54]。

（二）抗凝治疗

1. 直接 PCI 患者

可以静脉推注普通肝素，和（或）静脉推注比伐卢定或 GP Ⅱb/Ⅲa 受体拮抗剂[55]。磺达肝

癸钠有增加导管内血栓形成的风险，不宜单独用作 PCI 时的抗凝选择[56]。

2. 静脉溶栓患者

应至少接受 48 h 抗凝治疗（最多 8 天或至血运重建）。

（1）静脉推注普通肝素 4000 U，继以 1000 U/h 滴注，维持 APTT 1.5 ～ 2.0 倍（约 50 ～ 70 s）；使用肝素期间应监测血小板计数，及时发现肝素诱导的血小板减少症。

（2）根据年龄、体质量、肌酐清除率（CrCl）给予依诺肝素。年龄＜ 75 岁的患者，静脉推注 30 mg，继以每 12 h 皮下注射 1 mg/kg（前 2 次最大剂量 100 mg）；年龄≥ 75 岁的患者仅需每 12 h 皮下注射 0.75 mg/kg（前 2 次最大剂量 75 mg）。如 CrCl ＜ 30 ml/min，则不论年龄，每 24 h 皮下注射 1 mg/kg。

（3）静脉推注磺达肝癸钠 2.5 mg，之后每天皮下注射 2.5 mg。如果 CrCl ＜ 30 ml/min，则不用磺达肝癸钠。

3. 发病 12 h 内未行再灌注治疗或发病＞ 12 h 的患者

须尽快给予抗凝治疗，磺达肝癸钠有利于降低死亡和再梗死发生率，而不增加出血并发症[57]。

4. 预防血栓栓塞

CHA2DS2-VASc 评分≥ 2 的心房颤动患者、心脏机械瓣膜置换术后或静脉血栓栓塞患者应给予华法林治疗，但须注意出血。

合并无症状左心室附壁血栓患者应用华法林抗凝治疗是合理的[58-59]。

植入 DES 后接受双联抗血小板治疗的患者如加用华法林时应控制 INR 在 2.0 ～ 2.5。

出血风险大的患者可应用华法林加氯吡格雷治疗[60]。

七、长期药物治疗策略

（一）β 受体阻滞剂

有利于缩小心肌梗死面积，减少复发性心肌缺血、再梗死、心室颤动及其他恶性心律失常，对降低急性期病死率有肯定的疗效[61-62]。无禁忌证的 STEMI 患者应在发病后 24 h 内常规口服 β 受体阻滞剂[63]。建议口服美托洛尔，从低剂量开始，逐渐加量[64]。若患者耐受良好，2 ～ 3 天后换用相应剂量的长效控释制剂。

STEMI 合并持续性心房颤动、心房扑动并出现心绞痛，但血流动力学稳定时，可使用 β 受体阻滞剂；STEMI 合并顽固性多形性室性心动过速（室速），同时伴交感兴奋电风暴表现者可选择静脉 β 受体阻滞剂治疗。

以下情况时需暂缓或减量使用 β 受体阻滞剂：

（1）心力衰竭或低心排血量；

（2）心源性休克高危患者（年龄＞ 70 岁、收缩压＜ 120 mmHg、窦性心率＞ 110 次 / 分）；

（3）其他相对禁忌证：PR 间期＞ 0.24 s、二度或三度 AVB、活动性哮喘或反应性气道疾病。发病早期有 β 受体阻滞剂使用禁忌证的 STEMI 患者，应在 24 h 后重新评价并尽早使用。

（二）ACEI 和 ARB

ACEI 主要通过影响心肌重构、减轻心室过度扩张而减少慢性心力衰竭的发生，降低死亡率[65-66]。所有无禁忌证的 STEMI 患者均应给予 ACEI 长期治疗。早期使用 ACEI 能降低死亡率，高危患者临床获益明显，前壁心肌梗死伴有左心室功能不全的患者获益最大[67-68]。在无禁忌证的情况下，即可早期开始使用 ACEI，但剂量和时限应视病情而定。应从低剂量开始，逐渐加量。不能耐受 ACEI 者用 ARB 替代。不推荐常规联合应用 ACEI 和 ARB；可耐受 ACEI 的患者，不推荐常规用 ARB 替代 ACEI。ACEI 的禁忌证包括：STEMI 急性期收缩压＜ 90 mmHg、严重肾衰竭（血肌酐＞ 265 μmol/L）、双侧肾动脉狭窄、移植肾或孤立肾伴肾功能不全、对 ACEI 过敏或导致严重咳嗽者、妊娠及哺乳期妇女等。

（三）醛固酮受体拮抗剂

通常在 ACEI 治疗的基础上使用[69-70]。对 STEMI 后 LVEF ≤ 40%、有心功能不全或糖尿病，无明显肾功能不全［血肌酐男性≤ 221 μmol/L（2.5 mg/dl）、女性≤ 177 μmol/L（2.0 mg/dl）、血钾≤ 5.0 mmol/L］的患者，应给予醛固酮受体拮抗剂。

（四）他汀类药物

所有无禁忌证的 STEMI 患者入院后应尽早开始他汀类药物治疗，且长期使用，无需考虑胆固醇水平[71-72]。推荐 LDL-C 降至 1.4 mmol/L 以下，并且建议至少使其下降 50%。

（五）硝酸酯类

静脉滴注硝酸酯类药物用于缓解缺血性胸痛、控制高血压或减轻肺水肿[73]。如患者收缩压＜ 90 mmHg 或较基础血压降低＞ 30%、严重心动过缓（＜ 50 次 / 分）或心动过速（＞ 100 次 / 分）、拟诊右心室梗死的 STEMI 患者不应使用硝酸酯类药物。在静脉滴注硝酸甘油过程中应密切监测血压（尤其大剂量应用时）。使用硝酸酯类药物时可能出现头痛、反射性心动过速和低血压等不良反应。如硝酸酯类药物造成血压下降而限制 β 受体阻滞剂的应用时，则不应使用硝酸酯类药物。此外，硝酸酯类药物会引起青光眼患者眼压升高；24 h 内曾应用磷酸二酯酶抑制剂（治疗勃起功能障碍）的患者易发生低血压，应避免使用。

（六）钙通道阻滞剂

不推荐 STEMI 患者使用短效二氢吡啶类钙通道阻滞剂；对无左心室收缩功能不全或 AVB 的患者，为缓解心肌缺血、控制心房颤动或心房扑动的快速心室率，若 β 受体阻滞剂无效或禁忌使用（如支气管哮喘），则可应用非二氢吡啶类钙通道阻滞剂。STEMI 后合并难以控制的心绞痛时，在使用 β 受体阻滞剂的基础上可应用地尔硫䓬。STEMI 合并难以控制的高血压患者，可在血管紧张素转化酶抑制剂（ACEI）或血管紧张素受体阻滞剂（ARB）和 β 受体阻滞剂的基础上应用长效二氢吡啶类钙通道阻滞剂。

八、并发症及处理

（一）心力衰竭

急性 STEMI 并发心力衰竭患者临床上常表现为呼吸困难（严重时可端坐呼吸，咳粉红色泡沫痰）、窦性心动过速、肺底部或全肺野啰音及末梢灌注不良。应给予吸氧、连续监测血氧饱和度及定时进行血气测定、心电监护。胸部 X 线检查可估计肺淤血情况。超声心动图除有助于诊断外，还可了解心肌损害的范围和可能存在的机械并发症（如二尖瓣反流或室间隔穿孔）。

轻度心力衰竭（Killip Ⅱ级）时，利尿剂治疗常有迅速反应。如呋塞米 20 ～ 40 mg 缓慢静脉注射，必要时 1 ～ 4 h 重复 1 次。合并肾衰竭或长期应用利尿剂者可能需加大剂量。无低血压患者可静脉应用硝酸酯类药物。无低血压、低血容量或明显肾衰竭的患者应在 24 h 内开始应用 ACEI，不能耐受时可改用 ARB。

严重心力衰竭（Killip Ⅲ级）或急性肺水肿患者应尽早使用机械辅助通气。适量应用利尿剂。无低血压者应给予静脉滴注硝酸酯类。急性肺水肿合并高血压者适宜应用硝普钠静脉滴注，常从小剂量（10 μg/min）开始，并根据血压逐渐增加至合适剂量。当血压明显降低时，可静脉滴注多巴胺［5 ～ 15 μg/（kg · min）］（推荐类别Ⅱ b，证据等级 C）和（或）多巴酚丁胺（推荐类别Ⅱ a，证据等级 B）。如存在肾灌注不良时，可使用小剂量多巴胺［＜ 3 μg/（kg · min）］。STEMI 合并严重心力衰竭或急性肺水肿患者应考虑早期血运重建治疗。

STEMI 发病 24 h 内不主张使用洋地黄制剂，以免增加室性心律失常危险。合并快速心房颤动时可选用胺碘酮治疗，如果存在持续性急性心力衰竭又没有低血压，必要时可静脉注射洋地黄控制心室率。

（二）心源性休克

通常由于大面积心肌坏死或合并严重机械性并发症（例如室间隔穿孔、游离壁破裂、乳头肌断裂）所致。心源性休克临床表现为低灌注状态，包括四肢湿冷、尿量减少和（或）精神状态改变；严重持续低血压（收缩压＜ 90 mmHg 或平均动脉压较基础值下降≥ 30 mmHg）伴左心室充盈压增高（肺毛细血管楔压＞ 18 ～ 20 mmHg，右心室舒张末压＞10 mmHg），心脏指数明显降低［无循环支持时＜1.8 L/（min·m^2），有辅助循环支持时＜2.0～2.2 L/（min·m^2）］。须排除其他原因引起的低血压。心源性休克可为STEMI的首发表现，也可发生在急性期的任何时段。心源性休克的近期预后与患者血流动力学异常的程度直接相关[74]。需注意除外其他原因导致的低血压，如低血容量、药物导致的低血压、心律失常、心脏压塞、机械并发症或右心室梗死。

除STEMI一般处理措施外，静脉滴注正性肌力药物有助于稳定患者的血流动力学。多巴胺＜3 μg/（kg·min）可增加肾血流量。严重低血压时静脉滴注多巴胺的剂量为5～15 μg/（kg·min），必要时可同时静脉滴注多巴酚丁胺［3～10 μg/（kg·min）］。大剂量多巴胺无效时也可静脉滴注去甲肾上腺素2～8 μg/min。

急诊血运重建治疗（包括直接PCI或急诊CABG）可改善STEMI合并心源性休克患者的远期预后，直接PCI时可行多支血管介入干预。STEMI合并机械性并发症时，CABG和相应心脏手术可降低死亡率。不适宜血运重建治疗的患者可给予静脉溶栓治疗，但静脉溶栓治疗的血管开通率低，住院期病死率高。目前急性心肌梗死合并心源性休克不常规应用主动脉球囊反搏（IABP），IABP用于已采取其他干预措施但休克状况仍不能稳定的情况下是合理的或作为高级治疗手段或恢复期的桥梁过渡治疗[75-76]。经皮左心室辅助装置（LVAD）可部分或完全替代心脏的泵血功能，有效减轻左心室负担，保证全身组织、器官的血液供应，但其治疗的有效性、安全性以及是否可以普遍推广等相关研究证据仍较少[77-78]。

（三）机械性并发症

1. 左心室游离壁破裂

左心室游离壁破裂占心肌梗死住院死亡率的15%，患者表现为循环“崩溃”伴电机械分离，且常在数分钟内死亡。

心室壁不完全破裂发生在机化血栓和血肿与心外膜一起封堵左心室破裂口，防止了心包积血的情况下，经过一段时间机化血栓和心外膜形成假性室壁瘤，多见于亚急性左心室游离壁破裂，患者常发生突然血流动力学状态恶化伴一过性或持续性低血压，同时存在典型的心脏压塞体征，超声心动图检查发现心包积液（出血），宜立即手术治疗。

2. 室间隔穿孔

表现为临床情况突然恶化，并出现胸前区粗糙的收缩期杂音。彩色多普勒超声心动图检查可定位室间隔缺损和评估左向右分流的严重程度。如无心源性休克，血管扩张剂（例如静脉滴注硝酸甘油）联合IABP辅助循环有助于改善症状。外科手术为对STEMI合并室间隔穿孔伴心源性休克患者提供生存的机会。对某些选择性患者也可行经皮导管室间隔缺损封堵术。

3. 乳头肌功能不全或断裂

常导致急性二尖瓣反流，表现为突然血流动力学状态恶化，二尖瓣区新出现收缩期杂音或原有杂音加重（左心房压急剧增高也可使杂音较轻）；胸部X线检查示肺淤血或肺水肿；彩色多普勒超声心动图可诊断和定量二尖瓣反流。肺动脉导管检查表现为肺毛细血管楔压曲线呈巨大V波。宜在血管扩张剂（例如静脉滴注硝酸甘油）联合IABP辅助循环下尽早外科手术治疗。

（四）心律失常

1. 室性心律失常

STEMI急性期持续性和（或）伴血流动力学不稳定的室性心律失常需要及时处理。心室颤动（室颤）或持续多形性室性心动过速（室速）应立即行非同步直流电除颤。单形性室速伴血流动力学不稳定或药物疗效不满意时，也应尽早采用同步直流电复律。室颤增加STEMI患者院内病死率，但与远期病死率无关[79]。有效的再灌注治疗、早期应用β受体阻滞剂、纠正电解质紊乱，可降低STEMI患者48 h内室颤发生率。除非是尖端扭转型室速，镁剂治疗并不能终止室速，也不降低死亡率，因此不建议在STEMI患者中常规补充镁剂。对于室速经电复律后仍反复发作的患者建议静脉应用胺碘酮联合β受体阻滞剂治疗。室性心律失常处理成功后不需长期应用抗心律失常药物，但长期口服 β 受体阻滞剂将提高 STEMI 患者远期生存率。对无症状的室性早搏、非持续性室速（持续时间＜ 30 s）和加速性室性自主心律患者不需要预防性使用抗心律失常药物。

2. 心房颤动（房颤）

STEMI 时房颤发生率为 10% ～ 20%，可诱发或加重心力衰竭，应尽快控制心室率或恢复窦性心律。但禁用Ⅰ C 类抗心律失常药物转复房颤。房颤的转复和心室率控制过程中应充分重视抗凝治疗。

3. 房室传导阻滞（AVB）

STEMI 患者 AVB 发生率约为 7%，持续束支传导阻滞发生率为 5.3%。下壁心肌梗死引起的 AVB 通常为一过性，其逸搏位点较高，呈现窄 QRS 波逸搏心律，心室频率往往＞ 40 次 / 分。前壁心肌梗死引起 AVB 通常与广泛心肌坏死有关，其逸搏位点较低，心电图上呈现较宽的 QRS 波群，逸搏频率低且不稳定。STEMI 急性期发生影响血流动力学的 AVB 时应立即行临时起搏术。STEMI 急性期后，永久性起搏器植入指征为：①发生希-浦系统交替束支传导阻滞的持续二度 AVB，或希-浦系统内或之下发生的三度 AVB；②一过性房室结下二度或三度 AVB 患者，合并相关的束支传导阻滞，如果阻滞部位不明确，应行电生理检查；③持续性、症状性二度或三度 AVB 患者；④没有症状的房室结水平的持续二度或三度 AVB 患者。下列情况不推荐起搏器治疗：①无室内传导异常的一过性 AVB；②仅左前分支阻滞的一过性 AVB；③无 AVB 的新发束支传导阻滞或分支阻滞；④合并束支传导阻滞或分支阻滞的无症状持续一度 AVB。

（五）其他

1. 栓塞

左心室附壁血栓脱落引起脑、肾、脾或四肢等动脉栓塞。也可因下肢静脉血栓形成部分脱落所致，产生肺动脉栓塞，大块肺栓塞可导致猝死。需抗凝治疗。合并无症状左心室附壁血栓患者应用华法林抗凝治疗是合理的。

2. 室壁瘤

主要见于左心室。体格检查可见左侧心界扩大，心脏搏动范围较广，可有收缩期杂音。室壁瘤可导致心功能不全、栓塞和室性心律失常。

3. 心肌梗死后综合征

于心肌梗死后数周至数月内出现，可反复发生。表现为心包炎、胸膜炎或肺炎，有发热、胸痛等症状，发病机制可能为自身免疫反应所致。

九、特殊类型心肌梗死

（一）右心室心肌梗死

右心室梗死大多与下壁心肌梗死同时发生，也可单独出现[80]。右胸前导联（尤为 V_{4R} 导联）ST 段抬高≥ 0.1 mV 高度提示右心室梗死，所有下壁 STEMI 的患者均应记录右胸前导联心电图。超声心动图检查可能有助于诊断。右心室梗死易出现低血压，但很少伴发心源性休克。右心室心肌梗死的治疗措施与左心室梗死略有不同。右心室心肌梗死引起右心衰竭伴低血压，而无左心衰竭的表现时，宜扩张血容量[81]。治疗原则是维持有效的右心室前负荷，避免使用利尿剂和血管扩张剂。在血流动力学监测下静脉滴注输液，直到低血压得到纠正或肺毛细血管楔压（PCWP）达 15 mmHg。如输液 1 ～ 2 L 低血压仍未能纠正者应静脉滴注血管活性药（如多巴酚丁胺或多巴胺），以多巴酚丁胺为优。伴有房室传导阻滞者可予以临时起搏。合并房颤时应尽早治疗，维持窦性心律十分重要。右心室梗死患者应尽早施行再灌注治疗。

（二）心肌梗死伴非阻塞性冠状动脉

近来研究显示，14% 的 STEMI 患者行冠状动脉造影未见明显阻塞，称之为冠状动脉非阻塞性心肌梗死（myocardial infarction with non-obstructive coronary arteries，MINOCA），原因包括斑块破裂或斑块侵蚀，冠状动脉痉挛，冠状动脉血栓栓塞，自发性冠状动脉夹层[82-83]，Takotsubo 心肌病[84]（应激性心肌病）以及其他类型的 2 型急性心肌梗死[85]（包括贫血、心动过速、呼吸衰竭、低血压、休克、伴或不伴左心室肥厚的重度高血压、严重主动脉瓣疾病、心力衰竭、心肌病以及药物毒素损伤等），这部分患者治疗策略与阻塞性冠状动脉疾病不同，应早期发现并根据不同病因给予个体化治疗，其总体预后仍不良，1年内死亡率约为3.5%。

十、急性心肌梗死的生活方式干预以及危险因素控制

重要的生活方式干预包括戒烟、合理控制血压、合理饮食、体重控制在合适水平以及积极参加体育锻炼[86]。达到最佳治疗目标的主要障碍是依从性较低，同时这也与预后不良相关。进行猝死的风险评估：对于已接受最佳药物，NYHA Ⅱ～Ⅲ级，LVEF ≤ 35%，距离心肌梗死发生时间＞40天或者PCI术后3个月的患者，若预期寿命超过1年，建议植入埋藏式心脏复律除颤器（ICD）一级预防以降低猝死风险[87-88]。

第三节 非ST段抬高型心肌梗死

非ST段抬高型心肌梗死（non-ST-elevation myocardial infarction，NSTEMI）由于冠状动脉严重狭窄和（或）易损斑块破裂或糜烂所致的急性白色血栓形成，引起冠状动脉血流减低和心肌缺血（1型心肌梗死），少数由非动脉粥样硬化性疾病（2型心肌梗死）及4b型心肌梗死所致[44, 89]。根据典型的胸痛症状、典型的缺血性心电图改变（新发或一过性ST段压低＞0.1 mV，或T波倒置＞0.2 mV）以及心肌损伤标志物［心肌肌钙蛋白水平升高和（或）下降，并且至少一次超过99%参考上限值］测定，诊断NSTEMI。虽然STEMI相关的不良事件发生率逐渐下降，而NSTEMI相关的不良事件发生率却在逐渐升高。

一、临床特点

（1）典型心绞痛：长时间（＞20 min）静息性心绞痛；新发心绞痛；恶化性心绞痛；心肌梗死后1个月内发作心绞痛。

（2）不典型胸痛表现：包括上腹痛、类似消化不良症状和孤立性呼吸困难，常见于老年人、女性、糖尿病和慢性肾脏病或痴呆症患者。临床缺乏典型胸痛，特别是当心电图正常或临界改变时，常易被忽略和延误治疗，应注意连续观察。

（3）少数患者表现为血流动力学异常或心搏骤停。

（4）80%NSTEMI既往有心血管病史并且大多数有冠心病危险因子。

二、体格检查

往往没有特殊表现，高危患者心肌缺血引起心功能不全时，可有新出现的肺部啰音或啰音增加、第三心音。体格检查时应注意与非心源性胸痛（例如主动脉夹层、急性肺栓塞、气胸、肺炎、胸膜炎、心包炎和心脏瓣膜疾病等）相鉴别。

三、心电图

特征性的心电图异常包括ST段下移、一过性ST段抬高和T波改变[90]。首次医疗接触后10 min内应进行12导联心电图检查，如果患者症状复发或诊断不明确，应复查12导联心电图。如果怀疑患者有进行性缺血而且常规12导联心电图结论不确定，建议加做18导联心电图。

四、生物标志物

cTn是NSTEMI最敏感和最特异的生物标志物[89]，表现为cTn增高或增高后降低，并至少有1次数值超过正常值上限。cTn升高也见于以胸痛为表现的主动脉夹层和急性肺栓塞、非冠状动脉性心肌损伤（例如慢性和急性肾功能不全、严重心动过速和过缓、严重心力衰竭、心肌炎、卒中、骨

骼肌损伤及甲状腺功能减退等），应注意鉴别[91]。与 cTn 比较，CK-MB 在心肌梗死后迅速下降，因此对判断心肌损伤的时间和诊断早期再梗死，可提供补充价值。与标准 cTn 检测相比，高敏肌钙蛋白（hs-cTn）检测对于急性心肌梗死有较高的预测价值，可更早地检测急性心肌梗死[92]。

五、危险分层

1. 临床表现

高龄、糖尿病和肾功能不全，静息胸痛、胸痛症状频繁发作，就诊时心动过速、低血压、心力衰竭和新出现的二尖瓣反流，提示预后不良，需尽快诊断和处理。

2. 心电图

ST 段下移的导联数和幅度与心肌缺血范围相关，缺血范围越大其风险越高。ST 段压低伴短暂抬高，则风险更高。

3. 生物标志物

高敏肌钙蛋白（hs-cTn）水平越高，则死亡风险越大[92-93]。可在第 3 天或第 4 天再检测 1 次 cTn，评估梗死面积和心肌坏死的动态变化。B 型利钠肽升高的 STEMI 患者预后更差[94]。

4. GRACE 风险评分

对入院和出院提供了最准确的风险评估。参数包括年龄、收缩压、脉率、血清肌酐、就诊时的 Killip 分级、入院时心搏骤停、心脏生物标志物升高和 ST 段变化，见 STEMI 部分。

5. TIMI 风险评分

包括 7 项指标，即年龄 ≥ 65 岁、≥ 3 个冠心病危险因素（高血压、糖尿病、冠心病家族史、高脂血症、吸烟）、已知冠心病（冠状动脉狭窄 ≥ 50%）、过去 7 天内服用阿司匹林、严重心绞痛（24 h 内发作 ≥ 2 次）、ST 段偏移 ≥ 0.5 mm 和心肌损伤标志物增高，每项 1 分。TIMI 风险评分使用简单，但其识别精度不如 GRACE 风险评分。

六、治疗原则

（1）对 NSTEMI（无 ST 段抬高、明确后壁心肌梗死或新发左束支传导阻滞）患者不建议静脉溶栓治疗。

（2）除了不能溶栓以外，NSTEMI 患者的一般治疗、对症治疗、抗凝、抗血小板及其他药物治疗（包括 β 受体阻滞剂、ACEI 或 ARB、他汀类药物及螺内酯）原则可参考 STEMI。

（3）侵入治疗原则

1）建议对具有至少 1 条极高危标准（表 5-5）的患者选择紧急侵入治疗策略（＜ 2 h）。

2）建议对具有至少 1 条高危标准患者选择早期侵入治疗策略（＜ 24 h）。

3）建议对具有至少 1 条中危标准（或无创检查提示症状或缺血反复发作）的患者选择侵入治疗策略（＜ 72 h）。

4）对首诊于非 PCI 中心的极高危患者，建议立即转运至 PCI 中心行紧急 PCI；高危者，建议发病 24 h 内转运至 PCI 中心行早期 PCI；中危者，建议转运至 PCI 中心，发病 72 h 内行延迟 PCI；低危者，可考虑转运行 PCI 或药物保守治疗。

表 5-5　NSTEMI 侵入治疗危险分层及风险标准

危险分层	症状及临床表现
极高危	血流动力学不稳定或心源性休克；药物治疗无效的反复发作或持续性胸痛；致命性心律失常或心搏骤停；心肌梗死合并机械并发症；急性心力衰竭；反复的 ST-T 动态改变，尤其是伴随间歇性 ST 段抬高
高危	心肌梗死相关的肌钙蛋白上升或下降；ST-T 动态改变（有或无症状）；GRACE 评分＞ 140
中危	糖尿病；肾功能不全［eGFR ＜ 60 ml/（min · 1.73 m^2）］；LVEF ＜ 40% 或慢性心力衰竭；早期心肌梗死后心绞痛；PCI 史；CABG 史；109 ＜ GRACE 评分＜ 140
低危	无任何上述提及的特征

注：eGFR 为估算的肾小球滤过率，LVEF 为左心室射血分数

小结

急性心肌梗死定义为以伴随心肌缺血相关临床证据及急性心肌损伤（cTN 升高超过 2 倍）为特征的临床综合征。需与非心源性胸痛（如主动脉夹层、急性肺栓塞、气胸、肺炎、胸膜炎、心包炎和心脏瓣膜疾病等）及急腹症等鉴别。STEMI 的治疗是机会性极强、时间有决定性意义的抢救性治疗，只有分秒必争地早期治疗才能挽救大片心肌，既挽救患者的生命，又能维持其较高的生活质量。基于我国国情及 STEMI 救治现状，对于大部分不能于 120 min 内行直接 PCI 开通梗死血管的 STEMI 患者，早期溶栓结合转运 PCI 是符合我国基本国情、适合我国多数基层医院作为首选的 STEMI 救治策略。STEMI 后期死亡率下降与再灌注治疗、PCI 治疗、抗栓治疗以及二级预防有关。NSTEMI 患者不建议静脉溶栓治疗。所有无禁忌证 AMI 患者均应坚持使用阿司匹林、替格瑞洛或氯吡格雷（1 年）、β 受体阻滞剂、ACEI 或 ARB 以及他汀类药物。

参考文献

[1] Anderson J L，Morrow D A. Acute myocardial infarction. N Engl J Med，2017，376（21）：2053-2064.

[2] 陈伟伟，高润霖，刘力生，等 .《中国心血管病报告 2017》概要 . 中国循环杂志，2018，33（1）：1-8.

[3] Thygesen K，Alpert J S，Jaffe A S，et al. Fourth universal definition of myocardial infarction（2018）. Glob Heart，2018，13（4）：305-338.

[4] Ibanez B，James S，Agewall S，et al. 2017 ESC Guidelines for the management of acute myocardial infarction in patients presenting with ST-segment elevation：The Task Force for the management of acute myocardial infarction in patients presenting with ST-segment elevation of the European Society of Cardiology（ESC）. Eur Heart J，2018，39（2）：119-177.

[5] 中华医学会心血管病学分会，中华心血管病杂志编辑委员会 . 非 ST 段抬高型急性冠状动脉综合征诊断和治疗指南（2016）. 中华心血管病杂志，2017，45（5）：359-376.

[6] White H D，Thygesen K，Alpert J S，et al. Clinical implications of the third universal definition of myocardial infarction. Heart，2014，100（5）：424-432.

[7] Wimmer N J，Scirica B M，Stone P H. The clinical significance of continuous ECG（ambulatory ECG or Holter）monitoring of the ST-segment to evaluate ischemia：a review. Prog Cardiovasc Dis，2013，56（2）：195-202.

[8] 中华心血管病杂志编辑委员会，中华医学会心血管病学分会 . 高敏心肌肌钙蛋白在急性冠状动脉综合征中的应用中国专家共识 . 中华心血管病杂志，2012，40（10）：809-812.

[9] 中华医学会心血管病学分会，中华心血管病杂志编辑委员会 . 急性 ST 段抬高型心肌梗死诊断和治疗指南 . 中华心血管病杂志，2015，43（5）：380-393.

[10] Forrester J S，Diamond G，Chatterjee K，et al. Medical therapy of acute myocardial infarction by application of hemodynamic subsets（first of two parts）. N Engl J Med，1976，295（24）：1356-1362.

[11] Castro-Dominguez Y，Dharmarajan K，Mcnamara R L. Predicting death after acute myocardial infarction. Trends Cardiovasc Med，2018，28（2）：102-109.

[12] Ceriello A. Acute hyperglycaemia：a ‘new’ risk factor during myocardial infarction. Eur Heart J，2005，26（4）：328-331.

[13] Sara J D，Eleid M F，Gulati R，et al. Sudden cardiac death from the perspective of coronary artery disease. Mayo Clin Proc，2014，89（12）：1685-1698.

[14] Roffi M，Patrono C，Collet J P，et al. 2015 ESC Guidelines for the management of acute coronary syndromes in patients presenting without persistent ST-segment elevation：Task Force for the Management of Acute Coronary Syndromes in Patients Presenting without Persistent ST-Segment Elevation of the European Society of Cardiology（ESC）. Eur Heart J，2016，37（3）：267-315.

[15] Correction to：2016 ACC/AHA/HFSA focused update on new pharmacological therapy for heart failure：an update of the 2013 ACCF/AHA Guideline for the management of heart failure：A Report of the American College of Cardiology Foundation/American Heart Association Task Force on Clinical Practice Guidelines and the Heart Failure Society of America. Circulation，2016，134（13）：e298.

[16] O’Gara P T，Kushner F G，Ascheim D D，et al. 2013 ACCF/AHA Guideline for the management of ST-elevation myocardial infarction：executive summary：a report of the American College of Cardiology Foundation/American Heart Association Task Force on Practice Guidelines：developed in collaboration with the American College of Emergency Physicians

and Society for Cardiovascular Angiography and Interventions. Catheter Cardiovasc Interv, 2013, 82(1): E1-E27.

[17] Windecker S, Kolh P, Alfonso F, et al. 2014 ESC/EACTS Guidelines on myocardial revascularization: The Task Force on Myocardial Revascularization of the European Society of Cardiology (ESC) and the European Association for Cardio-Thoracic Surgery (EACTS) Developed with the special contribution of the European Association of Percutaneous Cardiovascular Interventions (EAPCI). Eur Heart J, 2014, 35 (37): 2541-2619.

[18] 沈卫峰，沈迎，张奇，等. 2015年《急性ST段抬高型心肌梗死诊断和治疗指南》解读. 中国循环杂志，2015，30（Z2）：23-25.

[19] Pinto D S, Frederick P D, Chakrabarti A K, et al. Benefit of transferring ST-segment-elevation myocardial infarction patients for percutaneous coronary intervention compared with administration of onsite fibrinolytic declines as delays increase. Circulation, 2011, 124 (23): 2512-2521.

[20] Boden W E, Eagle K, Granger C B. Reperfusion strategies in acute ST-segment elevation myocardial infarction: a comprehensive review of contemporary management options. J Am Coll Cardiol, 2007, 50(10): 917-929.

[21] Han Y L, Liu J N, Jing Q M, et al. The efficacy and safety of pharmacoinvasive therapy with prourokinase for acute ST-segment elevation myocardial infarction patients with expected long percutaneous coronary intervention-related delay. Cardiovasc Ther, 2013, 31 (5): 285-290.

[22] Manfredini R, Boari B. Impact of time to treatment on mortality after prehospital fibrinolysis or primary angioplasty. Circulation, 2004, 109 (18): e219.

[23] Boden W E, Eagle K, Granger C B. Reperfusion strategies in acute ST-segment elevation myocardial infarction: a comprehensive review of contemporary management options. J Am Coll Cardiol, 2007, 50 (10): 917-929.

[24] Jollis J G, Roettig M L, Aluko A O, et al. Implementation of a statewide system for coronary reperfusion for ST-segment elevation myocardial infarction. JAMA, 2007, 298 (20): 2371-2380.

[25] Cordero A, Rodriguez-Manero M, Garcia-Acuna J M, et al. Additive value of the CRUSADE score to the GRACE score for mortality risk prediction in patients with acute coronary syndromes. Int J Cardiol, 2017, 245: 1-5.

[26] Pu J, Ding S, Ge H, et al. Efficacy and safety of a pharmaco-invasive strategy with half-dose alteplase versus primary angioplasty in ST-segment-elevation myocardial infarction: EARLY-MYO Trial (Early Routine Catheterization After Alteplase Fibrinolysis Versus Primary PCI in Acute ST-Segment-Elevation Myocardial Infarction). Circulation, 2017, 136 (16): 1462-1473.

[27] Gurewich V. Therapeutic Fibrinolysis: How efficacy and safety can be improved. J Am Coll Cardiol, 2016, 68 (19): 2099-2106.

[28] Mccartney P J, Eteiba H, Maznyczka A M, et al. Effect of low-dose intracoronary alteplase during primary percutaneous coronary intervention on microvascular obstruction in patients with acute myocardial infarction: a randomized clinical trial. JAMA, 2019, 321 (1): 56-68.

[29] Guimaraes P O, Krishnamoorthy A, Kaltenbach L A, et al. Accuracy of medical claims for identifying cardiovascular and bleeding events after myocardial infarction: a secondary analysis of the TRANSLATE-ACS study. JAMA Cardiol, 2017, 2 (7): 750-757.

[30] Correction to: Efficacy and safety of a pharmaco-invasive strategy with half-dose alteplase versus primary angioplasty in ST-segment-elevation myocardial infarction: EARLY-MYO Trial (Early Routine Catheterization After Alteplase Fibrinolysis Versus Primary PCI in Acute ST-Segment-Elevation Myocardial Infarction). Circulation, 2018, 137 (7): e29.

[31] Tjandrawidjaja M C, Fu Y, Westerhout C M, et al. Resolution of ST-segment depression: a new prognostic marker in ST-segment elevation myocardial infarction. Eur Heart J, 2010, 31 (5): 573-581.

[32] Allahwala U K, Tang J, Murphy J C, et al. Thrombolysis in myocardial infarction (TIMI) risk score remains relevant in the era of field triage of patients with ST elevation myocardial infarction treated with primary percutaneous coronary intervention. Int J Cardiol, 2013, 166 (1): 255-257.

[33] Wiviott S D, Morrow D A, Frederick P D, et al. Application of the Thrombolysis in Myocardial Infarction risk index in non-ST-segment elevation myocardial infarction: evaluation of patients in the National Registry of Myocardial Infarction. J Am Coll Cardiol, 2006, 47 (8): 1553-1558.

[34] Kaifoszova Z, Kala P, Alexander T, et al. Stent for life initiative: leading example in building

STEMI systems of care in emerging countries. Euro Intervention, 2014, 10 Suppl T: T87-T95.

[35] Mannino M, Asciutto S, Terruso V, et al. Myocardial Infarction Following Intravenous Thrombolysis for Acute Ischemic Stroke: Case Report and Literature Review. J Stroke Cerebrovasc Dis, 2017, 26 (6): e105-e107.

[36] Mallik S, Vaccarino V. Outcomes of thrombolytic therapy for acute myocardial infarction in women. Prog Cardiovasc Dis, 2004, 47 (1): 58-71.

[37] Niccoli G, Scalone G, Lerman A, et al. Coronary microvascular obstruction in acute myocardial infarction. Eur Heart J, 2016, 37 (13): 1024-1033.

[38] Vogel B, Mehta S R, Mehran R. Reperfusion strategies in acute myocardial infarction and multivessel disease. Nat Rev Cardiol, 2017, 14 (11): 665-678.

[39] Levine G N, Bates E R, Bittl J A, et al. 2016 ACC/AHA Guideline Focused Update on duration of dual antiplatelet therapy in patients with coronary artery disease: a report of the American College of Cardiology/American Heart Association Task Force on Clinical Practice Guidelines: An Update of the 2011 ACCF/AHA/SCAI Guideline for Percutaneous Coronary Intervention, 2011 ACCF/AHA Guideline for Coronary Artery Bypass Graft Surgery, 2012 ACC/AHA/ACP/AATS/PCNA/SCAI/STS Guideline for the Diagnosis and Management of Patients With Stable Ischemic Heart Disease, 2013 ACCF/AHA Guideline for the Management of ST-Elevation Myocardial Infarction, 2014 AHA/ACC Guideline for the Management of Patients With Non-ST-Elevation Acute Coronary Syndromes, and 2014 ACC/AHA Guideline on Perioperative Cardiovascular Evaluation and Management of Patients Undergoing Noncardiac Surgery. Circulation, 2016, 134 (10): e123-e155.

[40] Shen L H, Wan F, Shen L, et al. Pharmacoinvasive therapy for ST elevation myocardial infarction in China: a pilot study. J Thromb Thrombolysis, 2012, 33 (1): 101-108.

[41] Borgia F, Goodman S G, Halvorsen S, et al. Early routine percutaneous coronary intervention after fibrinolysis vs. standard therapy in ST-segment elevation myocardial infarction: a meta-analysis. Eur Heart J, 2010, 31 (17): 2156-2169.

[42] Vogel B, Mehta S R, Mehran R. Reperfusion strategies in acute myocardial infarction and multivessel disease. Nat Rev Cardiol, 2017, 14 (11): 665-678.

[43] Pi Y, Roe M T, Holmes D N, et al. Utilization, characteristics, and in-hospital outcomes of coronary artery bypass grafting in patients with st-segment-elevation myocardial infarction: results from the national cardiovascular data registry acute coronary treatment and intervention outcomes network registry-get with The Guidelines. Circ Cardiovasc Qual Outcomes, 2017, 10: e003490.

[44] Levine G N, Bates E R, Bittl J A, et al. 2016 ACC/AHA Guideline Focused Update on Duration of Dual Antiplatelet Therapy in Patients With Coronary Artery Disease: A Report of the American College of Cardiology/American Heart Association Task Force on Clinical Practice Guidelines: An Update of the 2011 ACCF/AHA/SCAI Guideline for Percutaneous Coronary Intervention, 2011 ACCF/AHA Guideline for Coronary Artery Bypass Graft Surgery, 2012 ACC/AHA/ACP/AATS/PCNA/SCAI/STS Guideline for the Diagnosis and Management of Patients With Stable Ischemic Heart Disease, 2013 ACCF/AHA Guideline for the Management of ST-Elevation Myocardial Infarction, 2014 AHA/ACC Guideline for the Management of Patients With Non-ST-Elevation Acute Coronary Syndromes, and 2014 ACC/AHA Guideline on Perioperative Cardiovascular Evaluation and Management of Patients Undergoing Noncardiac Surgery. Circulation, 2016, 134 (10): e123-e155.

[45] Palmerini T, Della R D, Benedetto U, et al. Three, six, or twelve months of dual antiplatelet therapy after DES implantation in patients with or without acute coronary syndromes: an individual patient data pairwise and network meta-analysis of six randomized trials and 11 473 patients. Eur Heart J, 2017, 38 (14): 1034-1043.

[46] Bhatt D L, Hulot J S, Moliterno D J, et al. Antiplatelet and anticoagulation therapy for acute coronary syndromes. Circ Res, 2014, 114 (12): 1929-1943.

[47] Oldgren J, Wallentin L, Alexander J H, et al. New oral anticoagulants in addition to single or dual antiplatelet therapy after an acute coronary syndrome: a systematic review and meta-analysis. Eur Heart J, 2013, 34 (22): 1670-1680.

[48] Bittl J A, Baber U, Bradley S M, et al. Duration of dual antiplatelet therapy: A Systematic Review for the 2016 ACC/AHA Guideline Focused Update on Duration of Dual Antiplatelet Therapy in Patients With Coronary Artery Disease: A Report of the American College of

Cardiology/American Heart Association Task Force on Clinical Practice Guidelines. J Am Coll Cardiol，2016，68（10）：1116-1139.

[49] Sibbing D，Kastrati A，Berger P B. Pre-treatment with P2Y12 inhibitors in ACS patients：who，when，why，and which agent？. Eur Heart J，2016，37（16）：1284-1295.

[50] Dobesh P P，Varnado S，Doyle M. Antiplatelet agents in cardiology：a report on aspirin，clopidogrel，prasugrel，and ticagrelor. Curr Pharm Des，2016，22（13）：1918-1932.

[51] Lemesle G，Schurtz G，Bauters C，et al. High on-treatment platelet reactivity with ticagrelor versus prasugrel：a systematic review and meta-analysis. J Thromb Haemost，2015，13（6）：931-942.

[52] May C H，Lincoff A M. Safety profile and bleeding risk of ticagrelor compared with clopidogrel. Expert Opin Drug Saf，2012，11（6）：959-967.

[53] Michniewicz E，Mlodawska E，Lopatowska P，et al. Patients with atrial fibrillation and coronary artery disease-Double trouble. Adv Med Sci，2018，63（1）：30-35.

[54] Bhatt D L，Topol E J. Current role of platelet glycoprotein IIb/IIIa inhibitors in acute coronary syndromes. JAMA，2000，284（12）：1549-1558.

[55] Zeymer U，Rao S V，Montalescot G. Anticoagulation in coronary intervention. Eur Heart J，2016，37（45）：3376-3385.

[56] Yusuf S，Mehta S R，Chrolavicius S，et al. Effects of fondaparinux on mortality and reinfarction in patients with acute ST-segment elevation myocardial infarction：the OASIS-6 randomized trial. JAMA，2006，295（13）：1519-1530.

[57] Bundhun P K，Shaik M，Yuan J. Choosing between Enoxaparin and Fondaparinux for the management of patients with acute coronary syndrome：A systematic review and meta-analysis. BMC Cardiovasc Disord，2017，17（1）：116.

[58] Su D，Wang K，Qin S，et al. Safety and efficacy of warfarin plus aspirin combination therapy for giant coronary artery aneurysm secondary to Kawasaki disease：a meta-analysis. Cardiology，2014，129（1）：55-64.

[59] White D C，Grines C L，Grines L L，et al. Comparison of the usefulness of enoxaparin versus warfarin for prevention of left ventricular mural thrombus after anterior wall acute myocardial infarction. Am J Cardiol，2015，115（9）：1200-1203.

[60] Asencio L A，Huang J J，Alpert J S. Combining antiplatelet and antithrombotic therapy（triple therapy）：what are the risks and benefits？. Am J Med，2014，127（7）：579-585.

[61] Er F，Erdmann E，Nia A M，et al. Esmolol for tight heart rate control in patients with STEMI：Design and rationale of the beta-blocker in acute myocardial infarction（BEAT-AMI）trial. Int J Cardiol，2015，190：351-352.

[62] Lemaitre R N，Heckbert S R，Sotoodehnia N，et al. Beta1- and beta2-adrenergic receptor gene variation，beta-blocker use and risk of myocardial infarction and stroke. Am J Hypertens，2008，21（3）：290-296.

[63] Hjalmarson A. Effects of beta blockade on sudden cardiac death during acute myocardial infarction and the postinfarction period. Am J Cardiol，1997，80（9B）：35J-39J.

[64] Peters D H，Benfield P. Metoprolol：a pharmacoeconomic and quality-of-life evaluation of its use in hypertension，post-myocardial infarction and dilated cardiomyopathy. Pharmacoeconomics，1994，6（4）：370-400.

[65] Strauss M H，Hall A S. The divergent cardiovascular effects of angiotensin converting enzyme inhibitors and angiotensin receptor blockers on myocardial infarction and death. Prog Cardiovasc Dis，2016，58（5）：473-482.

[66] Salvador G L，Marmentini V M，Cosmo W R，et al. Angiotensin-converting enzyme inhibitors reduce mortality compared to angiotensin receptor blockers：Systematic review and meta-analysis. Eur J Prev Cardiol，2017，24（18）：1914-1924.

[67] Messerli F H，Bangalore S. Angiotensin receptor blockers reduce cardiovascular events，including the risk of myocardial infarction. Circulation，2017，135（22）：2085-2087.

[68] Mcdonald M A，Simpson S H，Ezekowitz J A，et al. Angiotensin receptor blockers and risk of myocardial infarction：systematic review. BMJ，2005，331（7521）：873.

[69] Lopez-De-Sa E，Martinez A，Anguita M，et al. Aldo- sterone receptor antagonist use after myocardial infarction. Data from the REICIAM registry. Rev Esp Cardiol，2011，64（11）：981-987.

[70] Galuppo P，Bauersachs J. Mineralocorticoid receptor activation in myocardial infarction and failure：recent advances. Eur J Clin Invest，2012，42（10）：1112-

1120.
[71] Chou R, Dana T, Blazina I, et al. Statins for prevention of cardiovascular disease in adults: evidence report and systematic review for the US Preventive Services Task Force. JAMA, 2016, 316 (19): 2008-2024.
[72] Papageorgiou N, Zacharia E, Briasoulis A, et al. Statins and myocardial infarction: Type, dose, and administration time: Does it matter? Trends Cardiovasc Med, 2016, 26 (5): 433-441.
[73] Munzel T, Gori T. Nitrate therapy and nitrate tolerance in patients with coronary artery disease. Curr Opin Pharmacol, 2013, 13 (2): 251-259.
[74] van Diepen S, Katz J N, Albert N M, et al. Contemporary management of cardiogenic shock: a scientific statement from the American Heart Association. Circulation, 2017, 136 (16): e232-e268.
[75] Unverzagt S, Buerke M, de Waha A, et al. Intra-aortic balloon pump counterpulsation (IABP) for myocardial infarction complicated by cardiogenic shock. Cochrane Database Syst Rev, 2015 (3): D7398.
[76] Thiele H, Jobs A, Ouweneel D M, et al. Percutaneous short-term active mechanical support devices in cardiogenic shock: a systematic review and collaborative meta-analysis of randomized trials. Eur Heart J, 2017, 38 (47): 3523-3531.
[77] Mandawat A, Rao S V. Percutaneous mechanical circulatory support devices in cardiogenic shock. Circ Cardiovasc Interv, 2017, 10 (5): e004337.
[78] Cheng J M, den Uil C A, Hoeks S E, et al. Percutaneous left ventricular assist devices vs. intra-aortic balloon pump counterpulsation for treatment of cardiogenic shock: a meta-analysis of controlled trials. Eur Heart J, 2009, 30 (17): 2102-2108.
[79] Gheeraert P J, De Buyzere M L, Taeymans Y M, et al. Risk factors for primary ventricular fibrillation during acute myocardial infarction: a systematic review and meta-analysis. Eur Heart J, 2006, 27 (21): 2499-2510.
[80] Pfisterer M. Right ventricular involvement in myocardial infarction and cardiogenic shock. Lancet, 2003, 362 (9381): 392-394.
[81] Harjola V P, Mebazaa A, Celutkiene J, et al. Contemporary management of acute right ventricular failure: a statement from the Heart Failure Association and the Working Group on Pulmonary Circulation and Right Ventricular Function of the European Society of Cardiology. Eur J Heart Fail, 2016, 18 (3): 226-241.
[82] Pasupathy S, Tavella R, Beltrame J F. The what, when, who, why, how and where of myocardial infarction with non-obstructive coronary arteries (MINOCA) . Circ J, 2016, 80 (1): 11-16.
[83] Manolis A S, Manolis A A, Manolis T A, et al. Acute coronary syndromes in patients with angiographically normal or near normal (non-obstructive) coronary arteries. Trends Cardiovasc Med, 2018, 28 (8): 541-551.
[84] Brunetti N D, Santoro F, De Gennaro L, et al. Combined therapy with beta-blockers and ACE-inhibitors/angiotensin receptor blockers and recurrence of Takotsubo (stress) cardiomyopathy: A meta-regression study. Int J Cardiol, 2017, 230: 281-283.
[85] Niccoli G, Scalone G, Crea F. Acute myocardial infarction with no obstructive coronary atherosclerosis: mechanisms and management. Eur Heart J, 2015, 36 (8): 475-481.
[86] Leong D P, Joseph P G, Mckee M, et al. Reducing the global burden of cardiovascular disease, Part 2: prevention and treatment of cardiovascular disease. Circ Res, 2017, 121 (6): 695-710.
[87] Vehmeijer J T, Brouwer T F, Limpens J, et al. Implantable cardioverter-defibrillators in adults with congenital heart disease: a systematic review and meta-analysis. Eur Heart J, 2016, 37 (18): 1439-1448.
[88] 中华医学会心血管病学分会心力衰竭学组，中国医师协会心力衰竭专业委员会，中华心血管病杂志编辑委员会 . 中国心力衰竭诊断和治疗指南 2018. 中华心血管病杂志，2018，46 (10)：760-789.
[89] Anderson J L, Adams C D, Antman E M, et al. 2012 ACCF/AHA focused update incorporated into the ACCF/AHA 2007 guidelines for the management of patients with unstable angina/non-ST-elevation myocardial infarction: a report of the American College of Cardiology Foundation/American Heart Association Task Force on Practice Guidelines. J Am Coll Cardiol, 2013, 61 (23): e179-e347.
[90] Sgarbossa E B, Birnbaum Y, Parrillo J E. Electrocardiographic diagnosis of acute myocardial infarction: Current concepts for the clinician. Am Heart J, 2001, 141 (4): 507-517.
[91] Park K C, Gaze D C, Collinson P O, et al. Cardiac troponins: from myocardial infarction to chronic disease. Cardiovasc Res, 2017, 113 (14): 1708-1718.

[92] Chapman A R, Lee K K, Mcallister D A, et al. Association of high-sensitivity cardiac troponin I concentration with cardiac outcomes in patients with suspected acute coronary syndrome. JAMA, 2017, 318 (19): 1913-1924.

[93] Smulders M W, Kietselaer B L, Schalla S, et al. Acute chest pain in the high-sensitivity cardiac troponin era: A changing role for noninvasive imaging? Am Heart J, 2016, 177: 102-111.

[94] Kasama S, Furuya M, Toyama T, et al. Effect of atrial natriuretic peptide on left ventricular remodelling in patients with acute myocardial infarction. Eur Heart J, 2008, 29 (12): 1485-1494.

6 ST段抬高型急性心肌梗死的诊断、溶栓及转运治疗

（赵 韧 韩雅玲 徐 凯）

第一节 ST 段抬高型心肌梗死的定义、诊断及评估

一、第 4 版心肌梗死（MI）通用定义的 MI 分型[1]

1 型：自发性 MI

2 型：继发于心肌氧（O_2）供需失衡的 MI

3 型：心脏性猝死

4a 型：经皮冠状动脉介入治疗（PCI）相关 MI

4b 型：支架血栓形成引起的 MI

4c 型：PCI 后再狭窄相关 MI

5 型：冠状动脉旁路移植术（CABG）相关 MI

新定义仍然延续了以往 5 型的分类方法，并结合近年来的研究对于诊断细节进行了更新（表 6-1）。对于 1 型 MI，新定义强调了易损斑块（破裂或侵蚀）与动脉粥样硬化血栓形成的因果关系。2 型 MI 纳入范围有所扩展，包括：导致心肌灌注减少的因素，如动脉粥样硬化所致管腔狭窄（不伴斑块破裂）、冠状动脉痉挛、冠状动脉微循环功能障碍（包括内皮功能异常、血管平滑肌功能异常和自主神经调节异常）、冠状动脉栓塞、冠状动脉夹层（伴或不伴壁内血肿）；供氧减少的因素，如严重的缓慢性心律失常、呼吸衰竭、严重贫血、低血压 / 休克；耗氧量增加的因素，如持续快速性心律失常、严重高血压等。对于 4 型和 5 型 MI，新定义同样关注其与心肌损伤的鉴别。围术期 MI 是指术前心肌肌钙蛋白（cTn）正常的患者，术后 cTn 超过正常参考值上限的第 99 百分位数的 5 倍（PCI 患者）或 10 倍（CABG 患者）以上，或术前 cTn 升高的患者，术后升高超过 20%，并且存在心肌缺血的证据。

二、1 型 MI 的发病机制（图 6-1）

（1）斑块破裂与冠状动脉粥样硬化血栓形成之间存在因果关系。

（2）诊断要点：cTn 阳性+至少一条（急性心肌缺血症状，心电图新发缺血改变，病理性 Q 波形成，影像学提示的心肌受损或室壁运动异常，造影、血管内影像学或尸检证实的冠状动脉内血栓形成）。

三、ST 段抬高型心肌梗死的定义

ST 段抬高型心肌梗死（ST-segment elevation myocardial infarction，STEMI）是指在冠状动脉不稳定斑块破裂、侵蚀及内皮损伤基础上继发血栓形成导致心外膜下冠状动脉急性、持续、完全闭塞，心肌血供急剧减少或中断，从而导致心肌细胞缺血、损伤和坏死过程的临床综合征（图 6-2）。

四、STEMI 发病机制[2]

光学相干断层成像（optical coherence tomography，OCT）腔内影像证实有 25% ～ 30% 的

表 6-1　第 4 版 MI 通用定义的心肌梗死（MI）分型

分型		第四次定义	诊断细节
1 型心肌梗死		cTn 升高和（或）降低，至少一次超过正常值上限第 99 百分位数，并至少符合右列中一项	（1）心肌缺血的症状；（2）新发缺血性心电图改变；（3）新出现的病理性 Q 波；（4）影像学提示与缺血一致的新出现存活心肌的缺失或节段性室壁运动异常；（5）冠状动脉造影或尸检证实冠状动脉血栓
2 型心肌梗死		cTn 升高和（或）降低，至少一次超过正常值上限第 99 百分位数，与冠状动脉血栓无关的心肌氧需-氧供失衡，并至少符合右列中一项	（1）心肌缺血的症状；（2）新发缺血性心电图改变；（3）新出现的病理性 Q 波；（4）影像学提示与缺血一致的新出现存活心肌的缺失或节段性室壁运动异常
3 型心肌梗死		心源性死亡的患者，伴有提示心肌缺血的症状和新出现的缺血性心电图改变或心室颤动，但患者在可取得血标本前或血清生物标志物升高前死亡	——
4 型心肌梗死	4a 型	经皮冠状动脉介入治疗相关的心肌梗死（术后≤ 48 h）；cTn 升高＞正常值上限第 99 百分位数的 5 倍；术前 cTn 即升高的患者，术后较基线升高＞ 20%，并至少符合右列中一项	（1）新发缺血性心电图改变；（2）新出现的病理性 Q 波；（3）影像学提示与缺血一致的新出现存活心肌的缺失或节段性室壁运动异常；（4）造影发现与操作相关的血流受限的并发症，如冠状动脉夹层、主要血管或边支闭塞 / 血栓，远端栓塞等
	4b 型	支架内血栓	根据支架内血栓的发生距离经皮冠状动脉介入治疗的时间分为：急性（0～24 h），亚急性（24 h 至 30 d）、晚期（＞ 30 d 至 1 年）、极晚期（＞ 1 年）
	4c 型	支架内再狭窄	——
5 型心肌梗死		冠状动脉旁路移植术患者相关的心肌梗死（术后≤ 48 h）； cTn 升高＞正常值上限第 99 百分位数的 10 倍；术前 cTn 即升高的患者，术后较基线升高＞ 20%，并至少符合右列中一项	（1）新出现的病理性 Q 波；（2）造影提示新的桥血管闭塞或新出现自身冠状动脉闭塞；（3）影像学提示与缺血一致的新出现存活心肌的缺失或节段性室壁运动异常

注：cTn：肌钙蛋白

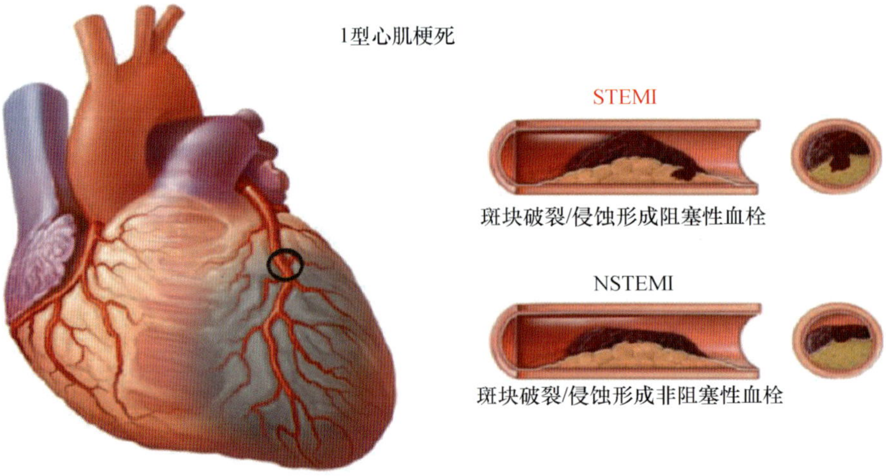

图 6-1　1 型 MI 发病机制示意图

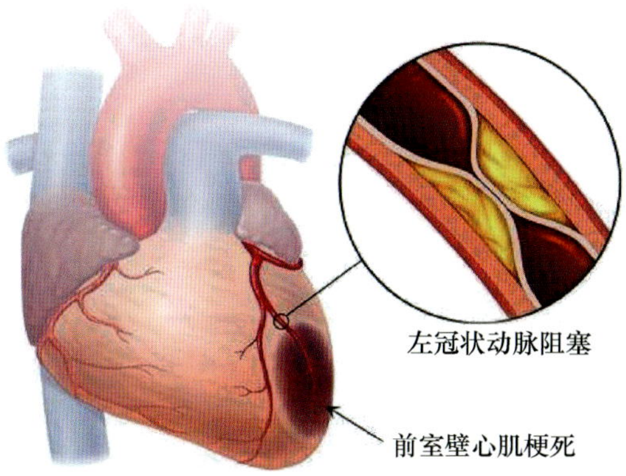

图 6-2 急性心肌梗死与冠状动脉阻塞

STEMI 患者并无严重的斑块固定狭窄，仅在血管内膜糜烂、侵蚀基础上继发血栓形成，此类高凝血栓状态的 STEMI 患者通过强化抗栓治疗甚至无需支架治疗[3]。因此，STEMI 的发生从本质上是梗死相关血管内形成红色血栓，包括 2018 ESC 年会上发布的第四版 MI 定义中的 1 型 MI、部分 2 型 MI 及 4b 型 MI（包括急性支架内血栓、亚急性支架内血栓、晚期支架内血栓、极晚期支架内血栓）。冠状动脉非阻塞性心肌梗死虽无冠状动脉阻塞（心外膜血管直径狭窄≤ 50%），但仍为动脉硬化斑块破裂、冠状动脉痉挛或自发夹层基础上继发红色血栓形成。

从病理生理角度看，STEMI 发生的关键环节是冠状动脉腔内急性红色血栓发生发展的速度以及导致血管阻塞的程度，这些因素都与心肌微循环障碍和梗死面积直接相关，而有效的心肌微循环再灌注时间和水平决定了 STEMI 患者病情的转归和预后。因此，早期的静脉肝素化及溶栓治疗可迅速阻止、抑制冠状动脉内红色血栓的发生发展，溶解早期形成的疏松血栓、甚至开通梗死相关血管，减轻梗死相关血管血栓负荷，开通各级血管的血流，恢复心肌前向微循环的灌注，挽救濒死心肌及改善心肌微灌注，缩小缺血梗死面积，也可以为后续的介入治疗创造条件，减少无复流的发生，同时可以延长心肌梗死之后介入治疗的时间窗。

五、我国 STEMI 的发病及救治质量

中国急性心肌梗死（AMI）死亡率逐年攀升，已成大患[4]，2002—2016 年 AMI 死亡率总体仍呈上升态势，从 2005 年开始，AMI 死亡率呈现快速上升趋势，农村地区 AMI 死亡率不仅于 2007、2009、2011 年超过城市地区，而且从 2012 年开始农村地区 AMI 死亡率明显升高，2013 年和 2016 年大幅超过城市平均水平。2016 年 AMI 死亡率城市为 58.69/10 万，农村为 74.72/10 万（图 6-3）。

根据国家卫生健康委员会冠心病介入治疗注册数据，2017 年大陆地区 PCI 总例数为 753 142 例（包括网络直报数据及部队医院数据），较 2016 年增长 13%。2017 年 PCI 平均置入支架数为 1.47 枚。经桡动脉路径进行介入手术仍占绝对优势（90.89%）。PCI 术后患者死亡率稳定在较低水平（0.23%）。STEMI 患者中直接 PCI 比例为 42.2%，较 2016 年（38.91%）进一步提升。

冠心病领域主要的医疗质量评价及改善研究包括：中国急性冠脉综合征临床路径研究

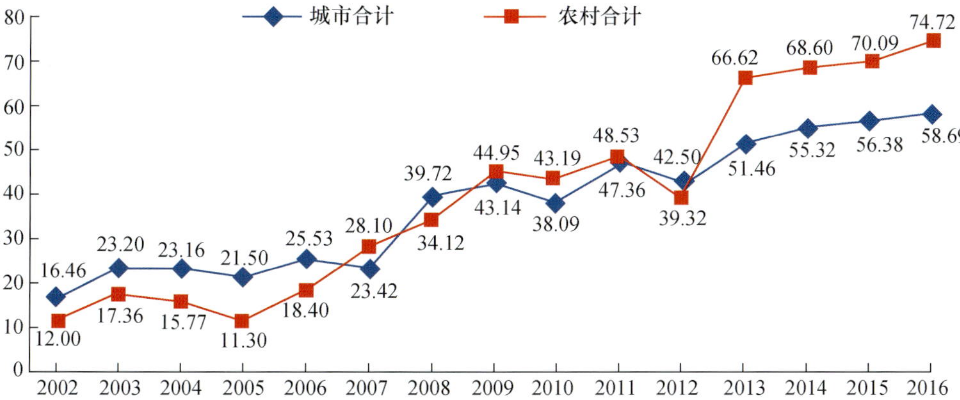

图 6-3 2002—2016 年城乡地区居民急性心肌梗死死亡率变化趋势[4]

（CPACS）、中国心血管疾病医疗质量改善项目（CCC）、心血管病高危人群早期筛查与综合干预项目（China PEACE）、中国急性心肌梗死注册研究（CAMI）和中国冠心病二级预防架桥工程（BRIG）。2017年11月，国家心血管病中心、中国医学科学院阜外医院受国家卫生健康委员会医政医管局委托，承担了国家级心血管病医疗质量控制工作，成立专家委员会，并设立了冠心病等专家工作组。由韩雅玲院士担任首任组长的冠心病工作组制定了STEMI医疗质量评价指标，建立了国家STEMI质控网络直报平台，截至2019年5月，全国200余家医院共填报病例3万余例。近年来，中国心血管领域医疗质量迅速提高，但也存在不足之处。China PEACE研究显示，与2001年相比，2011年AMI患者按照指南推荐药物接受治疗的比例增加，PCI治疗率增加，但溶栓比例下降。由于患者就诊时间明显延误以及总再灌注率低，STEMI患者的院内病死率并没有显著下降[5]。

六、STEMI的诊断

（一）临床评估

1. 病史采集　重点询问胸痛和相关症状

（1）STEMI典型症状：

- 胸骨后/心前区剧烈的压榨性疼痛，通常超过10～20 min，可向左上臂、下颌、颈部、背/肩部放射。
- 常伴有恶心、呕吐、大汗和呼吸困难等。
- 含硝酸甘油不能完全缓解。

应注意不典型疼痛部位和症状及无痛性心肌梗死。

（2）既往史：有无冠心病史、高血压、糖尿病、外科手术/拔牙史、出血性疾病（消化性溃疡、大出血、不明原因贫血/黑便）、脑血管疾病（缺血性卒中、颅内出血/蛛网膜下腔出血），抗血小板、抗凝和溶栓药物应用史。

2. 体格检查　应密切注意生命体征

- 观察患者有无皮肤湿冷、面色苍白、烦躁不安、颈静脉怒张等。
- 听诊有无肺部啰音、心律不齐、心脏杂音和奔马律。
- 评估神经系统体征。
- 建议采用Killip分级法评估心功能（表6-2）。

（二）实验室检查

1. 心电图（图6-4）

- 对疑似STEMI的胸痛患者，应在首次医疗接触（first medical contact，FMC）10 min内记录12导联心电图（加做V_{3R}～V_{5R}和V_7～V_9导联以鉴别右心室和正后壁MI）。
- 首次心电图不能明确诊断时，需在10～30 min后复查。
- 与既往心电图进行比较有助于诊断。
- 左、右束支传导阻滞患者发生MI时，心电图诊断困难，需结合临床情况仔细判断。
- 建议尽早开始心电监测，以发现恶性心律失常。

STEMI的心电图诊断标准（表6-3）

①12个标准导联ST段抬高：在V_2和V_3导联，男性J点抬高≥0.2 mV（40岁以下≥0.25 mV），女性≥0.15 mV；其他导联男、女性均≥0.1 mV。

②附加导联ST段抬高：V_{3R}和V_{4R}导联J点抬高≥0.05 mV（30岁以下男性≥0.1 mV）；V_7～V_9导联男、女性J点抬高≥0.05 mV。

③临床症状（胸痛）相关的新出现的完全性左或右束支传导阻滞。

2. 血清心肌损伤标志物

- cTn是诊断心肌坏死最特异和敏感的首选心肌损伤标志物，通常在STEMI症状发生

表6-2　心功能Killip分级法[6]

分级	症状与体征
Ⅰ级	无明显的心力衰竭
Ⅱ级	有左心衰竭，肺部啰音＜50%肺野，奔马律，窦性心动过速或其他心律失常，静脉压升高，有肺淤血的X线表现
Ⅲ级	肺部啰音＞50%肺野，可出现急性肺水肿
Ⅳ级	心源性休克，有不同阶段和程度的血流动力学障碍

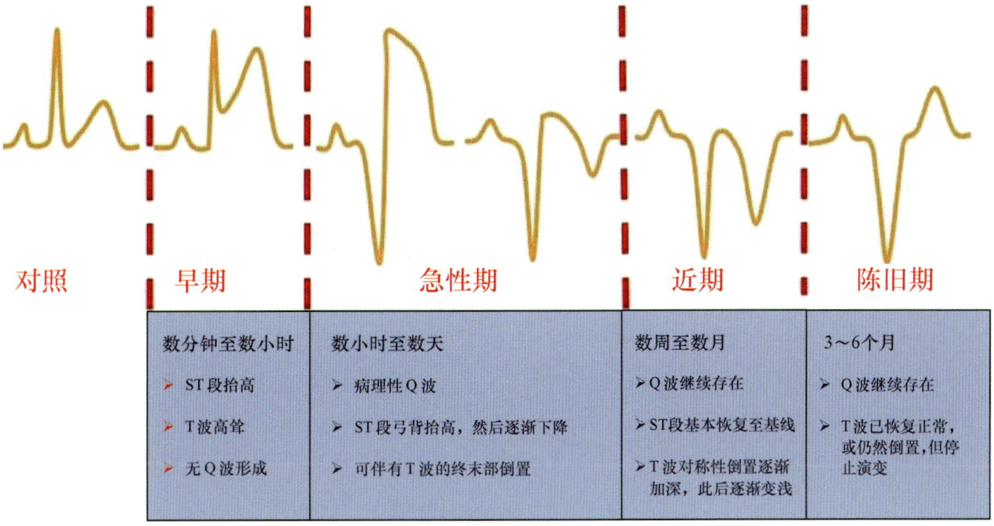

图 6-4 STEMI 的图形演变及分期

表 6-3 STEMI 的心电图定位诊断

MI 部位	心电图导联缺血改变	梗死相关冠状动脉
广泛前、侧壁	V_1 ～ V_6、Ⅰ、aVL 或 CLBBB	左前降支（LAD）起始闭塞
前、侧壁	V_1 ～ V_5、Ⅰ、aVL	LAD 第一穿隔支以远闭塞
前、侧壁＋下壁	V_1 ～ V_4、Ⅱ、Ⅲ、aVF	LAD 对角支以远闭塞
下、后、侧壁和后间隔	Ⅱ、Ⅲ、aVF、V_5 ～ V_9、V_1 ～ V_3	右冠状动脉（RCA）-后降支（PAD）/ 左室后支（PLA）闭塞
下 / 后、侧壁和高侧壁	Ⅱ、Ⅲ、aVF、V_5 ～ V_9、Ⅰ、aVL	左回旋支（LCX）/ 钝缘支（OM）闭塞
下、后壁和右心室	Ⅱ、Ⅲ、aVF、V_5 ～ V_9、V_{3R} ～ V_{5R}	RCA 闭塞

CLBBB：完全性左束支传导阻滞

后 2 ～ 4 h 开始升高，10 ～ 24 h 达到峰值，并可持续升高 7 ～ 14 天。

- 肌酸激酶同工酶（CK-MB）对判断心肌坏死的临床特异性较高，STEMI 时其测量值超过正常上限并有动态变化；CK-MB 测定也适于诊断再发心肌梗死。
- 肌红蛋白测定有助于 STEMI 早期诊断，但特异性较差。

3. 影像学检查（图 6-5）

超声心动图等影像学检查有助于对急性胸痛患者的鉴别诊断和危险分层。

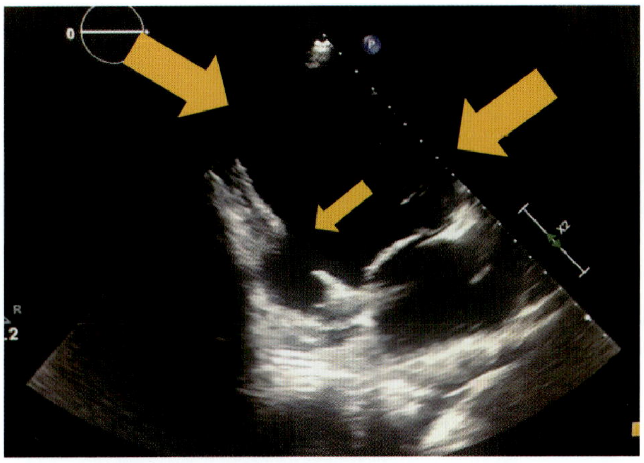

图 6-5 心尖部室壁瘤及室间隔穿孔

（粗箭头：心尖部室壁瘤；细箭头：室间隔穿孔）

（三）STEMI 主要诊断依据

（1）梗死性心绞痛的临床特点：程度重、时间＞ 20 min、含服硝酸甘油 / 异硝酸山梨酯 / 速效救心丸后不缓解。

（2）STEMI 心电图 ST-T 动态演变：T 波增宽、增高→ ST-T 融合抬高→ ST-T 单向曲线型抬高→ Q 波形成。

（3）心肌坏死标志物水平升高：CK-MB、

cTn I/T 超过正常值上限 2 倍。

（四）STEMI 诊断的注意事项

（1）STEMI 早期并无典型 ST 段单向曲线型抬高及 Q 波形成，仅见 T 波增宽、增高等超急性损伤期改变和对应导联的镜像性改变；另外，STEMI 发病 2 h 内心肌坏死标志物可不升高。

（2）早期 STEMI 治疗不必等待出现心肌坏死标志物的升高、不必等待心电图呈典型 ST 段单向曲线型抬高及病理性 Q 波形成（即“三不等”），而应尽早给予再灌注及其他相关治疗。

七、STEMI 的鉴别诊断

STEMI 应与其他疾病引起的胸痛相鉴别：

（1）主动脉夹层：向背部放射的严重、持续性撕裂样疼痛，常伴呼吸困难 / 晕厥。

（2）急性肺动脉栓塞：呼吸困难且频数、心率增高、D- 二聚体高、血压降低、低氧血症（三高两低）。

（3）急性心包炎：发热、胸膜刺激性疼痛，向肩部放射，前倾坐位时减轻；部分患者可闻及心包摩擦音；心电图表现为 PR 段压低，ST 段呈弓背向下型抬高，无镜像改变。

（4）气胸：急性呼吸困难、胸痛、患侧呼吸音减弱，行胸部 X 线检查鉴别。

（5）消化性溃疡：可有胸部 / 上腹部疼痛，有时向后背部放射，可伴晕厥、呕血或黑便。

（6）反流性食管炎：常于夜间卧位时发作胸部或上腹部疼痛，常伴有反酸、嗳气等消化道症状。

（7）急性胆囊炎：可有类似 STEMI 症状，但有右上腹触痛。

上述疾病均不出现 STEMI 的心电图特点和演变过程。

八、STEMI 的危险分层

危险分层是一个连续的过程，需根据临床情况不断更新最初的评估，可通过 GRACE 评分对患者进行早期危险分层。常见的高危 STEMI 患者包括：

- 高龄（尤其老年女性）。
- 原有严重的基础疾病（糖尿病、心肾功能不全、脑血管病病史等）。
- 重要脏器出血病史（脑出血、消化道出血等）。
- 大面积心肌梗死［广泛前壁 MI、广泛下壁 MI（下壁、正后壁、右心室 MI）、多次再发 MI］。
- 合并严重并发症［恶性心律失常（室性心动过速 / 心室颤动）、急性心力衰竭、心源性休克、机械并发症等］。
- 院前心搏骤停。

此外，也可通过急性心肌梗死 GRACE 评分对 STEMI 患者进行早期危险分层（表 6-4）。

表 6-4　GRACE 危险评分系统[2]

Killip 分级	得分（分）	收缩压（mmHg）	得分（分）	心率（次 / 分）	得分（分）	年龄（岁）	得分（分）	肌酐（mg/dl）	得分（分）	危险因素	得分（分）
Ⅰ	0	＜ 80	58	＜ 50	0	＜ 30	0	0 ～ 0.39	1	院前心搏骤停	43
Ⅱ	20	80 ～ 99	53	50 ～ 69	3	30 ～ 39	8	0.4 ～ 0.79	4	ST 段改变	15
Ⅲ	39	100 ～ 119	43	70 ～ 89	9	40 ～ 49	25	0.8 ～ 1.19	7	心肌酶水平升高	30
Ⅳ	59	120 ～ 139	34	90 ～ 109	15	50 ～ 59	41	1.2 ～ 1.59	10		
		140 ～ 159	24	110 ～ 149	25	60 ～ 69	58	1.6 ～ 1.99	13		
		160 ～ 199	10	150 ～ 199	38	70 ～ 79	75	2.0 ～ 3.99	21		
		≥ 200	0	≥ 200	46	80 ～ 89	91	≥ 4.0	28		
						≥ 90	100				

注：肌酐 1 mg/dl ＝ 88.4 μmol/L；GRACE：全球急性冠状动脉事件注册

第二节 ST 段抬高型心肌梗死的救治要点

一、早期、快速、完全地开通梗死相关动脉是改善 STEMI 患者预后的关键[6]

时间就是生命！时间就是心肌！心肌总缺血时间（胸痛发作开始→恢复有效心肌再灌注）决定 STEMI 的梗死面积和预后。冠状动脉闭塞 20 min 后自心内膜向心外膜呈进行性损害直至坏死，闭塞 40 min 后坏死面积约为总面积的 30%，3 h 约为 50%，6 h 约为 70%，24 h 约为 80%，如于冠状动脉闭塞 3 h 内恢复有效再灌注可使 50% 以上的心肌免于坏死。由此可见，心肌总缺血时间是决定心肌梗死面积大小的最主要因素，因此，早期有效再灌注治疗，尤其是 3 h 内的有效再灌注治疗，可以挽救大片濒死心肌，缩小梗死面积，保护心室功能，改善患者预后。要注重以下两个关键因素：

1. 缩短发病至首次医疗接触（FMC）的时间

通过健康教育和媒体宣传，让公众了解急性心肌梗死的早期症状。教育患者在发生疑似心肌梗死症状（胸痛）后尽早呼叫“120”急救中心并及时就医，避免因为自行用药或长时间多次评估症状而延误治疗。缩短发病至 FMC 的时间，在医疗保护下到达医院可明显改善 STEMI 的预后（推荐类别Ⅰ，证据等级 A）。

2. 缩短自 FMC 至开通梗死相关动脉的时间

建立区域协同救治网络和规范化的胸痛中心是缩短 FMC 至开通梗死相关动脉时间的有效手段（推荐类别Ⅰ，证据等级 B）。有条件时应该尽可能在 FMC 后 10 min 内完成首份心电图记录，并提前电话通知或经远程无线系统将心电图传输到拟行 PCI 治疗的上级医院（推荐类别Ⅰ，证据等级 B）。确诊后迅速分诊，优先将发病 12 h 内的 STEMI 患者送至可行直接 PCI 的医院（特别是 FMC 后 90 min 内能实施直接 PCI 者）（推荐类别Ⅰ，证据等级 A），并尽可能绕过急诊室和冠心病监护病房或普通心脏病房，直接将 STEMI 患者送入心脏导管室尽早行直接 PCI。对于已经到达无直接 PCI 条件医院的 STEMI 患者，如果能在 FMC 后 120 min 内完成转运 PCI，则应该将患者转运至可行 PCI 的医院实施直接 PCI（推荐类别Ⅰ，证据等级 B）。也可请有资质的医生到有 PCI 设备但不能独立进行 PCI 的医院进行直接 PCI（推荐类别Ⅱb，证据等级 B）。需要强调的是，平时应该在公众当中普及心肌再灌注治疗的相关背景知识，以便其在紧急情况下能更好地配合医护人员进行抢救治疗（图 6-6，表 6-5）。

二、重视 ST 段抬高型心肌梗死整体规范化救治

虽然再灌注治疗是 STEMI 救治成功的关键，但 STEMI 整体规范化救治的各个环节也与患者最终救治效果密切相关，包括应该早期采用有效的抗栓抗凝、镇静止痛、抗交感治疗、防猝死（β受体阻滞剂）、纠正低钾血症等综合治疗，尤其以早期维持有效的肝素化抗凝和抗栓治疗最为重要。此外，早期给予血管紧张素转化酶抑制剂（angiotensin converting enzyme inhibitor，ACEI）与他汀类药物也可增加 STEMI 治疗获益。另一方面，整体救治也应包括实时心电、血压监护和除颤器等必备医疗设施的及时到位。

三、STEMI 溶栓前的基本处置

（一）常规处置（即刻进行）

（1）根据病情应使患者选择合理、舒适的体位（坐位、半卧位或平卧位），避免用力活动，以

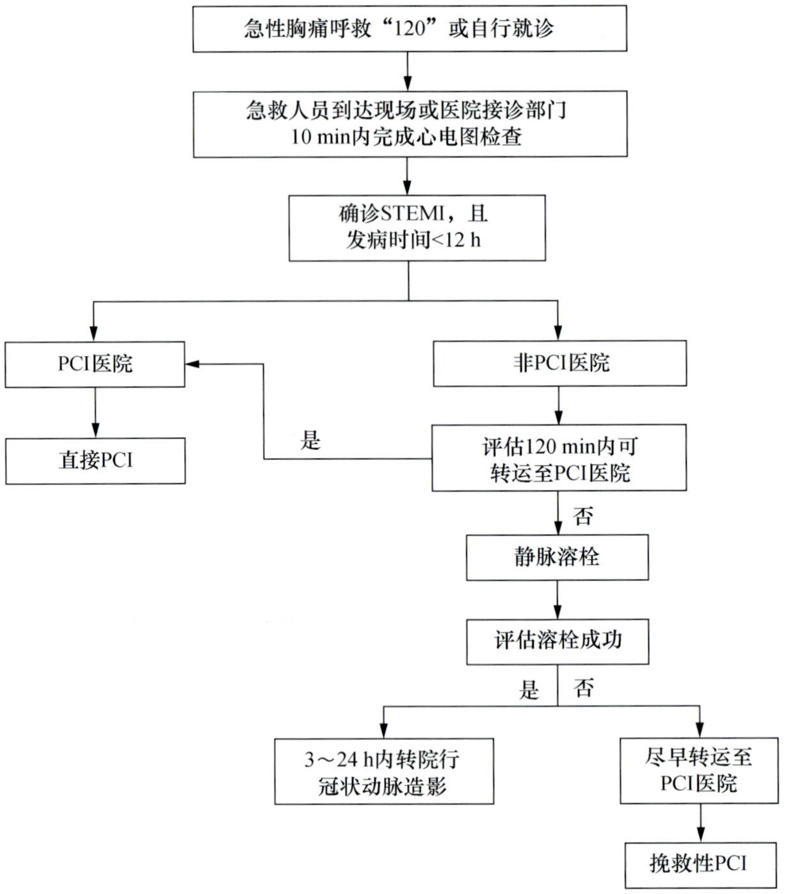

图 6-6 2015 中国《急性 ST 段抬高型心肌梗死诊断和治疗指南》：STEMI 的救治流程[6]

表 6-5 2016 中国 PCI 指南关于 STEMI 救治减少时间延误的推荐[7]

推荐	推荐类别	证据等级
对于首诊可开展急诊 PCI 的医院，要求 FMC 至 PCI 的时间＜ 90 min	Ⅰ	A
对于首诊不能开展急诊 PCI 的医院，当预计 FMC 至 PCI 的时间延迟＜ 120 min 时，应尽可能将患者转运至有直接 PCI 条件的医院	Ⅰ	B
根据我国国情，可以请有资质的医生到有 PCI 设备的医院行直接 PCI，但要求 FMC 至 PCI 时间＜ 120 min	Ⅱ b	B
如预计 FMC 至 PCI 的时间延迟＞ 120 min，对有适应证的患者，应于 30 min 内尽早启动溶栓治疗（STEMI 诊断到溶栓开始应在 10 min 之内进行——2017 ESC STEMI 指南）	Ⅰ	A

减少心脏负担，并避免体位变化的不利影响。

（2）应给予患者语言安慰，心理疏导，消除紧张、恐惧情绪。

（3）应即刻心电监护，及时了解心率、血压、呼吸、指氧饱和度情况；FMC 10 min 内应完成 12 导联（必要时 18 导联）心电图检查，并做出诊断报告，同时除颤器应进入备用状态。

（4）STEMI 诊断一旦确立，应在 FMC 20 min 内完成下列处置：①建立通畅的静脉通路，并同时同步进行静脉采血（应尽量避免肌内注射）；②可酌情考虑不同方式给氧（如鼻导管、面罩、无创辅助呼吸等）；③镇静止痛：STEMI 胸痛患者如无特殊情况，应给予镇静止痛治疗，如静脉注射吗啡 3 mg，必要时 5 min 重复 1 次，总量不宜超过 15 mg。根据病情需要，也可考虑应用其他镇静止痛药物，如地西泮、咪达唑仑、曲马朵等。

（二）抗交感治疗——β 受体阻滞剂

STEMI 早期常伴高交感张力状态——高儿茶酚胺血症，如无禁忌证（严重缓慢性心律失常、急性左心衰竭、低血压、低血容量及支气管哮喘）应早期给予 β 受体阻滞剂（美托洛尔等，可含化、口服、静脉应用）以降低交感张力和心室颤动阈值，防止恶性快速性室性心律失常（室性心动过速、心室颤动），同时可减少心肌耗氧量和改善缺血区的氧供需失衡，缩小心肌梗死面积，对降低 STEMI 急性期早期死亡率和改善远期预后均具有重要意义。

（三）血管扩张剂——硝酸酯类药物

硝酸酯类药物可扩张冠状动脉，增加冠状动脉血供，降低心脏前后负荷，缓解缺血性胸痛。如无低血压、低血容量或心源性休克等禁忌证，应予以适量硝酸甘油舌下含服、口服或静脉应用。

（四）纠正低钾血症——维持血钾在正常高限水平

STEMI 早期常伴高交感张力状态（高儿茶酚胺血症），引起血钾转移、分布、代谢异常，导致急性低钾血症和急性相对低钾血症［某些 STEMI 患者血钾虽尚未降至 3.5 mmol/L 以下，但其血钾下降幅度其实已达 20% ～ 30% 以上（如 STEMI 发生前血钾为 4.5 mmol/L，后降至 3.6 mmol/L，下降幅度达 20%），此时为相对低血钾状态］，恶化已受损的心肌电生理特性，进一步降低心室颤动阈值。

第三节　ST 段抬高型心肌梗死的溶栓及转运

一、STEMI 的溶栓治疗

- 溶栓治疗快速、简便；
- 适用于不具备 PCI 条件的医院及 FMC 至 PCI 时间明显延迟（＞ 120 min）的患者；
- 发病 3 h 内的患者，溶栓治疗即刻效果与直接 PCI 基本相似；
- 左束支传导阻滞、大面积 MI 患者溶栓获益较大；
- 院前溶栓效果优于入院后溶栓，有条件时可于救护车上进行溶栓治疗，但目前我国大部分地区溶栓治疗多在院内进行。

决定是否溶栓治疗时，应综合分析预期风险 / 获益比、发病至就诊时间、就诊时临床及血流动力学特征、合并症、出血风险、禁忌证和预期 PCI 延误时间。

（一）溶栓治疗在 STEMI 救治中的地位[2]

溶栓药又称为纤维蛋白溶解剂，为内源性或外源性纤溶酶原激活剂，直接或间接激活纤溶酶原，使其转化为纤溶酶，纤溶酶则能降解血栓中的纤维蛋白，从而溶解血栓。与直接 PCI 机械物理性碎解血栓仅开通心外膜传导性大动脉血管不同的是，溶栓治疗系生物化学性溶解血栓的方法，使血栓内纤维蛋白分子链裂解，从而使血栓溶解再通。静脉溶栓治疗是针对冠状动脉血管内大、中、小及微血栓均有溶解作用的治疗措施，其效果是使阻塞血管的血栓总体积消失或减少，并减少前向微循环血栓总体积，能够整体改善冠状动脉及微循环系统灌注，从而使包括远端微循环在内的功能血管开通，即实现“无渣灌注”。研究表明在肝素化基础上，溶栓后早期介入治疗过程中无复流的发生率明显降低，进而证实了溶栓治疗对冠状动脉微循环的保护作用，这对 STEMI 救治中实现心肌微循环的保护具有重要的临床意义。

已有充分的循证医学证据和临床实践表明，直接 PCI 的梗死相关血管开通率在 95% 以上，而发病 2 h 应用第三代特异性纤溶酶静脉溶栓，梗死相关血管开通率接近或高于 90%，能达到更好的心肌微循环灌注水平，且溶栓治疗具有快捷、简便、易行、价格低廉的优点，基层医院完全可以进行，如不能在首次医疗接触后 120 min 内行直接 PCI 开通梗死血管的 STEMI 患者，就应在 30 min 内进行溶栓治疗。

研究表明，对于症状发作 6 h 内的 STEMI 患者，先给予特异性纤溶酶进行溶栓，溶栓后 3 ～ 24 h 内行早期介入干预，与直接 PCI 干预具有相似的疗效和安全性，先溶栓再介入治疗甚至较直接介入治疗获得了更优异的心外膜和心肌再灌注水平，临床硬终点也有改善趋势，同时也拓宽了溶栓患者后续 PCI 的时间窗。早在 2008 年，韩雅玲牵头的一项多中心随机对照研究即显示，应用尿激酶原溶栓后行急诊介入治疗与单纯急诊直接支架植入术治疗相比，早期达到 TIMI3 级血流的患者明显更多（48% *vs.* 21%，$P = 0.002$），并可使 1 年主要不良心血管事件（包括全因死亡、再发 MI、再次血运重建、因心力衰竭加重再入院）发生率下降 44%[8]。2018 年 ESC 年会上公布的一项院前 STEMI 救治的研究表明，先静脉溶栓后行 PCI 组患者 ST 段回落程度、1 年主要终点事件（包括全因死亡、心力衰竭、休克、复发心绞痛）等均优于直接 PCI 组，且两组患者在安全性方面无统计学差异，对于老年患者，给予 50 mg 阿替普酶后行 PCI，其临床效果与全量溶栓药物后行 PCI 相当，且优于直接 PCI[9]。

溶栓再灌注效果具有严格的时效性，溶栓越早，效果越好，血管再通率越高，获益越大。2017 年 ESC STEMI 患者的管理指南要求 FMC 后 10 min 内启动静脉溶栓治疗。然而受制于我国国情及医疗条件，建议溶栓治疗应该在 FMC 后 30 min 内进行。对于冠状动脉内高血栓负荷的患者可行冠状动脉内靶向溶栓。值得注意的是，院前溶栓效果优于入院后溶栓。若有条件时可在救护车上、首诊诊所甚至家庭内即开始溶栓治疗。

二、STEMI 溶栓的适应证及禁忌证[2]

（一）溶栓适应证

（1）严重的持续性胸痛发作≥ 30 min，症状不缓解；

（2）相邻 2 个或 2 个以上导联 T 波增高增宽，ST-T 融合抬高；

（3）起病时间＜ 12 h，年龄＜ 75 岁，无溶栓禁忌证者；

（4）患者年龄≥ 75 岁，经慎重权衡缺血 / 出血利弊后考虑减量或半量溶栓治疗；

（5）发病时间已达 12 ～ 24 h，仍有进行性缺血性胸痛或血流动力学不稳定，ST 段持续抬高者；

（6）患者和（或）家属同意签署知情同意书。

（二）溶栓禁忌证

1. 绝对禁忌证

（1）既往任何时间脑出血病史；

（2）已知的脑血管结构异常（如动静脉畸形）；

（3）已知的颅内恶性肿瘤（原发或转移）；

（4）3 个月内缺血性卒中或短暂性脑缺血发作病史（不包括 4.5 h 内急性缺血性卒中）；

（5）可疑或确诊主动脉夹层；

（6）活动性出血或出血素质（不包括月经来潮）；

（7）3 个月内的严重头部闭合性创伤或面部创伤。

2. 相对禁忌证

（1）慢性、严重、未得到良好控制的高血压（收缩压≥ 180 mmHg 或者舒张压≥ 110 mmHg），需在控制血压的基础上（收缩压＜ 160 mmHg）开始溶栓治疗；

（2）心肺复苏胸外按压持续时间＞ 10 min 或有创性心肺复苏操作（肋骨骨折、心包积血）；

（3）痴呆或已知其他颅内病变；

（4）3 周内创伤或进行过大手术或 4 周内发生过内脏出血；

（5）2 周内接受过不能压迫止血部位的大血管穿刺；

（6）感染性心内膜炎；

（7）妊娠；

（8）活动性消化性溃疡；

（9）终末期肿瘤或严重肝肾疾病；

（10）正在使用抗凝药物［国际标准化比值（INR）越高，出血风险越大］。

三、STEMI 溶栓剂的分类及选择

STEMI 多为完全堵塞冠状动脉的红色血栓所致，而红色血栓的主要成分之一是纤维蛋白，溶栓药物能够直接或间接激活纤溶酶原转化为纤溶酶，进而降解纤维蛋白（原），促进血栓的裂解并达到开通冠状动脉血管、恢复心肌灌注的目的。按照对纤溶酶激活的方式分类，可以分为非特异性纤溶酶原激活剂（尿激酶、链激酶）和特异性纤溶酶原激活剂（阿替普酶、尿激酶原、瑞替普酶、替奈普酶）。特异性纤溶酶原激活剂可选择性激活血栓中与纤维蛋白结合的纤溶酶原，其溶栓治疗的血管再通率高，对全身性纤溶活性影响较小，且出血风险低，因此溶栓效果优于非特异性纤溶酶原激活剂。

STEMI 静脉溶栓治疗系一次性、关键性、机会性的时间窗治疗，故应该首选特异性纤溶酶原激活剂，仅在无上述特异性纤溶酶原激活剂时应用非特异性纤溶酶原激活剂。对于自行来院或经“120”入院的预计 FMC 至 PCI 时间＞ 120 min 的 STEMI 患者，力争在 FMC 后 30 min 内开始溶栓治疗，是目前对基层胸痛中心单位的基本要求。

（一）特异性纤溶酶原激活剂

1. 尿激酶原

尿激酶原是单链尿激酶型纤溶酶原激活剂，无抗原性，与尿激酶相比，具有较强的血浆稳定性、更快的纤溶酶原激活作用及更强的纤维蛋白特异性血栓溶解作用，是我国具有独立知识产权的第三代溶栓药物。尿激酶原极少消耗纤维蛋白原，半衰期为 1.9 h，具有血管再通率高、脑出血发生率低的特点。国内尿激酶原多中心研究显示，尿激酶原血管开通率达 85.4%，颅内出血率低于 0.32%，同时在病死率及其他不良反应方面均优于尿激酶。SESAM 研究发现尿激酶原与阿替普酶血管再通率相似。对于冠状动脉造影发现的血栓高负荷患者，可给予尿激酶原 10 ～ 20 mg 冠状动脉内靶向溶栓，达到降低冠状动脉内整体血栓负荷及预防无复流发生的治疗效果。

用法用量：在静脉肝素治疗的基础上，给予尿激酶原一次用量 50 mg，先将 20 mg 以 10 ml 生理盐水溶解后，3 min 内静脉注射完毕，其余 30 mg 溶于 90 ml 生理盐水，30 min 内静脉滴注完毕。后继续维持肝素静脉滴注 48 h 左右。

2. 瑞替普酶

瑞替普酶（rPA），通用名为重组人组织型纤溶酶原激酶（t-PA）衍生物，为第三代溶栓药物，对纤维蛋白的亲和力弱于阿替普酶；与阿替普酶比较，游离的瑞替普酶更能进入血凝块内部激活纤溶酶原，提高了溶栓效果与速度；瑞替普酶还因为给药方法为 2 次静脉注射，具有使用方便的特点。瑞替普酶中度消耗纤维蛋白原，半衰期为 15 ～ 18 min。国内多中心研究显示，瑞替普酶血管开通率高于尿激酶，同时其死亡率和出血事件发生率均低于尿激酶。多项研究表明瑞替普酶溶栓效果与阿替普酶相似。

用法用量：在静脉肝素治疗的基础上，18 mg 瑞替普酶溶于 5 ～ 10 ml 无菌注射用水，静脉注射时间＞ 2 min，30 min 后重复上述剂量。后继续维持肝素静脉滴注 48 h 左右。

3. 替奈普酶

替奈普酶（TNK）是 t-PA 的多点变异体，半衰期延长，纤溶蛋白特异性增加，极少消耗纤维蛋白原，对形成较久的血栓具有明显的溶栓效果，具有血管再通率高、使用方便的特点。对于 STEMI 发病 6 h 内的患者，替奈普酶溶栓治疗 90 min TIMI 3 级血流率、30 天病死率、中重度出血发生率与阿替普酶相似。替奈普酶的Ⅱ期临床试验 TIMI 10B 及其平行试验——ASSENT-1 试验结果提示，替奈普酶的体重调整剂量给药法可获得更好的疗效。近期我国国产替奈普酶的临床研究发现，小剂量（16 mg）替奈普酶的 90 min 冠状动脉造影血管再通率高于 50 mg 阿替普酶组。

用法用量：ESC 指南推荐用量与我国不同，推荐用量为静脉肝素治疗的基础上，将 30 ～ 50 mg 替奈普酶溶于 10 ml 生理盐水中，静脉注射（如体重＜ 60 kg，剂量为 30 mg；体重每增加 10 kg，剂量增加 5 mg，最大剂量为 50 mg；若患者年龄＞ 75 岁，剂量减半），后继续维持肝素静脉滴注 48 h 左右。我国自主研发的替奈普酶使用说明建

议，在静脉肝素治疗的基础上，将 16 mg 替奈普酶以 3 ml 无菌注射用水溶解后，在 5 ～ 10 s 内静脉注射完毕。后继续维持肝素静脉滴注 48 h 左右。

4. 阿替普酶

阿替普酶对纤维蛋白具有特异性的亲和力，故可选择性地激活血凝块中的纤溶酶原，使阿替普酶具有较强的局部溶栓作用。阿替普酶无抗原性，轻度消耗纤维蛋白原，但由于半衰期短（3 ～ 8 min），需要持续静脉给药，具有血管再通率高、脑出血发生率低的特点。GUSTO 试验结果表明，在降低早期和 1 年死亡率方面，阿替普酶优于链激酶。我国的 TUCC 临床试验显示国人 50 mg 阿替普酶 90 min 血管再通率达 79.3%，TIMI 3 级血流者占 48.2%，与国外 100 mg 阿替普酶的血管再通率接近，且出血并发症减少。

全量给药法：在静脉肝素治疗的基础上，静脉注射阿替普酶 15 mg，随后以 0.75 mg/kg 在 30 min 内持续静脉滴注（最大剂量不超过 50 mg），继之以 0.5 mg/kg 于 60 min 持续静脉滴注（最大剂量不超过 35 mg），总剂量不超过 100 mg。后继续维持肝素静脉滴注 48 h 左右。

半量给药法：在静脉肝素治疗的基础上，50 mg 阿替普酶溶于 50 ml 专用溶剂，首先静脉注射 8 mg，之后将 42 mg 于 90 min 内静脉滴注完毕。后继续维持肝素静脉滴注 48 h 左右。

（二）非特异性纤溶酶原激活剂（建议仅在无上述特异性纤溶酶原激活剂时应用）

尿激酶对纤维蛋白无选择性、无抗原性，不引起过敏反应，价格便宜，现广泛应用于广大基层医院。尿激酶属于非特异性纤溶酶原激活剂，血管再通率低于特异性纤溶酶原激活剂，出血发生率高，因此建议基层医院首选阿替普酶、尿激酶原、瑞替普酶等特异性纤溶酶原激活剂，仅在无上述药物时选择尿激酶。应注意的是，因为尿激酶溶栓再通率低，特异性不高，因而全身出血发生率高，长期药物经济学效益差，所以基层医院应常规备有特异性纤溶酶原激活剂。

用法用量：在静脉肝素治疗的基础上，将尿激酶 150 万 U 溶于 100 ml 生理盐水或以 2.2 万 U/kg 于 30 min 内静脉滴注。溶栓结束后 6 ～ 12 h 皮下注射普通肝素 7500 U 或低分子量肝素，共 3 ～ 5 天。

四、STEMI 溶栓前、后的抗凝、抗血小板治疗[2]

（一）抗凝治疗

应用特异性纤溶酶溶栓必须在有效的抗凝及抗栓基础上进行，确诊 STEMI 后应该即刻肝素化：静脉注射普通肝素 4000 U（50 ～ 70 U/kg），继以 12 U/（kg · h）静脉滴注，溶栓后应该监测活化部分凝血活酶时间（APTT）或活化凝血时间（ACT）至对照值的 1.5 ～ 2.0 倍（APTT 为 50 ～ 70 s），通常需维持 48 h。

1. 普通肝素

静脉推注普通肝素 4000 U，继以 1000 U/h 滴注，维持 APTT 1.5 ～ 2.0 倍（约 50 ～ 70s）。

需要强调，溶栓一定要在肝素化抗凝的基础上进行，早期规范肝素抗凝不容忽视。溶栓只是 STEMI 再灌注治疗的开始而不是结束，溶栓后 2 ～ 24 h 内应该及时将患者转运至上级 PCI 医院行冠状动脉造影或 PCI，以进一步评价血管再通与心肌灌注水平，对溶栓开通血管效果欠佳的 STEMI 患者，应及时行 PCI，以期进一步确认、补救、完善及巩固 STEMI 再灌注治疗的效果。

早期规范静脉普通肝素化治疗是第一时间阻断红色血栓凝血过程的关键环节，后续早期溶栓结合 PCI 既可缩短早期再灌注时间，又可巩固、完善溶栓后的再通效果，有利于缩短心肌总缺血时间，同时扩大 PCI 的时间窗，能为患者争取最佳的治疗机会和效果，是目前我国大多数基层医院首选的治疗策略和模式。

早期肝素化治疗应在 STEMI 确立诊断后 10 min 内完成，由于 STEMI 的病理生理学过程表现为冠状动脉内血栓急剧发生发展，机体呈高凝血栓倾向。凝血酶（Ⅱ a 因子）在血栓形成过程中发挥了关键作用，早期应用普通肝素阻断凝血酶及红色血栓的发生发展至关重要。目前，STEMI溶栓前临床常用的抗凝药物为普通肝素和低分子量肝素。普通肝素为高硫酸黏多糖，其分子量为3000～30 000 Da，平均15 000 Da，其发挥抗凝作用主要依靠抗凝血酶Ⅲ（AT-Ⅲ）介导，静脉注射肝素后其迅速与AT-Ⅲ结合，抑制凝血酶（Ⅱa因子）的活性，从而抑制纤维蛋白原转变为纤维蛋白。AT-Ⅲ是丝氨酸蛋白水解酶抑制物，能使以丝氨酸为活性中心的凝血因子（凝血酶Ⅱa、Ⅸa、Ⅹa、Ⅺa、Ⅻa）失活，其对凝血酶的灭活作用最快，而肝素可迅速激活AT-Ⅲ的这一强大效应达1000倍以上，因此能够快速、有效地阻断凝血瀑布的级联反应，阻止血栓的发生发展。

基层STEMI救治经验表明，约1/4的STEMI患者早期应用肝素后可血管再通。因此，对于没有溶栓条件的医院，更应重视早期肝素化治疗。肝素还通过促进血管内皮细胞释放组织型纤溶酶原激活物，促进体内血栓溶解，防止梗死面积扩大。所以早期静脉应用普通肝素是STEMI溶栓甚为关键的基础性治疗。

由于STEMI是在冠状动脉斑块破裂基础上继发的凝血级联反应，使纤维蛋白原不断地转化为纤维蛋白，网罗红细胞形成红色血栓，导致梗死相关动脉内血栓长度增加，其对溶栓再通与介入开通该血管均造成不利影响，因此，STEMI早期患者血栓倾向的控制是治疗的关键环节。可在救护车或就诊室给予。越早给予普通肝素抗凝治疗，患者获益越大。STEMI首次应用普通肝素极少发生出血（因为此时多有高凝倾向），故不应过度担心肝素的出血风险。一旦确诊STEMI，应立即在10 min内进行静脉肝素抗凝治疗。确诊STEMI后应该即刻静脉注射普通肝素4000 U（50～70 U/kg），继以12 U/（kg·h）静脉滴注，溶栓过程中及溶栓后应监测APTT或ACT至对照值的1.5～2.0倍（APTT为50～70 s），通常需维持48 h左右。由于肝素维持时间通常不超过48 h，因此也不必过度担心肝素诱导的血小板减少症的发生。

2. 依诺肝素

低分子量肝素的分子量约为普通肝素的1/3，平均分子量为4000～5000 Da。低分子量肝素同样通过激活AT-Ⅲ发挥作用，但其抗凝作用弱于普通肝素。

目前，低分子量肝素类药物仅有依诺肝素能够用于静脉溶栓前的抗凝治疗，用法为：年龄＜75岁的患者，静脉推注30 mg负荷剂量，以后每12 h皮下注射1 mg/kg（前2次最大剂量为100 mg），直至血运重建或至出院前，最多8天。年龄≥75岁的患者仅需每12 h皮下注射0.75 mg/kg（前2次最大剂量为75 mg）；如肌酐清除率＜30 ml/min，则不论年龄，每24 h皮下注射1 mg/kg［年龄≥75岁的STEMI患者，不予依诺肝素静脉注射，首次皮下注射剂量为0.75 mg/kg，前两次皮下注射每次最大剂量为75 mg；估算肾小球滤过率（eGFR）＜30 ml/（min·1.73 m^2）的合并肾功能不全的STEMI患者拟使用依诺肝素时，无需考虑年龄，均每天给药1次］。

3. 磺达肝癸钠

高出血风险者也可考虑应用磺达肝癸钠用于STEMI静脉抗凝治疗，首先静脉注射磺达肝癸钠2.5 mg，之后每天皮下注射2.5 mg，如果估测的肌酐清除率＜20 ml/min，则禁用磺达肝癸钠。

（二）抗血小板治疗

1. 阿司匹林

阿司匹林通过不可逆性抑制血小板环氧化酶-1（COX-1）使血栓素A2合成减少，达到抑制血小板聚集的目的。阿司匹林作为抗血小板口服制剂的基本和首选药物，只要无禁忌证，所有STEMI患者均应该立即口服阿司匹林300 mg（负荷量），继以75～100 mg，每日1次。

2. 氯吡格雷或替格瑞洛

氯吡格雷或替格瑞洛为P2Y12受体拮抗剂，通过干扰二磷酸腺苷（ADP）介导的血小板的活化发挥抑制血小板聚集的作用。氯吡格雷为前体药物，需要肝细胞色素P450酶代谢形成活性代谢物，与P2Y12受体不可逆结合。STEMI患者应该尽早给予P2Y12受体拮抗剂氯吡格雷300～600 mg负荷量，以后75 mg维持，每日1次。

替格瑞洛是一种直接作用、迅速达到有效血

药浓度、可逆结合的新型 P2Y12 受体拮抗剂，相较于氯吡格雷，其具有更快速、直接强效抑制血小板聚集的特点，且不受细胞色素 P450 2C19 等基因多态性的影响。研究显示，年龄＜ 75 岁的 STEMI 患者在静脉溶栓后 24 h 内随机接受替格瑞洛 180 mg 或氯吡格雷 300 mg 负荷剂量，其后分别以常规维持剂量继续治疗，30 天内替格瑞洛组患者大出血发生风险不劣于氯吡格雷组，但轻微出血比例高于氯吡格雷组。因此建议对于缺血高危需要使用强效抗血小板药物的患者和存在氯吡格雷耐药倾向的 STEMI 静脉溶栓患者，如年龄＜ 75 岁，在阿司匹林基础上给予替格瑞洛 180 mg 负荷剂量，维持剂量 90 mg，每日 2 次；如年龄≥ 75 岁，则建议使用氯吡格雷 75 mg（可不给负荷剂量），以后 75 mg 维持，每日 1 次（表 6-6）。

4. 血小板糖蛋白Ⅱ b/ Ⅲ a 受体拮抗剂（GPI）

替罗非班是强效静脉血小板抑制剂（血小板糖蛋白Ⅱ b/ Ⅲ a 受体拮抗剂），可迅速阻抑血小板活化聚集，全面阻断血小板血栓形成。对于急性 STEMI 合并高血栓负荷、溶栓失败的患者可考虑给予半量或减量替罗非班，但应警惕溶栓的同时应用替罗非班有可能增加出血风险。可根据患者年龄、性别、体重等因素个体化调整替罗非班用量。

因此，建议在基层医院备有 STEMI 抢救箱以存放 STEMI 救治必备药物，包括：肝素、替罗非班、吗啡、美托洛尔或艾司洛尔、利多卡因、氯化钾及特异性纤溶酶原激活剂（尿激酶原、瑞替普酶、替奈普酶、阿替普酶）等静脉制剂。

五、溶栓疗效评估

溶栓开始后 60 ～ 180 min 内应密切监测临床症状、心电图 ST 段变化及心律失常。

血管再通的间接判定指标包括（前两项最重要）：

（1）60 ～ 90 min 内心电图抬高的 ST 段回落≥ 50%；

（2）cTn 峰值提前至发病 12 h 内，CK-MB 酶峰提前至 14 h 内；

（3）2 h 内胸痛症状明显缓解；

（4）2 ～ 3 h 内出现再灌注性心律失常：加速性室性自主心律、房室传导阻滞、束支传导阻滞突然改善 / 消失、下壁 MI 患者出现一过性窦性心动过缓、窦房传导阻滞，伴 / 不伴低血压。

当然，溶栓后靶血管再通的最可靠表现为冠状动脉造影，靶血管 TIMI 血流恢复 3 级的患者其预后明显优于 TIMI 血流＜ 3 级的患者。

六、溶栓并发症——出血及处理

出血是溶栓治疗的主要风险，尤其是颅内出血（0.9% ～ 1%）。

颅内出血的主要危险因素为高龄、低体重、女性、既往脑血管疾病史、入院时血压升高。

表 6-6　2016 中国 PCI 指南关于 STEMI 救治抗血小板治疗的推荐[7]

STEMI 抗血小板治疗推荐	推荐类别	证据等级
所有无阿司匹林禁忌证的患者初始口服负荷剂量 100 ～ 300 mg，并长期 100 mg 每天维持	Ⅰ	A
在阿司匹林基础上增加一种 P2Y12 受体拮抗剂，并维持至少 12 个月，除非存在禁忌证（如出血风险较高）。选择包括：	Ⅰ	A
• 替格瑞洛：无禁忌证患者给予负荷剂量 180 mg，维持剂量 90 mg，每天 2 次	Ⅰ	B
• 氯吡格雷：负荷剂量 600 mg，维持剂量 75 mg，每天 1 次，用于无替格瑞洛或存在替格瑞洛禁忌者	Ⅰ	B
首次医疗接触时给予 P2Y12 受体拮抗剂	Ⅰ	B
紧急情况、存在无复流证据或发生血栓并发症时考虑使用 GPI	Ⅱ a	C
转运行直接 PCI 治疗的高危患者可考虑上游使用 GPI	Ⅱ b	B
所有无阿司匹林禁忌证的患者初始口服负荷剂量 100 ～ 300 mg，并长期 100 mg 每天维持	Ⅰ	A

一旦发生颅内出血，应立即停止溶栓和抗栓治疗，行急诊CT/MRI检查，测定血细胞比容、血红蛋白、血小板计数、凝血酶原、活化部分凝血活酶时间（APTT）、纤维蛋白原、D-二聚体，检测血型及交叉配血；急诊请神经科会诊。

治疗措施包括降低颅内压；于4 h内使用过普通肝素的患者，推荐用鱼精蛋白中和肝素（1 mg鱼精蛋白中和100 U普通肝素）；若出血时间异常可酌情输入6～8 U血小板。

七、溶栓后应行常规PCI或补救性PCI

早期meta分析、近期Fast-MI注册研究、FAST-PCI研究、STREAM研究以及两项基于中国人群的研究均显示，溶栓后早期实施PCI的患者30天死亡率与直接PCI的患者无差异，溶栓后早期（2～24 h）行常规PCI的患者1年主要不良心脑血管事件（MACCE）发生率有优于直接PCI的趋势。因此，对STEMI患者尽早溶栓并进行早期PCI是可行的，尤其适用于无直接PCI治疗条件的患者。针对补救性PCI的推荐详见表6-7。

应进一步强调在STEMI溶栓救治时通过实时立体的信息网络会诊系统，如建立微信联络群，使基层医院得到中心/上级医院的及时指导和医疗支援服务，这也是保证及时、规范、有效地进行STEMI溶栓治疗的重要支持。为尽早实现STEMI患者心肌再灌注，在条件允许的情况下，可在救护车上进行院前溶栓治疗，同时协调救护车及时、安全、畅通地转运，力争直接将患者转运至导管室直接行冠状动脉造影和（或）PCI。这样才能尽可能地缩短心肌总缺血时间，力争第一时间、第一速度救治STEMI患者。

各级基层医疗单位医生有责任和义务通过健康教育和媒体宣传，使公众了解STEMI的早期症状，教育患者在发生疑似心肌梗死症状（胸痛）后尽早呼叫“120”救护车，争取尽早实施再灌注治疗，从而尽可能缩短发病至心肌再灌注的时间，使STEMI患者尽快得到及时有效的救治。

表6-7　2016中国PCI指南关于STEMI溶栓后PCI的推荐[4]

溶栓后PCI推荐	推荐类别	证据等级
建议所有患者溶栓后24 h内送至PCI中心	I	A
建议溶栓成功的患者于24 h内行冠状动脉造影并根据需要对梗死相关动脉（IRA）行血运重建	I	A
溶栓后出现心源性休克或急性严重心力衰竭时建议行急诊冠状动脉造影并对梗死相关动脉行血运重建	I	B
建议对溶栓失败患者（溶栓后60 min ST段下降＜50%或仍有胸痛）行急诊补救性PCI	I	A（2012版时此推荐为Ⅱ a A）

第四节　典型病例

实例：溶栓后急诊冠状动脉造影＋支架植入术1例（由北部战区总医院提供）

病史简介：男性52岁，于2018年8月9日9:15开始发作剧烈胸痛，至当地医院诊断为“急性前壁ST段抬高型心肌梗死，Killip Ⅰ级”，当日11:30于当地医院给予静脉推注尿激酶原（Pro-uk）12 ml＋静滴48 ml溶栓，并立即由“120”急救车转运至北部战区总医院胸痛中心（13:45左右到达）。

经急性心肌梗死绿色通道收入行急诊冠状动脉造影：左前降支（LAD）近中段狭窄80%伴血栓影像，血流TIMI 3级（图6-7A）；左回旋支（LCX）远段狭窄 70% ～ 80%，右冠状动脉（RCA）正常。考虑 LAD 为靶血管，溶栓再通，但因病变处残余狭窄较重患者仍反复发作胸痛，决定立即给予 LAD 近中段支架植入术。于 LAD 近中段球囊导管扩张（图 6-7B）。

PCI：于 LAD 近中段植入 3.0 mm×24 mm 药物洗脱支架一枚（图 6-8A），术后最终影像（图 6-8B）示支架膨胀良好，TIMI 血流 3 级。

术后患者胸痛症状缓解，恢复良好，随访至今无明显不适。

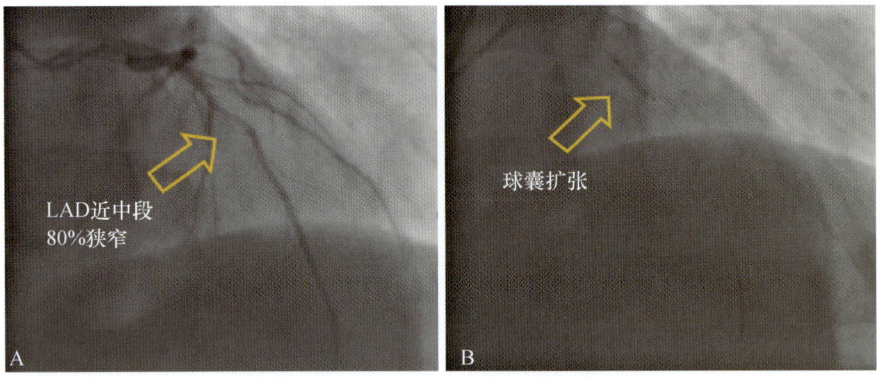

图 6-7　溶栓后急诊冠状动脉造影＋支架植入术 1 例

A. 冠状动脉造影；**B**. 球囊导管扩张

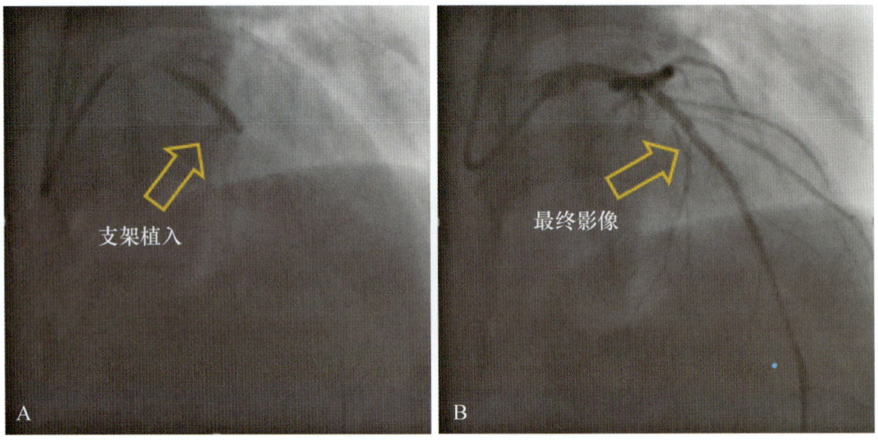

图 6-8　溶栓后急诊冠状动脉造影＋支架植入术 1 例

A. 支架植入；**B**. 最终影像

第五节　ST 段抬高型心肌梗死救治常见误区

1. STEMI 需要等待确诊后再进行再灌注治疗吗?

为了尽早挽救存活心肌，早期 STEMI 诊断治疗不必等待出现心肌坏死标志物的升高、不必等待心电图出现典型 ST 段单向曲线型抬高、不必等待病理性 Q 波形成（即“三不等”），只要典型胸痛超过 20 min，心电图出现 T 波高耸，就应尽早给予再灌注及其他相应治疗。

2. 溶栓前后给予肝素会导致较高出血风险，故应当慎用?

由于 STEMI 的病理生理学过程表现为冠状动脉内血栓急剧发生发展，机体呈高凝血栓倾向。凝血酶（Ⅱ a 因子）在血栓形成过程中发挥了关键作用，早期应用普通肝素阻断凝血酶及红色血栓的发生发展至关重要。目前，STEMI 溶栓前临床常用的抗凝药物为普通肝素和低分子量肝素。肝素可迅速激活 AT-Ⅲ，能够快速、有效地阻断凝血瀑布的级联反应，阻止血栓的发生发展。因此，应用特异性纤溶酶溶栓必须在有效的抗凝及抗栓基础上进行，确诊 STEMI 后应该即刻肝素化：常用静脉注射普通肝素 4000 U（50 ～ 70 U/kg），继以 12 U/（kg · h）静脉滴注，溶栓后应该监测 APTT 或 ACT 至对照值的 1.5 ～ 2.0 倍（APTT 为 50 ～ 70 s），通常需维持 48 h。STEMI 时血液系统主要表现为高凝，肝素剂量合适的情况下，出血的概率极低；而且，第三代特异性纤溶酶原激活剂可选择性激活血栓中与纤维蛋白结合的纤溶酶原，其溶栓治疗的血管再通率高，对全身性纤溶活性影响较小，进一步降低了出血风险。总之，STEMI 首次应用普通肝素极少发生出血（因为此时多有高凝倾向），故不必过度担心肝素的出血风险。

3. 溶栓成功后可以继续留在基层医院保守治疗吗？为什么？

不能留在基层医院保守治疗。无论溶栓成功与否，溶栓开始后都应尽快转至有条件行 PCI 的中心，于溶栓后 2 ～ 24 h 实施早期 PCI、必要时植入支架。因为：①一部分 STEMI 患者溶栓未再通，需要实施补救性 PCI 开通靶血管，挽救心肌；②一部分 STEMI 患者溶栓虽然成功，但病变处残余狭窄严重，仍会导致供血心肌缺血（如上文典型病例中患者）、心肌重塑和心功能不全；③一部分 STEMI 患者溶栓虽然成功，靶病变处严重的残余狭窄导致的局部涡流、全身血液的高凝状态、破裂斑块引发的局部血栓以及血管痉挛等，仍可能导致靶血管再次闭塞，发生再次 MI，使患者面临更大的危险。

4. MI 患者血压正常后可停用 ACEI/ARB 类药物吗？

不能停药。尤其是合并心力衰竭、高血压、糖尿病、慢性肾病者更应长期使用 ACEI/ARB 以保护靶器官，并能抑制 MI 患者心室重构、预防缺血性心肌病。

5. STEMI 溶栓成功后，是否可以停用双联抗血小板药物或者改为单抗？

STEMI 患者无论是否接受了溶栓或者 PCI，都应服用阿司匹林加 P2Y12 受体拮抗剂（替格瑞洛或氯吡格雷）双联抗血小板药物至少 12 个月，除非存在出血高危等因素。其后才可以在心血管医生指导下更改双抗治疗方案。

参考文献

[1] Kristian Thygesen，Joseph S. Alpert，Allan S. Jaffe，et al. Fourth universal definition of myocardial infarction（2018）. European Heart Journal，2018，00：1-33.

[2] 国家卫生计生委合理用药专家委员会，中国药师协会 . 急性 ST 段抬高型心肌梗死溶栓治疗的合理用药指南（第 2 版）. 中国医学前沿杂志（电子版），2019，11（1）40-65.

[3] Jia H，Dai J，Hou J，et al.Effective anti-thrombotic therapy without stenting：intravascular optical coherence tomography-based management in plaque erosion（the EROSIONstudy）. European Heart Journal, 2016,（0）：1-9.

[4] 胡盛寿，高润霖，刘力生，等 .《中国心血管病报告 2018》概要 . 中国循环杂志，2019，34（3）：209-220.

[5] Li J，Li X，Wang Q，et al. ST-segment elevation myocardial infarction in China from 2001 to 2011（the China PEACE-Retrospective Acute Myocardial Infarction Study）：a retrospective analysis of hospital data. Lancet，2015，385（9966）：441-451.

[6] 中华医学会心血管病学分会，中华心血管病杂志编辑委员会 . 急性 ST 段抬高型心肌梗死诊断和治疗指南，2015，43（5）：380-393.

[7] 中华医学会心血管病学分会介入心脏病学组等 . 中国经皮冠状动脉介入治疗指南（2016）. 中华心血管病杂志，2016，44（5）：382.

[8] Han YL，Liu JN，Jing QM，et al. The efficacy and safety of pharmacoinvasive therapy with prourokinase for acute ST-segment elevation myocardial infarction patients with expected long percutaneous coronary intervention-related delay. Cardiovasc Ther，2013，31（5）：285-290.

[9] Pu J，Ding S，Ge H，et al. EARLY-MYO Investigators. Efficacy and safety of a pharmaco-invasive strategy with half-dose alteplase versus primary angioplasty in ST-segment-elevation myocardial infarction：EARLY-MYO Trial（Early Routine Catheterization After Alteplase Fibrinolysis Versus Primary PCI in Acute ST-Segment-Elevation Myocardial Infarction）. Circulation，2017，136（16）：1462-1473.

7 PCI后长期抗血小板药物治疗管理

（韩雅玲　李　洋）

血小板活化、聚集是动脉血栓形成的重要因素。药物洗脱支架（drug eluting stent，DES）植入后，其表面的药物等是诱发血小板聚集、导致支架内血栓的重要原因。因此，经皮冠状动脉介入治疗（percutaneous coronary intervention，PCI）后加强抗血小板治疗非常必要。抗血小板治疗是一把双刃剑，在降低心血管不良事件发生率的同时，也会带来出血风险。因此，合理、安全、有效抗血小板治疗，平衡治疗获益与出血风险尤为必要。本章将就PCI后长期抗血小板药物治疗的管理做系统阐述。

第一节　常用抗血小板药物简介

血小板具有黏附、释放、聚集、收缩等多种生理特性，其活化过程非常复杂。抗血小板药物同样种类繁多，其作用受体不同、阻断途径各异、代谢途径不一。临床应用比较普遍的抗血小板药物有环氧化酶抑制剂阿司匹林、不可逆性P2Y12受体拮抗剂氯吡格雷、强效可逆性P2Y12受体拮抗剂替格瑞洛、血小板糖蛋白Ⅱb/Ⅲa受体拮抗剂（glycoprotein Ⅱb/Ⅲa receptor inhibitor，GPI）替罗非班[1]。

1. 阿司匹林

阿司匹林是最早开发的抗血小板制剂，也是目前应用最广泛的抗血小板药物，其主要药理作用是通过抑制环氧化酶（cyclooxygenase，COX）从而干扰前列腺素的生物合成。阿司匹林不可逆诱导COX-1的529丝氨酸残基乙酰化，使其活性部位的构象发生改变，不能与花生四烯酸结合，从而阻断后续前列环素及血栓素A2（thromboxane A2，TXA2）的合成，最终抑制TXA2诱导的血小板聚集。阿司匹林还可通过其他作用抑制血小板，包括通过嗜中性粒细胞抑制血小板及促进一氧化氮合成。

2. 氯吡格雷

氯吡格雷是噻氯吡啶的乙酸衍生物，为无活性的前体药，在肝内转变成活性代谢产物后，其活性硫醇基通过二硫键与P2Y12受体的半胱氨酸残基结合，导致P2Y12受体的不可逆抑制，从而抑制纤维蛋白原与血小板膜GP Ⅱb/Ⅲa受体之间的附着，活化血小板腺苷酸环化酶，升高血小板内环磷酸腺苷水平，从而发挥抗血小板聚集的作用，还可抑制由胶原和凝血酶诱导的血小板聚集[2-3]。

3. 替格瑞洛

替格瑞洛为环戊基三唑嘧啶类药物，是一种直接作用、可逆结合的新型口服P2Y12受体拮抗剂，其本身即为活性药物，不受肝酶细胞色素P450（CYP450）2C19基因型的影响。与氯吡格雷相比，替格瑞洛具有更快、更强及更一致的抑制血小板效果，对于急诊PCI具有重要价值。除抑制P2Y12受体以外，还可通过抑制红细胞膜上腺苷酸平衡型核苷转运体-1对腺苷的摄取，增加血浆腺苷浓度，导致额外的血小板抑制，并增加冠状动脉血流速度、改善外周动脉功能、减小心肌梗死（myocardial infarction，MI）面积、抑制动脉内膜增生[4-5]。

4. 替罗非班

替罗非班是一种小分子非肽类酪氨酸衍生物，不具有抗原性，通过特异性阻断血小板激活的最后通道GP Ⅱ b/ Ⅲ a受体而发挥强大的抗血小板聚集作用，可有效地抑制各种血小板激活剂诱导的血小板聚集，是目前作用最强、最直接的抗血小板制剂。

第二节 PCI后长期抗血小板治疗的基本原则

一、稳定性冠心病（stable coronary artery disease，SCAD）[6-12]

（1）植入支架的SCAD患者推荐在阿司匹林（100 mg，每天1次）基础上给予氯吡格雷（75 mg，每天1次）的双联抗血小板治疗（dual anti-platelet therapy，DAPT）。

（2）权衡缺血（如高SYNTAX评分、支架内血栓史、植入支架的部位和数量）与出血风险，如行PCI的SCAD患者缺血风险高危且出血低危，可考虑在阿司匹林基础上予替格瑞洛替代氯吡格雷。

（3）推荐有消化道疾病史、接受DAPT的患者联合应用质子泵抑制剂（proton pump inhibitor，PPI），基于药物间相互作用研究，奥美拉唑和艾美拉唑与氯吡格雷间发生相互作用的倾向最大，泮托拉唑和雷贝拉唑的倾向最小。

（4）不推荐行常规血小板功能检测来调整抗小板治疗策略。

（5）于冠状动脉植入DES的SCAD患者，不论何种类型的支架，推荐行6个月阿司匹林联合氯吡格雷的DAPT（图7-1）。

（6）对于存在高出血风险的SCAD患者，可考虑进行3个月的DAPT。

（7）对于经药物涂层球囊治疗的SCAD患者，考虑进行6个月的DAPT。

（8）对于植入完全生物可降解支架的SCAD患者，应考虑进行至少12个月的DAPT。

（9）对于耐受DAPT无出血并发症、出血风险低但血栓风险高的SCAD患者，可考虑进行＞6个月且≤30个月的包含氯吡格雷的DAPT。

（10）对于考虑3个月DAPT不够安全的SCAD患者，可考虑进行1个月的DAPT。

（11）停P2Y12受体拮抗剂后，推荐行阿司匹林终身抗血小板治疗。

（12）对于不同性别人群，均建议相似的DAPT用药类型及时程。

二、急性冠脉综合征（acute coronary syndrome，ACS）[6-12]

（1）植入DES的ACS患者推荐在阿司匹林（100 mg，每天1次）基础上给予替格瑞洛（90 mg，每天2次）的DAPT。

（2）植入DES不能耐受替格瑞洛的ACS患者（包括陈旧性颅内出血或有口服抗凝药适应证的患者），推荐在阿司匹林（100 mg，每天1次）基础上给予氯吡格雷（75 mg，每天1次）的DAPT。

（3）推荐接受溶栓治疗的急性ST段抬高型心肌梗死（ST-segment elevation myocardial infarction，STEMI）患者在阿司匹林（100 mg，每天1次）基础上给予氯吡格雷（75 mg，每天1次）的DAPT。STEMI溶栓患者不推荐使用替格瑞洛，但溶栓后行PCI的患者，可权衡出血和缺血风险，考虑在溶栓48 h后使用替格瑞洛。

（4）不推荐行常规血小板功能检测来调整抗小板治疗策略。

（5）于冠状动脉植入DES的ACS患者，除非存在高出血风险禁忌证，推荐行12个月阿司匹林联合一种P2Y12受体拮抗剂的DAPT。

（6）对于植入DES的存在高出血风险的ACS患者，应考虑行6个月的DAPT。

（7）对于植入完全生物可降解支架的ACS患者，应考虑进行至少12个月的DAPT。

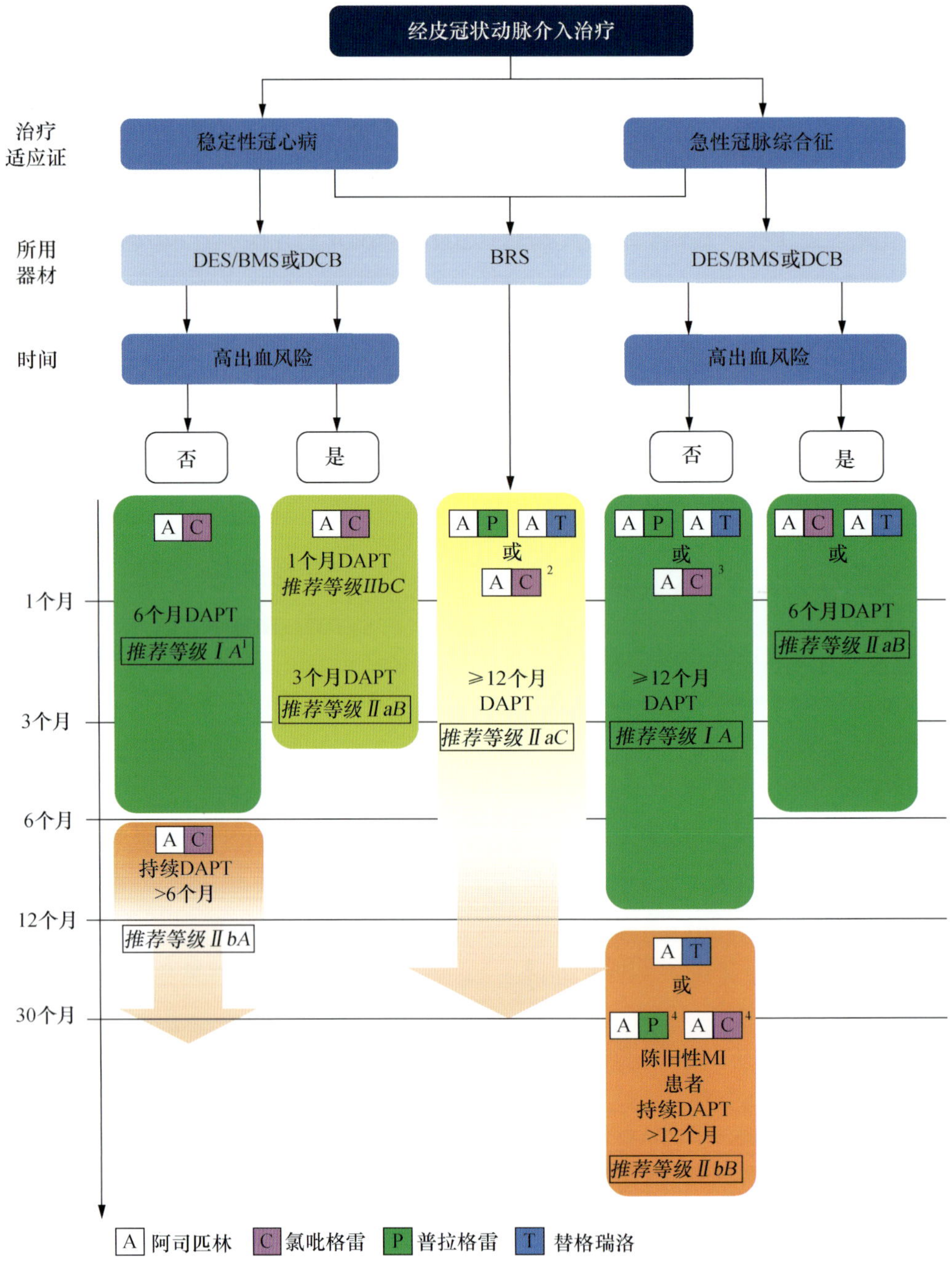

图 7-1 《2017 ESC 双联抗血小板治疗指南》中对于 PCI 后 DAPT 疗程的推荐

BMS，裸金属支架；BRS，生物可降解支架；DCB，药物涂层球囊；DES，药物涂层支架

高出血风险：DAPT 期间自发性出血风险增加（如 PRECISE-DAPT 评分≥ 25 分）。

图形颜色代表 ESC 推荐级别（绿色代表Ⅰ类推荐；黄色代表Ⅱ a 类推荐；橘色代表Ⅱ b 类推荐）。

同一行内的治疗策略按字母顺序排序，除非另有说明没有优先建议。

[1] DCB 治疗后应考虑进行 6 个月的 DAPT。

[2] 如果稳定性冠心病患者或者某些急性冠脉综合征患者不适合应用普拉格雷或替格瑞洛治疗。

[3] 如果患者不适合应用普拉格雷或替格瑞洛治疗。

[4] 如果患者不适合应用替格瑞洛治疗

（8）对于耐受 DAPT 且无出血并发症的 ACS 患者，可考虑进行＞ 12 个月的 DAPT，比如＞ 6 个月且≤ 30 个月的包含氯吡格雷的 DAPT。

（9）对于耐受 DAPT 且无出血并发症的 MI 和高血栓风险［定义为年龄≥ 50 岁合并以下至少 1 条高危因素：年龄≥ 65 岁，需要药物治疗的糖尿病，2 次自发心肌梗死史，多支病变或慢性肾功能不全（估算肾小球滤过率＜ 60 ml/min）] 的患者，与氯吡格雷相比，更倾向于＞ 12 个月（可长达 3 年）的阿司匹林联合 60 mg 替格瑞洛（每天 2 次）的 DAPT。

（10）停用 P2Y12 受体拮抗剂后，推荐进行阿司匹林终身抗血小板治疗。

（11）对于不同性别人群，均建议相似的 DAPT 用药类型及时程。

三、抗血小板药物间的相互转换（图 7-2）[5]

四、ACS 特殊人群抗血小板治疗[13]

（一）高龄患者

高龄（≥ 75 岁）ACS 患者临床表现常不典型，且冠状动脉多支病变及复杂病变常见，缺血事件发生率常高于非高龄 ACS 患者。随着年龄的增长，多种凝血因子血浆水平发生变化导致出凝血功能紊乱，加之常合并多种疾病如心力衰竭、高血压、糖尿病、卒中及肾功能不全等，多种药物联合使用较为常见，所以高龄也是 ACS 患者诊疗过程中出血的主要危险因素之一。此外，高龄患者常被排除在随机对照研究之外，因此高龄 ACS 患者的抗血小板治疗缺乏循证医学证据，更应谨慎用药。2019 年 ACC 公布的 GLOBAL LEADERS 研究比较了替格瑞洛单抗治疗组（阿司匹林联合替格瑞洛 DAPT 1 个月后行替格瑞洛单抗治疗 23 个月），和标准 DAPT 治疗组（ACS 为替格瑞洛＋阿司匹林，SCAD 为氯吡格雷＋阿司匹林 1 年，继以阿司匹林单抗治疗 1 年）的有效性和安全性，2 年随访分析显示：＞ 75 岁的老年患者中，替格瑞洛单抗治疗组主要终点（死亡及非致死性心肌梗死）发生率显著低于对照组。

建议：对于年龄≥ 75 岁的 ACS 患者，建议在阿司匹林基础上选择氯吡格雷作为首选的 P2Y12 受体拮抗剂。用法：75 mg、每天 1 次，如此次发病前未用此药，建议予负荷量 300 mg。建议 DAPT 疗程为 12 个月，可根据患者缺血与出血风险适当延长或缩短。

（二）合用口服抗凝药患者

长期口服抗凝药物（oral anticoagulation，OAC）是高危非瓣膜病心房颤动（non-valvular atrial fibrillation，NVAF）患者预防血栓栓塞的基石。当此类患者接受 PCI 治疗后，往往需要 DAPT。但几项大型注册研究显示，三联抗栓治疗（OAC ＋ DAPT）导致大出血的风险是 OAC 或 DAPT 单独用药的 3 ～ 4 倍。

建议：①低出血风险（HAS-BLED 评分≤ 2 分）的 ACS 合并心房颤动患者，不论支架的类

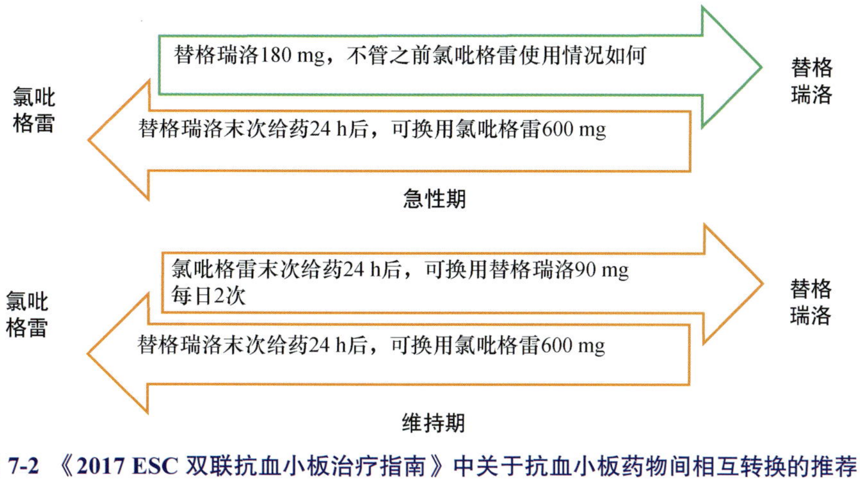

图 7-2 《2017 ESC 双联抗血小板治疗指南》中关于抗血小板药物间相互转换的推荐

绿色箭头：ACS 患者急性期由氯吡格雷改为替格瑞洛时有临床证据。
橙色箭头：目前无临床证据
急性期指住院期间

型，起始 NOAC 或华法林＋阿司匹林及氯吡格雷三联抗栓治疗持续 6 个月，再 NOAC 或华法林＋阿司匹林或氯吡格雷治疗至 12 个月；②高出血风险（HAS-BLED 评分≥ 3 分）的 ACS 合并 NVAF 患者，不论临床状况（SCAD 或 ACS）和植入支架类型（BMS 或新一代 DES），应根据缺血风险给予起始 NOAC 或华法林＋氯吡格雷双联治疗，或是 NOAC 或华法林＋阿司匹林＋氯吡格雷三联抗栓治疗持续 1 个月，再 NOAC 或华法林＋阿司匹林或氯吡格雷双联抗栓至 12 个月；③在联用华法林及阿司匹林和（或）氯吡格雷的患者中，应小心调整华法林剂量，目标 INR 应为推荐治疗窗的低值，INR 达标时间应大于目标治疗窗低值的 65% ～ 70%；④不推荐替格瑞洛与阿司匹林及 OAC 联用进行抗栓治疗；⑤如使用 NOAC，可考虑以下方案以减少出血风险：a. 达比加群 110 mg 每天 2 次基础上，加用氯吡格雷 75 mg 每天 1 次；b. 利伐沙班 15 mg 每天 1 次基础上，加用氯吡格雷 75 mg 每天 1 次；c. 利伐沙班 2.5 mg 每天 2 次基础上，联合 DAPT（氯吡格雷 75 mg 每天 1 次＋阿司匹林 100 mg 每天 1 次）（图 7-3，表 7-1）。

（三）卒中 / 短暂性脑缺血发作（transient ischemic attack，TIA）患者

卒中目前已经成为全球第二大致死病因，约

表 7-1　不适合抗凝和抗血小板联合治疗的情况

预期寿命短	恶性肿瘤
依从性差	精神疾病
终末期肾病	高龄
大出血 / 出血性卒中病史	酗酒
贫血	双联抗栓治疗中临床显著出血

12.3% ～ 16.6% 的 ACS 患者有卒中 /TIA 病史。既往卒中 /TIA 病史显著增加卒中风险，1 年内发生非致命性颅内出血的风险是无卒中和 TIA 病史患者的 3.03 倍。因此，ACS 合并卒中的患者缺血和出血风险均显著增高，抗血小板治疗更应该兼顾出血和缺血的平衡。

建议：①既往有缺血卒中或 TIA 病史的 ACS 患者，推荐阿司匹林（100 mg 每天 1 次）＋氯吡格雷（75 mg 每天 1 次）持续 12 个月；② ACS 应用 DAPT 期间发生颅内出血，应停用 DAPT，权衡出血和再发缺血事件的风险，于病情稳定 2 ～ 8 周后，适时恢复适度的抗栓治疗，可先启用氯吡格雷治疗，随后继续应用 DAPT。

（四）近期消化道出血病史患者

抗血小板药物在减少心血管事件的同时，可增加消化道出血的风险，尤其对于消化道出血风险较高者［具有胃肠道溃疡或出血病史者；

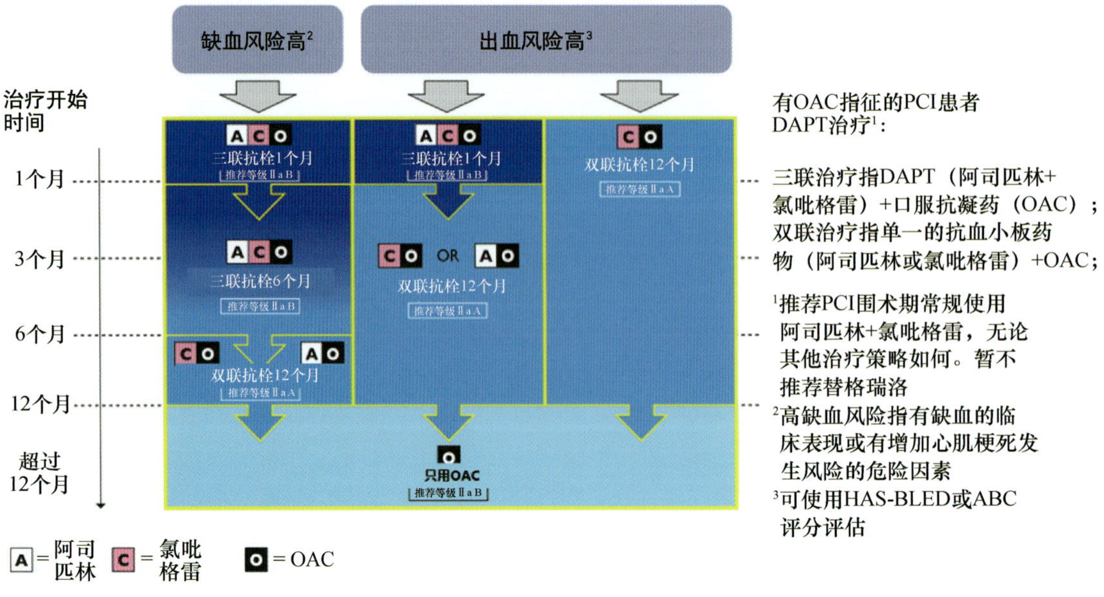

图 7-3 《2017 ESC 双联抗血小板治疗指南》推荐的口服抗凝药患者抗栓疗程

或长期使用非甾体抗炎药（nonsteroidal anti-inflammatory drugs，NSAIDS）或糖皮质激素；或具有下列 2 项或更多危险因素：年龄≥ 65 岁、消化不良、胃食管反流病、幽门螺杆菌感染或长期饮酒]。真实世界中，行 PCI 出院后自发性出血人群中，消化道出血约占 77.2%。

阿司匹林增加胃肠出血风险的机制包括两方面：一是对正常消化道黏膜有直接刺激作用，破坏消化道黏膜屏障；二是抑制环氧化酶，减少前列腺素的合成，从而减少胃黏膜血流量，不利于胃黏膜的修复。P2Y12 受体拮抗剂并不直接损伤消化道黏膜，但可抑制血小板衍生生长因子和血小板释放的血管内皮生长因子，从而阻碍新生血管生成并影响溃疡愈合。消化道出血不仅影响患者预后而且降低其治疗依从性，因此该类患者的抗血小板治疗应充分权衡获益与风险。

建议：①具有高危消化道出血风险的 ACS 患者（包括老年人，服用华法林、糖皮质激素或者 NSAIDS 等患者），推荐在氯吡格雷和阿司匹林 DAPT 基础上服用 PPI 1 ～ 3 个月。②既往有消化道出血史及抗血小板治疗过程中发生消化道出血的 ACS 患者，应联合应用 PPI 3 ～ 6 个月，其后可考虑继续或间断服用 PPI。③ DAPT 期间发生消化道出血的患者，在尽快明确出血原因并积极治疗原发病的基础上，应权衡出血和缺血风险决定是否停用抗血小板治疗及何时恢复抗血小板治疗。轻度出血无需停用 DAPT，如有明显出血（血红蛋白下降＞ 3 g 或需要住院治疗，但未引起血流动力学紊乱），可考虑首先停用阿司匹林，如出现危及生命的活动性出血，可停用所有抗血小板药物。病情稳定后，在确保安全的情况下尽快恢复抗血小板治疗，一般 3 ～ 5 天后恢复氯吡格雷，5 ～ 7 天后恢复阿司匹林。④服用替格瑞洛发生消化道出血的患者，建议停用替格瑞洛，如轻、中度出血可考虑直接换用氯吡格雷，重度出血需停用 P2Y12 受体拮抗剂治疗者，在出血停止后换用氯吡格雷。

（五）糖尿病患者

糖尿病患者是心血管疾病的高危人群，约 32% 的 ACS 人群合并糖尿病。与非糖尿病患者比较，糖尿病患者多为高龄、合并症［如高血压、动脉粥样硬化性疾病、慢性肾脏病（chronic kidney disease，CKD）、左心室功能不全等］发病率高。ACS 合并糖尿病的患者不仅血栓形成风险增高，而且出血风险也明显增高。研究表明，ACS 合并糖尿病患者血栓的数量及结构与单纯 ACS 患者存在显著差异，主要表现为数量增多、纤维蛋白排列紊乱的低张力血栓以及微血栓数量更多、血栓自溶的时间更长。糖尿病患者的血小板常存在多个信号通路的异常调节，包括受体和细胞内下游信号的异常，从而导致血小板反应性增高。因而，抗血小板药物治疗在 ACS 合并糖尿病患者中显得尤为重要。

建议：①合并糖尿病的 ACS 和（或）PCI 患者，推荐阿司匹林（100 mg 每天 1 次）＋替格瑞洛（90 mg 每天 2 次）或阿司匹林（100 mg 每天 1 次）＋氯吡格雷（75 mg 每天 1 次）治疗至少 12 个月；②合并糖尿病的 ACS 患者行 PCI 后，可给予三联抗血小板治疗（阿司匹林＋氯吡格雷＋西洛他唑）6 ～ 9 个月，后维持 DAPT 至少 12 个月。

（六）合并肾功能不全患者

CKD 是严重危害人类健康的慢性疾病之一，一项全美范围的急性冠状动脉治疗干预注册研究表明，30.5% 的 STEMI 以及 42.9% 的非 ST 段抬高型心肌梗死患者合并 CKD。合并 CKD 的 ACS 患者因肾功能不全，可能存在血小板功能障碍及异常的凝血级联反应，同时具有出血及血栓形成倾向。TRILOGYACS 研究表明，合并 CKD 的 ACS 患者其出血、缺血发生率会随着 CKD 的恶化而升高，而且受损的肾还可能导致血小板治疗药物低反应。因此对合并 CKD 的 ACS 患者给予有效的抗血小板药物干预及指导是非常必要的。

建议：①对重度肾功能不全（eGFR ＜ 30 ml/min）患者，应首选阿司匹林 100 mg 每天 1 次＋氯吡格雷 75 mg 每天 1 次；②对轻中度肾功能不全（30 ml/min ＜ eGFR ＜ 90 ml/min）患者，推荐阿司匹林（100 mg 每天 1 次）＋氯吡格雷（75 mg 每天 1 次）或阿司匹林（100 mg 每天 1 次）＋替格瑞洛（90 mg 每天 2 次）；③对于 CKD 患者，如需联用血管紧张素受体阻滞剂（ARB）治疗，DAPT 首选氯吡格雷+阿司匹林。

（七）合并痛风 / 高尿酸血症患者

痛风指急性特征性关节炎和慢性痛风石疾病，近10年的流行病学研究显示，我国不同地区痛风患病率为0.86%～2.20%。相较于非痛风者，痛风患者非致死性心肌梗死风险更高。高尿酸血症是痛风发生发展的重要生化基础及最直接病因，随着血尿酸水平的升高，超过其饱和度而析出结晶时，便会附着于血管壁，从而损伤血管内皮细胞并促进冠状动脉粥样硬化斑块的形成。高尿酸血症是女性全因死亡和冠心病死亡的独立危险因素。高尿酸血症对男性和女性冠心病的发生和预后影响不同，可能与雌激素水平的影响有关。血尿酸水平每升高60 μmol/L，女性心血管病病死率和缺血性心脏病病死率分别增加26%和30%，男性则分别增加9%和17%。

建议：①痛风急性发作时首选氯吡格雷75～150 mg每天1次，病情稳定后尽早服用阿司匹林75～100 mg每天1次+氯吡格雷75 mg每天1次，6～12个月后改为氯吡格雷75 mg每天1次，长期维持；②支架植入后服用DAPT过程中发生痛风，应权衡缺血和痛风危害，可考虑在氯吡格雷和阿司匹林DAPT基础上合用抗痛风药物；③ACS合并痛风治疗，应考虑阿司匹林对血尿酸的影响，小剂量阿司匹林（75～325 mg每天1次）可轻度升高血尿酸，一旦证实阿司匹林增加了痛风风险，立即停用阿司匹林或换用西洛他唑+氯吡格雷。

（八）缺铁性贫血患者

meta分析表明，相较于非贫血ACS患者，贫血ACS患者长期死亡风险、心力衰竭、心源性休克以及大出血的风险均显著升高。又因贫血是ACS患者出血性及缺血性事件风险的独立因素，因此，对于合并缺铁性贫血的ACS患者的抗血小板治疗，应同时综合衡量出血及缺血的风险。

建议：①贫血患者选择抗栓治疗时需充分权衡缺血和出血风险，如果贫血原因不明或难以纠正，应限制使用DES，因为后者需延长DAPT的时间；②经DES治疗后的ACS合并贫血患者，推荐DAPT治疗12个月，治疗过程中应对出血风险及骨髓抑制风险进行监测，并依据实际情况调整DAPT疗程，如患者伴高出血风险，则应考虑DAPT治疗6个月后停用P2Y12受体拮抗剂。

（九）低血小板计数患者

ACS合并血小板计数低患者分为两种情况，一是发生ACS之前已存在较低的血小板计数，二是ACS发病之后才出现血小板计数降低。就前者而言，血小板计数低的患者可见血小板体积增大（增大的血小板更易黏附在血管壁表面，诱发血栓形成）以及血小板微粒增多（这可在一定临床环境中促进血栓形成），预示了该类患者随后发生ACS的风险增加。而ACS之后出现的较低血小板计数，主要原因大多与治疗相关，如抗血栓药物（肝素或GPI）。ACS患者出现血小板计数低的情况时，往往使临床处理更为棘手。一方面，ACS需强化抗血小板治疗；另一方面，血小板计数低的情况不建议继续抗血小板治疗，否则可能增加出血风险。

2017年欧洲心脏病学会（ESC）发表了对于ACS合并血小板减少患者的处理意见，建议将血小板减少分为轻度［血小板计数>（100～150）×10^9/L］、中度［血小板计数（50～100）×10^9/L］和重度（血小板计数<50×10^9/L）。轻度血小板减少不影响抗血小板治疗策略。中度血小板减少且无活动性出血的情况下，可行PCI，PCI后给予1个月DAPT，后改为氯吡格雷单药治疗；如未行PCI，可予氯吡格雷单药治疗，无论何种治疗，均合用PPI。对于重度血小板减少者应停用所有抗血小板药物，并避免行PCI。

《急性冠状动脉综合征特殊人群抗血小板治疗中国专家建议》[13]：①如ACS患者血小板计数<100×10^9/L且>60×10^9/L，需谨慎评估DAPT的安全性。低出血风险患者可首选氯吡格雷联合阿司匹林治疗，高出血风险患者可考虑使用单药（氯吡格雷或阿司匹林）治疗，避免使用替格瑞洛。②如ACS患者血小板计数<60×10^9/L且>30×10^9/L，建议使用单药（氯吡格雷或阿司匹林）维持治疗，避免使用替格瑞洛。③如 ACS 患者血小板计数＜ 30×10^9/L 建议停用所有抗血小板药物，并避免行 PCI。④如 ACS 患者血小板计数短期下降幅度超过 30×10^9/L，不建议继续抗血小板治疗，应积极纠正原发疾病后再评估抗血小板治疗的安全性。

（十）非心脏外科手术围术期患者

大型队列研究显示，PCI 术后 2 年，行非心脏外科手术的概率约为 22.5%。对于这部分患者，尤其是需要尽快行外科手术的患者，继续应用抗血小板治疗可能引起围术期出血风险，但若停用则可能发生支架内血栓，这是一个两难的抉择。

建议：①根据手术出血风险及心血管事件分级调整抗血小板药物；②出血风险低的小手术，可不停用抗血小板药物；风险高者应停用，必要时输注血小板和采用特殊止血方法；③心血管事件低危者，术前 7 ～ 10 天停用，术后 24 h 恢复；心血管事件中至高危者，可不停用抗血小板药物，但需注意出血风险。

冠状动脉支架植入患者：①植入 BMS 患者的非心脏手术应推迟到 30 天以后，植入 DES 患者则应推迟 6 个月以后，围术期可继续服用阿司匹林。②近期植入支架的患者，非心脏手术前停用 P2Y12 受体拮抗剂后，可考虑使用 GPI 作为桥接治疗。③若患者植入支架后因外科手术必须调整抗血小板治疗，应继续阿司匹林治疗，并在术后尽快恢复 P2Y12 受体拮抗剂治疗。④围术期需中断抗血小板药物者，术前 3 ～ 5 天停用替格瑞洛，术前 5 ～ 7 天停用氯吡格雷，术后 24 h 恢复使用。

非冠状动脉支架植入术后患者：①患者近期伴有心肌梗死或其他缺血高风险，需选择 DAPT 进行治疗，择期手术可推迟 6 个月。②如在 DAPT 开始后 1 个月内行择期非心脏手术，不建议停用 DAPT。③氯吡格雷于术前 5 天停用，替格瑞洛于术前 3 天停用（表 7-2，表 7-3）。

表 7-2 《急性冠状动脉综合征特殊人群抗血小板治疗中国专家建议》提出的非心脏手术风险分层

风险分级	手术类型
低风险	内镜检查，外科操作，皮肤浅表手术，脓肿切开引流，皮肤活检
中风险	经内镜取组织活检，前列腺和膀胱活检
高风险	脊髓或硬膜外麻醉，腹部外科手术，肝活检

表 7-3 《急性冠状动脉综合征特殊人群抗血小板治疗中国专家建议》提出的依据手术类型类型的风险分级

风险分级	发生风险	手术类型
低风险	＜ 1	体表手术，甲状腺 / 乳腺手术，症状性颈动脉狭窄手术（颈动脉内膜剥脱术或颈动脉支架术）
中风险	1 ～ 5	腹腔手术，症状性颈动脉狭窄手术（颈动脉内膜剥脱术或颈动脉支架术），外周动脉成形术，腔内血管瘤修补术，头颈部手术
风险	＞ 5	主动脉及大血管手术，开放式下肢血运重建术或截肢术或取栓术，十二指肠 / 胰腺手术，肝切除术，胆道手术，消化道穿孔修补术，肝移植术

第三节 PCI 后抗血小板治疗合并出血后的综合评估与对策

一、一般原则

对于抗栓治疗合并出血的 ACS 患者，如何做到迅速控制出血并兼顾缺血风险是临床医生经常面临的两难境地。ACS 合并大出血本身增加死亡风险，而发生出血后停用抗栓药物可能导致缺血事件，后者亦增加死亡风险。因此，一旦发生出血应进行综合评估并权衡利弊，制订个体化的临床方案[14-15]。

1. 出血相关评估

依据出血程度（BARC 出血分型）、部位、原因及止血方法对出血患者进行评估并采取不同的干预措施（表 7-3，表 7-4）[16]。

2. 缺血相关评估

与缺血事件相关的因素较多，临床医生需结

表 7-3　2011 年出血学术研究会（BARC）制定的 BARC 出血分型

出血分型	临床特征
0 型	无出血
1 型	无需立即干预的出血，患者无需因此就医或住院，包括出血后未经咨询医生而自行停药等情况
2 型	任何明显的、有立即干预征象的出血（如出血量多于根据临床情况估算的出血量，包括仅在影像学中发现的出血），但尚达不到以下 3 ～ 5 型标准，但符合以下至少 1 项者：①需要内科、非手术干预；②需住院或提升治疗级别；③需要进行评估
3 型	
3a 型	明显出血且血红蛋白下降 3 ～ 5 g/dl；需输血的明显出血
3b 型	明显出血且血红蛋白下降≥ 5 g/dl；心脏压塞；需外科手术干预或控制的出血（除外牙齿、鼻部、皮肤和痔疮出血）；需静脉应用血管活性药物的出血
3c 型	颅内出血（不包括微量脑出血、脑梗死后出血性转化，包括椎管内出血）；经尸检、影像学检查、腰椎穿刺证实的亚型；损害视力的出血
4 型	冠状动脉旁路移植术（CABG）相关的出血：①围术期 48 h 内颅内出血；②胸骨切开术关胸后为控制出血而再次手术；③ 48 h 内输入≥ 5 单位全血或浓缩红细胞；④ 24 h 内胸管引流量≥ 2 L
5 型	致死性出血
5a 型	未经尸检或影像学检查证实的临床可疑的致死性出血
5b 型	经尸检或影像学检查证实的确切的致死性出血

表 7-4　出血相关评估的主要内容与意义

要素	内容	意义
出血程度	BARC 出血分型、血流动力学状态、是否需要输血、血红蛋白下降程度等	小出血（如 BARC ＜ 3 型）或经局部处理能完全控制的出血，应严密监测，一般无需中断抗血小板治疗
出血部位	穿刺部位、皮肤黏膜、消化道、颅内、腹膜后等	穿刺部位和皮下出血一般无需中断抗血小板治疗
出血原因	①穿刺、插管或压迫止血相关，②外伤或创伤（如拔牙、内镜检查、非心脏手术等），③溃疡或胃黏膜损伤（如药物、Hp 感染等），④脑血管畸形、脑淀粉样血管病等，⑤血液系统疾病（如凝血因子病、HIT 或 HITTS 等）	明确原因对于选择止血方法、预估止血效果具有重要意义
止血方法	存在有效止血方法，经局部处理能完全控制；无有效止血方法或采用特定方法仍无法控制	对于无有效止血方法的大出血应早期中断抗血小板治疗

Hp：幽门螺杆菌；HIT：肝素诱发的血小板减少症；HITTS：肝素诱发的血小板减少症伴血栓形成综合征

合临床特征、病变特征、介入操作及器械特征、术中并发症、PCI 时间以及血小板功能等综合评估（表 7-5）[17]。

3. 临床决策路径

对于 ACS 抗栓治疗合并出血的患者，应尽快完成出血与缺血双评估，在选择合理止血方案的基础上，决定后续抗栓治疗策略。在出血的评估与处理、缺血风险的评估和抗栓策略调整等过程中，心血管内科医师必须与相关学科密切协作，在整合多学科意见的基础上做出最佳临床决策。

4. 输血有关问题

严重出血可导致循环衰竭乃至死亡，但输血本身也可导致或加重炎症反应，输血适应证把握不当可能增高病死率。一般建议，血红蛋白低于 70 g/L 时应考虑输血，但仅建议将血红蛋白升至 70 ～ 90 g/L。有研究显示，通过输血将血红蛋白升至 90 ～ 110 g/L 反而升高病死率。因而，只要患者生命体征平稳，临床上不建议过多输血。

表 7-5 《急性冠脉综合征抗栓治疗合并出血防治多学科专家共识》提出的缺血相关评估的主要内容与意义

要素	内容	意义
冠心病诊断	SCAD、NSTE-ACS、STEMI	按发生血栓事件的风险依次为 SCAD < NSTE-ACS < STEMI；ACS 患者无论是否植入支架，或无论植入何种 DES，DAPT 应尽可能维持使用至 12 个月
临床合并症	高龄、糖尿病、恶性肿瘤、高脂血症、妊娠、创伤、应激反应等	应结合临床、病变和介入情况综合评估缺血事件风险
靶血管病变	左主干病变、主动脉-冠状动脉开口病变、分叉病变、小血管病变、严重钙化病变、冠状动脉瘤样扩张等	左主干病变 PCI 术后尤应警惕血栓风险；严重钙化病变预处理不充分易出现支架贴壁不全并增加血栓事件风险
PCI 复杂程度	分叉病变双支架术、弥漫长支架（full metal jacket）、重叠支架等	分叉病变双支架术，重叠、弥漫长支架等术后亚急性血栓风险增高
支架性能	支架类型：BMS、DES、BVS 等；DES 分代：第一代 DES、新一代 DES；涂层类型：无涂层、可降解涂层、永久聚合物涂层	第一代 DES（如 Cyper 系列、Taxus 系列）采用的永久聚合物涂层，可增高晚期支架血栓风险。采用氟聚合物涂层或 BioLink 涂层的新一代 DES（如 Xience 系列、Rosolute 系列等），以及采用完全可降解涂层或无涂层的 DES，术后晚期血栓发生率较低，必要时可考虑早期停用 P2Y12 受体拮抗剂
术中合并症	高血栓负荷、无复流、夹层、急性闭塞、贴壁不全、支架脱载等	术者判断术后血栓闭塞等风险
距 PCI 时间	1 周内、1 个月内、3 ～ 6 个月、≥ 12 个月	支架植入后 1 周内亚急性支架血栓形成风险较高，1 个月内停用 DAPT 的血栓风险也较高；部分新一代 DES（如 Resolute、Xience 系列等）必要时可考虑早期（1 ～ 3 个月）停用 DAPT

PCI：经皮冠状动脉介入治疗；SCAD：稳定性冠心病；NSTE-ACS：非 ST 段抬高型急性冠脉综合征；STEMI：ST 段抬高型心肌梗死；BMS：裸金属支架；DES：药物洗脱支架；BVS：生物可降解支架；ACS：急性冠脉综合征；DAPT：双联抗血小板治疗

二、消化道出血

（一）上消化道出血

成人上消化道出血（UGIB）的病死率为 2.5% ～ 10.0%，尽管内镜和抗酸药物已得到广泛应用，再出血率仍高达 13%。

1. 风险评估

主要依据临床症状、实验室检查及内镜检查进行风险评估，内容包括：①临床评估：结合症状与体征评估血流动力学是否稳定，是否需要给予液体复苏治疗。②实验室评估：血细胞比容 < 25% 或血红蛋白 < 80 g/L 伴心率加快、鼻胃管抽出红色血液提示为严重上消化道出血；对于血尿素氮（BUN）< 6.5 mmol/L（18.2 mg/dl），血红蛋白 ≥ 130 g/L（男性）或 ≥ 120 g/L（女性），收缩压 ≥ 110 mmHg，脉搏 < 100 次 / 分，且无黑便、心功能不全、晕厥和肝脏疾病者为低危患者，可暂不进行干预。③危险评分：建议请内镜医生会诊，对所有急性上消化道出血患者进行危险评分。

2. 抗血小板治疗策略的调整

ACS 抗栓治疗过程中一旦发生上消化道出血，应综合评估缺血与出血风险；小出血（如 BARC 出血分型 < 3 型）患者，可在充分止血及监测下继续服用抗血小板药物；严重出血（如 BARC 出血分型 ≥ 3 型）患者，应考虑减少药物种类及剂量。当出血无法控制或可能威胁生命时，应立即停药，并予血小板输注等治疗；对于血栓事件高风险的患者（如 BMS 植入 ≤ 1 个月或 DES 植入 ≤ 3 个月），应积极采用内镜下止血治疗，并尽可能保留 DAPT；对于溃疡性出血复发危险较高的患者，不建议使用氯吡格雷替代阿司匹林，而应该给予阿司匹林联合 PPI 治疗[18]。

满足以下条件考虑出血已经得到控制，5 天后可恢复使用抗血小板药物：①血流动力学稳定；②不输血情况下，血红蛋白稳定；③ BUN 不继续升高；④肠鸣音不活跃；⑤便潜血转阴（非必需条件）。

3. 药物治疗

PPI 是预防和治疗抗血小板药物致消化道损伤的首选药物。对于无法或需延迟进行内镜检查的患者，建议立即给予静脉 PPI，必要时可联合胃黏膜保护剂治疗。禁用静脉止血剂、抗纤溶剂（如止血敏、止血芳酸等）。

4. 再出血的预防与处理

再出血本身也可导致病死率增高。内镜止血后再发出血的预测因素包括血流动力学不稳定、内镜下活动性出血、溃疡大于 2 cm、溃疡位于胃小弯上部或十二指肠后部、血红蛋白低于 100 g/L 和需要输血等。

再出血的治疗措施包括再行内镜止血、经导管动脉栓塞和外科手术，往往需要多学科联合决策。对于无法控制的出血应考虑靶向或经验性经导管动脉栓塞治疗。内镜和放射介入治疗无效患者需行外科止血手术治疗。

对于长期应用 NSAIDs 导致的溃疡性出血，应重新评估是否应该继续服用 NSAIDs。必须服用时，应尽量服用 COX-2 选择性的 NSAIDs，尽可能使用最低有效剂量并联用 PPI。需长期服用抗栓药物且有消化性溃疡病史者，应注意检测并根除幽门螺杆菌（Hp）。定期复查便潜血及血常规，及早发现出血并发症。

（二）下消化道出血

1. 影像学检查评估

结肠镜是目前明确急性下消化道出血病因的主要方法，早期检查能提高出血部位的检出率，但应注意掌握检查时机。在常规内镜检查未明确病因时，可以采用胶囊内镜及小肠镜检查。CT 血管造影术和放射性核素显像有助于明确出血原因和定位。钡剂灌肠及结肠双重对比造影应在出血停止后进行。

2. 抗血小板药物的调整

下消化道出血的基础病因包括小肠血管发育异常、肠道缺血性疾病、炎症性肠病、肠道肿瘤、憩室出血和痔等。对于临床表现隐匿，无特殊不适，BARC 出血分型＜ 3 型的患者，在严密监测治疗的情况下无需停用抗血小板药物。对于 BARC 出血分型≥ 3 型的患者，应考虑减少药物种类及剂量乃至暂时停药。对于血栓高风险的患者，待出血停止后应尽早恢复抗栓治疗，并优先考虑恢复使用 P2Y12 受体拮抗剂。

3. 止血治疗方案

下消化道出血的止血治疗方法包括内镜止血治疗、介入栓塞治疗及外科手术治疗。如果无法经内镜明确出血位置并止血，可选择经导管选择性动脉栓塞治疗，在出血灶注入栓塞剂。外科止血手术治疗适用于内镜未发现出血部位或无法进行介入栓塞的活动性出血且血流动力学不稳定的患者。术中同时做消化内镜，能够找到小而隐蔽的出血灶，提高检出率。

（三）颅内出血

颅内出血是抗栓治疗的严重并发症之一，严重者可致残甚至致命。抗栓治疗前应充分评估脑出血风险，对于既往曾发生脑出血或存在顽固性高血压的 ACS 患者，应在和患者及家属充分沟通的基础上，谨慎制订抗栓方案，并在治疗过程中严密监测血压等。

1. 诊断与评估

（1）临床评估：首先对患者生命体征（如意识障碍、瞳孔改变、脑神经麻痹症状、局灶性神经功能损害症状、病理征阳性等）进行评估，并借助卒中量表评估病情严重程度、判断患者预后及指导选择治疗措施。常用的量表有格拉斯哥昏迷量表（GCS）、美国国立卫生研究院卒中量表（NIHSS）及脑出血评分量表。

（2）影像学评估：影像学检查是脑出血诊断的重要手段。主要的影像学检查包括 CT 平扫、MRI、脑血管造影检查等。其中头颅 CT 检查是诊断早期脑出血的金标准。

（3）出血量评估：脑 CT 平扫是疑似出血患者首选的影像学检查方法，可由神经科及影像科医生结合脑 CT 平扫判断出血量的大小。CT

扫描示血肿灶为高密度影，边界清楚，CT 值为 75 ～ 80 Hu；可用简易公式估算血肿的大小［血肿量＝ 0.5× 最大面积长轴（cm）× 最大面积短轴（cm）× 层面数，扫描层厚 1 cm］，但对于不规则血肿病灶，此计算方法欠准确。

2. 抗血小板药物的调整

有关抗血小板治疗药物能否增加血肿体积、造成不良结局事件或影响功能恢复存在着较大争议。meta 分析提示，颅内出血患者使用抗血小板药物可导致病死率增高，但并不影响功能恢复，氯吡格雷与阿司匹林 DAPT 联用较单用阿司匹林者血肿体积增大更明显，病死率也更高[19]。输注新鲜血小板获益尚不明确，仅推荐用于血小板数量显著减少的患者。

若考虑脑出血与抗血小板治疗有关，应根据出血量多少，权衡出血与缺血风险，并对脑出血进行危险分层，再酌情处理：①脑出血量大，导致患者生命体征紊乱或经评估有极大死亡风险；②脑出血量较大，引发新的神经功能损伤，并极有可能导致患者残疾；③虽然有新发脑出血，但对患者一般情况影响较小；或仅在影像学上发现新发出血，对预后影响不大。对于前两种情况，应立即停用抗血小板药物，以稳定生命体征，降低残疾程度，改善整体预后。对于第 3 种情况，若为缺血事件高风险患者，可以考虑在停药 7 ～ 10 天后再考虑恢复抗血小板治疗。也可根据病情适当减少抗血小板药物的种类或剂量，并严密监测出血。如果脑出血的同时还伴有消化道出血，建议停用阿司匹林。

（四）穿刺相关出血的评估与对策

1. 穿刺部位出血和血肿

穿刺部位出血和血肿发生率为 2% ～ 6%，根据 BARC 出血分型评估此型出血大多数＜ 3 型，多为出血低危，经桡动脉途径可降低该风险。一旦发生桡动脉穿刺点出血或前壁肿胀，应确认穿刺点压迫位置是否准确、压力是否适当，并动态观察血肿消长，避免发生骨筋膜室综合征，不建议停用口服抗血小板药物。

2. 假性动脉瘤

假性动脉瘤在诊断性心导管术后发生率约为 0.1% ～ 1.5%，介入治疗术后为 2% ～ 6%，根据 BARC 出血分型评估此型出血大多数＜ 3 型，为出血低危情况。老年、女性、肥胖、使用 GPI、穿刺点偏低或术后压迫止血不当等是其主要危险因素，以股动脉途径更为多见。不建议停用口服抗血小板药物。

3. 腹膜后血肿

腹膜后血肿是较罕见的穿刺并发症，介入术后发生率为 0.15% ～ 0.74%，根据 BARC 出血分型评估此型出血大多数≥ 3 型，为出血高危情况。一旦发生往往会引起严重的后果，部分患者尚未发现就可死亡，病死率为 4% 或更高。多发生于股动脉穿刺点位置偏高（腹股沟韧带以上）且未使用血管缝合装置的患者。早期症状隐袭，主要为腹股沟区、下腹部及后腰部非特异性疼痛。如患者术后出现低血压、少尿、血红蛋白下降等活动性出血征象，应尽快排查有无腹膜后血肿可能。可首选腹部 CTA 检查，明确有无活动性出血及出血部位。确诊后应立即进行心电监护、抗休克、纠正凝血功能异常，必要时输血治疗，每 4 ～ 6 h 检测血红蛋白直至病情稳定。如患者进行性失血、血流动力学不稳定、患侧肢体神经功能异常及严重疼痛，应考虑对穿刺点及时进行手术探查修补和局部减压。推荐停用抗凝药物和 GPI，根据出血后再发缺血风险的危险分层，推荐停用或逐步停用其他口服抗血小板药物。

4. 骨筋膜室综合征

骨筋膜室综合征多由经桡动脉途径穿刺后局部出血和血肿控制不良所致，早期临床表现以前臂肿胀、剧烈疼痛和感觉减弱为主，随缺血加重可发展为肌挛缩和坏疽，典型表现为 5P 征（疼痛转为无痛 Painlessness、苍白 Pallor、感觉异常 Paresthesia、麻痹 Paralysis 及无脉 Pulselessness）。如若桡动脉存在活动性出血，应警惕前臂骨筋膜室综合征，立即停用抗凝药物和 GPI，患肢制动，给予 20% 甘露醇静脉滴注脱水和 50% 硫酸镁局部冷敷。若内科治疗无改善甚至加重，或筋膜间室压力＞ 30 mmHg，应考虑尽早外科手术切开减压治疗。根据 BARC 出血分型评估此型出血大多数 ＜3 型，为出血低危。此种情况下，建议停用抗凝药物和 GPI，不建议停用其他口服抗血小板药物。

（五）其他部位出血的评估与对策（表 7-6）[14，20]

表 7-6 《急性冠脉综合征抗栓治疗合并出血防治多学科专家共识》提出的其他部位出血的评估与对策

不同部位出血	内容
呼吸道出血	少量咯血：BARC 出血分型＜3 型，可考虑停用抗凝药物和 GPI*，不建议停用口服抗血小板药物 大咯血：每次咯血量≥ 100 ml 或 24 h 咯血量≥ 600 ml，为出血高危： ● 立即请呼吸科会诊，患者绝对卧床，取患侧卧位以预防窒息，行床旁 X 线胸片（病情允许可行胸部高分辨率 CT）以明确咯血的部位、咯血量及肺部原发病，慎用静脉止血药物，可行纤维支气管镜检查和镜下局部止血治疗，血红蛋白显著降低者可酌情输血。以上措施均无效时考虑急诊外科手术 ● 除停用抗凝药物和 GPI 外，还应根据出血后再发缺血的风险，停用或逐步停用口服抗血小板药物
泌尿系统出血	仅有镜下血尿的患者，应维持抗血小板及抗凝药物 肉眼血尿患者，应停用抗凝药物和 GPI*，一般不必停用口服抗血小板药物
生殖道出血	根据 BARC 出血分型、出血后再发缺血风险的危险分层，给予相应的抗凝和抗血小板药物使用策略。紧急情况下可行刮宫术或子宫切除术
皮肤黏膜、口腔牙龈出血	推荐停用抗凝药物和 GPI*，推荐加强局部止血，若止血有效，不建议停用抗血小板药物
眼部出血	损害视力的出血为出血高危（BARC 出血分型为 3c 型），推荐停用抗凝药物和 GPI，根据出血后再发缺血风险的危险分层，推荐停用或逐步停用口服抗血小板药物 未损害视力的出血（BARC 出血分型＜3 型）为出血低危，推荐停用抗凝药物和 GPI*，不建议停用抗血小板药物
鼻出血	推荐：①局部加压和器械治疗控制出血；②停用抗凝药物和 GPI*。不建议停用抗血小板药物

* 起病 48 h 以内的 STEMI 患者急性期可在监测下继续使用抗凝药物及 GPI

第四节 常见问题及解答

1. 完成冠状动脉支架植入就完事大吉了吗？

很多患者依从性比较差，不习惯长期定时服药，认为自己已经做了 PCI 手术，冠状动脉血管有支架保护，血管不会再次狭窄，药物服用一段时间就可以不吃了。这是一种错误的认识，因为支架多由不锈钢或合金材料制成，支架对机体是一个异物，身体存在排异反应，并且在其植入过程中，摩擦内皮使其受损，机体的凝血机制就被激活，血小板发生聚集反应，使血栓形成增加。因此，PCI 后需按照医嘱进行规范的双联抗血小板治疗。

2. 冠状动脉支架植入术后 DAPT 需要持续多少时间？

一般情况，SCAD 患者推荐行 6 个月阿司匹林联合氯吡格雷的 DAPT。对于存在高出血风险的 SCAD 患者，可考虑进行 3 个月甚至 1 个月的 DAPT。ACS 患者推荐行 12 个月阿司匹林联合一种 P2Y12 受体拮抗剂的 DAPT。对于植入 DES 的存在高出血风险 ACS 患者，应考虑行 6 个月的 DAPT。总之，冠心病患者 PCI 术后 DAPT 疗程的确定，取决于缺血与出血风险的全面衡量：高缺血风险、低出血风险的患者考虑延长双抗疗程，并选用新型口服抗血小板药物；低缺血风险、高出血风险的患者考虑缩短双抗疗程；密切随访，个体化、动态调整的DAPT方案可能对患者更加合理。

3. 冠状动脉支架植入术后服用DAPT期间如何监测出血？

支架植入术后需要长期服用阿司匹林和氯吡格雷/替格瑞洛预防支架血栓，其最常见的副作用就是出血。服药期间建议患者注意观察在没有明显磕碰的情况下皮肤是否出现出血点和瘀斑，如果出血点少而局限，短时间内可自行消退，可以先观察，不予特殊处理；如果范围较大，长时间不退甚至出现大片瘀斑，建议及时去医院就诊。另外，还要注意观察有无牙龈出血、黑便、血尿等内出血情况，定期（1～3个月）复查血常规（观察血小板计数及血红蛋白水平）、尿常规（是否存在血尿）、便潜血，并注意每次化验结果的比较，如有异常，应及时就医。

4. 冠状动脉支架植入术后只要存在出血就需要停用双联抗血小板药物吗？

轻微出血问题原则上不需要停用抗血小板药物，随意停药反而容易引起支架内血栓形成，导致血管闭塞，甚至诱发心肌梗死。国外研究表明，在病程中即使只中断数天抗血小板药物治疗，支架内血栓发生率也会成倍增加。为了避免出血，患者在生活中要避免皮肤损伤。但若经常出血或出血严重，应及时就医，在医生指导下调整用药。

第五节　典型病例

病史简介：中年男性患者，54岁，2015年12月10日因“急性前壁ST段抬高型心肌梗死”于外院行急诊PCI，于左前降支（LAD）近段植入DES一枚，支架膨胀良好，术后7天出院，出院医嘱建议阿司匹林联合氯吡格雷双联抗血小板治疗1年，其后阿司匹林长期服用。出院后2天患者擅自停用氯吡格雷（仅保留阿司匹林）；3天后，于2015年12月22日胸痛再发，紧急入我院，急诊心电图示：窦性心律，V_1～V_6导联ST段抬高；心肌酶：CK 563 U/L，CK-MB 45 U/L，cTnT 2.145 ng/ml。

急诊冠状动脉造影（图7-4）：LAD近段原支架内血栓形成，管腔100%闭塞，血流TIMI 0级。

诊断：支架内亚急性血栓形成，急性前壁再次ST段抬高型心肌梗死。

急诊PCI（图7-5）：于LAD原支架内球囊

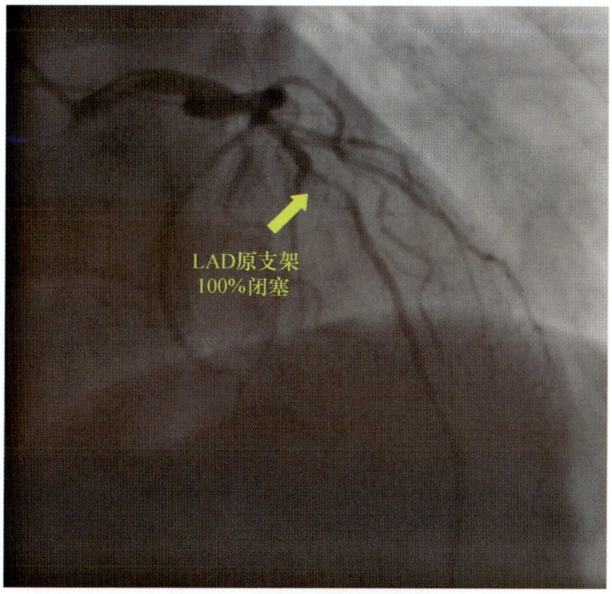

图7-4　急诊冠状动脉造影

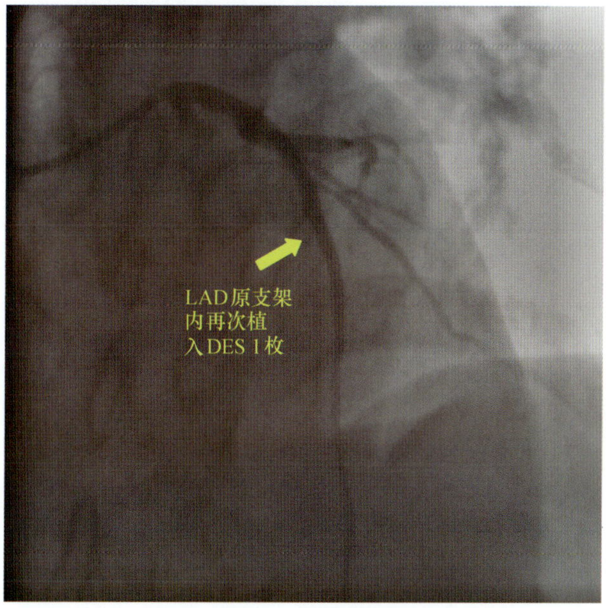

图7-5　急诊PCI

扩张，并于LAD近段原支架内再次植入DES一枚，LAD血流恢复为TIMI 3级。

出院医嘱：嘱患者严格服用阿司匹林联合氯吡格雷双联抗血小板药物至少12个月，目前随访已3年无不良事件。

参考文献

[1] Tantry US, Navarese EP, Myat A, et al. Selection of P2Y12 inhibitor in percutaneous coronary intervention and/or acute coronary syndrome. Prog Cardiovasc Dis, 2018, 60(4-5): 460-470.

[2] Winter MP, Grove EL, De Caterina R, et al. Advocating cardiovascular precision medicine with P2Y12 receptor inhibitors. Eur Heart J Cardiovasc Pharmacother, 2017, 3(4): 221-234.

[3] Miyazaki Y, Suwannasom P, Sotomi Y, et al. Single or dual antiplatelet therapy after PCI. Nat Rev Cardiol, 2017, 14(5): 294-303.

[4] Wang H, Qi J, Li Y, et al. Pharmacodynamics and pharmacokinetics of ticagrelor vs. clopidogrel in patients with acute coronary syndromes and chronic kidney disease. Br J Clin Pharmacol, 2018, 84(1): 88-96.

[5] 中国医师协会心血管内科医师分会血栓防治专业委员会，中华医学会心血管病学分会介入学组，中华心血管病杂志编辑委员会. 替格瑞洛临床应用中国专家共识. 中华心血管病杂志，2016，44(2)：112-120.

[6] Levine GN, Bates ER, Bittl JA, et al. 2016 ACC/AHA Guideline Focused Update on Duration of Dual Antiplatelet Therapy in Patients With Coronary Artery Disease: A Report of the American College of Cardiology/American Heart Association Task Force on Clinical Practice Guidelines. J Am Coll Cardiol, 2016, 68(10): 1082-1115.

[7] Valgimigli M, Bueno H, Byrne RA, et al. 2017 ESC focused update on dual antiplatelet therapy in coronary artery disease developed in collaboration with EACTS: The Task Force for dual antiplatelet therapy in coronary artery disease of the European Society of Cardiology (ESC) and of the European Association for Cardio-Thoracic Surgery (EACTS). Eur Heart J, 2018, 39(3): 213-260.

[8] 中华医学会心血管病学分会介入学组，中国医师协会心血管内科医师分会血栓防治专业委员会，中华心血管病杂志编辑委员会. 中国经皮冠状动脉介入治疗指南（2016）. 中华心血管病杂志，2016，44(5)：382-400.

[9] Flannery L, Liu R, Elmariah S. Dual antiplatelet therapy: how long is long enough? Curr Treat Options Cardiovasc Med, 2019, 21(4): 17.

[10] Capodanno D, Alfonso F, Levine GN, et al. ACC/AHA Versus ESC Guidelines on Dual Antiplatelet Therapy: JACC Guideline Comparison. J Am Coll Cardiol, 2018, 72(23 Pt A): 2915-2931.

[11] 中华医学会心血管病学分会，中华心血管病杂志编辑委员会. 急性ST段抬高型心肌梗死诊断和治疗指南. 中华心血管病杂志，2015，43(5)：380-393.

[12] 中华医学会心血管病学分会介入学组，中华医学会心血管病学分会动脉粥样硬化与冠心病学组，中国医师协会心血管内科医师分会血栓防治专业委员会，中华心血管病杂志编辑委员会. 稳定性冠心病诊断与治疗指南. 中华心血管病杂志，2018，46(9)：680-694.

[13] 中国医师协会心血管内科医师分会血栓防治专业委员会，中华医学会心血管病学分会介入学组，中华心血管病杂志编辑委员会. 急性冠状动脉综合征特殊人群抗血小板治疗中国专家建议. 中华心血管病杂志，2018，46(4)：255-266.

[14] 中国医师协会心血管内科医师分会，中国医师协会心血管内科医师分会血栓防治专业委员会，中华医学会消化内镜学分会，北京神经内科学会，急性冠脉综合征抗栓治疗合并出血防治多学科专家共识组. 急性冠脉综合征抗栓治疗合并出血防治多学科专家共识. 中华内科杂志，2016，55(10)：813-824.

[15] Chen H, Power D, Giustino G. Optimal duration of dual antiplatelet therapy after PCI: integrating procedural complexity, bleeding risk and the acuteness of clinical presentation. Expert Rev Cardiovasc Ther, 2018, 16(10): 735-748.

[16] Palmerini T, BacchiReggiani L, et al. Bleeding-related deaths in relation to the duration of dual-antiplatelet therapy after coronary stenting. J Am Coll Cardiol, 2017, 69(16): 2011-2022.

[17] Han Y, Chen J, Qiu M, et al. Predicting long-term ischemic events using routine clinical parameters in patients with coronary artery disease: The OPT-CAD risk score. Cardiovasc Ther, 2018, 36(5): e12441.

[18] Neumann FJ, Sousa-Uva M, Ahlsson A, et al. 2018 ESC/EACTS Guidelines on myocardial revascularization. Eur Heart J, 2019, 40(2): 87-165.

[19] De Luca L, Colivicchi F, Gulizia MM, et al. Clinical pathways and management of antithrombotic therapy in patients with acute coronary syndrome (ACS): a Consensus Document from the Italian Association of Hospital Cardiologists (ANMCO), Italian

Society of Cardiology（SIC），Italian Society of Emergency Medicine（SIMEU）and Italian Society of Interventional Cardiology（SICI-GISE）. Eur Heart J Suppl，2017，19（Suppl D）：D130-D150.
[20] Gulizia MM，Colivicchi F，Abrignani MG，et al. Consensus document ANMCO/ANCE/ARCA/GICR-IACPR/GISE/SICOA：long-term antiplatelet therapy in patients with coronary artery disease. Eur Heart J Suppl，2018，20（Suppl F）：F1-F74.

8 基层高血压诊治中国指南/共识解读

（刘梅林　王　馨）

高血压是以体循环动脉压升高为主要临床表现的心血管综合征，是心脑血管疾病重要的危险因素，常与其他心血管疾病危险因素并存，可导致靶器官功能受损及衰竭，降压治疗可降低卒中、心肌梗死、心力衰竭及死亡的风险。预防和控制高血压，是我国心脑血管疾病防治的重要策略。

国家卫生计生委基层卫生司组织相关专家制定《国家基层高血压防治管理指南》，旨在为基层医疗卫生机构医务人员提供规范性的防治方案[1]。本指南涉及高血压的管理流程、诊断治疗、转诊和随访管理四方面内容，关键内容解读如下。

第一节　高血压的诊断

一、血压的测量方法

血压值是诊断与评估治疗水平和预后的主要依据，规范化的血压测量极其重要。基层医疗卫生机构应以诊室血压作为确诊高血压的主要依据，家庭自测血压和动态血压监测可作为辅助诊断的依据。规范测量注意以下“三要点”：安静放松，位置规范，读数精准。

首先，应使用经过认证和校准的血压计、合适的袖带，并采用标准测量方法。测量血压时注意：①首诊测量双上臂血压，以后通常测量读数较高的一侧。出现直立（体位）性低血压者，应测量仰卧位和站位血压（站位血压测量时间：卧位血压测量后 1 min 和 3 min）。②诊断高血压需测量非同日血压 3 次，要求每次重复测量血压 3 次，每次间隔 1 ～ 2 min，取后 2 次血压测量结果记录。③随访管理测量血压，如果血压≥ 140/90 mmHg，应间隔 1 ～ 2 min 重复测量第二次，记录收缩压较低的测量结果。

二、高血压的诊断标准

以诊室测得血压作为高血压诊断的主要依据，首诊发现收缩压≥ 140 mmHg 和（或）舒张压≥ 90 mmHg，非同日 3 次测量均达到上述诊断界值，即可确诊。

对应的动态血压监测和家庭自测血压诊断标准如表 8-1：

白大衣高血压：诊室血压升高，而诊室外动态血压监测和家庭自测血压正常。

表 8-1　诊室及诊室外高血压诊断标准

分类	收缩压（mmHg）		舒张压（mmHg）
诊室	≥ 140	和（或）	≥ 90
动态血压监测			
白天	≥ 135	和（或）	≥ 85
夜间	≥ 120	和（或）	≥ 70
24 h	≥ 130	和（或）	≥ 80
家庭自测血压	≥ 135	和（或）	≥ 85

三、高血压患者的评估

所有高血压患者均应评估心血管疾病发病风险、靶器官损害及并存的临床情况，以确定高血压的治疗策略。建议初诊时及每年进行评估。评估内容包括：

1. 病史

既往是否有糖尿病、脑卒中、冠心病、心力衰竭、肾脏疾病、周围动脉粥样硬化疾病等合并症；高血压、糖尿病、血脂异常及早发心血管疾病家族史；吸烟、饮酒史。

2. 体格检查

血压、心率、心律、身高、体重、腰围，确认有无下肢水肿等。

3. 辅助检查

建议做血常规、尿常规、生化（肌酐、尿酸、谷丙转氨酶、血钾、血糖、血脂）、心电图（识别有无左心室肥厚、心肌梗死、心律失常如心房颤动等）。有条件者可选做：动态血压监测、超声心动图、颈动脉超声、尿白蛋白 / 肌酐、胸部 X 线、眼底检查等。

第二节 高血压的治疗

一、治疗原则——达标、平稳、综合管理

高血压治疗的主要目的是减少心脑血管并发症并降低死亡风险。在强调降压达标的同时应考虑患者的治疗条件及经济承受能力；平稳降压至关重要，建议优选长效降压药物；此外，应对高血压患者进行综合管理，选择降压药时考虑伴随疾病和其他治疗措施：如抗血小板及调脂治疗。

二、降压目标——以耐受为前提，分层达标

一般高血压患者，血压＜ 140/90 mmHg，合并糖尿病或慢性肾脏病等靶器官损害的患者可进一步降低；年龄 65 ～ 80 岁的患者血压首先降至 150/90 mmHg 以下，如能耐受，进一步降至 140/90 mmHg 以下；80 岁以上患者降至 150/90 mmHg 以下。

三、生活方式干预——是基本的治疗措施

所有高血压患者，应立即启动并长期坚持生活方式干预，即：限盐、减重、多运动、戒烟、限酒、好心态。生活方式干预目标及降压效果见表 8-2。

四、启动药物治疗的时机

多数高血压患者应在生活方式干预的同时启动

表 8-2 生活方式干预目标及降压效果

内容	目标	收缩压下降范围
减少钠盐摄入	每人每日食盐摄入量不超过 6 g（一啤酒瓶盖） 注意隐性盐的摄入（咸菜、鸡精、酱油等）	2 ～ 8 mmHg
减轻体重	BMI ＜ 24 kg/m^2，腰围＜ 90 cm（男），＜ 85 cm（女）	5 ～ 20 mmHg/ 每减重 10 kg
规律运动	中等强度运动，每次 30 min，每周 5 ～ 7 次	4 ～ 9 mmHg
戒烟	科学戒烟，避免被动吸烟	/
限制饮酒	每日饮酒量限制：白酒＜ 50 ml（1 两），葡萄酒＜ 200 ml，啤酒＜ 500 ml	/
心理平衡	减轻精神压力，保持心情愉悦	/

药物治疗。血压＜160/100 mmHg且未合并心、脑、肾等靶器官损害的高血压患者，可采用调整生活方式干预3个月，若仍未达标，再启动药物治疗。

五、降压药物治疗建议

推荐使用的五大类降压药物：ACEI、ARB、β受体阻滞剂、钙通道阻滞剂和利尿剂。单药标准剂量不达标时，推荐服用固定剂量复方制剂。

A：ACEI、ARB，降压作用明确，更适于高血压伴有心力衰竭、心肌梗死后、糖尿病、慢性肾脏病患者。双侧严重肾动脉狭窄、高血钾、妊娠患者禁用。严重肾功能不全［肌酐＞3 mg/dl（265 μmol/L）］者慎用。伴有心力衰竭、心肌梗死后高血压患者优先选用ACEI，发生干咳无法耐受时可换用ARB。通常不联用ACEI、ARB。应警惕可能诱发血管神经性水肿（少见）。

B：β受体阻滞剂。通过抑制交感神经活性降低心率，用于心率快、合并心肌梗死或心力衰竭的高血压患者。可减轻冠心病、劳力性心绞痛患者症状并改善预后。禁用于严重心动过缓（心率＜55次/分）、病态窦房结综合征、二度/三度房室传导阻滞、支气管哮喘患者。慎用于慢性阻塞性肺疾病、严重周围动脉疾病患者。常见不良反应为心动过缓、支气管痉挛。

C：CCB。耐受性较好，无绝对禁忌证。常用长效二氢吡啶类钙通道阻滞剂。慎用于快速性心律失常、心力衰竭患者。常见不良反应为头痛、踝部水肿等。

D：噻嗪类和噻嗪样利尿剂。较常用，尤其适用于老年人、单纯收缩期高血压及合并心力衰竭的高血压患者。妊娠、痛风患者慎用。主要副作用是低钾血症，建议小剂量使用。

高血压降压药物可单药起始，常需要两种或两种以上降压药物联合治疗才能达到血压控制目标。收缩压≥160 mmHg和（或）舒张压≥100 mmHg，如排除白大衣高血压，可联合使用两种降压药物或固定复方制剂，应选择不同类型、作用机制互补的降压药物联合，达到协同增效、减少不良反应、改善预后、保护靶器官的治疗目标。

指南对于有合并症的高血压患者给出了降压药物推荐，如表8-3。

六、高血压的综合管理

高血压患者选择降压药物时应综合考虑伴随的合并症及心血管疾病危险因素的管理。高血压合并冠心病、缺血性卒中、周围动脉粥样硬化性疾病的患者，血压稳定在150/90 mmHg以下建议服用阿司匹林75～100 mg/d（活动性胃溃疡或消化道出血、过敏者禁用）。不推荐心血管疾病中低风险的患者使用阿司匹林进行一级预防。对于心

表8-3　有合并症的高血压治疗流程[1]

患者特征	第一步	第二步	第三步
心肌梗死	A＋B[2]	A＋B＋C[3]或A＋B＋D[4]	转诊或A＋B＋C[3]＋D
心绞痛	B或A或C	B＋C或B＋A或A＋C	B＋C＋A或B＋C＋D
心力衰竭	A＋B[2]	A＋B＋D[4]	转诊或A＋B＋D[4]＋C[3]
脑卒中	C或A或D	C＋A或C＋D或A＋D	C＋A＋D
糖尿病或慢性肾脏病[5]	A	A＋C或A＋D	A＋C＋D

[1] 合并症：指伴随冠心病、心力衰竭、脑卒中、糖尿病、慢性肾脏病或周围动脉粥样硬化性疾病，且处于稳定期。伴周围动脉粥样硬化性疾病的高血压患者用药同无合并症者，无特殊推荐，未列入本表。

[2] A＋B两药合用，应从最小剂量起始，避免出现低血压。

[3] C类用于心肌梗死时，限长效药物；C类用于心力衰竭时，仅限氨氯地平及非洛地平。

[4] D类用于心肌梗死时包括螺内酯；用于心力衰竭时包括袢利尿剂和螺内酯。

[5] 肌酐水平首次超出正常时的降压治疗方案由上级医院决定。

A：ACEI/ARB：即血管紧张素转化酶抑制剂/血管紧张素Ⅱ受体阻滞剂；B：β受体阻滞剂；C：二氢吡啶类钙通道阻滞剂；D：噻嗪类利尿剂

血管疾病高风险的老年患者应充分评估其出血风险，权衡获益与风险，进行个体化选择。高血压合并冠心病、缺血性卒中、周围动脉粥样硬化性疾病、慢性肾脏病、糖尿病、严重高胆固醇血症及其他心血管危险因素时应服用他汀类药物等调脂药物，首先应降低 LDL-C 并达到相应的调脂目标，如表 8-4。

指南强调，他汀类药物总体耐受性好，但可能导致肌病、横纹肌溶解、转氨酶升高等，不良反应随剂量增加而升高。建议对初始用药的患者，6 周内应复查血脂、转氨酶和肌酸激酶，无不良反应且 LDL-C 达标后，可调整为 6 ～ 12 个月复查一次。

表 8-4　高血压合并相关疾病或情况的调脂目标

高血压合并疾病 / 情况	LDL-C 目标值
冠心病 缺血性卒中 周围动脉粥样硬化性疾病 慢性肾脏病	＜ 1.8 mmol/L（70 mg/dl）
糖尿病 TC ≥ 7.2 mmol/L（278 mg/dl）或 LDL-C ≥ 4.9 mmol/L（190 mg/dl） 吸烟＋ HDL ＜ 1 mmol/L（40 mg/dl） 吸烟＋≥ 45 岁男性或≥ 55 岁女性 HDL-C ＜ 1 mmol/L（40 mg/dl）＋≥ 45 岁男性或≥ 55 岁女性	＜ 2.6 mmol/L（100 mg/dl）
LDL-C ≥ 3.4 mmol/L（130 mg/dl）(不符合上述情况)	＜ 3.4 mmol/L（130 mg/dl）

LDL-C：低密度脂蛋白胆固醇；TC：总胆固醇；HDL-C：高密度脂蛋白胆固醇

第三节　高血压患者的转诊

对于起病急、症状重、疑继发、难控制的高血压患者建议转诊。

一、初诊转诊

需转诊人群包括：①血压显著升高≥ 180/110 mmHg，经短期处理仍无法控制；②怀疑新出现心、脑、肾并发症或其他严重临床情况；③妊娠和哺乳期女性；④发病年龄＜ 30 岁；⑤伴蛋白尿或血尿；⑥非利尿剂引起的低血钾；⑦阵发性血压升高，伴头痛、心慌、多汗；⑧双上肢收缩压差＞ 20 mmHg；⑨因诊断需要到上级医院进一步检查。

二、随访转诊

随访过程中，如下情况应转上级医院进一步治疗：①至少三种降压药物足量使用，血压仍未达标；②血压明显波动并难以控制；③怀疑与降压药物相关且难以处理的不良反应；④随访过程中发现严重临床疾患或心、脑、肾损害而难以处理。

三、紧急转诊

血压≥ 180/110 mmHg 不伴心、脑、肾急性并发症症状时，可口服短效降压药物，如卡托普利 12.5 ～ 25 mg，或硝苯地平 10 mg 或美托洛尔 25 mg，如血压不能降至 180/110 mmHg 以下，应尽快转诊到上级医院。如血压≥ 180/110 mmHg 伴有心、脑、肾急性并发症症状，应立即转诊到上级医院。

第四节　高血压患者的长期随访管理

建议对高血压患者长期随访，坚持每 3 个月随访。血压未达标时 2 周内随访，再次随访不达标者建议转诊治疗。所有患者每年应进行年度评估。

随访主要内容：是否有新发合并症，体检及辅助检查，评估生活方式并给予指导，患者对药物的依从性及不良反应，必要时调整治疗药物。

综上，高血压的防治管理关键在基层，基层医疗卫生机构（社区卫生服务中心、社区卫生服务站、乡镇卫生院、村卫生室）是高血压管理的“主战场”，希望组建高血压管理团队，配置基本设备并保障基本降压治疗药物，借助于《国家基层高血压防治管理指南》提高高血压群体的管理水平，通过合理、有效的治疗，提高血压达标率，减少或延缓并发症的发生，以达到降低病死率、提高生活质量的最终目的，全面做好心脑血管疾病的预防和管理工作。

参考文献

[1] 国家卫生计生委基层卫生司. 国家基层高血压防治管理指南. https://hbp-office.nccd.org.cn/hypertension/pica_download_content.html

9 提高高血压治疗依从性的重要性和方法

（韩　凌　朱小刚）

高血压是一个涉及全球范围内的重大公共卫生问题。当前，我国高血压患病人数估计已达2.7亿[1]，成为我国家庭和社会的沉重负担。高血压患者的知晓率、治疗率和控制率是反映高血压防治状况的重要评价指标。中国高血压调查最新数据（2015年）显示，18岁以上人群高血压的知晓率、治疗率和控制率分别为51.6%、45.8%和16.8%[2]，情况不容乐观。众所周知，新的高血压药物和治疗方法不断涌现，并没有带来相应的高血压控制率增加[3]，而患者的治疗依从性差是血压得不到有效控制的一个重要原因。因此，评估和改善患者的依从性，变得尤为重要。本章将从高血压治疗依从性的定义、流行病学、重要性、影响因素及其改善方法等方面逐一论述。

第一节　高血压治疗依从性的定义

一、依从性的一般定义

对于“依从性”一词，不同的学科（如物理学、生理学、行为科学等）有着不同的定义。20世纪80年代，这一概念开始出现在医学文献中。在卫生保健领域，Haynes[4]将依从性（compliance）定义为一个人的意愿和行为与医师开具的治疗方案之间的一致程度。这些行为包括服药、饮食及生活方式的改变，而依从性的概念至今尚未统一。由于“依从性”意味着以某种方式责备患者，其他术语也在使用，比如“遵医性”（adherence）“一致性”（concordance）等。然而，“遵医性”和“一致性”还是有区别的，“遵医性”反映的是患者符合医生处方的程度，有时可能有“过失”的隐含意义；“一致性”反映的是患者与医师治疗达成一致的程度。由于“依从性”过分强调了患者只是被动地按照医师的要求去做，不能体现医患互动关系中患者所具有的主动性。也就是说，“依从性”的问题不只是患者的问题，医务人员也应考虑到自身的态度、言行在患者遵医行为中的作用，重视对患者主动性的调动。大多数情况下，“依从性”及“遵医性”被视作同义词，两者可互换使用。良好的依从性要求患者具有三个前提条件：能够接受、可以理解和能够自我管理。

二、药物依从性的定义

长期以来，临床上对于高血压的控制方法，主要是改变生活方式和饮食习惯等非药物措施和药物治疗两方面。药物治疗是控制血压的主要措施，而且，旧有观念中，高血压患者的治疗依从性大多仅限于药物治疗的依从性。世界卫生组织（World Health Organization，WHO）在2003年，将药物依从性定义为“患者服药行为与医疗服务人员提供的建议相一致的程度”[5]。2009年，国际上为“治疗依从性”而召开了专家共识会议，该会议汇集了80人以上的各领域专家，而几乎绝大多数都关注患者的药物治疗。这次共识会议产生了新的药物依从性分类方法并于2012年出版发表[6]。该共识将药物治疗依从性定义为“患者按医嘱服药的过程，这个过程是随时间而动态变化的”，并且认为这一过程包括以下三个独立的要素：A. 启动，指从处方到第一次给药的时间；B. 实施，指患者实际服用剂量与处方的治疗方案相一致的程度；C. 坚持，指启动到停药前最后一剂的时间长短。

三、高血压的药物治疗依从性

顾名思义，高血压的药物治疗依从性就是高血压患者对降压药物的依从性，对于高血压患者来说，药物依从性问题在服用降压药物的人群中较为常见，而且与缺血性心脏事件和脑血管事件等密切相关。既往研究中，评价患者药物依从性普遍采用的是Morisky药物依从性评估量表-4问题法（Morisky Medication Adherence Scale-4 Items，MMAS-4）[7-8]，即通过向患者提出4个与最近4周内的服药经历或习惯相关的问题来确定患者的服药依从性，详见本章第五节。

四、广义的高血压治疗依从性

随着高血压防治理念的进步，高血压治疗已经从单纯的生物医学范畴拓展到社会-心理学范畴，治疗模式也相应地进入了治疗性生活方式改善、药物治疗、血压监测、定期随访等“多管齐下”的综合管理时代[9]。因此，从广义上讲，高血压治疗依从性是指高血压患者对包括改善生活方式、药物治疗、血压监测、定期随访等一系列综合管理措施在内的治疗依从性，而且，这些措施之间不是互相孤立的，而是相互影响、相互促进的，做好了生活方式改善、血压监测、定期随访，必然也会改善药物治疗的依从性。只有这些综合管理措施都落实到位，才有真正意义上好的高血压治疗依从性。

第二节　高血压治疗依从性的流行病学

高血压治疗依从性的流行病学，是一个争议性比较大的问题。尽管高血压治疗包括改变饮食习惯和生活方式等非药物措施和药物治疗两方面，但在高血压依从性的研究领域，主要着重点还是降压药物依从性。患者的药物依从性，通常报道为一个特定时间段内患者实际服用的药物剂量占处方剂量的百分比。一般来说，处于疾病急性期的患者依从性会明显高于处于慢性期的时候，维持性治疗阶段的药物依从性也同样不容乐观。由于对患者的关注度增加和入选病例选择的问题，临床试验中的平均依从性比例也明显高于其他人群。即使如此，参与临床试验、接受治疗的慢性期患者的治疗依从性比例平均才达到43%～78%[10-12]。而从总的情况来看，慢性疾病的药物治疗依从性只有50%左右[13-14]。对于高血压的药物治疗依从性的发生率，不同入选人群、不同的评估方法，所得到的结果差异较大，相关数据仅供参考。下面从国际、国内两方面分别加以介绍。

一、高血压治疗依从性的国际流行病学

根据系统综述结果，世界范围内，高血压治疗依从性平均约70%，这可能是高血压控制不佳的主要原因之一[15-16]。按照既往测量方法和研究过的疾病与人群，高血压治疗依从性发生率为40%～90%不等。从这个意义上，学者Choo[17]等评估了“自我报告的依从性”“药房记录”“药片计数”等作为新的降压药依从性评估方法，以对比“药物事件监测系统”（Medication Event Monitoring System，MEMS）所设立的标准[18]。Hansen[19]和Horne[20]等也先后比较了不同测量方法下的高血压治疗依从性，大约为

80%～90%。其他研究者[21-22]也将MEMS系统作为参照，发现高血压治疗的依从性在80%左右。在过去20年里，西班牙一项包含3553例患者、评价高血压治疗依从性有无进步的系列研究中还是观察到了依从性的改善，尽管最后的依从性比例只有67.47%[23]。相比之下，一项在非工业化国家开展的高血压治疗依从性研究，使用了同样的评估方法，平均依从性只有40%[24]，远远低于前者。另外，学者Schoenthaler曾报道了一个使用MEMS（17个问卷问题）评估高血压患者依从性的大型随机对照试验，参加人员主要是低收入、无业、高中学历的中年非裔女性，观察周期为12个月，结果发现这部分非裔美国人的高血压依从性比例为56%[25]。

关于在不同收入国家高血压治疗依从性的发展变化，瑞士学者Burnier[26]等比较了世界范围内2000—2010年之间低、中等收入国家和高收入国家在高血压防治方面差异，发现高血压治疗启动后1年内的药物治疗依从性低于50%[27-28]，而接受治疗的患者中控制率在历史上处于20%～50%的范围内[29-30]（见表9-1），也反映了医生处方的药物治疗效果和治疗依从性。如果使用接受治疗患者控制率这个变量（即表9-1中的“控制/处方，%”）作为考察依从性的替代指标，那么近期更多的数据显示了高血压治疗依从性在提高，至少在有些国家是如此的[26]。

二、高血压治疗依从性的国内流行病学

药物依从性作为影响高血压患者血压控制状况和疾病转归的重要因素，我国的高血压治疗依从性也重点关注降压药物治疗的依从性，但成规模的研究数据相对较少。陈曦[31]等采用多阶段分层随机抽样的方法进行抽样，对山东省6市（县、区）3911名高血压患者的服药依从性情况进行问卷调查。结果显示，服药依从性好的仅占半数，服药依从性差的有40%以上。在判断服药依从性情况的四项条目中，“忘记服药经历”的患者人数最多，约占40%，“自觉症状更坏时曾停止服药”的患者人数最少。

王娇艳[32]等通过随机抽取广州市3个城市社区≥18岁的高血压患者576例，采用Morisky问卷及自我效能量表进行问卷调查，结果显示社区高血压患者药物治疗依从性好者占38.7%，依从性差者占61.3%，其中55.2%的患者有忘记服药的经历。

为了全面了解我国高血压治疗依从性的总体情况，温敏[33]等对中国大陆地区2006—2016年高血压患者服药依从率的相关文献进行了meta分析，结果显示中国大陆地区高血压患者服药依从率为42.5%（95% CI 37.4%～47.6%）。亚组分析结果显示，城市高血压患者的服药依从率为44.5%，高于农村高血压患者的38.9%；东北部、东部、中西部高血压患者的服药依从率分别为36.9%、40.6%、47.9%；发表年份在2006—2011年的文献中高血压患者的服药依从率为37.5%，低于发表年份在2012—2016年的文献中的45.3%。由此可见，中国大陆地区高血压患者服药依从性有逐年改善的趋势，但总体状况仍然不佳。

表9-1 高血压发病率、知晓率、治疗率、控制率（低、中等收入国家 *vs.* 高收入国家，2000—2010年）

变量	低、中等收入国家			高收入国家		
	2000年	2010年	△ 2010—2000年	2000年	2010年	△ 2010—2000年
发病率，%	23.80	31.50	7.70	31.10	28.50	－2.60
知晓率，%	32.30	37.90	5.60	58.20	67.00	8.80
治疗率，%	24.90	29.00	4.10	44.50	55.60	11.10
控制率，%	8.40	7.70	－0.70	17.90	28.40	10.50
控制/处方，%	33.70	26.60	－7.10	40.20	51.10	10.90

第三节　高血压治疗依从性的重要性

一、高血压治疗依从性的重要性——“药物不会使不服用它们的患者受益”

高血压患者的血压水平与心血管风险呈连续、独立、直接的正相关关系，与心脑血管疾病发病和死亡风险之间存在密切的因果关系[34]。患者的服药依从性差一直被认为是高血压患者血压得不到有效控制的一个主要原因[35]。高血压药物治疗的依从性是降压治疗有效性的关键，但是，在高血压管理中常被忽略。假设临床上所测量的血压值是真实有效的，有2个主要因素[28]将决定治疗中患者的血压得到控制，即①足够数量和剂量的降压药物处方；②治疗依从性能得以保证。在药物依从性领域，有一篇发表于2005年新英格兰医学杂志上的文章堪称经典，题目叫作“药物治疗依从性”。文中引用了学者Lindenfeld很著名的一句话：“药物不会使不服用它们的患者受益”[36]，如果药物依从性仍然保持在目前水平，那将难以实现药物的全部益处[37]。只有患者能够坚持服药，才能受益，否则，再好的药物也是没有用的。这充分说明药物治疗依从性的重要性。同样，对于高血压患者来说，没有降压药物的依从性，也就没有心血管危险的下降！然而，令人惊讶的是，在一些临床研究中，有4%～5%的患者竟然从头到尾都没有开始药物治疗，尽管这些患者也是已招募入组到研究中的[26]。那么，即使是“灵丹妙药”，也注定与这部分患者无缘。显而易见，拒绝服用或漏服降压药物等依从性不良行为所导致的临床后果在轻度高血压与严重（或难治性）高血压中也是不一样的，依从性差在临床情况越严重的患者中影响越大。

二、降压药物依从性不佳的临床后果和经济影响

（一）降压药物依从性不佳的临床后果

降压药物依从性不佳所导致的不良后果包括：血压控制不佳、高血压危象、各种靶器官改变和与此相联系的心血管事件风险（包括血管僵硬度增加、左心室肥厚和微量白蛋白尿）；降压药物依从性不佳还与急性冠脉综合征、卒中、短暂性脑缺血发作、慢性心力衰竭以及死亡等多种不良心血管事件相关[28]。

1. 血压控制不良、甚至进展为难以控制的严重高血压

证据支持“血压控制良好的患者比控制不佳的患者更有可能有较好的降压药物治疗的依从性”这一概念[38-39]，反过来说，继续接受治疗的患者更有可能达到长期的血压控制目标[40]。

2. 高血压危象

几个随机、双盲、安慰剂对照的高血压研究揭示：正在接受治疗中的高血压患者减少了进展为严重高血压或高血压危象的风险[41-42]。同样，近期更多报道发现较差的药物治疗依从性与高血压危象的发生相关[43]。

3. 血管僵硬度增加

血管僵硬度增加与主要心血管事件（心肌梗死、不稳定型心绞痛、心力衰竭或卒中）的首次发生相关[44]，而较低的降压药物依从性会逐渐引起动脉僵硬度增加[45]。

4. 左心室肥厚

有一项高血压的观察和随访研究[46]发现，在5年的阶梯疗法期间，无论是黑人还是白人成年高血压患者，都没有发生左心室肥厚（超声心动图筛查）。然而，在完成阶梯疗法的7年内，左心室肥厚的发生相对普遍，尤其是成年黑人患者。

作者明确指出，黑人男性患者的降压药物依从性在随访期间明显降低，并认为是这一情况导致了左心室肥厚的发生。在另一个报道中，急性卒中的患者在卒中前被观察到左心室肥厚（通过超声心动图筛查）与较差的降压药物依从性明显相关[47]。

5. 微量白蛋白尿和蛋白尿

韩国学者报道，在40473例成年高血压患者中，有2657例患者尿白蛋白/肌酐比值≥ 30 μg/mg，更有499例≥ 300 μg/mg，并且较低的降压药物依从性与蛋白尿的发生独立相关[48]。

6. 心血管事件（急性心肌梗死、卒中、慢性心力衰竭）

鉴于较差的依从性与控制不佳的高血压、高血压危象、心血管疾病危险因素之间的关联，依从性不佳与主要心血管事件的相关性也被期望[49-50]。有研究报道，依从性欠佳与心肌梗死、卒中、慢性心力衰竭等心血管疾病相关[51-52]。

7. 慢性肾脏疾病

肾是高血压作用的重要靶器官。高血压肾病是由控制不良的高血压引起肾动脉硬化、狭窄，进而引起肾缺血、萎缩及功能不良。一般来讲，药物依从性不佳还与慢性肾脏疾病的快速进展有关[53]。另外，明确的降压药物依从性不佳与更大的终末期肾病风险独立相关[54]。

8. 认知功能不良和痴呆

认知功能不良和痴呆被广泛认为是老年患者依从性差的重要原因[55-56]，因为他们的药物管理任务的计划、组织和执行能力削弱。由于血压控制在预防认知功能不良和痴呆中起到重要作用[57]，一个良好的降压药物依从性对此肯定是有利的。很多研究揭示有认知功能障碍或痴呆的患者提高药物依从性是有可能的，但没有人真正揭晓这样的情况对减少临床不良结局具有怎样的明确影响[58]。

9. 急诊科就诊或住院诊疗

美国国家的医院动态医疗调查数据（2005—2007年）显示：大约有13%左右的急诊患者与药物治疗依从性差相关。并且，因为高血压看急诊科的可能性与药物依从性差强烈相关[59-60]。另外，有超过20%的与依从性差相关的急诊科就诊导致了住院，高于与依从性无关的急诊科住院比例（12.7%）。降压药物依从性差的成年患者具有更高的因心血管相关事件而住院的概率。

10. 生活质量下降、工作效率降低或失能

有研究认为血压值低于140/90 mmHg的更加强化的血压控制与更严重的不良事件相关，可能归因于强化治疗或较低的血压水平[61-62]。然而，其他数据显示良好的血压控制和更好的降压药物依从性与较高的生活质量相关[63]。缺血性心脏病和卒中是美国1990—2016年期间“劳力丧失修正寿命年”的主要原因[64]。未控制的高血压是缺血性心脏病和卒中的主要原因，自我报告较低的降压药物依从性与明显的工作能力削弱和超时工作相关，也就是工作人员虽然能来上班但缺乏工作效率[65]。

（二）降压药物依从性不佳将带来更高的医疗成本

在美国，依从性不佳产生的花费据估计达到全部医疗花费的10%[66]。大型公开数据分析显示：高血压药物治疗依从性达到80% ～ 100%患者的平均每年的医疗花费（7182美元）低于依从性60% ～ 79%的患者（7560美元），更低于依从性小于60%的患者（7995美元）[67]。治疗依从性低-中等的患者比依从性高的患者更有可能因为心血管情况而去看急诊或住院诊疗[68-69]。另外，高血压相关花费和降压药物的治疗依从性提高所产生的经济影响，在5个欧洲国家（意大利、德国、法国、西班牙、英格兰）进行过调查，研究中使用的是一种基于流行概率的模型，整个研究期限跨度为10年[70]。该模型结果显示：如果降压药物的依从性增加到70%，可节省总数达3.32亿欧元。诸如此类的研究能帮助决策者获得信息，并有助于更好地理解治疗依从性的重要性。需要重点指出的是，药物依从性达到80%的目标最初来源于药房补货索赔数据库信息，在实际临床情况中不一定有效，比如难治性高血压等，这个数据库信息并不能解决药物遗忘或漏服的问题。

第四节　高血压治疗依从性的影响因素

引起高血压患者依从性较差的原因错综复杂，世界卫生组织在2003年关于药物治疗依从性的报告中[5]，列举了社会人口学、医疗团队/医疗系统、治疗相关因素、患者疾病相关因素、患者认知相关因素等影响依从性的5大方面，包括42个不同的影响因素，均有较高的参考价值（表9-2）。本节将根据临床医师的思路和习惯，分别从患者相关因素、药物相关因素、医务人员因素、社会经济因素与医疗保障4大方面进行逐一介绍。

一、患者相关因素

（一）患者对疾病的认识不足

对高血压疾病本身及相关认识不足，是影响患者治疗依从性的关键因素之一。有研究显示，血压控制水平较好的人群对高血压相关知识的熟悉程度明显高于控制水平较差的人群[71]。有无症状会影响高血压患者的治疗依从性和血压控制水平，而很多高血压患者是没有任何不适症状的[72]。有调查显示，有并发症的患者依从性要比无并发症的好，这可能是因为患者意识到自身疾病的严重程度[73]。大部分高血压患者不了解高血压的病程特点和病理生理机制，也不知晓高血压治疗的关键在于降低长期血压升高所造成的靶器官损害，而不在于消除症状。患者常常在血压降至正常或自我感觉症状消失后就自行停药，往往造成血压的显著波动从而对心血管系统产生更大的危害。一项针对重庆市某辖区内高血压患者药物依从性的调查显示，有27.19%的患者在治疗过程中曾自行减药或停药[74]。高血压的发病与不良生活方式关系密切，高血压的治疗首先应该是生活方式的改善，这是高血压治疗的基础。但是，目前这一综合治疗的理念尚未在广大患者当中普及。多数患者对于降压治疗的理解仍仅限于服用降压药物而忽略了生活方式的全面改善，片面强调药物治疗的价值，从而造成患者对高血压非药物治疗的依从性较差。

高血压患者缺乏获得正规、便捷的疾病信息的渠道，是造成患者对高血压及相关知识认识不足的重要原因。社区是高血压健康教育的重要阵

表9-2　治疗依从性：处方药物依从性的5大类影响因素[5]

社会人口学	医疗团队/医疗系统	治疗相关因素	患者疾病相关因素	患者认知相关因素
年轻人，高龄患者	患者–临床医师关系	服药处方复杂	合并多种疾病	否定诊断
少数民族或种族	沟通方式	治疗改变	抑郁，精神病	对疾病严重性和将来影响的认知
低收入，贫穷	以患者为中心	治疗失败	吸毒/酗酒	治疗效果的知晓
没有家庭，家庭不稳定	缺乏团队关怀	获益时间	痴呆	对药物依赖或不良反应的恐惧
社会支持	临床医生筋疲力尽	不良反应	重大残疾	知识缺乏/误解
个人和保险公司共付	没有发现线索	治疗时间	症状严重	遗忘
健康文化	缺乏知识/质量改善支持	补充药品频次	生活质量	随访受限
交通，乡村居民	医疗关怀的费用和渠道	补充药品种类固化		自我效能低/对未来预期低
战争，灾害	按量付费			变更治疗

地，然而，目前我国对包括高血压在内的一些常见慢性疾病在社区一级的防治宣传及健康教育工作重视不足。高水平医院的医疗资源分布不均，患者到医院就诊时常常由于就诊时间短或者医生缺乏宣传教育意识，导致患者无法获得足够的高血压相关知识和健康教育。除此之外，我国医疗市场无序，管理混乱，药品广告监督缺失，不法厂家和个人利用患者对药物依赖或不良反应的恐惧心理，通过手机短信、电视、网络等途径大肆鼓吹所谓“不吃药就能根治高血压”的红外治疗、电磁治疗，以及其他的“祖传秘方”“特效保健品”等，大量的错误信息狂轰滥炸，致使很多高血压患者中断正规药物治疗。

目前人们对高血压的认识存在很多误区。例如，一些老年患者认为随着年龄的增长血压升高属于生理现象，未予重视，没有进行正规治疗；也有一些患者认为控制血压是个人的事情，其实不然，在高血压防治方面，家属的作用也同样至关重要，全家同防共治效果会更好。从患者本身来讲，患者的文化程度，与患者对高血压相关知识的认识水平关系较大。直接来说，患者文化程度低，看不懂或无法阅读药物说明书，服药依从性会受到影响。还有的患者不接受患上高血压的现实，否定诊断，自我麻痹，进而拒绝接受治疗。以上因素，均促进和导致了高血压患者对自身疾病的认识不足甚至认识错误，没有真正了解高血压的长期危害，造成患者容易停服、漏服降压药物，血压控制不佳。

（二）患者年龄

年龄大小是患者不可抗力因素，也会在一定程度上影响患者的依从性。随着年龄的增长或者伴发的其他疾病，老年患者的记忆力和理解力会逐渐下降。遗忘是导致老年高血压患者中漏服药物比例较高的重要原因。另外，由于理解和识记能力的下降，在需要换用其他降压药或调整药物剂量时，老年患者常常会对药品名称和剂量混淆不清，如果患者文化水平低、医师的笔记潦草或者无人从旁提醒，便会让患者无所适从，无法正确服用。但是也有研究发现，年龄和服药依从性并无明显关联。一项波兰的前瞻性研究，应用Morisky-Green问卷、对1467名高血压患者进行服药依从性调查，结果显示依从性的高低与年龄和性别均无相关性[75]。究其原因，可能是老年患者具有的心血管危险因素较多，因而相比于心血管危险分层较低的患者，对降压治疗的重视程度较高，在一定程度上抵消了记忆力或者理解力下降所造成的依从性减弱。除此之外，还有观点认为患者年轻也是依从性不佳的影响因素之一[28]。年轻患者对高血压危害认识严重不足，治疗自觉性差，再加上熬夜等不良生活方式，降压药物依从性不佳。临床实践中，我们经常会看到严重高血压的青年患者，甚至已经出现肾功能不全、心力衰竭、脑血管意外等，这些与患者的治疗依从性差有很大关系，需要引起医师的高度重视。

（三）患者合并疾病情况

慢性非传染性疾病（慢病）如高血压、糖尿病等的发病，常与不良生活方式关系密切，具有共同的危险因素（代谢综合征），部分高血压患者也合并其他心脑血管疾病和代谢性疾病。患者在接受高血压治疗和健康教育的同时，也在接受其他慢病的相关治疗和教育，从而使坚持药物治疗和改善生活方式的意识得到强化。同时，患有多种疾病会使患者对自身的健康状况更加重视，从而使依从性得到提高。研究显示，已经患有糖尿病的患者再发生高血压后，药物治疗的依从性显著高于单纯高血压患者；同样，已经患有高血压的患者再发生糖尿病时，治疗依从性也高于单纯糖尿病的患者[76]。这是合并其他慢性疾病的积极因素，但客观上讲，疾病越多、服用药物的种类越多，药物之间相互作用引发不良反应的概率可能会增加。患者在面对不良反应时可能会自己做出取舍，是停用降糖药、降压药、冠心病用药、纠正心力衰竭用药，还是其他药物，这种情况必然会影响到患者的服药依从性。目前，还没有强有力的相关研究来说明合并的疾病状态和降压药物依从性之间的利弊关系。

（四）患者的情绪状态

高血压患者容易合并情绪障碍，尤其在血压控制不佳的人群中[77]。高血压患者最容易合并的情绪障碍为抑郁和焦虑情绪障碍，会引起身体不适，并常常与高血压的症状混淆，焦虑患者由于交感张力增大和儿茶酚胺水平升高可使头晕、头痛等症状更加明显。单纯降压治疗对躯体症状缓解不明显时，可导致患者对于症状控制不满意，从而降低依从性。而中重度抑郁患者由于求治欲望不强，自我效能减低，也会导致依从性下降[9]。一项纳入了 178 名患者的研究显示，具有中度以上焦虑［心理学一般性健康问卷调查表（PGWB）焦虑得分＜ 22］和抑郁症状（贝克抑郁量表 - Ⅱ得分＞ 14）的患者在 3 个月的随访中，不能坚持服用降压药的概率分别升高 2.48 倍和 1.59 倍[78]。2005 年有研究者[79]在北京市 9 所医院的心血管内科门诊，对连续就诊的高血压患者进行访问，填写焦虑自评量表和抑郁自评量表，评定高血压患者中焦虑和抑郁的发病率。研究共入选 2274 例高血压患者，其中男性 1025 例（45.1%），女性 1249 例（54.9%）。总的焦虑发生率 38.5%，抑郁发生率 5.7%，其中男性的焦虑发生率为 31.5%，抑郁发生率为 3.7%，女性的焦虑发生率为 42.7%，抑郁发生率为 7.4%。情绪障碍对高血压患者依从性的影响不容小觑。另外，患者的性格特点也会对高血压的治疗依从性造成影响[80]。

二、药物相关因素

（一）药物不良反应

随着新的降压药物不断问世，药物品质越来越好，但药物的不良反应却是其内在固有属性，不能绝对避免。药物不良反应，是影响很多高血压患者服药依从性的重要因素。一线高血压药物均具有一定的不良反应发生率，如利尿药导致的高尿酸血症、水电解质紊乱；钙通道阻滞剂（CCB）导致的面部潮红、下肢水肿、心率增快；血管紧张素转化酶抑制剂（ACEI）导致的血管神经性水肿和干咳等常可导致患者不能耐受而无法坚持用药。若患者合并多种其他疾病或者所在的地区和医院可供选择的药品种类较少，将导致医师在为患者调整药物时选择受限，不良反应发生率就更高了。另外，药物剂量把握不当也是造成患者依从性不佳的常见原因。由于患者对降压药物的反应性不同或者临床医师处方的起始药物治疗的剂量过大，抑或是对降压目标急于求成，造成患者血压下降过快而产生一系列不适症状是高血压患者停服、漏服高血压药物的常见原因。再者，来自于患者的对长期口服降压药物安全性的担忧也值得重视。部分患者曲解“是药三分毒”的传统观念，认为长期口服降压药必然会产生毒副作用，对长期服用药物有抵触心理，常常在血压降至正常后即停服、减服降压药物而造成血压水平波动。这种情况在临床中并不少见。

（二）不合理用药

临床上不合理用药比较常见，不仅影响治疗效果，也严重影响患者的治疗依从性。总结起来，包括以下几个方面：

1. 重复用药

我国现行高血压防治指南指出联合用药应避免使用同一类药物。值得注意的是，在接受两种药物联合治疗的高血压患者中，1.1% 的患者使用的是同一类药物；在三联用药患者中，0.9% 的患者所用药物中有两种属于同一类药物。2014 年针对广东省某社区的高血压用药情况调查也发现了同样的问题，部分患者使用的两种降压药物均为利尿剂或 CCB[81]。重复使用同一类药物，由于药物机制相似，可能达不到良好的降压效果，反而易导致不良反应出现。

2. 联合用药方案不合理

2014 年广东地区的研究结果显示，不合理用药方案占 2.4%，其中主要以不合理的药物联合使用为主，主要包括使用不推荐的联用方案和联合使用同一类药物[82]。另外一些药物的联用方案在理论上并无明显的协同作用，患者能否从中获益尚存在争议。针对广东省某社区的调查发现，具有争议的联合用药方案占不合理用药的 24.4%，如 ACEI 与 ARB 联用不仅不能减少心血管终点事件的发生，反而显著增加了不良反应的发生风险[83]。高血压联合用药问题应引起关注，用药的规范性还需进一步提高。在社区医疗单位更易出现不合理的药物联用情况。因此，对社区医生进行培训也是提高社区高血压用药规范性的有效措施。

3. 使用非长效降压药物

高血压治疗的重要原则之一就是要求血压平稳。我国现行高血压防治指南推荐使用长效降压药物，目的在于使高血压患者的血压得到平稳控制。近年来，长效降压药物的使用观念逐渐被社区医生接受和执行[9]。针对上海市某社区的研究显示硝苯地平类短效药物的使用率已由2007年的54.1%下降至2011年的24.8%，相应的长效硝苯地平控释片则由2007年的39.9%增加至2011年的60.8%。这说明社区医生选用长效降压药物的理念正在逐步形成。尽管长效降压药物使用率在逐渐上升，但短效降压药物的使用仍占有一定比例。

4. 国产传统固定复方制剂的使用

2014年一项社区高血压管理药物治疗的研究提示，传统固定复方制剂中含有中枢性降压药，如可乐定、利血平，虽存在争议，安全性问题也需要观察，但社区患者使用此类药物比例并不低[84]，严重不良反应的报告也是有限的，并没有高出新型药物的报道。尽管2013年欧洲心脏病学会（European Society of Cardiology，ESC）高血压指南指出中枢性降压药和 α 受体阻滞剂也是有效的抗高血压药，但仍需大规模的研究证实这些传统的降压药物对预防心脑血管疾病的作用及其安全性。

5. 药物方案复杂化

服药程序的复杂和繁琐是造成患者非主动性依从不佳的重要原因。有研究显示，患者的依从性和服药的种类和数量成反比。许多患者由于单药疗效不佳而需要联合服用两种或更多的降压药物控制血压，或者因为合并其他心脑血管疾病或其他系统疾病需要同时服用多种药物，各种药物服用的时间、剂量、注意事项不同使服药过程复杂，造成漏服、错服，长此以往，也减弱了患者坚持服药的意愿。

三、医疗人员因素

（一）专业知识和理念

在医疗行为中起主导作用的医疗人员，他们的专业知识水平和治疗理念无疑是非常重要的，也直接影响到患者临床结果和治疗依从性。高水平的临床医师会结合自己的经验，灵活运用临床指南，根据患者实际情况制订恰当的治疗方案并关注患者的治疗依从性。

（二）医患沟通

医患沟通是临床实践过程中非常重要的环节，既有利于避免医疗纠纷或矛盾，也有利于改善患者治疗依从性和治疗效果。由于药物不良反应、合并疾病、生活事件应激等原因，高血压患者在长期的治疗过程中，常常会出现对原有治疗方案耐受不良，需要及时就诊和与临床医师沟通，调整治疗方案。由于卫生资源相对不足，患者就医不便，或医师停诊等原因，患者无法及时就医时，常常导致患者自行停药或减药。在高血压的起始治疗阶段或者更换药物种类和剂量时，这一情形较为突出。临床医师应该加强对这类患者的关注，保证医患沟通的顺畅，及时发现和解决降压治疗过程中的问题，解答患者对降压方案的疑问，对于提高高血压患者的依从性具有重要意义。临床医师的个人沟通能力和意愿也是能够影响患者依从性的因素之一。研究发现，被患者认为容易沟通的医师诊治的患者中，高血压药物治疗的依从性较高[85]。医患双方首先要建立一种信任关系，医疗过程才能往下顺利进行，如果患者对临床医师没有信任感，那么再好的治疗方案对于患者来说都是无用的，因为患者根本不会采用或应用到位。

（三）临床随访情况

临床随访对高血压的防治工作非常重要。加拿大的一项大型临床研究显示，临床医师增加随访次数，尤其是做到降压药物的早期调整，能显著提高高血压患者降压治疗的依从性[86]。定期血压监测和随访是高血压管理中的重要内容，可以显著提高高血压患者的自我管理效能，从而改善患者的预后。我国高血压患者中能坚持血压监测和随访的患者比例仍较低，有研究显示有高达65.79%的患者没有按时定期随访和进行血压监测[74]。加强临床随访工作，也有助于改善医患沟通、建立互信，提高患者对治疗的依从性。

四、社会经济因素与医疗保障

（一）社会支持

有无良好的社会支持也是影响患者依从性的重要因素。波兰的一项大型研究显示30%～40%的高血压人群的社会支持水平较低，与社会支持水平较高的人群相比，其服药依从性下降了5.6%～8.3%；社会支持水平低的患者血压监测状况也较差，尤其是在男性中，缺乏血压监测的比例显著升高（39.4% *vs.* 59.2%）[87]。此外，社会支持水平较低的人群中焦虑、抑郁等情绪障碍的患病率更高，导致该人群缺乏积极向上的生活态度和健康的生活方式。社会支持水平较低的人群中不良生活行为方式如缺乏体力活动、大量饮酒、吸烟等比例高于社会支持水平高的人群。良好的社会支持如配偶或子女的关心、提醒或监督能显著提高高血压患者对疾病的重视程度，提高治疗依从性。

（二）社会经济地位和医疗保障

1. 患者个人层面

大多数研究显示，社会经济地位较高的群体相比于较低的群体有更好的血压控制[88-90]。经济状况对于高血压治疗依从性的影响是多方面的。首先，对于经济状况较差尤其是医疗保障欠佳的患者而言，长期服用降压药物会显著增加患者的医疗负担，尤其是患者无法耐受副作用较多但价格较为低廉的降压药，而需要服用价格更为高昂的新型降压药时，这会直接影响患者对降压治疗的依从性。其次，经济状况较差的患者一般受教育水平也相对较低，获取高血压相关知识的渠道较少，对疾病的认识程度和重视水平也相对不足。

2. 政府层面

显而易见，医疗关怀和药物的花费及渠道对于临床结果和治疗依从性是非常重要的[27，30]。没有保险的美国成年人在1988—2010年之间的血压控制情况没有得到改善，但是，接受政府公共资助健康保险的人群，与更加富裕、获得良好教育并有个人健康保险的人群，事实上达到了相同的血压控制水平，前者和后者有相似的人口学特征[91]。如前所述，相比没有保险的成年人群，这两类有保险的人群在此期间内的高血压控制有大约22%的绝对改善。而且，医疗费用与护理量和临床记录是直接相关的，也是支持患者依从性和关键临床结果的保障。

第五节　高血压治疗依从性的评估方法

了解患者依从性程度，对于患者的随访决策和评估临床试验的结果都是很有必要的。有几种测量依从性的方法，被归类为直接法和间接法两大类。一般来说，直接法更加敏感、结果更确定，但因为侵袭性而不好接受[3]。直接法是通过一些体液来测量药物、代谢物或标志物的数量，结果更客观，但因为价格昂贵也不适合在初级医疗单位应用，而且，对于半衰期短的药物也不适合。当然，利用患者尿液标本来做降压药物的液相色谱-质谱分析，可以观察到难治性高血压患者的治疗依从性[92]。相比之下，间接法在临床中比较经济、实用，缺点是不客观、容易高估治疗依从性。间接法是基于药片数量的量化或临床访谈，目前在临床中广泛使用，下面重点介绍间接法。

一、临床访谈为基础的测量方法

1. Morisky药物依从性评估量表-4问题法

（MMAS-4）[8]

这个方法简单易行，用4个问题评价患者的依从性，即：①你是否有忘记服药经历；②你是否有时不注意服药；③当你自觉症状改善时，是否曾停药；④当你服药自觉症状更坏时，是否曾停药。4个问题均答“否”，即为依从性好，只要有1个及以上回答“是”，即为依从性差。

2. 升级版的Morisky药物依从性评估量表-8问题法（MMAS-8）[93]

这个评估量表包含了对依从性差的原因分析，有助于对患者提出改善策略。如果患者正确答案小于6个，被判定为依从性差；正确答案有6或7个，依从性为平均水平；如果8个问题都正确，则为高依从性。具体的8个问题是：①你是否有时忘记你的高血压药物；②在过去2周内，你是否有几天没有吃降压药；③你是否有过因为吃药时感觉不舒服而在没有告诉医生的情况下，自行减药或停药；④当你旅游或出门时，你是否有过忘记带药；⑤你昨天吃过降压药吗；⑥当你血压控制良好时，你是否有时停用你的降压药；⑦对某些人来说，每天吃药确实不方便，你是否因为坚持降压药的治疗计划而感到厌烦；⑧你经常记不起吃你的降压药吗。

二、药品量化为基础的测量方法

1. 药物事件监测系统（medication event monitoring system，MEMS）

这是基于计算机注册的监控系统，这个方法经常被认为是评价药物依从性的金标准，但只能观察到药片容器开口的情况，而不是真正的药物服用，对常规临床实践没有用处，而且价格不菲。

2. 简易的药片计数

随访时由医护人员计算剩余药片、胶囊的数目或称量剩余药，这是一种较客观、准确的方法。但其局限性在于无法证实实际上患者服用多少药物，用法是否正确。此方法在评定精神病患者治疗依从性中广泛应用，是否也适用于高血压患者治疗依从性的测评尚有待证实。

第六节　高血压治疗依从性的改善方案

如前文所述，影响高血压患者治疗依从性的原因是多方面的，不仅涉及医患双方和药物本身，更与社会经济和医疗保障政策等关系密切。改善患者对高血压治疗的依从性，提高我国高血压患者的达标率，降低远期的致残率和致死率，有赖于医患双方、政府和社会各个领域和层面的通力合作，以及全社会健康意识的觉醒。本节将从医师、患者、药物治疗、医疗系统4个干预层面，分别加以介绍。

一、医师层面的干预

（一）加强医师自我学习的能力，提高专业技术水平

医师有能力向患者提供恰当的治疗方案，便于患者接受，达到并维持降压目标；向患者提供健康咨询（也可以通过计算机实现），对患者治疗依从性改善方面做出积极反馈；评估和解决患者依从性障碍的问题（或提供线索）。医师应主导医疗团队的通力合作，特别是与护士和药剂师的合作；提高沟通技巧，与患者建立相互信任的关系。

（二）加强对患者的健康教育

临床心血管医师在诊治高血压患者的过程中，除了处方降压药物外，尤其应该强调和注重对于高血压患者的健康教育。只有使患者对于高血压疾病本身有了正确的认知，才能在根本上改变患者的行为依从性，改善血压控制水平。一项纳入453名高血压患者的研究发现，仅通过发送健康宣传手册和每月1次的电话随访，就能显著提高患者在半年内的药物治疗依从性，在新发高血压患者当中这一效

果更为显著[94]。对于改善高血压患者的非药物治疗依从性，健康教育则更加具有不可替代的作用。

在欧美国家，社区已经成为包括高血压在内的慢性非传染性疾病（慢病）的主要防治场所。在我国，随着慢病防控意识的提高和慢病防控工作的开展，慢病防治的重心也逐渐向社区医院和社区医生转移，社区医生在不远的将来会成为健康教育的实施主体。但在目前情况下，我国社区医生健康教育的意识、理论水平和实施技术仍非常薄弱。因此，迅速提高社区和基层医生的心血管疾病防治技术，转变其对高血压管理的陈旧观念，增强其对高血压健康宣教的意识将会对改善高血压患者的依从性发挥重要的作用[9]。

健康教育活动可由社区卫生服务中心和居委会或者社区办事处协商，共同计划、组织和实施。其形式可多样化，如通过健康教育材料、宣传画、板报、健康展览、举办健康教育讲座、广播电台或电视台讲座等。组织高血压自我管理小组是一种提高患者依从性的有效方式。此外，在诊疗活动中，社区医生也可以对患者进行面对面的健康教育。

高血压患者的健康宣教，应着重从以下方面[9]进行：

（1）高血压是一种慢性疾病，多数患者需要终身治疗和监测。在治疗过程中，患者不可随意停服药物。停服和漏服药物均可造成血压水平的较大波动，严重危害心脑血管健康。

（2）多数高血压患者无相关症状，降压治疗的目的不在于消除症状。要反复向患者宣教长期血压控制不良可能导致的心脑血管及眼部并发症，如脑出血、心肌肥厚、高血压性肾病等。

（3）高血压的发生与不良生活方式密切相关，改善生活方式是降压治疗的基础，部分轻、中度高血压患者甚至仅通过生活方式改善就可以将血压控制在理想水平，可避免服用高血压药物。对不愿服用降压药或者对一线降压药物有禁忌证或不良反应严重的患者，改善生活方式尤为重要。生活方式的改善主要包括限盐，增加运动和减重，戒烟，限酒（最好不饮酒），增加蔬菜、水果以及坚果的摄入等。

（4）目前大多数药物虽然具有一定的副作用，但是通过改变剂量和配伍，可以在很大程度上消除。大量研究已经证实，长期口服降压药物对人体是安全的，而且大有裨益。

（三）倡导高血压综合管理理念

新版欧洲高血压管理指南已经明确提出，高血压的社会化管理在提高血压的整体控制水平中有着举足轻重的作用。建立以患者为核心，包括医生、护士、社区、患者家属在内的全方位血压管理模式已经成为目前高血压防治工作的新的发展趋势[9]。临床医师应该发动患者的亲属和朋友加入到患者治疗方案的实施，尤其是非药物治疗方案的实施中来。医师在对患者进行健康教育的同时，也应该对其亲属和朋友宣传健康生活方式的益处，督促其共同建立和维持良好的生活行为，并监督和提醒按时服用降压药物，定期监测血压水平等。同时，鼓励患者的亲属和朋友为患者提供有力的情感支持，疏解患者的不良情绪。

与常规血压管理方式相比，基于团队的血压管理模式能进一步降低收缩压达 10 mmHg，同时血压达标率提高 22%[95]。我国部分地区在这一领域也进行了一些有益的尝试。上海市普陀区对 4 个社区的 977 名患者进行了 1 年的规范社区管理，包括设立健康管理专员进行血压测量，健康教育，定期随访，以及调整治疗方案等，人群的总体血压治疗率和控制率分别提高了 6.9% 和 20.5%，生活方式也有了显著的改变[96]。唐山开滦集团对井下和井下辅助单位在岗职工中的原发性高血压患者进行综合管理，包括免费发放药物、宣传教育和行政干预后，总体血压达标率达到 39.7%[97]。有条件的地区甚至可以采用包括电话、网络、远程监测等现代通讯设备来督导血压监测和药物治疗，也能取得不错的效果[98-99]。

二、患者层面的干预

（一）患者要主动学习高血压诊断和治疗的相关知识，了解高血压的危害

患者对于高血压知识做到心中有数，勿信传

言；熟悉自己常用药物的名称、剂量和用法；为避免遗忘药物而漏服，可以设置闹钟提醒，也可准备一个按“周一到周日”盛放药品的小药盒。充分利用家庭、社会或护理支持，切实提高降压药物治疗的依从性。

（二）患者自我血压监测

鉴于诊室血压测量时有可能引起患者的神经内分泌反应而导致“白大衣高血压”，现在高血压指南中均强调诊室外血压监测如动态血压监测（ABPM）和家庭血压测量（HBPM）的重要性，尤其是后者在预测心血管疾病的发病率和死亡率方面优于诊室血压[100-101]。临床医师应当叮嘱患者坚持定时、定期自测血压，并将测量结果记录下来以备复诊时供医师参考。采用远程监控和智能手机软件进行家庭血压监测可能会有更大的优势，是目前该领域内发展的新趋势[102]。

（三）患者的情绪管理和心理调适

患者情绪和心理状态应该成为高血压患者治疗中需要干预的靶点。国外在数十年前即开始关注心理因素在心血管疾病发生发展中的作用，国内胡大一教授等数年前开始呼吁心血管医师关注患者的心理状态，倡导开展心血管疾病和心理疾病同诊同治的“双心医学”模式[103]。心血管医师应主动学习精神心理疾病相关的基本知识，能在日常工作中识别出患者可能合并的心理障碍，并能对其中的轻症患者进行干预或推荐其进行专业心理咨询，做到有的放矢。患者本身也要配合医师发现和解决心理障碍问题，如果有明显焦虑症状时，血压测量不要过于频繁，以免进入“血压高-焦虑-血压更高”的恶性循环；对高血压治疗方案或药物相关方面有疑惑或困扰时，应积极联系临床医师，一起去想办法，而不是想当然地自己减药或停药。毕竟，降压药物治疗依从性差，血压控制不理想，会导致更加明显的心理困扰。

三、药物治疗层面的干预

药物治疗水平的干预，总结起来就是合理用药：简化药物方案，使用简单的复方联合药品，尽量使用一天一次的长效药物，避免大剂量的有副作用的药物。具体如下：

临床医师应该熟悉和掌握降压药物使用的基本原则，各类常用降压药的适用人群、常见不良反应以及禁忌证，强调个体化用药和简化用药，为患者选择最佳的药物和配伍，在平稳有效降压的同时，提高患者对降压药物的耐受性和依从性。相对来讲，我国高血压患者对钙通道阻滞剂和肾素-血管紧张素-醛固酮系统阻断剂的耐受性较好，而对 β 受体阻滞药和利尿药的耐受性较差[85, 104]。患者经过生活方式改善后、单药治疗血压控制不佳时，应考虑联合两种或更多的作用机制不同的药物，而不是继续增加原有药物的剂量。任何两种高血压药物联用都能增加血压的降低幅度，并远大于增加任何一种药物剂量所达到的降压幅度[105]。而且，研究显示，初始联合治疗的依从性高于任何单药治疗，尤其是对血压值较高的患者[106]。但也要注意避免治疗方案的复杂化，药物不是越多越好，也不是越少越好，应该是恰当、合理才好。联合药物治疗中要强调固定配比复方制剂的使用。该类药物由不同作用机制的两种小剂量降压药组成，也称为单片固定复方制剂。与分别处方的降压联合治疗相比，其优点是使用方便，可改善治疗的依从性，是联合治疗的新趋势。多数每天口服 1 次，每次 1 片，使用方便，改善依从性。目前我国上市的新型的固定配比复方制剂主要包括：ACEI ＋噻嗪类利尿药、血管紧张素受体阻滞剂（ARB）＋噻嗪类利尿药、二氢吡啶类钙通道阻滞剂＋ ARB、二氢吡啶类钙通道阻滞剂＋ β 受体阻滞剂、噻嗪类利尿药＋保钾利尿药等。临床医师应根据患者的具体情况合理选用。特别需要注意的是，对于高血压患者“降压才是硬道理”。对于经济条件较差的患者，选择药物时不能盲目选择所谓降压效果更优良、心血管保护更全面的新型降压药，而应该结合患者的经济承受能力，优先选择价格较为低廉的药物。同时，通过仔细调整药物种类，优化药物剂量、配伍和调整服药时间，给患者带来最佳的血压控制和最大的心血管获益。

四、医疗系统层面的干预

包括高血压在内的慢病的发生不仅仅是个人行为的后果，同样也是社会发展所致环境和生活方式改变的副产品。政府在高血压防控方面的主导作用至关重要。除了切实有力地做好高血压防控的宣传教育诸如倡导使用替代盐、发动全民健身运动、提倡健康饮食外，在医疗政策的制订上也应该有所侧重。国外有研究显示政府通过制订相关政策诸如免费提供高血压药物等方式，可以显著提高高血压的控制率[107]。另外，英国保健系统曾尝试对包括高血压在内的慢病给出恰当诊断和护理的医护人员进行奖励，研究显示这项政策的实施与全科医师的血压监测率和控制率提高有关[108]。结合我国的具体国情，开滦集团进行的研究在这一领域做出了有益的尝试，他们通过制订集团内高血压防控政策，免费向高血压人群提供四组价格低廉的降压药物并配合健康教育等方式，显著提高了高血压患者的治疗依从性，以较低的经济投入获得了显著的健康和经济效益[109]，这一成果值得借鉴。

此外，还应进行医疗系统水平的干预，概括起来就是：完善药物获取的渠道，加大单片复方制剂的补偿力度；支持监测系统的发展，包括电子监测仪，电话随访，家庭访视，家庭血压的远程监控；减少共同支付中的个人比例；对医疗服务提供者（医师、药剂师和护士等）给予财政支持；完善全国数据库，包括处方数据，为医师和药剂师提供方便[28]。

小结

高血压是一种有遗传背景的生活方式相关性疾病，其高患病率和低控制率已极大地影响了人群的生活质量和远期预后。当前，我国高血压防控的形式依然非常严峻。高血压患者的治疗依从性是影响高血压控制率和临床结果的重要因素之一，影响因素错综复杂，需要医患双方、政府和社会各个领域和层面的通力合作。我们要通过多种途径和方式去改善高血压患者对药物和非药物治疗的依从性，切实改善我国高血压防控的不利局面。

参考文献

[1] 国家基本公共卫生服务项目基层高血压管理办公室，基层高血压管理专家委员会. 国家基层高血压防治管理指南. 中国循环杂志，2017，32（11）：1041.

[2] Wang Z，Chen Z，Zhang L，et al. Status of hypertension in china：results from the China hypertension survey，2012-2015. Circulation，2018，137（22）：2344-2356.

[3] Villalva CM，Alvarez-Muiño XLL，Mondelo TG，et al. Adherence to Treatment in Hypertension. Adv Exp Med Biol，2017，956：129-147.

[4] Haynes RB，Sackett DL，Taylor DW. How to detect and manage low patient compliance in chronic illness. Geriatrics，1980，5（1）：91-3，96-7.

[5] Sabete E. Adherence to long-term therapies：evidence for action. Geneva，Switzerland：World Health Organization，2003. available at http://www.who.int/chronic_conditions/adherencereport/en/.

[6] Vrijens B，De Geest S，Hughes D A，et al. A new taxonomy for describing and defining adherence to medications. Br J Clin Pharmacol，2012，73（5）：691-705.

[7] Unni EJ，Farris KB. Development of a new scale to measure self-reported Medication nonadherence. Res Social Adm Pharm，2015，11：e133-43.

[8] Morisky DE，GreenLW，LevineDM.Concurrent and predictive validity of a self-reported measure of medication adherence. Med Care，1986，24：67-74.

[9] 吴寿岭. 临床高血压病学. 北京：北京大学医学出版社，2015：444-450.

[10] Cramer J，Rosenheck R，Kirk G，et al. Medication compliance feedback and monitoring in a clinical trial：predictors and outcomes. Value Health，2003，6：566-573.

[11] Waeber B，Leonetti G，Kolloch R，et al. Compliance with aspirin or placebo in the Hypertension Optimal Treatment（HOT）study. J Hypertens，1999，17：1041-1045.

[12] Claxton AJ，Cramer J，Pierce C. A systematic review of the associations between dose regimens and medication compliance. Clin Ther，2001，23：1296-1310.

[13] Haynes RB，McDonald HP，Garg AX. Helping patients follow prescribed treatment：clinical applications. JAMA，2002，288（22）：2880-2883.

[14] Kronish IM，Ye S. Adherence to cardiovascular medic-

ations: lessons learned and future directions. Prog Cardiovasc Dis, 2013, 55 (6): 590-600.

[15] Tamblyn R, Eguale T, Huang A, et al.The incidence and determinants of primary nonadherence with prescribed medication in primary care: a cohort study. Ann Intern Med, 2014, 160: 441-450.

[16] Cramer JA, Benedict A, Muszbek N, et al. The significance of compliance and persistence in the treatment of diabetes, hypertension and dyslipidaemia: a review. Int J Clin Pract, 2008, 62: 76-87.

[17] Choo PW, Rand CS, Inui TS, et al. Validation of patient reports, automated adherence to antihypertensive therapy. Med Care, 1999, 37 (9): 846-857.

[18] Márquez E. Evaluation of non-compliance in clinical practice. Hipertension, 2008, 25: 205-213.

[19] Hansen RA, Kim MM, Song L, et al. Comparison of methods to asses medication adherence and classify non adherence. Ann Pharmacotner, 2009, 43: 413-422.

[20] Horne R, Clatworthy J, Hankins M. High adherence and concordance within a clinical trial of antihypertensives. Chronic Illn, 2010, 6: 243-251.

[21] Zeller A, Schoroeder K, Peters T. Electronic pillboxes (MEMS) to asses the relatioshep between medication adherence and blood pressure control in primary care. Scand J Prim Health Care, 2007, 25: 202-207.

[22] Santschi V, Rodonti N, Bugnon O, et al. Impact of electronic monitoring of drug adherence on blood pressure control in primary care: a cluster 12-month randomised controlled study. Eur J Intern Med, 2008, 19: 427-434.

[23] Ma'rquez E, Gil V, Casado J, et al. Analysis of studies published on therapy non-compliance with hypertension treatment in spain between 1984 and 2005. Aten Primaria, 2006, 38 (6): 325-332.

[24] Qureshi NN, Hatcher J, Chaturvedi N, et al. Effect of general practitioner education on adherence to antihypertensive drugs: cluster randomised controlled trial. BMJ, 2007, 335: 1030.

[25] Schoenthaler A, Ogedegbe G. Patients' perceptions of electronic monitoring devices affect medication adherence in hypertensive African Americans. Ann Pharmacotherar, 2008, 42: 647-652.

[26] Vrijens B, Vincze G, Kristanto P, et al. Adherence to prescribed antihypertensive drug treatments: longitudinal study of electronically compiled dosing histories. BMJ, 2008, 336: 1114-1117.

[27] Hill MN, Miller NH, Degeest S, et al; American Society of Hypertension Writing Group. Adherence and persistence with taking medication to control high blood pressure. J Am Soc Hypertens, 2011, 5: 56-63.

[28] Burnier M, Egan BM. Adherence in hypertension. Circ Res, 2019, 124 (7): 1124-1140.

[29] Mills KT, Bundy JD, Kelly TN, et al. Global disparities of hypertension prevalence and control: a systematic analysis of population-based studies from 90 countries. Circulation, 2016, 134: 441-450.

[30] Burnier M. Drug adherence in hypertension. Pharmacol Res, 2017, 125: 142-149.

[31] 陈曦，杨平，周成超，等．山东省高血压患者服药依从性及其影响因素分析．中国公共卫生，2018，34（10）：36-39.

[32] 王娇艳，周志衡，吴兰笛，等．社区高血压患者药物治疗依从性及自我效能分析．中国全科医学，2012，15（1A）：97-99.

[33] 温敏，李卉，张容，等．中国大陆地区 2006—2016 年高血压患者服药依从率 meta 分析．中国公共卫生，2018，34（10）：1425-1429.

[34]《中国高血压防治指南》修订委员会．中国高血压防治指南 2018 年修订版．心脑血管病防治，2019，19（1）：1-38.

[35] Corrao G, Parodi A, Nicotra F, et al. Better compliance to antihypertensive medications reduces cardiovascular risk. J Hypertens, 2011, 29 (3): 610-618.

[36] Lindenfeld J, Jessup M. Drugs don't work in patients who don't take them (C. Everett Koop, MD, US Surgeon General, 1985). Eur J Heart Fail, 2017, 19: 1412-1413.

[37] McDonald HP, Garg AX, Haynes RB. Interventions to enhance patient adherence to medication prescriptions: scientific review. JAMA, 2002, 288: 2868-2879.

[38] Abegaz TM, Shehab A, Gebreyohannes EA, et al. Nonadherence to antihypertensive drugs: a systematic review and metaanalysis. Medicine (Baltimore), 2017, 96: e5641.

[39] Butler MJ, Tanner RM, Muntner P, et al. Adherence to antihypertensive medications and associations with blood pressure among African Americans with hypertension in the Jackson Heart Study. J Am Soc Hypertens, 2017, 11: 581.e5-588.e5.

[40] Breekveldt-Postma NS, Penning-van Beest FJ, Siiskonen SJ, et al. Effect of persistent use of antihypertensives on blood pressure goal attainment. Curr Med Res Opin, 2008, 24: 1025-1031.

[41] Veterans Administration Cooperative Study Group on Antihypertensive Agents. Effects of treatment on morbidity in hypertension. Results in patients with

diastolic blood pressures averaging 115 through 129 mmHg. JAMA, 1967, 202: 1028-1034.

[42] Veterans Administration Cooperative Study Group on Antihypertensive Agents. Effects of treatment on morbidity in hypertension. II. Results in patients with diastolic blood pressure averaging 90 through 114 mm Hg. JAMA, 1970, 213: 1143-1152.

[43] Saguner AM, Dür S, Perrig M, et al. Risk factors promoting hypertensive crises: evidence from a longitudinal study. Am J Hypertens, 2010, 23: 775-780.

[44] Mitchell GF, Hwang SJ, Vasan RS, et al. Arterial stiffness and cardiovascular events: the Framingham Heart Study. Circulation, 2010, 121: 505-511.

[45] Berni A, Ciani E, Cecioni I, et al. Adherence to antihypertensive therapy affects Ambulatory Arterial Stiffness Index. Eur J Intern Med, 2011, 22: 93-98.

[46] Comberg HU, Knowles M, Tyroler HA, et al. Status of patients seven years after completion of the hypertension detection and follow-up program in Evans County, Georgia. J Natl Med Assoc, 1988, 80: 1285-1292.

[47] Bruno A, Brooks DD, Abrams TA, et al. Left ventricular hypertrophy in acute stroke patients with known hypertension. Clin Exp Hypertens, 2017, 39: 502-504.

[48] Kim YS, Kim HS, Oh HY, et al. Prevalence of microalbuminuria and associated risk factors among adult Korean hypertensive patients in a primary care setting. Hypertens Res, 2013, 36: 807-823.

[49] Perreault S, Dragomir A, Roy L, et al. Adherence level of antihypertensive agents in coronary artery disease. Br J Clin Pharmacol, 2010, 69: 74-84.

[50] Perreault S, Dragomir A, White M, et al. Better adherence to antihypertensive agents and risk reduction of chronic heart failure. J Intern Med, 2009, 266: 207-218.

[51] Herttua K, Tabák AG, Martikainen P, et al. Adherence to antihypertensive therapy prior to the first presentation of stroke in hypertensive adults: population-based study. Eur Heart J, 2013, 34: 2933-2939.

[52] Yang Q, Chang A, Ritchey MD, et al. Antihypertensive medication adherence and risk of cardiovascular disease among older adults: a population-based cohort study. J Am Heart Assoc, 2017, 6: e00605.

[53] Cedillo-Couvert EA, Ricardo AC, Chen J, et al; CRIC Study Investigators. Self-reported Medication Adherence and CKD Progression. Kidney Int Rep, 2018, 3: 645-651.

[54] Roy L, White-Guay B, Dorais M, et al. Adherence to antihypertensive agents improves risk reduction of end-stage renal disease. Kidney Int, 2013, 84: 570-577.

[55] Siegel D, Lopez J, Meier J. Antihypertensive medication adherence in the department of veterans affairs. Am J Med, 2007, 120: 26-32.

[56] Mulhem E, Lick D, Varughese J, et al. Adherence to medications after hospital discharge in the elderly. Int J Family Med, 2013, 2013: 901845.

[57] Poon IO. Effects of antihypertensive drug treatment on the risk of dementia and cognitive impairment. Pharmacotherapy, 2008, 28: 366-375.

[58] Vik SA, Maxwell CJ, Hogan DB. Measurement, correlates, and health outcomes of medication adherence among seniors. Ann Pharmacother, 2004, 38: 303-312.

[59] Heaton PC, Tundia NL, Luder HR. U.S. emergency departments visits resulting from poor medication adherence: 2005-07. J Am Pharm Assoc, 2013, 53: 513-519.

[60] Pittman DG, Tao Z, Chen W, Stettin GD. Antihypertensive medication adherence and subsequent healthcare utilization and costs. Am J Manag Care, 2010, 16: 568-576.

[61] Wright JT Jr, Williamson JD, Whelton PK, et al. A randomized trial of intensive versus standard blood-pressure control. N Engl J Med, 2015, 373: 2103-2116.

[62] Cushman WC, Evans GW, Byington RP, et al. Effects of intensive blood-pressure control in type 2 diabetes mellitus. N Engl J Med, 2010, 362: 1575-1585.

[63] Wiklund I, Halling K, Rydén-Bergsten T, et al. Does lowering the blood pressure improve the mood? Quality-of-life results from the Hypertension Optimal Treatment (HOT) study. Blood Press, 1997, 6: 357-364.

[64] Mokdad AH, Ballestros K, Echko M, et al; US Burden of Diseases Collaborators. The State of US Health, 1990-2016: burden of diseases, injuries, and risk factors among US states. JAMA, 2018, 319: 1444-1472.

[65] Wagner S, Lau H, Frech-Tamas F, et al. Impact of medication adherence on work productivity in hypertension. Am J Pharm Benefits, 2012, 4: e88-e96.

[66] Iuga AO, McGuire MJ. Adherence and health care costs. Risk Manag Healthc Policy, 2014, 7: 35-44.

[67] Pittman DG, Tao Z, Chen W, et al. Antihypertensive

medication adherence and subsequent healthcare utilization and costs. Am J Manag Care, 2010, 16: 568-576.

[68] Heaton PC, Tundia NL, Luder HR. U.S. emergency departments visits resulting from poor medication adherence: 2005-07. J Am Pharm Assoc, 2013, 53: 513-519.

[69] Pittman DG, Tao Z, Chen W, et al. Antihypertensive medication adherence and subsequent healthcare utilization and costs. Am J Manag Care, 2010, 16: 568-576.

[70] Mennini F S, Marcellusi A, von der Schulenburg, et al. Cost of poor adherence to anti-hypertensive therapy in five European countries. Eur. J. Health Econ, 2015, 16, 65-72.

[71] Almas A, Godil SS, Lalani S, et al. Good knowledge about hypertension is linked to better control of hypertension; a multicentre cross sectional study in Karachi, Pakistan. BMC Res Notes, 2012, 5: 579.

[72] Rajpura JR, Nayak R. Role of Illness Perceptions and Medication Beliefs on Medication Compliance of Elderly Hypertensive Cohorts. J Pharm Pract, 2014, 27 (I): 19-24.

[73] Lagi A, Rossi A, Passaleva MT, et al.Compliance with therapy in hypertensive patients. Intern Emerg Med, 2006, 1 (3): 204-208.

[74] 张云庆. 对某社区老年高血压患者服药依从性调查分析. 重庆医学, 2009, 38 (6): 751-752.

[75] Wilinski J, Dabrowski M. Medication adherence in hypertensive patients of different cardiovascular risk treated in primary health care. Przegl Lek, 2013, 70 (6): 77-380.

[76] An J, Nichol MB. Multiple medication adherence and its effect on clinical outcomes among patients with comorbid type 2 diabetes and hypertension. Med Care, 2013, 51 (10): 879-887.

[77] Schmieder RE, Grassi G, Kjeldsen SE. Patients with treatment-resistant hypertension report increased stress and anxiety: a worldwide study. J Hypertens, 2013, 31 (3): 610-615.

[78] Bautista LE, Vera-Cala LM, Colombo C, et al. Symptoms of depression and anxiety and adherence to antihypertensive medication. Am J Hypertens, 2012, 25 (4): 505-511.

[79] 张帆, 胡大一, 杨进刚, 等. 高血压合并焦虑、抑郁的发病率和相关危险因素分析. 首都医科大学学报, 2005 (02): 140-142.

[80] Zugelj U, Zupancic M, Komidar L, et al. Self-reported adherence behavior in adolescent hypertensive patients: the role of illness representations and personality. J Pediatr Psychol, 2010, 35 (9): 1049-1060.

[81] 崔宇超, 李雄方. 基层社区利用健康档案对辖区内高血压患者用药情况的统计与点评. 今日药学, 2015, 25 (4): 303-305.

[82] 李旭, 纪雨辰. 上海嘉定社区医院门诊抗高血压药物处方分析. 世界临床医药, 2014, 35 (10): 611-616.

[83] 国家卫生计生委合理用药专家委员会, 中国医师协会高血压专业委员会. 高血压合理用药指南 (第2版). 中国医学前沿杂志 (电子版), 2017, 9 (7): 28-126.

[84] 陈凌, 钱月晟, 朱鼎良, 等. 上海莘庄社区2007—2011年抗高血压药物的应用情况分析. 中国全科医学, 2014, 17 (1): 101-104.

[85] Schoenthaler A, Chaplin WF, Allegrante JP, et al. Provider communication effects medication adherence in hypertensive Amcan Americans. Patient Educ Couns, 2009, 75 (2): 185-191.

[86] Tamblyn R, Abrahamowicz M, Dauphinee D, et al. Influence or physicians management and communication ability on patients persistence with antihypertensive medication. Arch Intern Med, 2010, 170 (12): 1064-1072.

[87] Piwonski J, Piwonska A, Sygnowska E. Is level of social support associated with health behaviours modifying cardiovascular risk? Results of the WOBASZ study. Kardiol Pol, 2012, 70 (8): 803-809.

[88] Harhay MO, Harhay JS, Nair MM. Education, household wealth and blood pressure in Albania, Armenia, Azerbaijan and Ukraine: findings from the Demographic Health Surveys, 2005-2009. Eur J Intern Med, 2013, 24 (2): 117-126.

[89] Khan RJ, Stewart CP, Christian P, et al. A cross-sectional study of the prevalence and nsk factors for hypertension in rural Nepali women. BMC Public Health, 2013, 13: 55.

[90] Rolnick SJ, Pawloski PA, Hedblom BD, et al. Patient characteristics associated with medication adherence. Clin Med Res, 2013, 11 (2): 54-65.

[91] Egan BM, Li J, Small J, et al. The growing gap in hypertension control between insured and uninsured adults: National Health and Nutrition Examination Survey 1988 to 2010. Hypertension, 2014, 64: 997-1004.

[92] Tomaszewski M, White C, Patel P, et al. High rates

of non-adherence to antihypertensive treatment revealed by highperformance liquid chromatography-tandem mass spectrometry (HP LC-MS/MS) urine analysis. Heart, 2014, 100: 855-861.

[93] Morisky DE, Ang A, Krousel-Wood M, et al. Predictive validity of a medication adherence measure for hypertension control. J Clin Hypertens, 2008, 10: 348-354.

[94] Sclar DA, Chin A, Skaer TL, et al. Effect of health education in promoting prescription refill compliance among patients with hypertension. Clin Ther, 1991, 13 (4): 489-495.

[95] Walsh JM, McDonald KM, Shojania KG, et al. Quality improvement strategies for hypertension management: a systematic review. Med Care, 2006, 44 (7): 646-657.

[96] 钱岳晟，张怡，张瑾，等. 上海市普陀区高血压社区规范管理的模式和效果探讨. 中华高血压杂志，2012，20 (1)：26-30.

[97] 吴寿岭，刘星，秦天榜，等. 工作场所高血压综合干预效果分析. 中华高血压杂志，2011，19 (5)：425-429.

[98] Parati G, Omboni S, Albini F, et al. Horne blood pressure telemonitoring improves hypertension control in general practice. The TeleBPCare study. J Hypertens, 2009, 27 (1): 198-203.

[99] Melnyk BM. The future of evidence-based health care and worldviews: a worldwide vision and call for action to improve healthcare quality, reliability, and population health. Worldviews Evid Based Nurs, 2013, 10 (3): 127-128.

[100] Stergiou GS, Siontis KC, Ioannidis JR. Home blood pressure as a cardiovascular outcome predictor: it's time to take this method seriously. Hypertension, 2010, 55 (6): 1301-1303.

[101] Ward AM, Takahashi O, Stevens R, et al. Horne measurement oi blood pressure and cardiovascular disease: systematic review and meta-analysis of prospective studies. J Hypertens, 2012, 30 (3): 449-456.

[102] Parati G, Omboni S. Role of home blood pressure telernonitoring in hypertension management: an update. Blood Press Monit, 2010, 15 (6): 285-295.

[103] 胡大一. 心血管疾病和精神心理障碍的综合管理——"双心医学"模式的探索. 中国临床医师，2006，34 (5)：24.

[104] Wong MC, Jiang JY, Griffiths SM. Factors associated with antihypertensive drug compliance in 83, 884 Chinese patients: a cohort study. J Epidemiol community Health, 2010, 64 (10): 895-901.

[105] Wald DS, Law M, Morris Ж, et al. Combination therapy versus monotherapy in reducing blood pressure: meta-analysis on 11, 000 participants from 42 trials. Am JMed, 2009, 122 (3): 290-300.

[106] Corrao G, Parodi A, Zambón A, et al. Reduced discontinuation of antihypertensive treatment by two-drug combination as first step. Evidence from daily life practice. J Hypertens, 2010, 28 (7): 1584-1590.

[107] Adedapo AD, Sikuade O, Adeleke S, et al. Drug utilization and blood pressure control in a population where antihypertensives are given free: effect of policy change. Afr J Med Med Sei, 2012, 41 (4): 349-356.

[108] Ashworth M, Medina J, Morgan M. Effect of social deprivation on blood pressure monitoring and control in England: a survey of data from the quality and outcomes framework. BMJ, 2008, 337: a 2030.

[109] 邓彩云，汪远征，刘星，等. 工作场所4种高血压干预措施的成本效果分析. 中华高血压杂志，2013，21 (2)：148-152.

10 顽固性高血压的诊断和治疗要点

（韩　凌　揭秉章）

高血压是全球心血管疾病（CVD）、卒中、糖尿病以及死亡的主要危险因素。过去30年来，高血压的知晓率、治疗率和控制率得到稳步提高，但仍有大量高血压患者缺乏规范管理，即便使用3种降压药血压水平仍不达标或需要4种或4种以上降压药物治疗才能达到目标血压。这些患者被诊断为难治性高血压（resistant hypertension，RH）。这些患者尽管坚持降压治疗，靶器官损害、发病率和病死率的风险仍在不断增加。

第一节　顽固性高血压的流行病学

RH需要患者坚持按规定服药，否则血压就会难以控制，非门诊血压如动态血压监测或家庭自测血压就会升高。"显性难治性高血压（aTRH）"是一个研究术语，用于描述降压困难的高血压患者。在高血压成人患者当中，aTRH的发生率约为12%～15%[1]，临床中报道这一概率为15%～18%[2]。aTRH在一些高危群体如合并慢性肾病的患者中发生率更高[2]。临床试验发现aTRH具有更高的发病率，达到34%～39%，其原因很可能与研究样本的社会人口学和合并症特点有关[3-4]。当药物剂量、依从性或非门诊血压值等数据缺少1项以上，aTRH当中的假性耐药性就无法排除[5]。此外，如果患者在血压未达标时没有使用最大剂量的3种或3种以上降压药物，RH患病率也会被高估[5]。

RH在黑人、高龄和男性患者中多见[6]，合并肥胖、左心室肥大、蛋白尿、糖尿病、慢性肾病（CKD）、Framingham 10年患心血管疾病风险分值增高、阻塞性睡眠呼吸暂停（OSA）的高血压患者中RH的发病率增高[7-8]。

第二节　顽固性高血压的定义

高血压患者在改善生活方式基础上使用最大剂量或最大耐受剂量的3种不同种类的降压药情况下血压仍然不达标，通常包括1种长效钙通道阻滞剂（CCB），1种肾素血管紧张素系统的阻滞剂［血管紧张素转化酶抑制剂（ACEI）或血管紧张素受体阻滞剂（ARB）］，以及1种利尿剂，称为难治性高血压。使用4种或4种以上降压药才能达到目标血压的患者，也属于顽固性高血压，被称为可控的难治性高血压。

归纳起来，RH的定义包括以下4个方面：①应测量血压，目标血压的阈值应符合当前临床实践指南[9]；②患者应服用3种以上的降压药，通常包括长效CCB、ACEI或ARB，以及利尿剂，服用剂量达到最大剂量或最大耐受剂量；③排除"白大衣效应"；④排除降压药物依从性不佳。

第三节　顽固性高血压的诊断要点

基于上述 RH 的特点，RH 的诊断思路分为以下几个步骤：第一步，确认降压治疗的“难治性”；第二步，排除假性顽固性高血压；第三步，寻找顽固性高血压的影响因素及潜在病因；第四步，评估靶器官损害（图 10-1）[10]。此外，RH 确诊还应包括合并症及并发症的诊断。

一、确认降压治疗的难治性

临床测血压≥ 140/90 mmHg，患者正在服用 3 种降压药（包括一种长效 CCB，一种 ACEI 或 ARB，以及 1 种利尿剂）；或使用 4 种及以上降压药才能使血压＜ 140/90 mmHg。

二、排除假性顽固性高血压

（一）排除依从性差的情况

患者依从性良好是指服用至少 80% 剂量的处方药[11]。依从性差在 RH 的患者人群中十分普遍，在 RH 诊断之前需排除以下情况：①所有药物中至少有一种药物服用次数不当；②所有药物中至少有一种药物使用剂量未达最大剂量或最大耐受剂量。

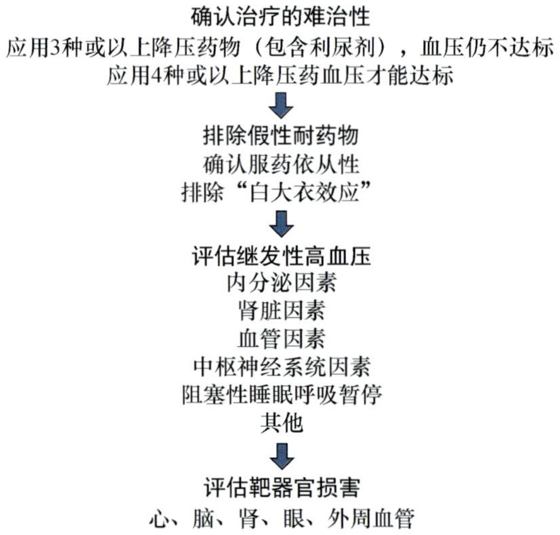

图 10-1　顽固性高血压的诊断要点

（二）排除不正确的血压测量方法

患者的准备、环境、袖带尺寸以及血压测量技术均能对血压测量结果造成一定影响，所以，在 RH 诊断前，应确保血压测量准确。完整的血压测量技术应为：①个人要排空膀胱，然后在一间安静的房间内就坐，腿不要交叉，放松后背、手臂，首次读数前需要平静 5 min；②选择一种气囊血压袖带，气囊长度为上臂围的 80%、宽度为上臂围的 40%；③将袖带直接缚在上臂，与心脏水平齐平；④获得 2 次间隔至少 3 min 的读数。

（三）排除“白大衣效应”

“白大衣效应”是指患者服用 3 种以上抗高血压药物后，经反复测量发现门诊血压升高，而在非门诊时血压下降或者正常，白大衣效应主要是由于交感神经系统亢进[12]，以及患者对医护人员或者诊所环境出现了警觉反应。可通过动态血压监测（ABPM）来筛查；如果 ABPM 未能开展，则通过家庭血压监测筛查[13]。

三、寻找顽固性高血压的影响因素及潜在病因

顽固性高血压的影响因素包括生活方式、药物、睡眠以及高血压靶器官损害对降压效果的影响，潜在病因主要是继发性高血压。

（一）生活方式因素

生活方式因素主要包括肥胖、钠盐摄入、酒精摄入、运动、饮食方式等。

1. 肥胖

BMI ≥ 30 kg/m^2 是 RH 的独立危险因素[6, 14]。

内脏肥胖可使盐敏感性增加、血管功能紊乱、交感神经系统和肾素-血管紧张素系统功能亢进，从而使血压升高。

2. 过多的钠摄入

过多的钠摄入量对动脉血压有升高作用[15]，血压“盐敏感性”在其中起重要作用，其机制可能与许多生理反应导致容量扩增有关，包括血管功能失调、血管硬化、交感神经系统功能亢进、肾素-血管紧张素轴受到抑制、盐皮质激素受体激活以及免疫细胞调节失调[16]。

3. 酒精

大量酒精摄入（＞ 30 ～ 50 g/d）是高血压明确的危险因素[17]。酒精摄入与血压及其风险的上升密切相关。对于男性（线性）和女性（J 型），其剂量反应效果有所不同，同时也受到代谢基因的影响。

4. 缺乏运动

身体活动缺乏与体能锻炼减少都是高血压的独立危险因素[18]。身体活动、健身水平与血压升高呈不同程度的反比关系。也有证据表明，久坐生活方式本身就是促使高血压发生的独立危险因素。

5. 饮食方式与其他危险因素

meta 分析显示阻滞高血压的饮食模式（DASH）可使血压降低幅度达到 6.7/3.5 mmHg[19]。社会心理压力（如职业紧张、缺乏社会支持）、消极的人格特质（焦虑、愤怒、抑郁）以及睡眠持续时间减少 / 睡眠质量降低与血压升高相关[20-21]。此外，一系列的环境暴露、海拔升高、空气污染等因素都会引起血压升高[22]。

（二）药物影响因素

多种药物都能升高血压，包括非甾体抗炎药、口服避孕药、拟交感神经药、环孢素、促红细胞生成素、血管内皮生长因子抑制剂、糖皮质激素、抗抑郁药、可卡因及某些中药（如甘草、麻黄）等[23]。

（三）睡眠疾病

睡眠疾病包括睡眠剥夺和假性嗜铬细胞瘤、阻塞性睡眠呼吸暂停等。睡眠质量差也会导致血压升高，其机制与交感神经系统和肾素-血管紧张素-醛固酮系统的活动有关[24]。

（四）筛查继发性高血压

1. 原发性醛固酮增多症

是指醛固酮分泌过多，独立于肾素-血管紧张素系统，并且醛固酮的分泌不受钠负荷限制的一组疾病[25]。表现为容量超载引起的高血压、交感神经系统功能亢进、低钾、代谢性碱中毒以及心血管和肾脏疾病的增加。

2. 肾脏器质性疾病

慢性肾脏病（CKD）既是高血压致病因素，也是高血压并发症。肾功能不全会导致钠排泄功能受损、肾素-血管紧张素-醛固酮系统过度激活、交感神经系统功能亢进和药效改变。CKD 患者耐药性在很大程度上与钠含量增加、体液潴留和相应的血管内容量增加有关。体内过多的盐和水因影响尿钠排泄而使降压药疗效降低。另外，盐可能直接作用于脉管系统，加速动脉硬化并削弱药物血管反应。

3. 肾动脉狭窄

最常导致 RH 的因素还包括肾动脉狭窄引起的高血压加重或恶化[26]。多由动脉粥样硬化性疾病引起，中等程度的肾血管性高血压绝大多数可应用药物治疗，特别是 ACEI/ARB。绝大多数肾血管疾病患者在接受 ACEI 或 ARB 治疗后肾功能并无下降，但有部分患者的血肌酐会急剧升高，特别是血容量不足的患者。少部分患者出现病情加重，并伴有高血压恶化、肾功能不全或循环充血（“一过性肺水肿”），这些都将带来较高的死亡风险。临床研究显示，血管重建术能够提高血压控制率和降低病死率。

4. 嗜铬细胞瘤 / 副神经节瘤

属于肾上腺髓质细胞肿瘤。嗜铬细胞瘤和副神经节瘤症状包括阵发性高血压伴头痛、心悸、面色苍白和冷汗，嗜铬细胞瘤 / 副神经节瘤的筛选试验是检测全身循环中的儿茶酚胺代谢产物。

5. 库欣综合征

库欣综合征是由内源性或外源性的慢性糖皮质激素过多所引起。这一疾病导致了一系列症候群（心理疾病、月经紊乱、肌肉萎缩、体重增加、腹部细纹、多毛、背部和锁骨上脂肪增厚、皮肤脆弱），血糖异常和高血压也十分常见。

6. 主动脉缩窄

主动脉缩窄患者常在成年期出现高血压，主动脉缩窄修复后患者与正常主动脉患者相比，前者的血压负荷可能终身都维持在较高水平，因为他们对活动有过度的血压反应，尤其是右臂和下肢的血压存在阶差，或存在其他手术后遗症如降主动脉瘤时。如果高血压很难控制，可考虑采用外科手术或者导管介入治疗。由于持续的高血压很可能继发于交感神经兴奋度的增加，这种情况下采用 β 受体阻滞剂对控制血压可能更有效。

7. 其他继发性高血压的因素

如甲状腺功能减退或亢进、高钙血症和原发性甲状旁腺功能亢进、先天性肾上腺增生（去氧皮质酮过多）、由去氧皮质酮引起的其他盐皮质激素过量综合征、肢端肥大症等。

四、评估靶器官损害

高血压易损害的靶器官包括心、脑、肾、眼、外周血管等。靶器官损害可反过来影响降压效果。

（一）心脏

左心室肥厚（LVH）是心血管事件独立的危险因素，常用的检查方法包括心电图、超声心动图。其他评估高血压心脏损害的方法有：胸部 X 线检查、运动试验、心脏同位素显像、计算机断层扫描血管造影（CTA）、心脏磁共振成像（MRI）及磁共振血管造影（MRA）、冠状动脉造影等。

（二）脑

头颅 MRA 或 CTA 有助于发现脑腔隙性病灶、无症状性脑血管病变（如颅内动脉狭窄、钙化和斑块病变、血管瘤）以及脑白质损害[27]，但不推荐用于靶器官损害的临床筛查。经颅多普勒超声对诊断脑血管痉挛、狭窄或闭塞有一定帮助。目前认知功能的筛查评估主要采用简易精神状态量表。

（三）肾脏

肾脏损害主要表现为血清肌酐升高、估算的肾小球滤过率（eGFR）降低，或尿白蛋白排出量增加。微量白蛋白尿已被证实是心血管事件的独立预测因素[28]。高血压患者，尤其合并糖尿病时，应定期检查尿白蛋白排泄量，监测 24 h 尿白蛋白排泄量或尿白蛋白 / 肌酐比值。eGFR 是一项判断肾功能简便而敏感的指标，可采用“慢性肾脏病流行病学协作组（CKD-EPI）公式”[29]、“肾脏病膳食改善试验（MDRD）公式”[30]或者我国学者提出的 MDRD 改良公式[31]来评估 eGFR。血清尿酸水平增高，对心血管风险可能也有一定预测价值[32]。

（四）眼

常规眼底镜检出的高血压眼底改变，按 Keith-Wagener 和 Barker 四级分类法，3 级或 4 级高血压眼底对判断预后有价值[33]。近来采用的眼底检查新技术，可观察和分析视网膜小血管的重构病变[34]。

（五）外周血管疾病

颈动脉内膜中层厚度（IMT）可预测心血管事件，而粥样斑块的预测作用强于 IMT。大动脉僵硬度增加预测心血管风险的证据日益增多。脉搏波传导速度（PWV）增快是心血管事件和全因死亡的强预测因子。颈-股 PWV（carotid-femoral PWV，cfPWV）是测量大动脉僵硬度的金标准。踝臂血压指数（ankle-brachial index，ABI），能有效筛查和诊断外周动脉疾病，预测心血管风险。

五、确诊顽固性高血压

（一）确诊方法

排除假性顽固性高血压后，应用动态血压监测（ABPM）（或者 ABPM 不能进行，就用家庭血压监测）的方法确诊。动态血压监测正常参考值（平均血压）：全天＜130/80 mmHg；白昼＜135/85 mmHg；夜间＜125/75 mmHg；夜间＜白昼 10%～15%。

（二）合并症及并发症诊断

顽固性高血压通常由多种因素引起，包括饮食中盐摄入量过多、肥胖、慢性肾脏病和阻塞性睡眠呼吸暂停等。

第四节　顽固性高血压的治疗要点

顽固性高血压的治疗包括改善依从性、生活方式干预、药物及非药物治疗（图 10-2）[10]。

一、改善依从性

提倡进行诊室外血压测量（家庭血压及动态血压），与患者有效沟通，提高患者长期用药的依从性。

二、生活方式干预

生活方式干预包括减重、限制盐摄入量、DASH 饮食和其他饮食改良方法、运动及替代治疗。

（一）减重

通过健康的生活方式（包括卡路里限制）帮助超重和肥胖的成年人通过减重（＞5%～10% 重量）而降低血压[9]。绝大多数近期的 meta 分析已经得出减重能降低高血压患者的血压，下降幅度为 4.5/3.2 mmHg[35]。

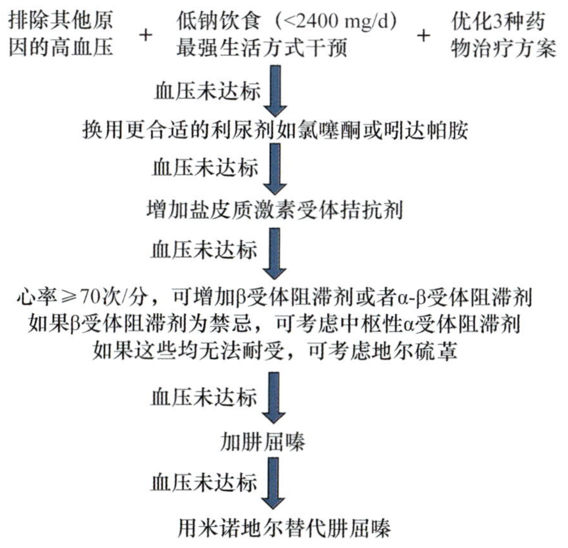

图 10-2　顽固性高血压的治疗要点

（二）限制盐摄入量

钠摄入量减少能够使得血压降低。近期的 meta 分析中，每日钠摄入量减少 1 g（43.5 mmol），高血压与正常血压患者的 SBP 下降幅度分别为 2.1 mmHg 和 1.2 mmHg[36]。

（三）DASH 饮食和其他饮食改良方法

DASH 饮食模式，酒精限制量＜10 g/d（女性）和＜20 g/d（男性），以及一系列其他饮食改良方法都能够在高血压患者中起到降压作用[37]。

（四）适当运动

根据当下指南上的运动建议包括 2017 年美国心脏病学会 /AHA 指南，通过运动达到减压目标。计划应涵盖≥150 分钟 / 周（3～5 节课，每次 30～40 min）中等到高等强度的有氧活动，最好再增加每周 2～3 次的轻度耐力训练。肥胖和老年人群中，采用 8 h 以上的每小时 6 min 的低强度身体活动，对于久坐个体来说也可以降低血压（14/8 mmHg），同时能够改善一些代谢指标[38]。

（五）替代治疗

针灸、瑜伽、超觉冥想、导入性慢呼吸、等距手柄运动等都被认为是有希望的治疗方法。

三、药物治疗

首先确认已排除内分泌因素，包括“白大衣效应”，以及假性血压控制情况（门诊测量血压控制正常而非门诊血压读数超出正常），然后开始调整药物治疗以提高 RH 患者的血压控制效果。

（一）调整降压联合方案，评估多药联合方案的组成是否合理

推荐选择常规剂量的 ACEI/ARB + CCB +噻嗪类利尿剂，也可根据患者特点和耐受性考虑增加各药物的剂量，应达到全剂量或最大耐受剂量[39]。

在 RH 的药物治疗当中，只要没有禁忌证，利尿剂是必选的。对于利尿剂的选择方面，双氢克尿噻并不能促进尿钠排泄，而氯噻酮在 GFR < 30 ml/min 的患者中仍然能够促使尿钠排出。噻嗪类如氯噻酮或者类似噻嗪类利尿剂如吲达帕胺都适用于 GFR 25 ～ 30 ml/min 的患者[40]。eGFR < 25 ml/min 或者低蛋白血症（如血清白蛋白 < 3.0 g/L）状态下，长效制剂如托拉塞米比短效制剂如布美他尼或呋塞米更为适用[41]。

（二）效果仍不理想者可依据患者特点加用第四种降压药

因为绝大多数 RH 患者都伴有容量负荷过大，特别是慢性肾脏病，还有交感神经亢进，明确发病机制有助于优选第四种药物。可根据个体化治疗的原则选择醛固酮受体拮抗剂、β 受体阻滞剂、α 受体阻滞剂或交感神经抑制剂等（表 10-1）[42-43]。

表 10-1　针对难治性高血压具体临床问题的治疗

可能出现的临床问题	治疗
控制容量，解决水肿	噻嗪类→氯噻酮→袢利尿剂
心率控制欠佳	β 受体阻滞剂，α、β 受体阻滞剂，维拉帕米（异搏定），地尔硫䓬
测定肾素低，醛固酮正常或正常高值	盐皮质激素受体拮抗剂
睡眠障碍性呼吸；严重焦虑伴有反复变化的高血压	降压药物治疗基础上同时或单独启动非药物干预策略

四、非药物治疗

人类交感神经系统功能紊乱在高血压、心力衰竭和慢性肾病的发生和进展中起着重要作用[44]。20 世纪 40 年代，外科交感神经切除术显示血压显著改善，心脏大小随之减小，肾功能改善，脑血管事件发生率降低[45]。这些成果很快就因严重的直立性低血压、勃起功能障碍和大小便失禁以及越来越多的脑血管疾病而遭到削弱。然而，这些早期研究为现代治疗 RH 装置的研究奠定了基础，其中绝大多数都采取了降低交感神经系统冲动的方法。

（一）肾交感神经消融术

对于联用 4 ～ 5 种降压药都失败的患者而言，肾交感神经消融术在早期研究中显得非常有希望，并已在患者降压方面显示出了很好的效果[46]。但是，这些研究都是未受控制的，大多数研究没有以动态血压为主要终点。第一个针对肾交感神经消融术领域的前瞻性假性对照研究 SYMPLICITY HTN-3，在严重耐药的人群中，肾去神经治疗几乎没有效果[47]。SYMPLICITY HTN-3 引起的方法学关注导致了一些导管技术的创新和手术路径的重新设计，以评估更广泛的肾去神经支配的疗效。有几项研究正在进行，但目前尚无结论。动物研究清楚地记录了用射频导管和超声导管技术引起肾血管去神经化从而降低血压的各项数据。从 SYMPLICITY HTN-3 的事后分析表明，与消融程度较低的患者相比，完全消融的患者血压下降。此外，DENERHTN 试验（高血压患者的肾去神经术）最近证实，接受 3 种降压药治疗的患者随机进行肾去神经术与接受 4 种降压药治疗而未进行肾去神经术的患者相比，接受 3 种降压药治疗的患者日间动态收缩压显著降低[48]。

（二）颈动脉压力感受器激活治疗

颈动脉压力感受器激活疗法是一整套系统，其中包括了颈动脉窦附近放置的压力反射电极，一个植入式脉冲发生器和一套程序设计系统。这

种方式通过电子方式激活压力感受器，它向大脑发出信号，编制一组多系统的干扰交感神经亢进的应答程序，以协调与交感神经过度活动（如高血压、心力衰竭和心律失常）相关的多系统反应[49]。颈动脉窦刺激的结果包括降低交感神经系统兴奋性，增加迷走神经活性，从而使得心率减慢，左心室充盈时间延长，心脏负荷和氧耗减少。另外，动脉扩张使得心脏后负荷减少，同时肾血流得以改善，尿钠排泄增多。刺激量设置约 4 min，刺激程度可以用滴定法测定，以满足患者个体的血流动力学要求。

MobiusHD 颈动脉球囊扩张器是一个小型的血管内植入装置，通过球囊扩展颈动脉，激活压力感受器，从而降低血压。来自欧洲的 CALM-FIM_EUR（使用 MobiusHD 控制和降低血压）研究已经完成。CALM-FIM_EUR 最近报道，RH 患者植入了 MobiusHD 使得血管内压力反射得到扩增，通过这种可接受的安全的方法降低了患者血压[50]。

（三）其他

除针对 RH 患者的肾交感神经消融治疗和压力感受器激活治疗之外，其他的创新实验装置也正在探索中并取得了一定的成功经验。这些干预方法包括中央动静脉吻合术 ROX 耦合器装置，ReCor 血管内超声肾去神经装置和正中神经电刺激（应用电针刺技术以减少交感神经传出）[51-53]。这些实验装置治疗正在临床试验当中。未来的研究和开发非常值得鼓励，因为创新装置对于耐药或者无法耐受不良反应的患者可能会有良好效果。

参考文献

[1] Egan BM，Zhao Y，Axon RN，et al. Uncontrolled and apparent treatment resistant hypertension in the United States，1988 to 2008. Circulation，2011，124：1046-1058.

[2] Thomas G，Xie D，Chen HY，et al. Prevalence and prognostic significance of apparent treatment resistant hypertension in chronic kidney disease：report from the chronic renal insufficiency cohort study. Hypertension，2016，67：387-396.

[3] Daugherty SL，Powers JD，Magid DJ，et al. Incidence and prognosis of resistant hypertension in hypertensive patients. Circulation，2012，125：1635-1642.

[4] Jamerson K，Weber MA，Bakris GL，et al. Benazepril plus amlodipine or hydrochlorothiazide for hypertension in high-risk patients. The New England Journal of Medicine，2008，359：2417-2428.

[5] Pimenta E，Calhoun DA. Resistant hypertension：incidence，prevalence，and prognosis. Circulation，2012，125：1594-1596.

[6] Sim JJ，Bhandari SK，Shi J，et al. Characteristics of resistant hypertension in a large，ethnically diverse hypertension population of an integrated health system. Mayo Clinic proceedings，2013，88：1099-1107.

[7] Acharya T，Tringali S，Singh M，et al. Resistant hypertension and associated comorbidities in a veterans affairs population. J Clin Hypertens（Greenwich），2014，16：741-745.

[8] Bhandari SK，Shi J，Molnar MZ，et al. Comparisons of sleep apnoea rate and outcomes among patients with resistant and non-resistant hypertension. Respirology，2016，21：1486-1492.

[9] Whelton PK，Carey RM，Aronow WS，et al. 2017 ACC/AHA/AAPA/ABC/ACPM/AGS/APhA/ASH/ASPC/NMA/PCNA Guideline for the Prevention，Detection，Evaluation，and Management of High Blood Pressure in Adults：A Report of the American College of Cardiology/American Heart Association Task Force on Clinical Practice Guidelines. Hypertension，2018，71：e13-e115.

[10] Carey RM，Calhoun DA，Bakris GL，et al. Resistant hypertension：detection，evaluation，and management：a scientific statement from the American Heart Association. Hypertension，2018，72：e53-e90.

[11] Hyman DJ，Pavlik V. Medication adherence and resistant hypertension. Journal of Human Hypertension，2015，29：213-218.

[12] Grassi G，Turri C，Vailati S，et al. Muscle and skin sympathetic nerve traffic during the “white-coat” effect. Circulation，1999，100：222-225.

[13] Pickering TG，Miller NH，Ogedegbe G，et al. Call to action on use and reimbursement for home blood pressure monitoring：a joint scientific statement from the American Heart Association，American Society Of Hypertension，and Preventive Cardiovascular Nurses Association. Hypertension，2008，52：10-29.

[14] de la Sierra A，Banegas JR，Oliveras A，et al. Clinical differences between resistant hypertensives and patients treated and controlled with three or less drugs. Journal

of Hypertension, 2012, 30: 1211-1216.
[15] O'Donnell M, Mente A, Yusuf S. Sodium intake and cardiovascular health. Circulation Research, 2015, 116: 1046-1057.
[16] Oh YS, Appel LJ, Galis ZS, et al. National heart, lung, and blood institute working group report on salt in human health and sickness: building on the current scientific evidence. Hypertension, 2016, 68: 281-288.
[17] Husain K, Ansari RA, Ferder L. Alcohol-induced hypertension: mechanism and prevention. World Journal of Cardiology, 2014, 6: 245-252.
[18] Crump C, Sundquist J, Winkleby MA, et al. Interactive effects of physical fitness and body mass index on the risk of hypertension. JAMA Internal Medicine, 2016, 176: 210-216.
[19] Saneei P, Salehi-Abargouei A, Esmaillzadeh A, et al. Influence of dietary approaches to stop hypertension (DASH) diet on blood pressure: a systematic review and meta-analysis on randomized controlled trials. Nutrition, Metabolism, and Cardiovascular Diseases: NMCD, 2014, 24: 1253-1261.
[20] Trudel-Fitzgerald C, Gilsanz P, Mittleman MA, et al. Dysregulated blood pressure: can regulating emotions help? Current Hypertension Reports, 2015, 17: 92.
[21] Gangwisch JE. A review of evidence for the link between sleep duration and hypertension. American Journal of Hypertension, 2014, 27: 1235-1242.
[22] Brook RD, Weder AB, Rajagopalan S. "Environmental hypertensionology" the effects of environmental factors on blood pressure in clinical practice and research. J Clin Hypertens (Greenwich), 2011, 13: 836-842.
[23] Forman JP, Stampfer MJ, Curhan GC. Non-narcotic analgesic dose and risk of incident hypertension in US women. Hypertension, 2005, 46: 500-507.
[24] Sayk F, Teckentrup C, Becker C, et al. Effects of selective slow-wave sleep deprivation on nocturnal blood pressure dipping and daytime blood pressure regulation. American Journal of Physiology Regulatory, Integrative and Comparative Physiology, 2010, 298: R191-197.
[25] Funder JW, Carey RM, Mantero F, et al. The management of primary aldosteronism: case detection, diagnosis, and treatment: An Endocrine Society Clinical Practice Guideline. The Journal of Clinical Endocrinology and Metabolism, 2016, 101: 1889-1916.
[26] Herrmann SM, Textor SC. Current concepts in the treatment of renovascular hypertension. American Journal of Hypertension, 2018, 31: 139-149.
[27] Longstreth WT, Manolio TA, Arnold A, et al. Clinical correlates of white matter findings on cranial magnetic resonance imaging of 3301 elderly people. The Cardiovascular Health Study. Stroke; a Journal of Cerebral Circulation, 1996, 27: 1274-82.
[28] Agrawal B, Berger A, Wolf K, et al. Microalbuminuria screening by reagent strip predicts cardiovascular risk in hypertension. Journal of Hypertension, 1996, 14: 223-228.
[29] Levey AS, Stevens LA, Schmid CH, et al. A new equation to estimate glomerular filtration rate. Annals of Internal Medicine, 2009, 150: 604-612.
[30] Levey AS, Bosch JP, Lewis JB, et al. A more accurate method to estimate glomerular filtration rate from serum creatinine: a new prediction equation. Modification of Diet in Renal Disease Study Group. Annals of Internal Medicine, 1999, 130: 461-470.
[31] Ma YC, Zuo L, Chen JH, et al. Modified glomerular filtration rate estimating equation for Chinese patients with chronic kidney disease. Journal of the American Society of Nephrology: JASN, 2006, 17: 2937-2944.
[32] Bos MJ, Koudstaal PJ, Hofman A, et al. Uric acid is a risk factor for myocardial infarction and stroke: the Rotterdam study. Stroke; a Journal of Cerebral Circulation, 2006, 37: 1503-1507.
[33] Breslin DJ, Gifford RW, Jr., Fairbairn JF, et al. Prognostic importance of ophthalmoscopic findings in essential hypertension. Jama, 1966, 195: 335-338.
[34] Lehmann MV, Schmieder RE. Remodeling of retinal small arteries in hypertension. American Journal of Hypertension, 2011, 24: 1267-1273.
[35] Semlitsch T, Jeitler K, Berghold A, et al. Long-term effects of weight-reducing diets in people with hypertension. The Cochrane Database of Systematic Reviews, 2016, 3: CD008274.
[36] Mente A, O'Donnell M, Rangarajan S, et al. Associations of urinary sodium excretion with cardiovascular events in individuals with and without hypertension: a pooled analysis of data from four studies. Lancet, 2016, 388: 465-475.
[37] Appel LJ, Giles TD, Black HR, et al. ASH position paper: dietary approaches to lower blood pressure. J Clin Hypertens (Greenwich), 2009, 11: 358-368.
[38] Dempsey PC, Sacre JW, Larsen RN, et al. Interrupting prolonged sitting with brief bouts of light walking

or simple resistance activities reduces resting blood pressure and plasma noradrenaline in type 2 diabetes. Journal of Hypertension, 2016, 34: 2376-2382.

[39] Garg JP, Elliott WJ, Folker A, et al. Resistant hypertension revisited: a comparison of two university-based cohorts. American Journal of Hypertension, 2005, 18: 619-626.

[40] Agarwal R, Sinha AD, Pappas MK, et al. Chlorthalidone for poorly controlled hypertension in chronic kidney disease: an interventional pilot study. American Journal of Nephrology, 2014, 39: 171-182.

[41] Goodfriend TL, Ball DL, Oelkers W, et al. Torsemide inhibits aldosterone secretion in vitro. Life sciences, 1998, 63: PL45-50.

[42] Roush GC, Sica DA. Diuretics for Hypertension: A Review and Update. American Journal of Hypertension, 2016, 29: 1130-1137.

[43] Williams B, MacDonald TM, Morant S, et al. Spironolactone versus placebo, bisoprolol, and doxazosin to determine the optimal treatment for drug-resistant hypertension (PATHWAY-2): a randomised, double-blind, crossover trial. Lancet, 2015, 386: 2059-2068.

[44] Parati G, Esler M. The human sympathetic nervous system: its relevance in hypertension and heart failure. European Heart Journal, 2012, 33: 1058-1066.

[45] Evelyn KA, Alexander F, Cooper SR. Effect of sympathectomy on blood pressure in hypertension; a review of 13 years' experience of the Massachusetts General Hospital. Journal of the American Medical Association, 1949, 140: 592-602.

[46] Esler MD, Krum H, Sobotka PA, et al. Renal sympathetic denervation in patients with treatment-resistant hypertension (The Symplicity HTN-2 Trial): a randomised controlled trial. Lancet, 2010, 376: 1903-1909.

[47] Bhatt DL, Kandzari DE, O'Neill WW, et al. A controlled trial of renal denervation for resistant hypertension. The New England Journal of Medicine, 2014, 370: 1393-1401.

[48] Azizi M, Sapoval M, Gosse P, et al. Optimum and stepped care standardised antihypertensive treatment with or without renal denervation for resistant hypertension (DENERHTN): a multicentre, open-label, randomised controlled trial. Lancet, 2015, 385: 1957-1965.

[49] Bakris GL, Nadim MK, Haller H, et al. Baroreflex activation therapy provides durable benefit in patients with resistant hypertension: results of long-term follow-up in the Rheos Pivotal Trial. Journal of the American Society of Hypertension: JASH, 2012, 6: 152-158.

[50] Spiering W, Williams B, Van der Heyden J, et al. Endovascular baroreflex amplification for resistant hypertension: a safety and proof-of-principle clinical study. Lancet, 2017, 390: 2655-2661.

[51] Lobo MD, Sobotka PA, Stanton A, et al. Central arteriovenous anastomosis for the treatment of patients with uncontrolled hypertension (the ROX CONTROL HTN study): a randomised controlled trial. Lancet, 2015, 385: 1634-1641.

[52] Mabin T, Sapoval M, Cabane V, et al. First experience with endovascular ultrasound renal denervation for the treatment of resistant hypertension. EuroIntervention: journal of EuroPCR in collaboration with the Working Group on Interventional Cardiology of the European Society of Cardiology, 2012, 8: 57-61.

[53] Li P, Tjen ALSC, Guo ZL, et al. An arcuate-ventrolateral periaqueductal gray reciprocal circuit participates in electroacupuncture cardiovascular inhibition. Autonomic Neuroscience: Basic & Clinical, 2010, 158: 13-23.

11 心血管疾病无创和有创检查的适应证和结果解读

（吴书林　陈　欣）

第一节　心电图

心脏是由心肌细胞组成并具有瓣膜结构的器官，心肌细胞的活动有两种：一种是机械活动，表现为心肌的收缩与舒张，即为心脏的泵功能；另一种是生物电活动，表现为心肌细胞的去极化和复极化。心电图是通过放置于体表的电极记录心脏生物电活动的无创性检查，自 Einthoven 将其用于临床以来，心电图已成为心血管疾病必不可少的诊断工具。

一、常用的心电图导联、正常心电图各波及其临床意义

常规心电图导联包括肢体导联和胸导联两部分（图 11-1）。肢体导联又分为三个标准导联（Ⅰ、Ⅱ、Ⅲ）和三个加压单极导联（aVR、aVL、aVF）；常用胸导联为 V_1 ～ V_6，在心肌梗死及一些个别病例中为了准确定位评估病变，还会用到 V_7 ～ V_9，V_{3R}、V_{4R}、V_{5R} 等导联。

Einthoven 将心电图的各波用英文字母表示（图 11-2），P 波代表心房除极波，正常值 0.11 s，前半段代表右心房激动，后半段代表左心房激动。窦性心律下，P 波一般在Ⅰ、Ⅱ、V_4 ～ V_6 导联直立，aVR 导联倒置；Q、R、S 波都代表心室除极波，统称 QRS 波形，正常值 0.06 ～ 0.10 s，若心室传导异常，QRS 波可增宽；T 波代表心室复极电位变化，方向多与同导联 QRS 主波相一致；U 波是在 T 波后面 20 ～ 40 ms 出现的小圆波，其产生机制未明确。PR 间期即 P 波起点到 QRS 波起点。正常 PR 间期值 0.12 ～ 0.20 s，是心房开始除极和激动在房室结延迟传导的时间。ST 段是 QRS 波终点至 T 波起始前的一段水平线，代表心室去极化终末至复极化开始之间的无电位变化时段，反映心室复极较长的 2 相平台期。QT 间期即 QRS 波起点至 T 波的终末部时段，越来越多资料提示其与恶性心律失常相关。校正的 QT 间期（QTc）的计算公式为：$QTc = QT/\sqrt{RR}$，正常 QTc ≤ 440 ms[1-3]。

心电图的解读过程中，首先需注意心率、节律

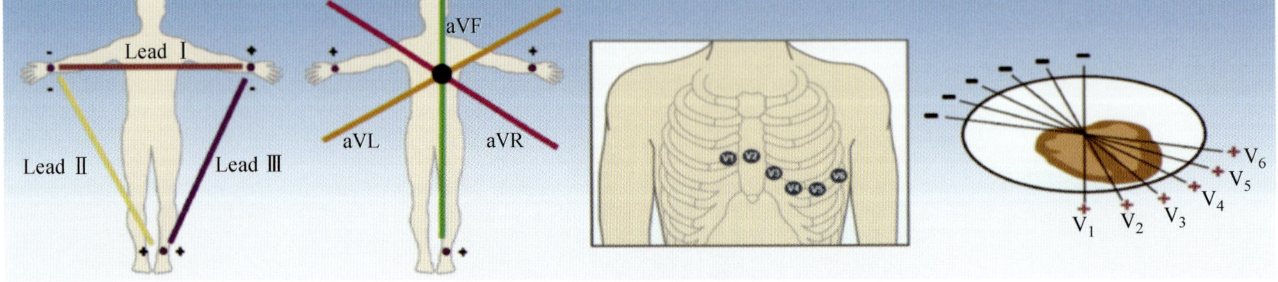

图 11-1　常规心电图导联

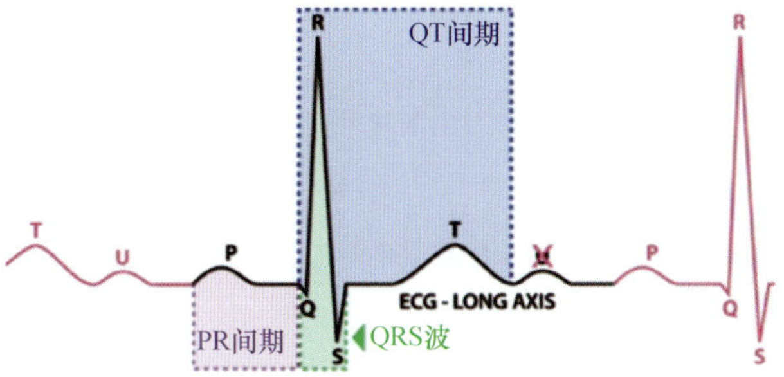

图 11-2　心电图各波、段

和心律，心率通常指心室率，正常范围 60 ～ 100 次 / 分；节律指心跳的规律性，表现在心电图上是指 QRS 波群的规律性，即节律是否匀称；心律即是否来自人体的正常心律，即窦性心律。同时，心电图还包含其他 7 个内容，分别为 P 波、QRS 波、T 波、U 波、PR 间期、ST 段、QTc 间期。在阅读时，需注意三个主要波（如 P 波、QRS 波和 T 波）的轮廓、时程、振幅的正负和额面横面的电轴；注意 PR 间期、ST 段、QTc 间期是否有抬高、缩短或者延长的改变[1, 3]。

二、异常心电图

1. 心房肥大

左心房肥大心电图表现为 P 波增宽达 0.12 s 或更长，伴有显著切迹，使 P 波呈双峰形，此改变在 Ⅰ、Ⅱ、aVL、aVR 导联比较明显；右心房肥大时，心电图表现主要为 P 波振幅增高，在任何导联上＞ 2 mm，形成高尖的 P 波，宽度一般在正常范围内。左右心房肥大时，可同时具备二者特征（图 11-3）。

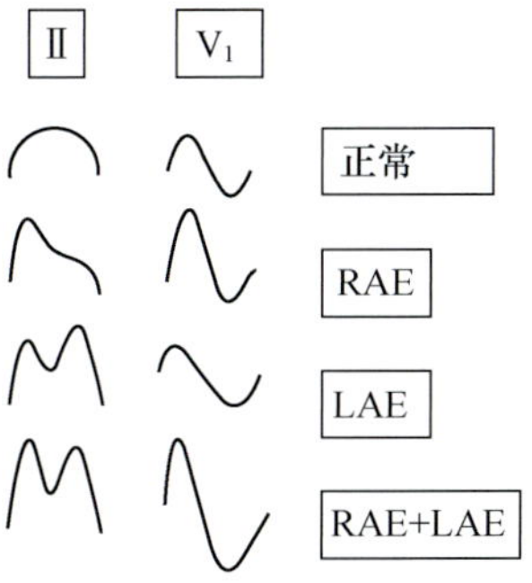

图 11-3　左右心房肥大心电图表现

RAE：右心房增大；LAE：左心房增大

2. 心室肥大

右心室肥大心电图表现为 V_1 导联 R 波振幅 ≥ 1.0 mV 或 R/S ＞ 1 或 $R_{V_1}+S_{V_5} \geq 1.2$ mV，电轴右偏。左心室肥大心电图表现为 V_5/V_6 导联 R 波振幅 ≥ 2.5 mV 或 $R_{V_5}+S_{V_1} \geq 4.0$ mV（男性）/ 3.5 mV（女性），ST-T 改变＋电轴左偏。但需注意心电图电压高低与多种因素相关，包括年龄、体型和性别等，需结合临床，必要时需超声诊断。

3. 束支传导阻滞

心脏传导系统在房室结下部，跨越室间隔上方，分为左右束支，此后左束支在室间隔左侧面中上 1/3 交界处再分出左前分支、左后分支及隔支。完全性左束支传导阻滞心电图诊断标准：①Ⅰ、V_5、V_6 导联上呈 R 型波，宽而粗钝或有切迹；②Ⅰ、V_5、V_6 导联上无 q 波，也无 s 波；③ V_1、V_2 导联上 R 波甚小或无，S 波宽而粗钝或有切迹；④ ST 段偏移及 T 波与 QRS 波群的主波反向；⑤ QRS 波时限在 0.12 s 以上。在心电学上一般将心室激动时间在 0.10 ～ 0.12 s 而具有类似完全性左束支传导阻滞表现的心电图表现称为“不完全性左束支传导阻滞”。完全性右束支传导阻滞心电图诊断标准：①右胸导联上呈 rsR 波或宽大而有切迹的 R 波。②Ⅰ、V_5 导联上终末 S 波增宽。③ QRS 波时限＞ 0.12 s。④部分可出现继发性 ST-T 改变：V_1、V_2 导联 ST 段下降，T 波倒置；V_5、V_6 导联 T 波直立，ST 段多无明显改变。其中，在心电学上一般将心室激动时间在 0.10 ～ 0.12 s 而具有类似完全性右束支传导阻滞表现的称为“不完全性右束支传导阻滞”（图 11-4）。

4. 预激综合征

预激综合征，又称 Wolff-Parkinson-White（WPW）综合征，指窦性心律时心房激动通过房室旁路激动心室，其心电图呈心室预激表现，临床上可伴或不伴心动过速发作。典型的心室预激的心电图表现为短 PR 间期、宽 QRS 波以及 QRS 波起始部分粗钝（即 δ 波）。

5. 心肌梗死

（1）心电图改变：心肌缺血时，心电图可表现为 ST 段偏移（下移、抬高）、T 波改变（低平、双向、倒置），当出现透壁性心肌梗死时，心电图上可形成

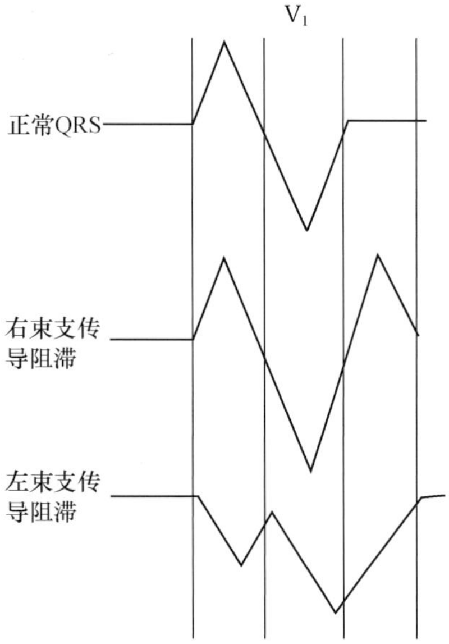

图 11-4　束支传导阻滞示意图

病理性 Q 波。ST 段下移可分为四型，包括下斜型下移，水平型下移，J 点下移，假性 ST 段下移。一般认为，下斜型、水平型 ST 段下移≥ 0.05 ～ 0.1 mV 有诊断价值。J 点型 ST 段下移在 J 点之后 80 ms 处下移≥ 0.2 mV 也有诊断价值。ST 段抬高的诊断标准为，两个或两个以上肢体导联 ST 段抬高≥ 0.1 mV，两个或两个以上胸导联 ST 段抬高≥ 0.2 mV。缺血性 ST 段抬高呈弓背向上，常伴有对应性 ST 段下移。急性心肌梗死心电图改变分为四期，分别为①超急性期：急性心肌梗死发生后数分钟至数十分钟，T 波高耸，ST 段斜型抬高，无病理性 Q 波。②急性期：急性心肌梗死发生后数小时至数天，心电图表现为 R 波降低，坏死性 Q 波形成，ST 段呈弓背型抬高，T 波对称性倒置。③亚急性期：急性心肌梗死发生后数天至数周，ST 段回落至基线，T 波转为双向或倒置。④陈旧期：急性心肌梗死发生 3 ～ 6 个月后，可有 Q 波或 Q 波消失，ST 段回落至基线，T 波直立或双向、倒置（图 11-5）[3-4]。

（2）心电图 ST 段改变与心肌病变部位对应关系：

- 高侧壁：Ⅰ、aVL 导联；
- 下壁：Ⅱ、Ⅲ、aVF 导联；
- 间隔部：V_1、V_2 导联；
- 前壁：V_3、V_4 导联；
- 前间壁：V_1 ～ V_4 导联；

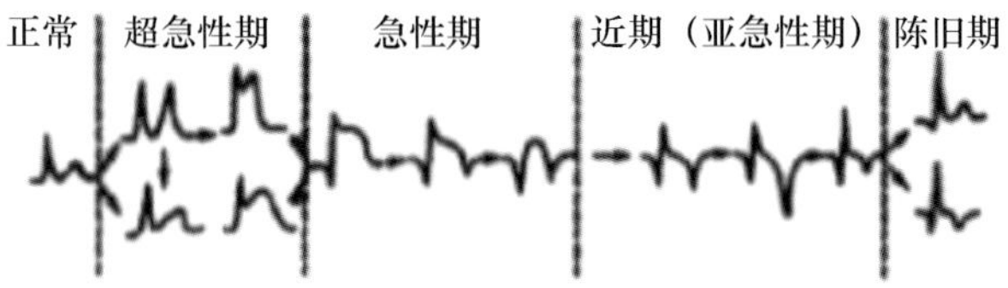

图 11-5　急性心肌梗死心电图改变

- 心尖部：V_3 ～ V_5 导联；
- 外侧壁：V_5、V_6 导联；
- 前外侧壁：V_3 ～ V_6 导联；
- 前侧壁：V_3 ～ V_6、Ⅰ、aVL 导联；
- 侧壁：V_5、V_6、Ⅰ、aVL 导联；
- 广泛前壁：V_1 ～ V_6 导联；
- 正后壁：V_7、V_8、V_9 导联。

6. 心律失常

心律失常分为缓慢性心律失常和快速性心律失常。缓慢性心律失常主要包括窦性心动过缓、病态窦房结综合征、房室传导阻滞[5]。

（1）房室传导阻滞可分为三型，其诊断标准分别为：

1）一度房室传导阻滞：①窦性 P 波后均有 QRS 波群出现，② PR 间期≥ 0.21 s。

2）二度Ⅰ型房室传导阻滞——文氏现象：① P 波规律出现，② PR 间期进行性延长直至一次心室漏搏，后 PR 间期恢复到最短，再逐渐延长至再次出现心室漏搏。③传导比例可为 3∶2、4∶3、5∶4 等。

3）二度Ⅱ型房室传导阻滞：① P 波规律出现，② PR 间期固定，QRS 波成比例漏搏。③传导比例可为 2∶1、3∶2、4∶3 等。

4）三度房室传导阻滞：① P 波与 QRS 波无固定关系，但 PP 和 RR 间有固定规律；②心房率＞心室率。

（2）快速性心律失常

包括窦性心动过速、房性早搏、房性心动过速、心房扑动、心房颤动、房室结折返性心动过速、房室折返性心动过速、交界性心动过速、室性早搏、室性心动过速、心室颤动等。

1）房性早搏心电图特点：提早出现的 P′ 波，形态与窦性 P 波不同，偶可呈逆行性；P′ R 间期一般正常，也可延长（房室干扰现象），偶可短于

0.12 s；早期的 P′波有时下传受阻，P′波后无 QRS 波群，称为受阻型的房性早搏；早期的 P′波后继 QRS 波群时间、形态正常，或呈室内差异性传导；代偿期多为不完全性。

2）房性心动过速表现为出现连续三个以上提前出现的 P 波，可表现为部分未下传。

3）心房扑动心电图特点：P 波消失，代之以连续的大锯齿状 F 波（扑动波），F 波间无等电位线，波幅大小一致，间隔规则，频率为 250 ～ 350 次 / 分，大多不能全部下传，而以 2：1 或 1：1 等比例下传，故心室律可规则或不规则。

4）心房颤动心电图特点：P 波消失，代之以颤动（f）波，频率 350 ～ 600 次 / 分；心室律不规则；QRS 波形态正常或畸形。

5）阵发性室上性心动过速：心率通常在 160 ～ 220 次 / 分。P 波可以埋藏于 QRS 波中而不可见，也可能为倒置的逆行 P 波，与 T 波融合。可分为房室结折返性心动过速和房室折返性心动过速。

6）室性早搏心电图特点：提早出现的 QRS 波群呈宽大畸形，时限成人＞ 0.12 s，小儿＞ 0.10 s，T 波与 QRS 波群的方向相反；早搏之前无与其相关的 P 波；逆行性 P′波可能位于 QRS 波群之后，RP′＞ 0.20 s；早搏的 QRS 波群形态在同一导联相同，且配对间期相等，为单源性室性早搏；如早搏的 QRS 波群形态为固定的 2 ～ 3 种类型，且配对间期不等，则属于多源性室性早搏，多见于器质性心脏病患者；代偿期呈完全性。

7）室性心动过速为连续三个以上的室性早搏。

8）心室扑动与心室颤动心电图：心室扑动的心电图特点是无正常 QRS-T 波群，代之以连续快速而相对规则的大振幅波动，呈正弦波，频率达 200 ～ 250 次分，心脏失去排血功能；心室扑动常不能持久，很快便会转为心室颤动（大小不等、极不匀齐的低小波，频率达 200 ～ 500 次 / 分）而死亡。它的出现往往是心脏停跳前的短暂征象[3]。

2017 年中国心电学会危急值专家工作组发布了《心电图危急值 2017 中国专家共识》，对临床上常见的心电图进行总结，对部分心电图表现，需充分重视，并积极处理（表 11-1）[6]。

动态心电图作为体表心电图的补充，可一次记录 24 h 或更长时间的心电信息，并且可不限制被检查者的日常活动，可相对完整地反映被检查者的心电信息。动态心电图常用于心律失常疾病的定性和定量，也用于检测心肌缺血及心肌梗死，筛查高危患者的心律失常事件。同时，也可作为药物治疗患者及起搏器植入患者的随访。

动态心电图有助于部分心律失常的定性及定量，如病态窦房结（病窦）综合征、室上性心动过速、室性心动过速等的定性及定量。学者认为病窦综合征患者动态心电图应具有：① 24 h 全部心搏数＜ 80 000 次；②最高窦性心率＜ 90 次 / 分；③最低窦性心率＜ 40 次 / 分；④平均窦性心率 40 ～ 50 次 / 分；⑤出现频发的窦性暂停或窦房传导阻滞，如伴有房室传导阻滞或交界区逸搏与前

表 11-1　心电图危急值 2017 中国专家共识

分类	内容
疑似急性冠脉综合征	1. 首先发现疑似急性心肌梗死的心电图改变。2. 首次发现疑似各种急性心肌缺血的心电图改变。3. 再发急性心肌梗死的心电图改变（注意与以往心电图及临床病史比较）
严重快速性心律失常	1. 心室扑动、心室颤动。2. 室性心动过速，心室率≥ 150 次 / 分，持续时间≥ 30 s 或持续时间不足 30 s 伴血流动力学障碍。3. 尖端扭转型室性心动过速，多形性室性心动过速，双向性室性心动过速。4. 各种类型室上性心动过速，心室率≥ 200 次 / 分。5. 心房颤动伴心室预激，最短 RR 间期≤ 250 ms
严重缓慢性心律失常	1. 严重心动过缓、高度及三度房室传导阻滞，平均心室率≤ 35 次 / 分。2. 长 RR 间期伴症状≥ 3.0 s；无症状≥ 5.0 s。
其他	1. 提示严重低钾血症心电图表现［QT（U）显著延长、出现快速性心律失常，并结合临床实验室检查］。2. 提示严重高钾血症的心电图表现（如窦室传导，并结合临床实验室检查）。3. 疑似急性肺栓塞心电图表现（并结合临床及相关检查）。4. QT 间期延长：QTc ≥ 550 ms。5. 显性 T 波电交替。6. R on T 型室性早搏。

一窦性 P 波间距＞ 2 s 者，提示双结病变；⑥慢-快综合征。另外，目前多数学者认为，正常人群室上性心律失常或室性心律失常患者的期前收缩≤ 100 次 /24 小时或≤ 5 次 / 小时。与此同时，学者根据动态心电图的结果可对室性期前收缩（室性早搏）进行危险分层。动态心电图亦有助于怀疑心源性晕厥患者病因的检出，如病窦综合征、房室传导阻滞、室性心律失常等导致的晕厥症状[2，7]。

第二节　动态血压

动态血压是运用特定的设备记录一段较长时间内（通常为 24 h）动脉血压值并分析其变化规律，与诊室血压对比有较多优势，可以提供患者不在医院时的血压变化，鉴别白大衣高血压；可反映降压药的降压效果，鉴别不同类型高血压。动态血压监测主要有三个方面的临床应用：①诊断高血压，提高高血压诊断的准确性；②评估心血管风险，提高心血管风险评估的水平；③评估降压治疗的效果，提高降压治疗的质量，充分发挥降压治疗预防心脑血管并发症的作用[8]。

通过动态血压监测诊断高血压的标准是 24 h 平均收缩压 / 舒张压≥ 130/80 mmHg、白天≥ 135/85 mmHg 或夜间≥ 120/70 mmHg；通过与诊室血压对比，可以进一步确立以下诊断，包括未服药者的“白大衣性高血压”（诊室血压≥ 140/90 mmHg，而 24 h、白天或夜间血压均正常），“隐蔽性高血压”（诊室血压＜ 140/90 mmHg，白天或夜间血压升高），正在接受降压治疗患者的“白大衣性未控制高血压”及“隐蔽性未控制高血压”（血压判别标准同未治疗者）。不论是否接受降压药物治疗，如果清晨血压≥ 135/85 mmHg，都可以诊断“清晨高血压”。同时，应综合各项指标进行评估，包括夜间血压的下降幅度、清晨血压的升高情况、相邻血压读数之间的变异情况以及动态的动脉硬化指标等，进行更全面的风险评估或更合理的预后判断[9]。

第三节　运动试验

运动负荷心电图是通过一定量的运动增加心脏负荷，观察心电图变化，了解患者生理及病理变化的技术。临床上常用于已知或可疑冠状动脉粥样硬化性心脏病，也用于健康人的冠心病的危险预测或心律失常疾病的诊断及预后判断。平板运动采用 Bruce 运动方案进行；采用次极量来衡量受检者的运动量，即当目标心率达到（195 －受检者年龄）时为受检者达到了其年龄相应的次极量运动量，此时可以终止运动。在试验过程中，需严密观察其心电变化，运动终止后心电图未恢复者需持续观察至心电图恢复为止，在检查过程中，需及时询问患者主诉症状。并且需注意，如有以下情况，禁止进行运动负荷心电图：①急性心肌梗死（3 ～ 5 天内）；②高危型不稳定型心绞痛；③严重且未被控制的引起症状或血流动力学异常的各种类型心律失常；④急性心内膜炎；⑤严重症状的主动脉瓣狭窄或关闭不全，肥厚型心肌病及其他流出道梗阻；⑥症状未被控制的心功能不全；⑦急性肺栓塞或肺梗死；⑧运动加重或影响运动的非心脏性疾病（如感染、肾功能不全、甲状腺功能亢进等）；⑨急性心肌炎或心包炎；⑩严重运动系统障碍者；有下肢疾患，不能行走者[10-11]。

运动试验阳性标准：

（1）运动中出现典型心绞痛。

（2）ST 段下降：运动中或运动后出现 J 点后 60 ～ 80 ms ST 段水平型或下斜型下移＞ 0.10 mV，持续＞ 2 min 或原有 ST 段下移者，在原有基础上再下移＞ 0.10 mV，持续＞ 2 min。

（3）运动中出现 ST 段损伤型抬高≥ 0.20 mV。

（4）ST 段上斜型下移＞ 0.20 mV，同时 aVR 导联 ST 段抬高＞ 0.10 mV。

（5）出现一过性异常高耸 T 波伴有对应导联 T 波倒置。

第四节　心电向量、心室晚电位、直立倾斜试验

心肌细胞在除极和复极过程中，产生一系列于细胞表面上运动着的电动力，称为电偶。电偶的移动是有一定方向的，虽然每个单位面积心肌细胞所产生的电偶数完全相同，但由于心肌并不是一个规则的整体，因而当心肌在进行除极的过程中，有时除极面比较大，有时比较小，这自然就产生了量的差异。由于除极程序既有方向的变更，又有量的变化，故用向量表示这种电动力（电活动）最为理想，此即心电向量。心电向量图能够全面、细致地反映出心脏的除极方向、顺序，以及立体空间的变化。在临床应用上，对于陈旧性心肌梗死以及伴有束支传导阻滞的诊断，心房、心室肥大，预激综合征等图形的分析，较心电图有更大的优势[2, 12]。

在心脏跳动的每一周期中，虽然所形成的立体向量环只有 1 个，但是由于测量的方向不同，即在三个不同的平面（前额面、上横面、右侧面）进行测量，其投影可以形成三种不同的心电向量环，将其记录下来，就是心电向量图，目前国内外多采用 Frank 导联体系（图 11-6）。心电向量图是由三个直交导联心电图（X、Y、Z）组合成三个平面心电向量图（F、H、Rs），从两个直交导联心电图可推导出一个面的平面心电向量图，反之也可以从一个平面心电向量图演算出两个直交导联心电图。在心电向量图中，心房除极、心室除极和复极，分别形成了 P 环、QRS 环和 T 环。

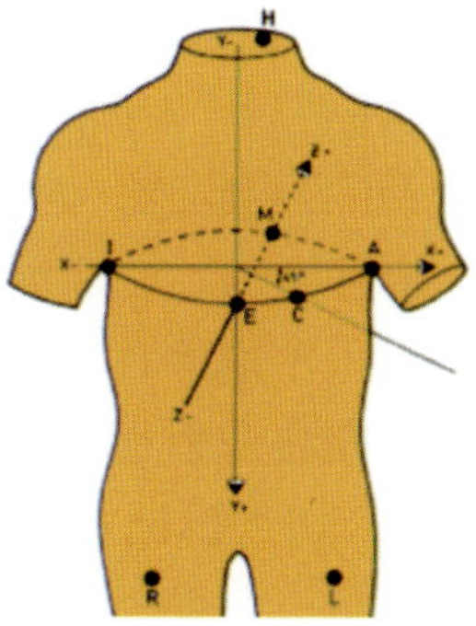

图 11-6　Frank 导联体系电极位置

P 环是指心房除极所形成的空间向量环，P 波向量环中，前一部分瞬时综合向量代表右心房的除极向量，后一部分瞬时综合向量代表左心房的除极向量，中间部分则为两心房共同除极的向量。心房除极过程瞬时综合向量的轨迹构成 P 环，P 环呈长椭圆形，其方向从右上方指向左下方，由偏前转为偏后。由于心房肌层薄，故 P 环较小，在心电图上记录为 P 波。两个心室除极过程中的各瞬时综合向量呈 QRS 向量。整个心室的除极过程，大致可分为三个阶段：①室间隔除极；②左右心室壁除极；③心室和室间隔后底部除极（图 11-7）。在对 QRS 环进行分析时，可从定性分析和定量分析两方面入手。定性分析，主要观察环体的形状，如呈三角形或椭圆形等；环体是否圆滑，有无扭曲，有无蚀缺；所在的方位，运转的方向，包括顺时针及逆时针或呈“8”字形运转。运行的速度是以泪滴间的距离表示的，泪点密集表示运行速度慢，泪点稀表示运行速度快。但要注意从三个方面同时进行观察，一般在上横面较展开，多以它为准。定量分析主要包括 QRS 环的最大向量，即从 QRS 环的起点“O”与 QRS 环的最远点的连线。最大向量出现的时间大约在 40 ms 左右；QRS 环的时间，即 QRS 环开始至终止所占有的总时间。T 环即心室复极的空间向量环。T 环运行的方向、形态、方位及振幅测量方法与 QRS 环相同。此外，应注意 T 环的长宽比值，T 环最大向量的振幅以及它们与 QRS 最大向量振幅的比例[13]。

心室晚电位是通过信号平均心电图捕捉到的

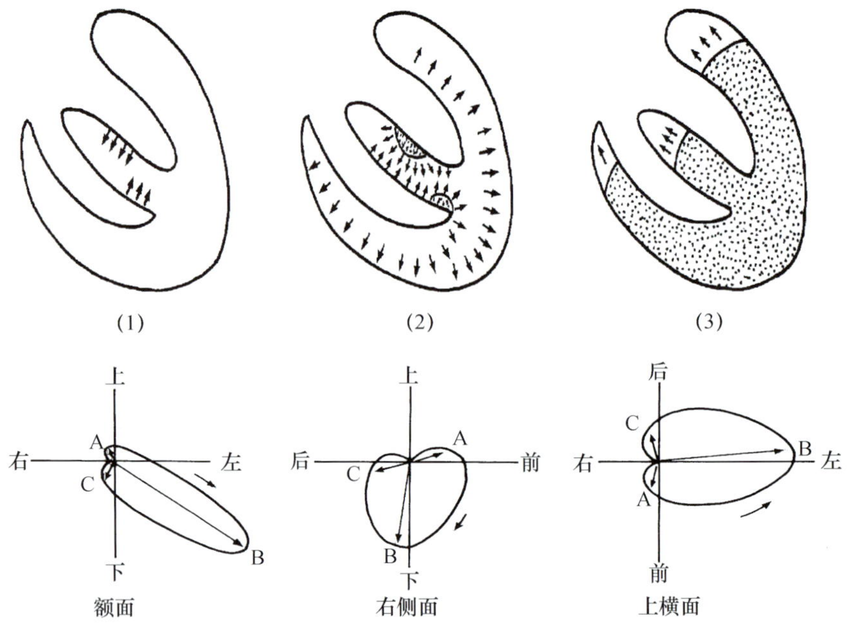

图 11-7　心室除极顺序与心电向量

发生在心电图上QRS波终末部并延伸到ST段内的延迟的心电活动，是一种由部分心室肌的延迟激动所引起的、有一定方向性的高频率低振幅的碎裂心电信号。临床上可用于心肌梗死后恶性心律失常的预测，不明原因晕厥患者发生恶性心律失常的风险评估，其他一些心脏病预后评估，如扩张型心肌病、致心律失常型右心室心肌病、Brugada综合征等[1]。

直立倾斜试验用于辅助诊断神经介导性晕厥，通过患者卧立位的改变以及药物激发，观察患者是否出现临床晕厥症状、低血压或心搏骤停等症状。但需注意伴左心室流入、流出道狭窄患者，伴近端冠状动脉严重狭窄的患者以及严重脑血管狭窄的患者是本项检查的禁忌证[2]。

第五节　超声心动图

超声心动图可以直观反映心脏和大血管的结构形态，实时显示其生理活动情况，可动态评估心功能并具有无创伤性、可重复性、价格相对低廉和在床旁进行等优势，在临床的使用中占据越来越重要的地位。超声心动图可分为M型超声心动图、三维超声心动图、多普勒超声心动图、造影超声心动图、经食管超声心动图。相比于早期的M型超声心动图、二维超声心动图，实时三维超声心动图能定量评估心腔容积和心室整体及节段功能[2]。在临床上，三维超声心动图常用于心脏瓣膜疾病的评估，诊断先天性心脏病，发现心脏肿瘤及血栓，评价心脏移植术后心功能及预测早期排斥反应，评估起搏导管位置。造影超声心动图为通过注射超声造影剂来检查，根据造影部位的不同，分为右心声学造影和左心声学造影。右心声学造影临床上主要用于验证或查明超声显像中的心血管结构、诊断分流性疾病和分析复杂性先天性心脏病。左心声学造影通过不同的途径，经左心导管注射、肺小动脉楔嵌后注射和外周静脉注射后，造影剂进入左心室腔和心肌，能够清晰显示心内膜缘，为临床评价室壁运动、心功能、心腔内结构、心肌灌注等提供重要的信息，临床上常用于准确评价室壁运动和室壁增厚率，正确测量左心室射血分数，明确诊断心尖部肥厚型心肌病，协助诊断左心室致密化不全，定量评价心肌血流量，协助梗阻性肥厚型心肌病的消融治疗，协助诊断左心室肿瘤的良恶性等。

多普勒超声心动图可检测心脏和大血管内不同部位的血流方向、特性和速度。这种特点为临床定性和定量诊断缩窄性、反流性和分流性病变，以及测定容积血流量，提供了新的无创性手段。

超声心动图评估心功能的方法为：①心室整体功能评价，可通过射血分数（EF）、左心室短轴缩短分数（FS）和左心室周径缩短平均速率（mVef）评价；②室壁运动及节段收缩功能评价，左心室壁节段性运动异常是缺血性心肌病的特点，可通过定性法与定量法进行评价；③左心室舒张功能评价，可通过等容舒张时间、二尖瓣血流图、肺静脉血流图等评价[14]。

超声心动图可显示各心瓣膜的形态以及其在心动周期中的启闭情况，以及由于瓣膜病损所致的继发性心房和（或）心室肥大与心脏功能改变；同时，多普勒超声心动图可提供心脏瓣膜疾病的血流动力学参数。应用连续多普勒可测定狭窄阶差和演算瓣口面积，可定性或半定量诊断关闭不全瓣口的反流。与其他心血管诊断技术相比，超声心动图已成为心脏瓣膜疾病的常规诊断。超声心动图可对先天性心脏病患者直观观察心脏形状，直接提供临床诊断的解剖依据和血流信息，简化临床鉴别诊断的步骤与方法，在大多数情况下已成为先天性心脏病术前检查必不可少的项目，如超声心动图术前可初步评估房间隔缺损、动脉导管未闭或室间隔缺损等是否适合进行内科介入治疗，再拟行下一步诊治方案。超声心动图中，室壁运动异常与冠状动脉粥样硬化性心脏病相关，室壁运动异常的表现包括收缩运动异常和收缩增厚异常。心肌梗死的患者超声心动图还可表现为①心肌梗死区的扩张，即梗死区心肌持续变薄、膨出，但不伴坏死心肌数量增加；②室壁瘤；③附壁血栓；④右心室梗死；⑤心室结构破损；⑥急性心肌梗死后心包炎等。目前，超声心动图是诊断心肌病的重要手段，通过B超可初步鉴别扩张型心肌病、心包疾病、心脏瓣膜疾病及冠心病等，对肥厚型心肌病进行分型，也是致心律失常性右心室心肌病诊断的重要辅助手段[15]。

第六节 X线片

胸部X线片可用于观察肺部病变，心脏和主动脉位置、轮廓和大小以及心肺病变相互关联导致的肺部血液循环变化等，是临床上一项不可取代的常规方法。心血管X线检查包括：透视、胸部摄片、体层摄影、记波摄影、心包注气造影和经食管造影。X线透视可观察心脏大血管搏动，鉴别心脏内外结构，观察心脏钙化影，并可通过转动体位观察心脏房室和大血管。胸部摄片可观察双心房阴影，心内结构，显示气管和支气管。体层摄影用于显示气管支气管和隆突分叉，显示肺门解剖及肺动静脉结构。记波摄影用于记录心脏大血管搏动。心包注气造影用于观察心脏及心包结构。经食管造影可观察左心房，判断胃泡及肝位置[16-17]。

由于体格类型和胸廓形状不同，正常人心脏在胸腔内的形状也常有相应变化，正常心脏可分为3型，即垂直型、斜位型和横位型（图11-8）。

心影形态与多种因素相关，包括年龄、呼吸、体位、毗邻器官、横膈位置、妊娠状态等。左心室增大的X线片表现为左心缘膨出，心尖向左、向下延伸，搏动点上移；心后食管间隙缩小或消失，下腔静脉影位于心脏后缘线之内。主动脉型心的X线片表现为左心室大，心脏向右呈顺钟向转位，左心室向右向前，主动脉弓开大，升主动脉向右，主动脉弓向左凸出，心腰凹陷。右心室增大的X线片表现为心尖上翘、圆钝，心腰饱满或膨出，可伴肺动脉段凸出，右心房扩大，下腔静脉和奇静脉扩张，心脏与膈肌和胸骨接触面增宽，心前间隙缩小。二尖瓣型心的X线片表现为心脏呈向左逆钟向转位。左心房扩大的X线片表现为食管中段局限性压迹和移位（右前斜位、左侧位）；左支气管抬高，气管分叉角度扩大（左前

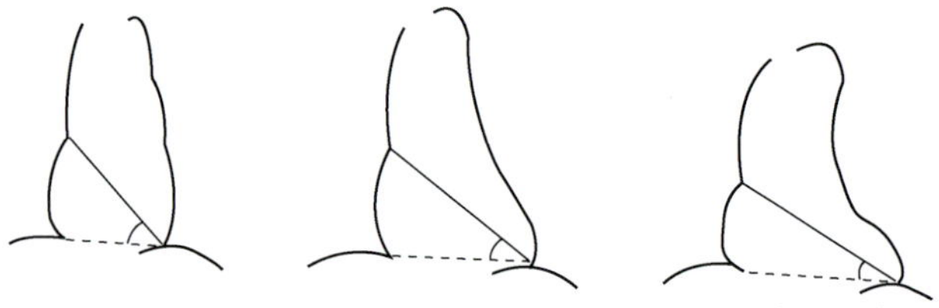

垂直型心脏
心轴角>49°

斜位型心脏
心轴角35°～48°

横位型心脏
心轴角<35°

图 11-8　心型

斜位、正位）；左心房耳部膨凸及长度增加；右心缘双弧影。右心房扩大的 X 线片表现为后前位：右心缘向右，搏动点上移，心房 / 心高＞0.5；左前斜位：心前缘上段向上和（或）向下膨凸；右前斜位：心后缘下段圆弧状膨凸；间接征象：上腔和（或）下腔静脉扩张（图 11-9）。

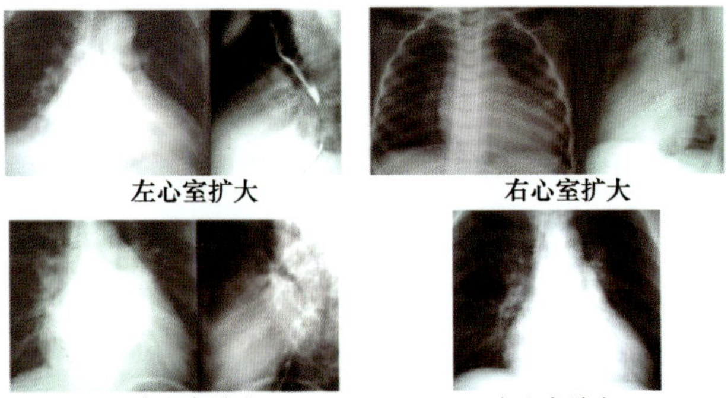

左心室扩大　右心室扩大

左心房扩大　右心房扩大

图 11-9　异常 X 线片

第七节　心脏 CT

心脏 CT 临床上常用于冠心病诊断，对病变血管管腔狭窄、粥样硬化斑块的评价有一定的应用价值，同时对于先天性冠状动脉异常、先天性心脏病、心脏瓣膜疾病、心肌病、心包疾病、主动脉疾病以及心脏肿瘤疾病具有一定的诊断价值。

CT 可显示冠状动脉的主干及其 2 ～ 3 级分支，以及管腔的通畅程度；可判断狭窄的性质和形态特征，且在冠状动脉病变早期血管可发生正性重构现象，单纯数字减影血管造影（DSA）检查往往易漏诊，而 CTA 可较好显示管腔外的斑块情况。相对于常规选择性冠状动脉造影和血管内超声显像，CT 具有无创性、费用低等优点，可作为经皮冠状动脉支架植入术后患者随访的检查方法。对于外科干预即冠状动脉旁路移植术后患者，CT 也可直接显示桥血管的管腔内外情况。另外，CT 在冠状动脉异常（包括开口异常、行程异常、终点异常）的显示及三维重构图像上有较大的优势。近年来，超声心动图由于其检查方便、价格低廉、无辐射等优点成为大部分心脏疾病的

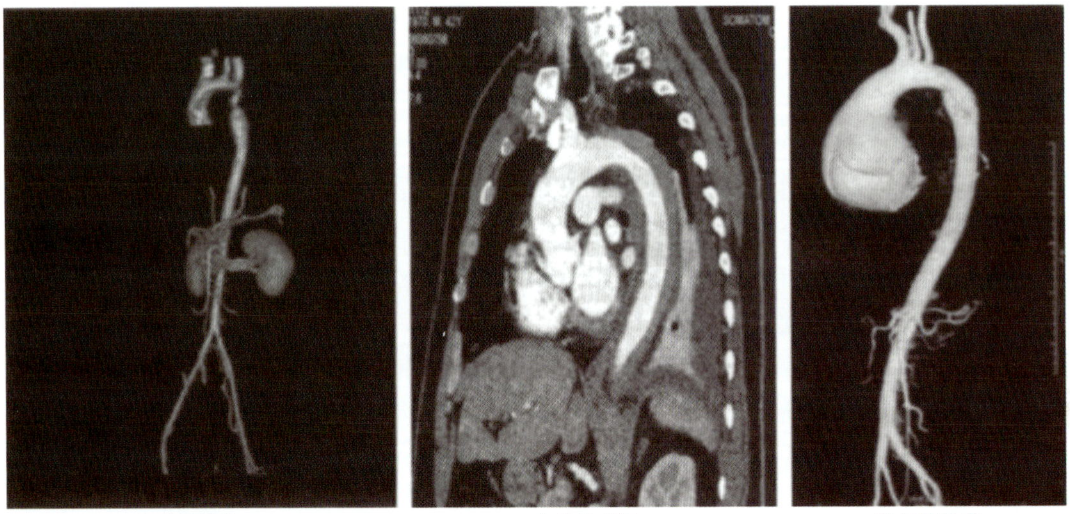

主动脉缩窄　主动脉夹层　胸主动脉瘤

图 11-10　大动脉疾病 CT 影像

首选检查。但会受到胸壁、肺气等组织遮挡的影响。因此，CT 在部分先天性心外大血管疾病的诊断上有较大的优势，如主动脉缩窄、房–室连接处畸形、肺动脉狭窄或闭锁等。心脏 CT 还应用于胸主动脉及肺动脉病变（图 11-10），心肌、瓣膜、心包疾病，以及心脏肿瘤病变的诊断[2，18-19]。

第八节　心脏磁共振成像

心脏磁共振成像具有良好的软组织对比分辨率，扫描视野大，可获得心脏各个方位及不同角度的斜断面图像，并具有很高的可重复性和准确性。同时，磁共振技术还可评估心肌代谢和心肌灌注，对心肌缺血或心肌病变患者进行检测及预后判断[20]。

心脏磁共振成像可对心肌灌注情况进行评价，能检测出处于心肌顿抑、心肌冬眠的节段，识别心肌梗死区。同时，心脏 MRI 中钆造影剂延迟强化成像对缺血性心肌病、肥厚型心肌病、扩张型心肌病及病毒性心肌炎等的损伤范围和纤维化都有一定的预测价值。钆造影剂延迟强化磁共振成像原理为梗死心肌强化的机制，目前认为的可能机制是梗死心肌或瘢痕细胞间隙增大和造影剂流入 / 流出时间常数延长。这可能导致正常心肌和病变组织间的造影剂浓度差异，在 MR 影像中呈现明显的高信号（图 11-11）。由于心脏 MR 不受胸壁、肺气等的影响，它对部分先天性心脏病和主、肺大血管疾病的显示优于超声心动图。与此同时，由于其软组织对比分辨率高，其对心脏肿瘤及心包的显影也较为清晰[20-22]。

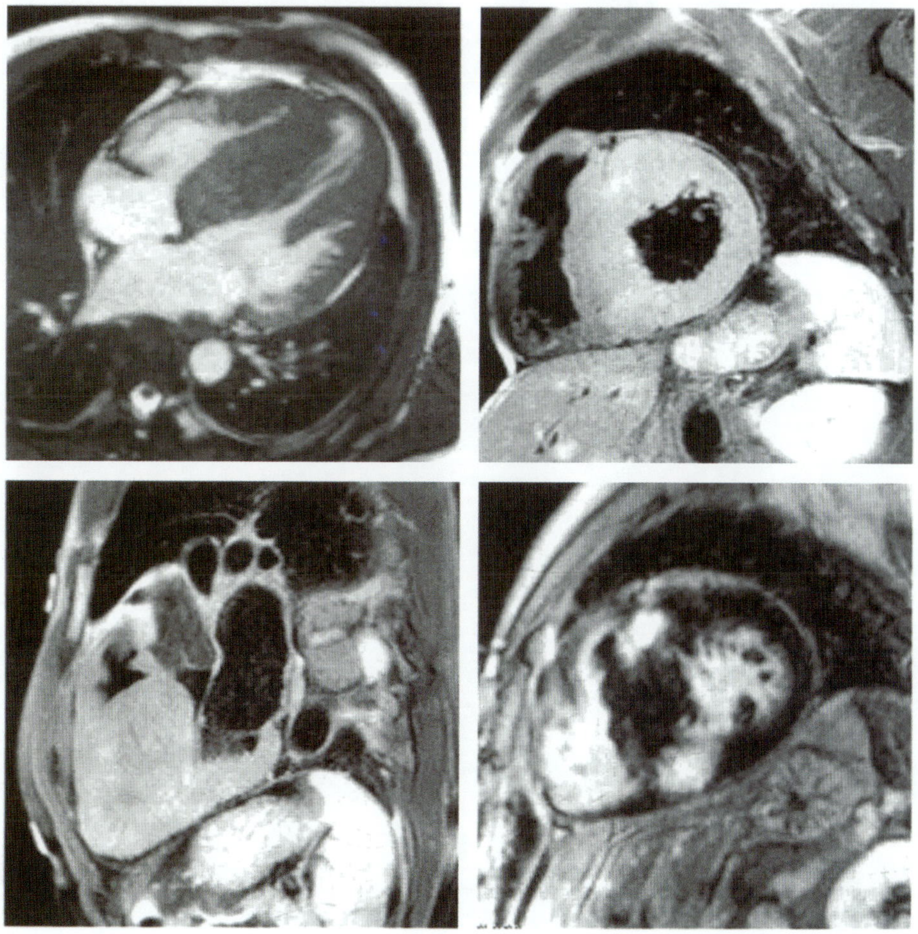

图 11-11　肥厚型心肌病患者，室间隔明显，左心室流出道梗阻，延迟强化可见心肌内显影

第九节　心脏核医学显像

心脏核医学是临床诊断和研究心血管疾病的重要手段，具有无创性、简便、影像与功能相结合、着重体现功能状态的特点，可用于心血管疾病的诊断和功能状况的研究与分类，提供有关疾病危险程度和预后评估等方面信息，指导临床治疗与预后。心肌显像包括心肌灌注显像，心肌代谢显像（脂肪酸、葡萄糖、氨基酸等），心脏受体显像（^{123}I-MIBG，估计心力衰竭预后），细胞乏氧显像，心肌细胞凋亡显像，心功能测定（核素心室造影）[2]。

心肌灌注显像是心脏核医学中最为常用的方法，它可以无创地直接显示心肌病变部位、范围及其程度，具有方法简便、安全有效的优点。在临床上，常用于心肌活力的估测，冠心病的诊断，冠状动脉病变范围和程度的估计，冠状动脉血运重建适应证的筛选及术后疗效的评估，急性心肌缺血的诊断和溶栓治疗的疗效、预后的评估或危险性分级，心肌炎与心肌病的鉴别诊断。SPECT 心肌灌注显像的结果分析，其影像结果分为 9 种：①正常心肌灌注影像即各断层所有层面心肌各壁放射性分布均匀，边缘光滑整齐（图 11-12）；②心肌放射性稀疏、缺损区，即局部心肌摄取放射性心肌灌注显像剂降低甚至或不能摄取，依赖于功能状况可表现为从轻微降低至完全无放射性，其

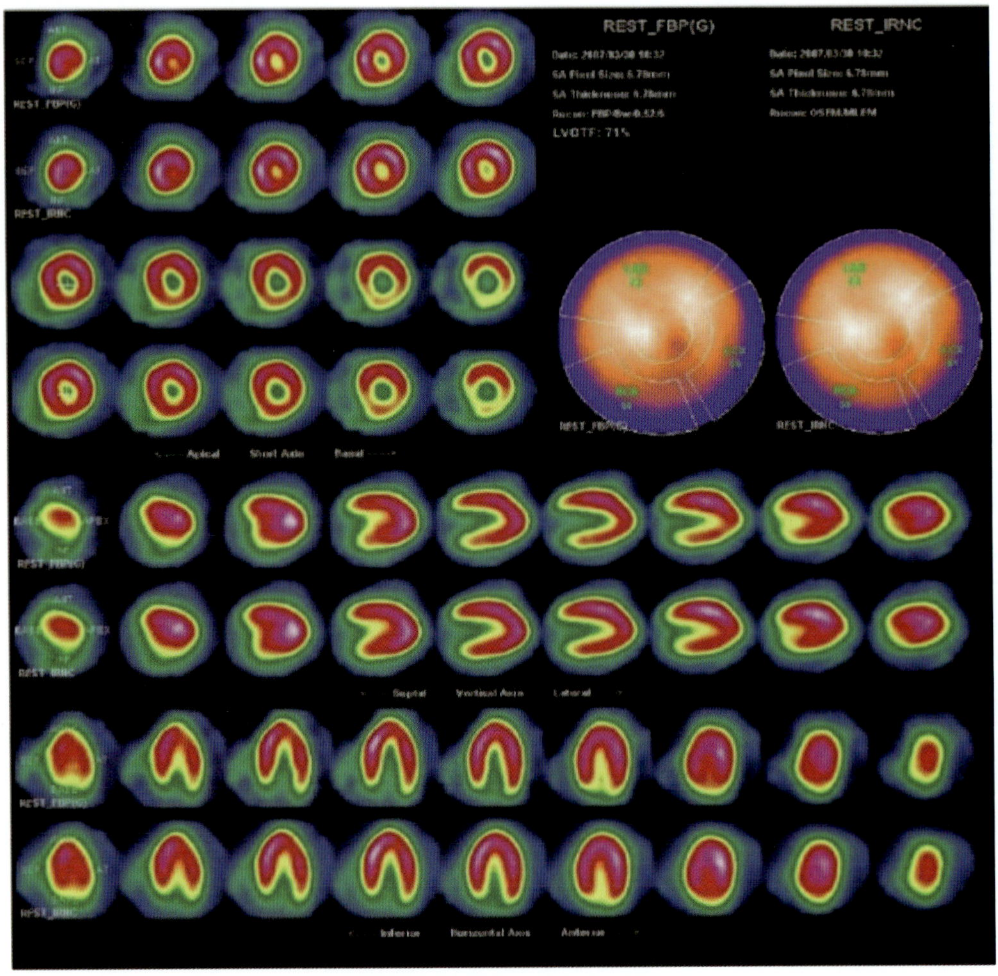

图 11-12　正常心肌灌注影像

范围、程度反映病变的严重性；③可逆性缺损，表现为早期或负荷态影像上存在放射性缺损，而在延迟或静息影像上该缺损区显示放射性不同程度的填充甚至可恢复至正常，这常提示灌注该局部区域的冠状动脉狭窄造成心肌缺血；④固定性缺损，指早期负荷和延迟静息影像上都存在同样放射缺损，该缺损区不发生变化，常提示有心肌梗死和瘢痕组织；⑤部分可逆性缺损，即早期或负荷影像显示心肌放射性缺损，而延迟或静息显像时缺损区明显缩小或有部分填充，即恢复程度介于固定性缺损和可逆性缺损之间，心室壁同时存在不可逆性和可逆性心肌缺血，这种模式提示心肌梗死，但部分心肌活力存在；⑥反向再分布，此现象仅见于^{201}TI 显像，指早期或负荷显像放射性正常，但延迟或静息显像出现放射性稀疏或缺损，或者早期或负荷显像放射性分布稀疏缺损，而延迟或静息显像出现新的更严重的缺损，常见于接受溶栓治疗和经皮冠状动脉成形术治疗的心肌梗死，严重冠状动脉狭窄，稳定型心绞痛患者，也可见于部分正常人；⑦花斑型稀疏缺损，指早期、负荷态影像和延迟静息态影像都呈现为心室壁内散在的斑片样放射性缺损或稀疏，常见于扩张型心肌病；⑧肺摄取心肌灌注显像剂；⑨左心室一过性扩张[23-25]。

心肌代谢显像是通过心肌细胞能量来源物质标以放射性核素，这些物质被心肌细胞摄取后得到心肌代谢显像。心肌代谢显像已作为选择冠状动脉旁路移植术和冠状动脉成形术适应证及其疗效和预后估计的重要方法。心肌代谢显像也可显示心肌病的心肌代谢，糖尿病对心肌病变的影响。心脏神经受体显像可反映心脏神经功能的完整性、神经元的分泌功能及活性。核素心血池显像和心功能测定能测定静息状态或运动、药物负荷下的左、右心室功能，并可获得整体与局部、收缩期与舒张期的功能参数[26]。

第十节　经食管电生理检查、经食管超声

食管和心脏都位于纵隔内，心脏在前，食管在后，其中，食管的前壁和左心房后壁紧密贴靠，利用这种解剖关系，一方面可以通过放置食管电极间接刺激左心房和左心室，分析同步记录的体表心电图可以对心脏的电生理特性和心律失常机制做出分析，或可以诱发和终止心律失常。另一方面，由于食管紧贴心房后壁，可通过食管超声探头，清晰观察心脏瓣膜以及左心耳血流情况。经食管电生理检查和经食管超声属于半有创性检查。

一、经食管电生理检查

（一）适应证

①严重的窦性心动过缓，原因不明的黑矇、晕厥患者，进行窦房结功能和房室结功能的评估；②阵发性心悸，发作呈突发突止，脉律快而整齐，未能记录到发作时心电图的患者；③心电图记录到阵发性室上性心动过速，进行食管心房调搏检查以明确心动过速的类型与机制；④对显性预激综合征患者，了解旁路的电生理特性和诱发心动过速；⑤终止室上性心动过速、典型心房扑动及部分室性心动过速；⑥复制某些心电现象，研究其形成机制；⑦对复杂心律失常进行鉴别诊断；⑧射频消融术前筛选及术后判断疗效等。

（二）禁忌证

①食管疾病如食管癌、严重食管静脉曲张等；②持续性心房颤动；③有严重心脏扩大、重度心功能不全；④心电图有心肌缺血改变、近期未控制的不稳定型心绞痛或心肌梗死；⑤急性心肌炎、心内膜炎、心包炎以及梗阻性肥厚型心肌病等；⑥严重电解质紊乱、心电图 QT 间期明显延长，高度房室传导阻滞，频发多源性室性期前收缩，尖端扭转型室性心动过速；⑦严重高血压患者等。

但上述③～⑥因紧急治疗需要终止心动过速或需鉴别心动过速类型时为相对禁忌证，应根据条件权衡[27-28]。

（三）经食管电生理检查测定内容

①窦房结功能：窦房结恢复时间，窦房传导时间；②房室交界区功能：房室交界区不应期，房室交界区文氏阻滞点；③束支传导功能；④房室结双径路功能；⑤房室旁路功能；⑥心脏不应期，检查中各部位出现电生理与心电图变化均与不应期有关，应分别描述心脏各部位的相对不应期和有效不应期。

（四）经食管电生理检查测定的临床意义

经食管电极导管记录的心电波形具有P波高大清晰、容易辨认的特点，在复杂心律失常诊断和鉴别诊断方面具有明显优势，如①窦性心律失常：窦性静止、窦房传导阻滞、窦性心动过缓、窦性心动过速等；②窄QRS波心律失常：伴房内传导阻滞、各类房室传导阻滞、房性期前收缩、房性心动过速、心房扑动、心房颤动、房室结折返性心动过速、顺向型房室折返性心动过速等；③宽QRS波心律失常：伴室内传导阻滞、室性期前收缩、室性心动过速、室上性心动过速伴室内差异性传导或束支传导阻滞、逆向型房室折返性心动过速、旁路前向传导的心房扑动或心房颤动、起搏心电图等[28]。

二、经食管超声心动图检查

经食管超声心动图与经胸超声心动图相比，可从心脏后壁近距离观察心脏结构和功能，操作简便。临床上将其广泛运用于心脏瓣膜疾病、外科瓣膜置换术后复查、心内血栓、感染性心内膜炎、先天性心脏病、心脏肿瘤等，对心脏外科围术期的诊疗、心内科介入治疗（先心病的介入封堵术、心房颤动射频消融术及左心耳封堵术）提供了决策性依据[15]。

（一）经食管超声心动图的适应证

（1）常规经胸超声检查显像困难者，如肥胖、肺气肿、胸廓畸形或在近期胸部手术后，以及正在使用机械辅助呼吸的患者。

（2）常规经胸超声检查难以显示的部位，如左心耳、上腔静脉、左右肺静脉以及胸降主动脉，对左右冠状动脉主干的显示等。

（3）常规经胸超声检查难以清晰显示的结构和病变。

（二）围术期经食管超声心动图的适应证

（1）术前需要明确的诊断及鉴别诊断：①急诊手术麻醉，需要排除心脏和大血管的并发症，或需要与其他疾病（如夹层动脉瘤、肺栓塞、心肌梗死等）鉴别诊断。但患者TTE检查显像困难者。②手术前给医生提供明确完善的诊断，以便决定最终的手术方案，例如外科术前，左心耳封堵术前。

（2）术中监测：①术中出现难以解释的低血压、低氧血症，且难以纠正者。②血流动力学监测，观察前负荷、后负荷、心肌收缩及舒张功能等。

（3）术后指导排气及评价即刻手术效果。

（4）在非心脏手术中的经食管超声心动图监测，如神经外科手术中，监测卵圆孔未闭右向左分流情况，以预防矛盾栓塞等。

（三）经食管超声心动图的禁忌证

（1）绝对禁忌证：患者拒绝。先天性或获得性的上消化道疾病，如活动性上消化道出血、食管梗阻或狭窄、食管占位性病变、食管撕裂和穿孔、食管憩室、食管裂孔疝、先天性食管畸形、近期食管手术史、食管静脉曲张、咽部脓肿。

（2）相对禁忌证：凝血功能障碍、纵隔放疗史、颈椎疾病、咽部占位性病变；严重心血管系统疾病，如重度心力衰竭、严重心律失常、急性心肌梗死、不稳定型心绞痛、重度高血压、低血压或休克状态等；麻醉剂过敏[29-30]。

第十一节　心脏导管检查

心脏导管检查是将心脏导管在X线指引下经外周血管置入心脏各腔及大血管，以了解心脏血流动力学改变、心腔内异常沟通等的有创检查，必要时可进一步行心血管疾病的介入性治疗技术。此检查技术分为右心导管术和左心导管术。

心脏导管检查的目的为早期发现患者的血流动力学改变；鉴别某些心衰患者的病因；指导严重血流动力学障碍患者的治疗，判断疗效；监测血氧饱和度；进行科研观察。血流动力学监测的指征为：复杂的心肌梗死；休克；呼吸衰竭；心力衰竭；高危患者术中或术后的监测和处理。通过置入心腔中的导管，可测得相应位置的压力（图11-13，表11-2），心输出量及相关血流动力学参数及混合静脉血氧饱和度[2, 31]。

表11-2　心导管在各腔的正常压力值

部位	压力	正常参考值（mmHg）
右心房	平均压	0～5
右心室	收缩压	18～30
	舒张压	0～5
肺动脉	收缩压	18～30
	舒张压	6～12
	平均压	10～18
肺毛细血管	平均压	6～12
左心房	平均压	4～8
左心室	收缩压	90～140
	舒张压	0～10
主动脉	收缩压	90～140
	舒张压	60～90
上腔静脉	平均压	3～6
下腔静脉	平均压	5～7

（一）心血管造影术

是使心脏和大血管在X线下显影，同时将心脏和大血管显影的过程拍摄下来。选择性心血管造影术是将血管造影术和心脏导管检查相结合的产物，通过心导管将含有有机碘化合物的造影剂，快速地注入选定心腔或大血管，可清楚显示该心腔和大血管解剖结构。最常用的是选择性冠状动脉造影。

（二）选择性冠状动脉造影

1. 适应证

①非侵入性检查发现高危冠心病的无症状患者；②可疑冠心病患者复苏后；③药物、PTCA、溶栓或冠状动脉旁路移植术效果不好且有症状的患者；④不稳定型心绞痛、变异型心绞痛；⑤不典型胸痛且非侵入性检查提示冠状动脉病变患者，怀疑冠状动脉痉挛，伴有左心功能不全患者；⑥急性心肌梗死；⑦年龄较大患者心脏手术前检查（心脏瓣膜疾病、先天性心脏病）。

2. 禁忌证

碘造影剂过敏；肝肾功能不全、严重心力衰竭及心律失常、水电解质紊乱、活动性心脏炎症、全身感染、出血体质[2]。

3. 冠状动脉解剖

心脏血液由冠状动脉系统供应，冠状动脉分为左右冠状动脉。左冠状动脉由左主干、前降支、回旋支组成，供应左心室、左心房、右心室前壁

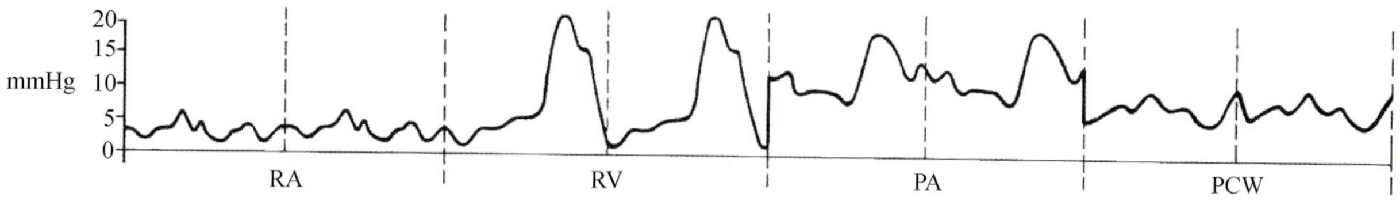

图11-13　右房（RA）-右室（RV）-肺动脉（PA）-肺小动脉（PCW）连续压力曲线

及室间隔前 2/3 ～ 3/4 心肌的血液。左主干：起源于主动脉根部左冠窦上部的中央，向左或后伸展，长度 5 ～ 40 mm，然后分为左前降支和左回旋支，有时尚发出第三支血管，即中间支。左前降支前行至前室间沟，下行至心尖或绕过心尖。其主要分支包括室间隔穿支和对角支。左回旋支绕向后于左心耳下到达左房室沟，其主要分支有：钝缘支（OM）；左室前支；左室后支（PL）；左房支；Kugel 动脉（房间隔前支）。其中，钝缘支由回旋支的近侧端发出，沿着心脏钝缘向下行至心尖，分布于钝缘及相邻的左心室壁（左室后侧）。该支比较恒定，且较发达，可有 1 ～ 3 支，是冠状动脉造影辨认分支的标志之一。右冠状动脉发出后走行于右房室沟内，在肺动脉起始部与右心耳之间向右下走行，通过心脏右缘至心脏膈面，多数达后十字交叉（后室间沟与房室沟的交叉点）附近分为左室后支和后降支（约占 88.12%），少数只达到后十字交叉，左房和左室后壁由左回旋支供血（约占 7.24%），极少数右冠状动脉终止于右室膈面或锐缘部而不达到后十字交叉（分别占 2.58%、2.07%）。右冠状动脉供应右心房，右心室前壁与心脏膈面的大部分心肌的血液。右冠状动脉主要分支有：右圆锥支；右房动脉；右室前支；锐缘支（AM）；后降支（PDA）；左室后支（PL）[2, 31]（图 11-14）。

4. 冠状动脉造影常见病变分析

①血管及病变部位的确定（病变支数）。②冠状动脉病变的评价方法（肉眼评估、计算机定量分析、血管内超声、OCT）。③ ACC/AHA 冠状动脉病变分型（表 15-3）。④冠状动脉血流分级——TIMI 血流分级法（TIMI 0 级：无灌注，即阻塞远端无血流；TIMI 1 级：部分灌注，造影剂通过阻塞段，但不能使远端冠状动脉充分显影；TIMI 2 级：经过 3 ～ 4 个心动周期后，前向造影剂才使冠状动脉完全显影；TIMI 3 级：完全灌注，前向造影剂在 3 个心动周期内使冠状动脉完全显影）。⑤特殊类型病变，包括心肌桥；冠状动脉瘤样扩张；冠状动脉痉挛；冠状动脉瘘；冠状动脉内血栓；慢性完全闭塞病变（CTO）与侧支循环；桥血管（表 11-3）[32-35]。

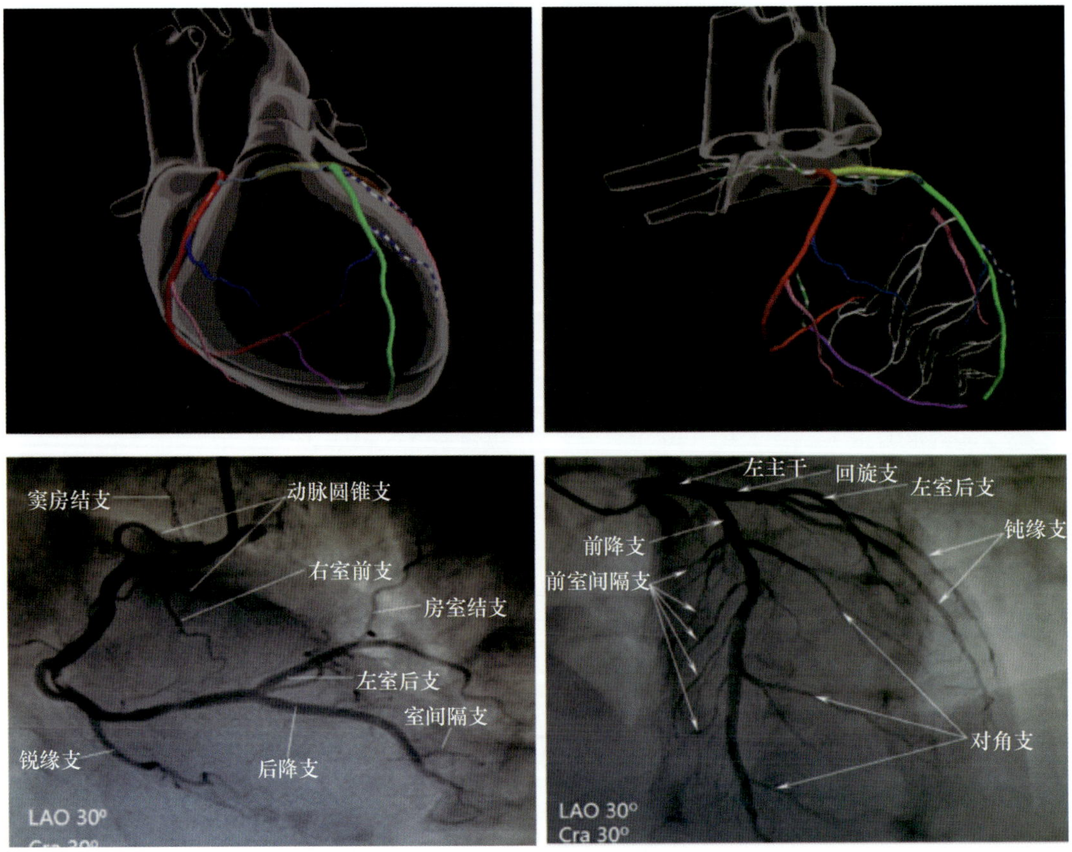

图 11-14　左右冠状动脉

表 11-3 冠状动脉病变形态学分类

冠状动脉病变类型	A 型	B 型	C 型
1. 病变范围	局限，长度＜ 10 mm	管状，长度 10 ～ 20 mm	弥漫性，长度＞ 20 mm
2. 病变性质	同心性	偏心性	偏心＋钙化
3. 球囊通过难易性	容易	较难，近段弯曲	困难，近段重度弯曲
4. 病变节段弯曲程度	＜ 45°	45° ～ 90°	＞ 90°
5. 病变冠状动脉轮廓	光滑	不规则	完全闭塞或移植血管病变
6. 钙化	无或轻度	中度	重度
7. 冠状动脉阻塞程度	不完全	完全＜ 3 个月	完全＞ 3 个月
8. 与开口 / 分支关系	远离开口或分叉处	位于开口或分叉处，需保护	位于开口或分叉处，需保护
9. 有无血栓	无	有	有
10. 介入治疗成功率	＞ 85%	60% ～ 85%	＜ 60%

二、心脏电生理检查

心脏电生理检查通过将电极置于心腔内各个位置（图 11-15），记录其在自身心律或起搏心律时心腔内的电信号，并对电信号进行综合分析，对心律失常进行诊断，并可在此基础上进行治疗。心脏电生理检查对大多数未明确的心律失常患者适用，其适应证主要包括：心搏骤停史；晕厥；宽 QRS 波心动过速；窄 QRS 波心动过速；窦房结功能异常；房室传导阻滞；其他，如未能明确的心悸症状[2, 31]。

希氏束电图是最常用的评价房室传导的心内电图，因为 90% 以上的房室传导障碍发生的部位可通过希氏束电图确定。以希氏束电图为基础，可以得到代表心房通过房室结至希氏束的传导时间的 A-H 间期及希氏束近端至心室肌的传导时间的 H-V 间期。在心脏电生理检查中，电极可进行程序刺激，通过心脏对于程序性刺激的反映，可以分析房室传导系统、心房和心室的电生理特性；诱发和分析心律失常及机制；评价药物和电学方法对房室传导系统、心房和心室的影响及其对心律失常的疗效[36-38]。

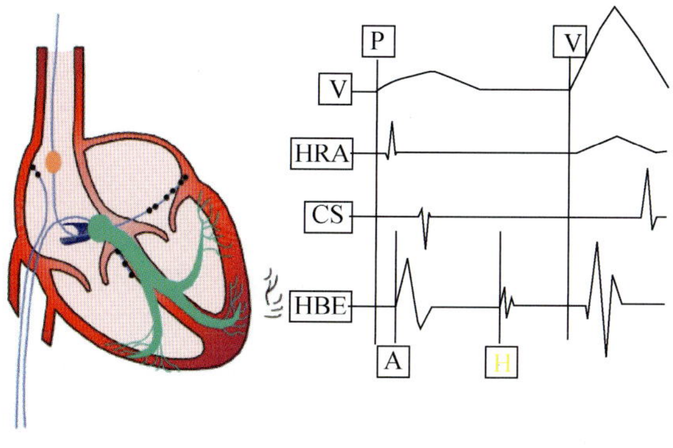

图 11-15 心脏电生理检查电极放置位置

HRA：高右房；CS：冠状窦；HBE：希氏束；V：右室

三、冠状动脉内超声检查

冠状动脉内超声检查（IVUS）能提供包括管腔和管壁在内的横截面图像，避免了冠状动脉造影只能显示被造影剂充填的管腔轮廓的局限性，可以更可靠地判断病变程度和性质。IVUS 可通过斑块的组成和回声特性对斑块进行分类，软斑块指斑块回声较周围外膜组织低，而纤维化斑块回声强度中等，与外膜相似，回声密度介于软斑块和钙化斑块之间；钙化病变回声更强，超过外膜组织，并有下方声影（图 11-16）；混合性斑块指含有一种以上回声特性的组织。IVUS 在临床应用中有利于检出冠状动脉的早期病变，有助于补充造影无法明确判断或临界病变时的诊断信息从而指导病变的处理，有助于不稳定性（易损性）斑块的检出，可研究斑块进展、消退，研究移植心脏血管疾病。在介入治疗过程中，IVUS 可以确定斑块性质及范围，从而指导对病变的处理及介入治疗过程，监测并发症，发现晚期贴壁不良，并

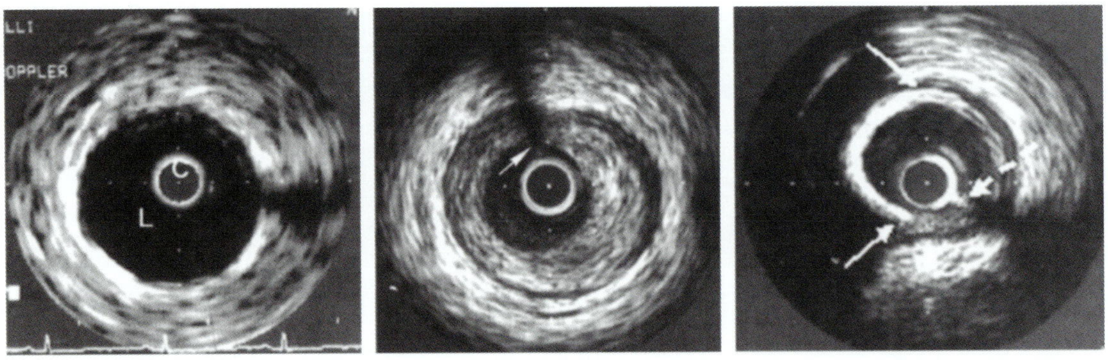

正常冠状动脉　　纤维化斑块　　钙化斑块

图 11-16　冠状动脉血管内超声

可进行支架内再狭窄的评估[39-40]。

四、心内膜心肌活检术

心内膜心肌活检术是通过导管系统，采取心内膜心肌组织进行病理检查的一种手段，其适应证主要为①协助心肌炎的诊断和随访；②心脏移植后评估是否有排斥反应，指导治疗；③明确心肌病病因。

参考文献

[1] 黄宛．临床心电图学．第 6 版．北京：人民卫生出版社，2013.

[2] 陈灏珠．实用心脏病学．第 5 版．上海：上海科学技术出版社，2016.

[3] Galen S. Wagner，David G. Strauss. Marriott's Practical Electrocardiography. 12th ed. Philadelphia：Wolters Kluwer，2014：1-45.

[4] 李世锋．心电图学系列讲座七——心肌缺血、损伤与心肌梗死．全科医生知识窗，2014：846-848.

[5] Peter J. Zimetbaum. Practical Clinical Electrophysiology. NewYork：Lippincott Williams & Wilkins，2008.

[6] 中国心电学会危急值专家工作组．心电图危急值 2017 中国专家共识．临床心电学杂志，2017，26：401-403.

[7] 张开滋．临床动态心电图学．北京：中国医药科技出版社，2005.

[8] O'Brien E，Parati G，Stergiou G，et al；European Society of Hypertension working group on blood pressure monitoring. European Society of Hypertension practice guidelines for ambulatory blood pressure monitoring. J Hypertens，2014，32（7）：1359-1386.

[9] 中华高血压杂志编委会．动态血压监测临床应用中国专家共识．中华高血压杂志，2015，23（8）：727-730.

[10] 张绪国，葛永贵，张群林，等．踏板运动试验对评估冠状动脉狭窄程度的意义．心电学杂志，1999，18（4）：199-201.

[11] Gianross R，Detrano R，Mulvihill D，et al. Exercise-induced ST depression in the diagnosis of coronary artery disease：a meta-analysis. Circulation，1989，80（1）：87-93.

[12] 何秉贤．心电向量图临床应用的再评价．临床心电学杂志，2009：83-94.

[13] 周炎林．临床心电向量图学．河南省科学技术情报研究所，1980.

[14] Lang RM，Badano LP，Mor-Avi V，et al. Recommendations for Cardiac Chamber Quantification by Echocardiography in Adults：An Update from the American Society of Echocardiography and the European Association of Cardiovascular Imaging. Journal of the American Society of Echocardiography，2015，28（1）：1-39.

[15] 王新房．超声心动图．第 4 版．北京：人民卫生出版社：2009.

[16] 刘玉清．心血管病影像诊断学．合肥：安徽科学技术出版社，2000.

[17] 荣独山．X 线诊断学（胸部）．第 2 版．上海：上海科学技术出版社，1993.

[18] 王朴飞，吕梁．主动脉壁间血肿、穿透性粥样硬化性主动脉溃疡和主动脉夹层：影像学表现和发病机制进展．中国介入影像与治疗学，2011，8：148-151.

[19] Das K M，El-Menyar A A，Salam A M，et al. Contrast-enhanced 64-section coronary multidetector CT angiography versus conventional coronary angiography for stent assessment. Radiology，2007，245：424-432.

[20] 赵培君 . RSNA2017 心脏 CT 和 MRI. 放射学实践，2018，33（2）：108-112.
[21] 宋林声 . 心脏 MRI 评估心肌梗死病理变化的研究进展 . 中国医学影像技术，2017，33（12）：1893-1897.
[22] 于榛 . 心脏磁共振成像技术在非缺血性心肌病诊断中的价值 . 河北医科大学学报，2014，35（10）：1227-1231.
[23] Abidov A，Bax JJ，Hayes SW，et al. Transient ischemic dilation of the left ventricle is a significant predictor of future cardiac events in patients with otherwise normal myocardial perfusion SPECT results. J Am Coll Cardiol，2003，42（10）：1818-1825.
[24] Shaw LJ，Hendel R，Borges—Neto S，et al. Prognostic value of normal exercise and adenosine（99m）Tc-tetrofosmin SPECT imaging：results from the multicenter registry of 4728 patients. J Nucl Med，2003，44（2）：134-139.
[25] Anagnostopoulos C，Harbinson M，Kelion A，et al. Radionuclide guidelines：procedure guidelines for radionuclide myocardial perfusion imagine. Heart，2004，90，i1-i10.
[26] 黄钢，石洪成 . 心脏核医学 . 上海：上海科学技术出版社，2010.
[27] Arzbaecher R，Jenkins J M. A review of the theoretical and experimental bases of transesophageal atrial pacing. Electrocardiol，2002，35（suppl）：137-141.
[28] 中国心律学会中国心电学会 . 食管心脏电生理中国专家共识 . 临床心电学杂志，2011，20（5）：321-332.
[29] Reeves ST，Finley AC，Skubas NJ，et al. Basic perioperative transesophageal echocardiography examination：a consensus statement of the American Society of Echocardiography and the Society of Cardiovascular Anesthesiologists. J Am Soc Echocardiogr，2013，26（5）：443-456. DOI：10. 1016/j. echo. 2013. 02. 015.
[30] 经食管超声心动图临床应用中国专家共识专家组 . 经食管超声心动图临床应用中国专家共识 . 中国循环杂志，2018，33（1）：11-23.
[31] Bonow R O，Mann D L，Zipes D P，et al，Braunwald's heart disease. 9th ed. Philadelphia：Elsvier/Saunder，2012.
[32] 中华医学会心血管病学分会介入心脏病学组 . 中华心血管病杂志编辑委员会 . 中国经皮冠状动脉介入治疗指南（2016）. 中华心血管病杂志，2016，44（5）：382-400.
[33] Roffi M，Patrono C，Collet J P，et al. 2015 ESC Guidelines for the management of acute coronary syndromes in patients presenting without persistent ST-segment elevation：Task Force for the Management of Acute Coronary Syndromes in Patients Presenting without Persistent ST-segment Elevation of the European Society of Cardiology（ESC）. Eur Heart J，2016，37（3）：267-315. DOI：10.1093/eurheartj/ehv320.
[34] Levine GN，Bates ER，Blankenship JC，et al. 2015 ACC/AHA/SCAI focused update on primary percutaneous coronary intervention for patients with ST. elevation myocardial infarction：an update of the 2011 ACCF/AHA/SCAI guideline for percutaneous coronary intervention and the 2013 ACCF/AHA guideline for the management of ST-elevation myocardial infarction：a report of the American College of Cardiology/American Heart Association Task Force on Clinical Practice Guidelines and the Society for Cardiovascular Angiography and Interventions. Circulation，2016，133：1135-1147. DOI：10.1161/CIR.0000000000000336.
[35] 中华医学会心血管病学分会，中华心血管病杂志编辑委员会 . 急性 ST 段抬高型心肌梗死诊断和治疗指南 . 中华心血管病杂志，2015，43（5）：380-393. DOI：10.3760/cma.j.issn. 0253.3758.2015.05.003.
[36] Mark E.Josephson. Josephson's clinical cardiac electrophysiology，techniques and interpretations. 5th. NewYork：Wolters Kluwer，2016.
[37] Samuel J. Asirvatham. Mayo clinic electrophysiology manual. Oxford：Oxford University Press，2014.
[38] 马长生 . 心脏电生理及射频消融 . 第 2 版 . 沈阳：辽宁科学技术出版社，2013.
[39] 葛均波 . 血管内超声多普勒学 . 北京：人民卫生出版社，2000.
[40] Kubo T，Imanishi T，Takarada S，et al. Assessment of culprit lesion morphology in acute myocardial infarction：ability of optical coherence tomography compared with intravascular ultrasound and coronary angiography. J Am Coll Cardiol，2007，50（10）：933-939.

12 常见心血管疾病基本心电图识别

（张　剑　王祖禄）

第一节　心电图基础知识

心电图（electrocardiogram，ECG）是一种实用的临床检查手段，是记录人体心脏电流活动的一种方法。

在一定范围内，心电图可以用来识别包括解剖、代谢、离子和血流动力学等方面的心脏改变，是某些心脏疾病的独立诊断指标，偶尔也是某些病例过程的唯一指标，是所有临床医生（包括全科医生）应该了解和掌握的基本功。

一、电生理现象

心脏的基本活动为机械收缩和电活动，是每一个心动周期的电机械耦联。电活动依赖于细胞膜内外的跨膜离子所产生的电位变化，分为除极和复极。除极也称为去极化，指膜电位由极化状态的内负外正状态转为内正外负状态的过程，从去极化状态回复到静息电位和极化状态称为复极。心肌细胞和心脏特殊传导系统具有兴奋性、自律性、传导性和收缩性的电生理特性，使得整个心脏从上至下，井然有序地发生电活动。正常心脏的电活动起源于窦房结，传导经右心房、左心房至房室结区（包括房室结和希氏束），希氏束分叉为左束支和右束支，沿室间隔行进，终末为浦肯野纤维分别激动左右心室。心脏传导系统见图12-1，心脏各处动作电位及激动顺序见图12-2。

二、心电图的波形和间期

心脏每一次收缩和舒张，产生一次心动周期，在心电图上表现为一组P-QRS-T波群。按字母

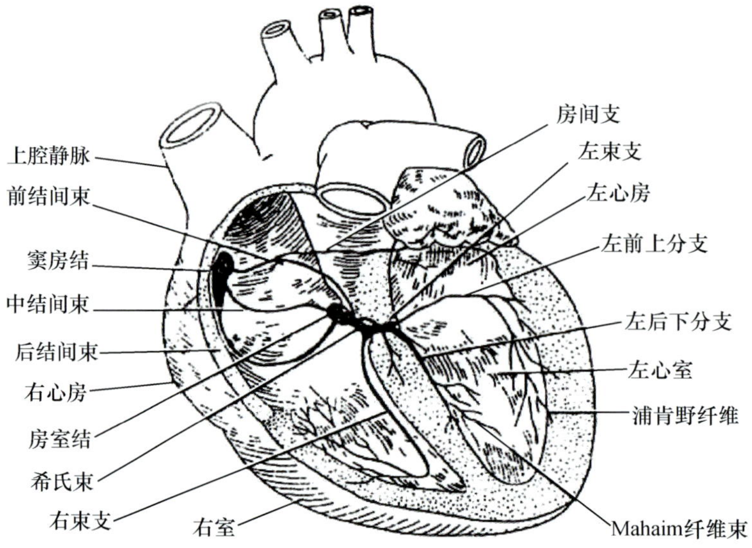

图 12-1　心脏传导系统概述

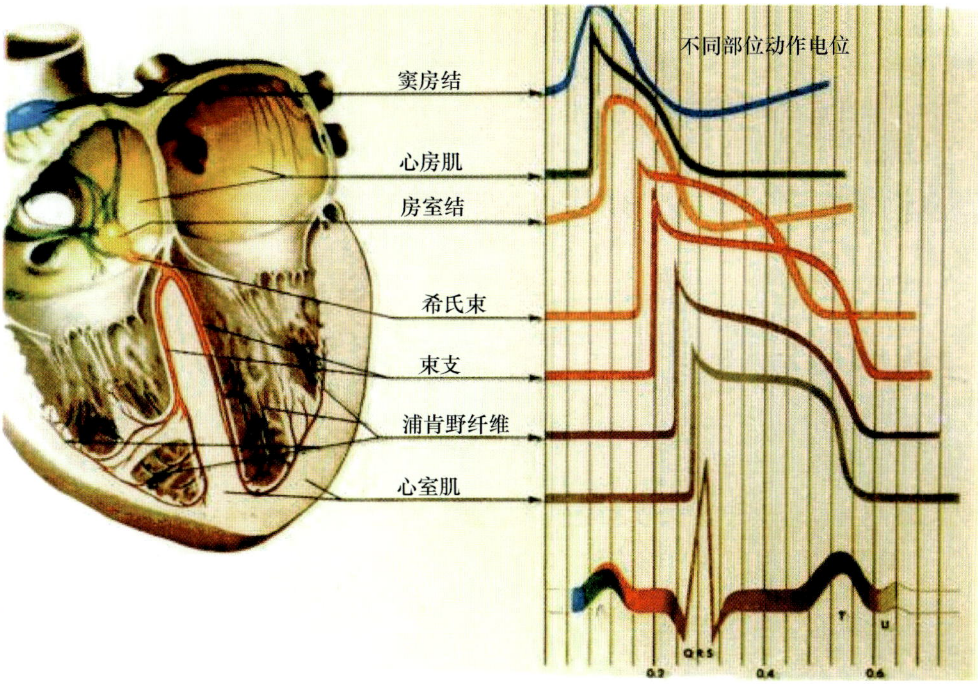

图 12-2　心脏各处动作电位及激动顺序

顺序标记，从 P 波开始，代表心房除极的电位变化。Ta 波为心房复极波，通常因电压太低而探测不到。QRS 波群代表心室除极的电位变化。P-R 间期代表从心房开始除极到心室开始除极的时限，ST 段代表心室缓慢复极，T 波代表了心室快速复极。J 点是 QRS 波群结束和 ST 段开始的交界处。U 波是位于 T 波后的低振幅小波，不易见，为动作电位后电位，其代表意义尚无定论。QT 间期代表心室除极复极的总时限（图 12-3）[1]。

心电图通常是记录在特殊方格纸上，记录纸被分成 1 mm^2 的小网格。由于心电图走纸速度

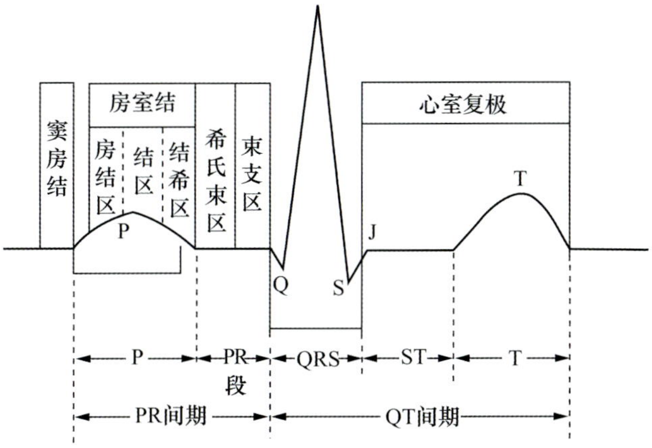

图 12-3　基本心电图波形及间期

一般是 25 mm/s，最小的横向单位（1 mm）对应 0.04 s（40 ms），粗线间隔 0.20 s（200 ms）。纵向定标电压为 1 mV，每个小格也是相距 1 mm，代表 0.1 mV，用于测量各波形的幅度（标准电压：1 mV = 10 mm），参见图 12-4。

心率的测定（每分钟心搏次数）可以通过计算心搏间期（R-R 间期）获得，以 300 除以 R 波间的大格（0.20 s）数或以 1500 除以小格（0.04 s）数。PR 间期测定的是心房和心室去极化间期（通常为 120 ～ 200 ms），其中包括细胞刺激在房室结的生理延迟。

QRS 波群有各种波形形态，因此其命名也不同。QRS 起始第一个负向波称为 Q 波或 q 波，第一个正向波为 R 波或 r 波，第二个负向波为 S 波

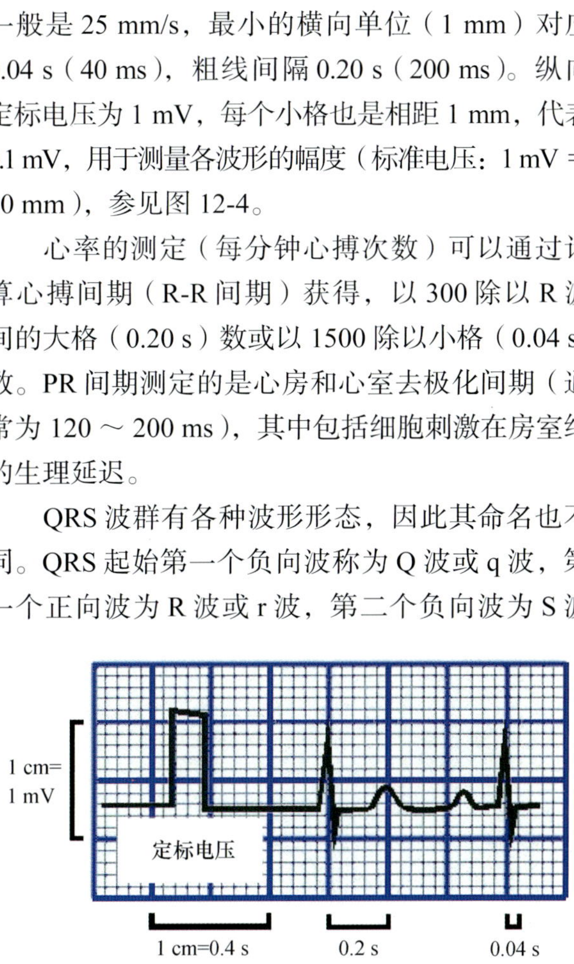

图 12-4　心电图纸定标

或 s 波，随后的正向或负向波被分别称为 R′ 波或 S′ 波。如果 QRS 波是完全的负向波，称为 QS 波。小写字母 qrs 用于相对振幅小的波。

三、心电图各导联

在人体体表安放电极板使其连接于电流计的阴阳两端的电路称为导联。常规心电图为 12 导联，记录身体各部位电极之间的电位变化。导联分为两大类：即 6 条肢体导联和 6 条胸导联。肢体导联记录额面的电信号（如图 12-5ABC），而胸导联则记录水平面的电信号（如图 12-5D）。

6 条胸导联（图 12-6）记录以下各部位的单电极：V_1：胸骨右缘第 4 肋间；V_2：胸骨左缘第 4 肋间；V_3：位于 V_2 与 V_4 两点连线的中点；V_4：位于左锁骨中线与第 5 肋间相交处；V_5：位于左腋前线与 V_4 导联同一水平处；V_6：位于腋中线与 V_4 导联同一水平处。

额面与水平面的电极共同呈现了一个三维的心脏电活动过程。各个导联好比不同角度的摄像头，在同一时间从不同空间位置来观察心室心房的除极和复极过程。特殊情况下，可在常规 12 导联心电图的基础上加做额外的导联右胸导联和后壁导联的 18 导联心电图。观察右心前区

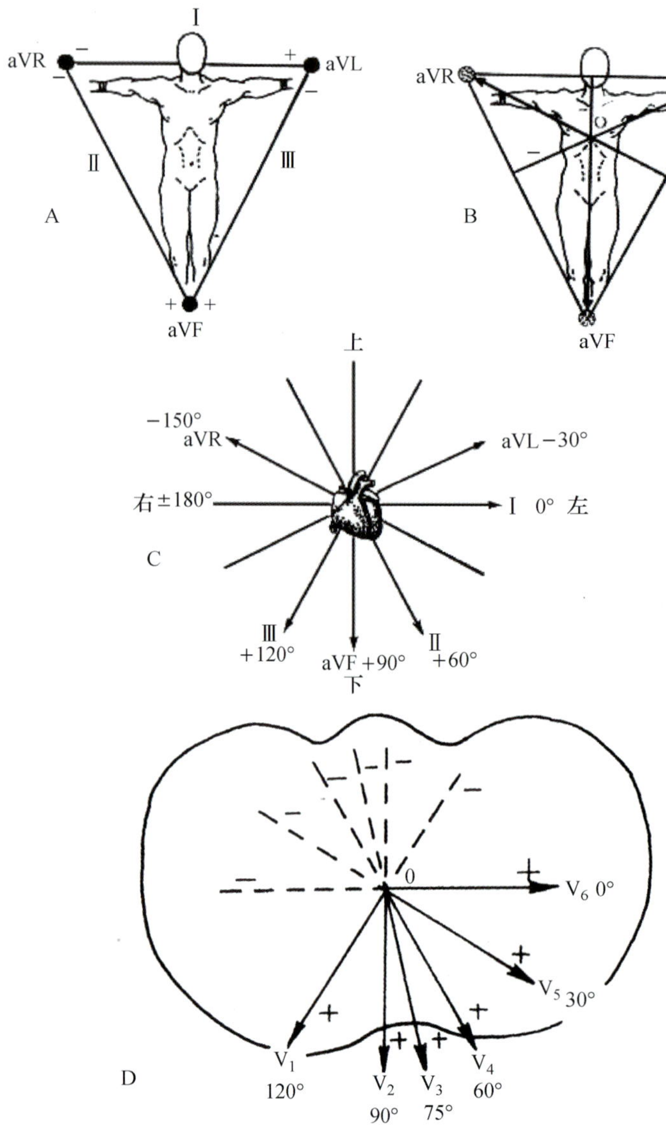

图 12-5　额面 6 导联与水平面 6 导联共同呈现了一个三维的心脏电活动过程

图 C 示额面导联，心电图各个导联都有其特定的空间方向和电极，每一导联轴的正极和负极以它们与 I 导联为正极 0°的形成角度来划定

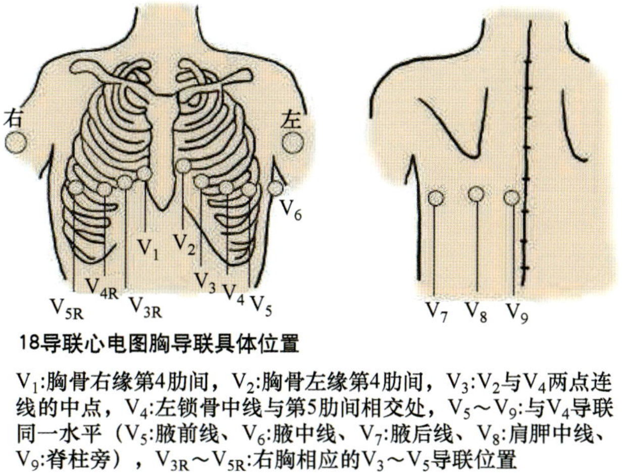

图 12-6　在水平导联（胸或心前区）的电极位置如图所示

V_{3R}～V_{5R} 导联 ST 段抬高情况以及是否存在 Q 波，有助于探查急性右心室心肌梗死；对于 V_1～V_3 导联 R 波振幅增高且伴 T 波高耸者应加做后壁 V_7～V_9 导联，以助于探查左心室后壁心肌供血情况[2]。

四、正常心电图的产生

1. P 波

正常心房去极化方向由右上向左下，反映从窦房结到右心房再到左心房的去极化传播过程。一般来说，P 波前半部分代表右心房激动，中间部分代表左右心房共同激动，后半部分代表左心房激动。由于Ⅱ导联与心房除极方向几乎相同，aVR 导联与其方向相反，所以正常 P 波在Ⅱ导联上为正向波，在 aVR 导联上为负向波。P 波在大多数导联都是直立的。V_1 导联 P 波可双向。P 波在肢体导联高度≤ 0.25 mV；在胸导联≤ 0.20 mV。P 波宽度≤ 0.11 s。

2. QRS 波群

正常的心室去极化是个快速、连续的激动波扩散过程。由于正常成年人左心室心肌厚度是右心室的 3 倍，所反映出来的心室除极以左心室占优势。整个心室除极过程见图 12-7。右胸导联 V_1 为双向去极化过程，一个较小的正向偏转（室间隔 r 波），随后为一个较大的负向偏转（S 波）。而左心前区导联，例如 V_6，记录相反的结果，较小的负向偏转（室间隔 q 波）随后一个相对较高的正向偏转（R 波）。胸前导联从右至左的形态特征表现为：R 波振幅逐渐增高，S 波振幅逐渐减小。R 波与 S 波振幅几乎相等的心前区导联被称为过渡区（通常是 V_3 或 V_4）导联（图 12-8）。

在 6 条额面导联中，QRS 波向量的平均方向决定 QRS 波电轴，QRS 波形基于各个导联中电轴的变化而变化。QRS 波电轴的正常范围是－ 30° 到＋ 90°（图 12-9）。电轴偏转小于－ 30°视为电轴左偏，偏转大于＋ 90°视为电轴右偏。电轴左偏可

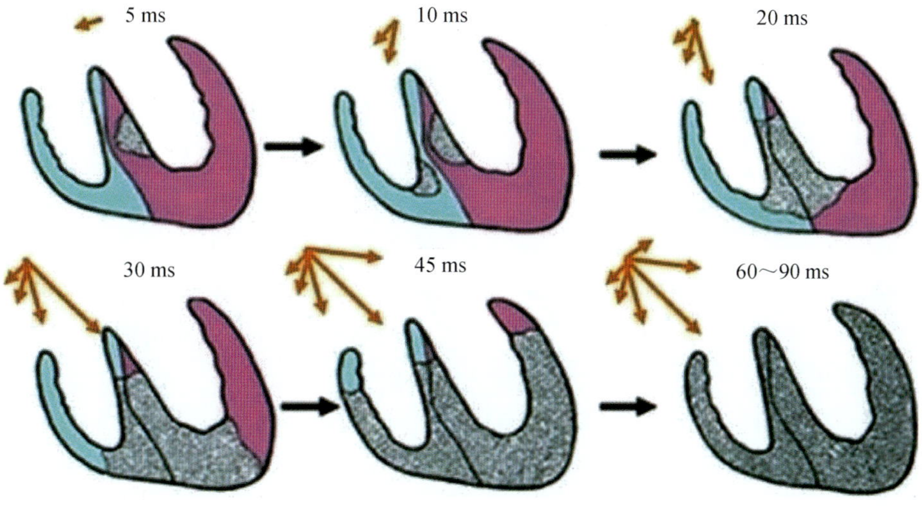

图 12-7　心室去极化顺序：室间隔除极→左右心室心尖部及部分左心室前壁→左心室前壁侧壁和右心室壁绝大部分→左心室后侧壁→左右心室基底部及室间隔基底部

（图片引自河北中医院附属廊坊市中医院佟润国教授）

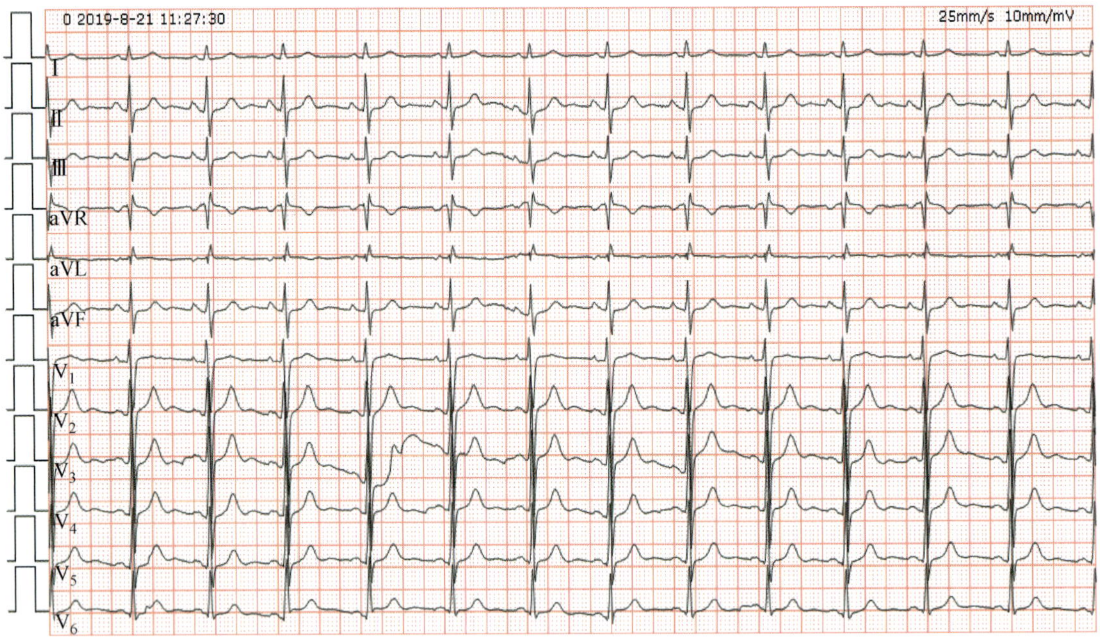

图 12-8　健康个体的正常心电图

窦性节律，心率 80 次 / 分，PR 间期 0.15 s，QRS 波时限 0.10 s，QT 间期 0.38 s，QT_C 0.42 s，平均 QRS 电轴＋ 43°。胸前导联 R 波逐渐递增，S 波逐渐递减

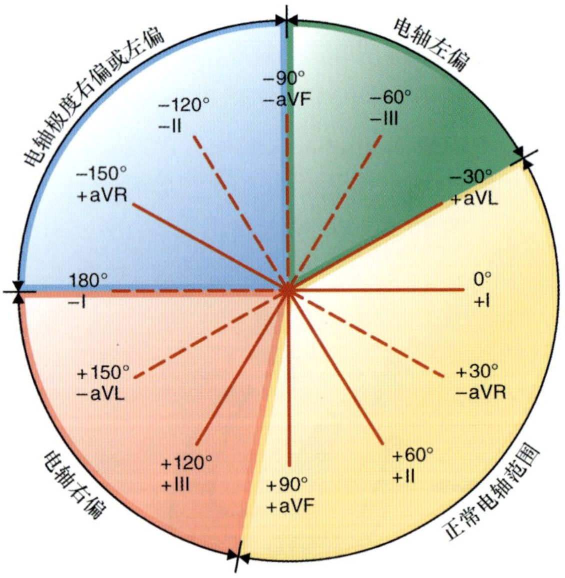

图 12-9　QRS 波电轴偏移

以是正常的改变，但更常见于左心室肥大，左前分支阻滞或者下壁心肌梗死。电轴右偏可以是正常的变异（尤其是儿童和青少年），也可能是左右手臂电极反向，右心室负荷过重（急性或慢性），左心室侧壁心肌梗死，右位心，左侧气胸和左后分支阻滞等。

3. T 波和 U 波

通常，T 波平均向量大致与 QRS 波群的平均向量方向一致（大约是额面 45°平面上）。由于去极化和复极化是相反的电过程，QRS-T 向量的一致性说明：复极化通常必须在与去极化相反的方向上进行（即从心室的心外膜向心内膜）。在 6 个胸前导联上，V_4 ～ V_6 导联 T 波应该是直立的，V_1 ～ V_3 导联上 T 波可能是倒置的且方向需与 QRS 波一致。T 波振幅在肢体导联≤ 0.5 mV，在胸前导联≤ 1.0 mV。异常高耸和低平的 T 波都是异常的。U 波通常较小，随 T 波后出现，于 V_2、V_3 导联明显，一般与 T 波方向相同。U 波振幅异常增高一般是由于药物（如多非利特、胺碘酮、索他洛尔、奎尼丁、普鲁卡因胺、丙吡胺）或低钾血症等原因。出现显著增高的 U 波提示尖端扭转型室性心动过速的可能性增高。心前区导联 U 波倒置是异常表现，可能是缺血的征兆。

4. QT 间期

QT 间期反映的是处于不同阶段的心室动作电位。快速上升期（0 相）对应 QRS 的起始部。平台期（2 相）对应等电位线的 ST 段，快速的复极期（3 相）对应 T 波。诸多因素可影响各时相时限变化。如降低 0 相坡度的因素包括损伤的 Na^+ 内流（例如：高钾血症和氟卡尼药物的应用），可引起 QRS 波延长。2 相延长的情况下（胺碘酮的使用、低钙血症）增加了 QT 间期。而心室复极化（2 相）缩短，如洋地黄效应或高钙血症，导致 ST 段缩短。QT 间期包括心室去极化和复极化的时间，与心率成反比关系。心率相关性（校正的）QT 间期，即 QT_C，可以通过 QT/$\sqrt{\text{R-R}}$计算获得，通常≤ 0.44 s（一些参考值给出 QT_C 男性上限为 0.43 s，女性为 0.45 s）。QT 间期延长或缩短的临床意义在于其容易诱发恶性心律失常甚至心脏性猝死。

第二节 常见心血管疾病基本心电图表现

一、主要的 ECG 异常

（一）心脏的扩大和肥厚

右心房负荷过重导致 P 波形态高尖，肢体导联 P 波振幅增高≥ 0.25 mV，胸前导联（尤 V_1、V_2 导联）> 0.2 mV，P 波时限一般不增宽。左心房负荷过重典型表现为 P 波时限延长≥ 110 ms，P 波双峰间距增大> 40 ms，V_1 导联中为双相 P 波，负向波增深，V_1 导联 P 波终末电势（$PtfV_1$）≥ 0.25 mm · s（图 12-10）。

左心室肥厚包括收缩期负荷增重引起的心肌增厚，舒张期负荷过重引起的容量增大及双期负荷过重引起的左心室肥厚与扩张。左心室扩大是指扩张型心肌病引起的左心室扩大，室壁变薄。心电图上可出现如下改变：① QRS 波群电压增高：胸导联 R_{V_5} 或 R_{V_6} > 2.5 mV；R_{V_5} + S_{V_1} > 4.0 mV（男 性）或> 3.5 mV（女性）。肢体导联中，$R_Ⅰ$ > 1.5 mV；R_{aVL} > 1.2 mV；R_{aVF} > 2.0 mV；$R_Ⅰ$ + $S_Ⅲ$ > 2.5 mV。Cornell 电压标准：R_{aVL} + S_{V_3} > 2.8 mV（男）或 2.0 mV（女）。②可出现额面心电轴左偏。③ QRS 波群时间延长到 0.10~0.11 s，但一般< 0.12 s。V_5 导联左心室壁激动时间延长> 50 ms。④在 R 波为主的导联，其 ST 段呈下斜型压低，T 波低平、双向或倒置。在以 S 波为主的导联（如 V_1 导联）则反而可见直立的 T 波。当 QRS 波群电压增高同时伴有 ST-T 改变者，称为左心室肥大伴劳损（图 12-11）。

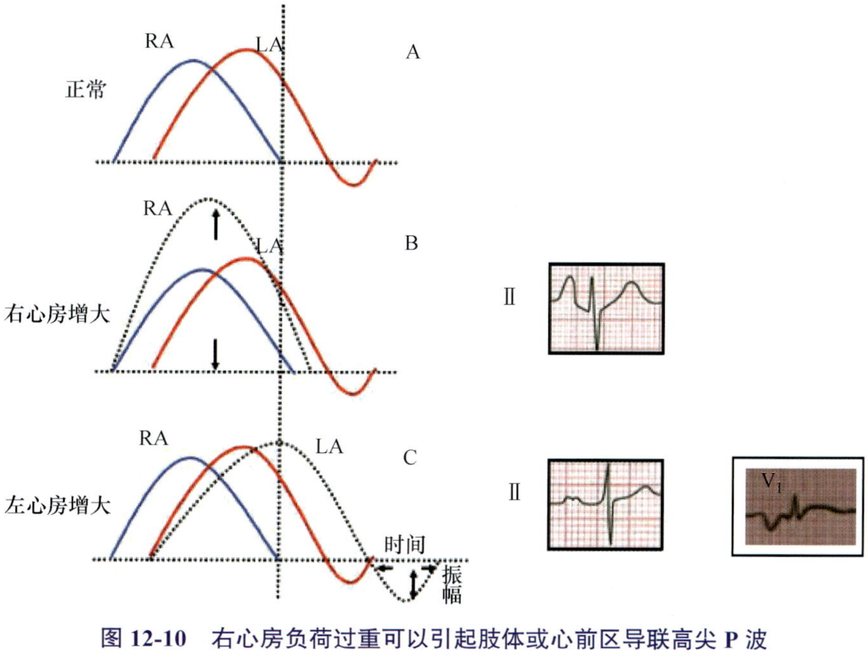

图 12-10 右心房负荷过重可以引起肢体或心前区导联高尖 P 波

左心房异常可以引起肢体导联出现增宽的、双峰的 P 波，V_1 导联中为双相 P 波，负向波增深

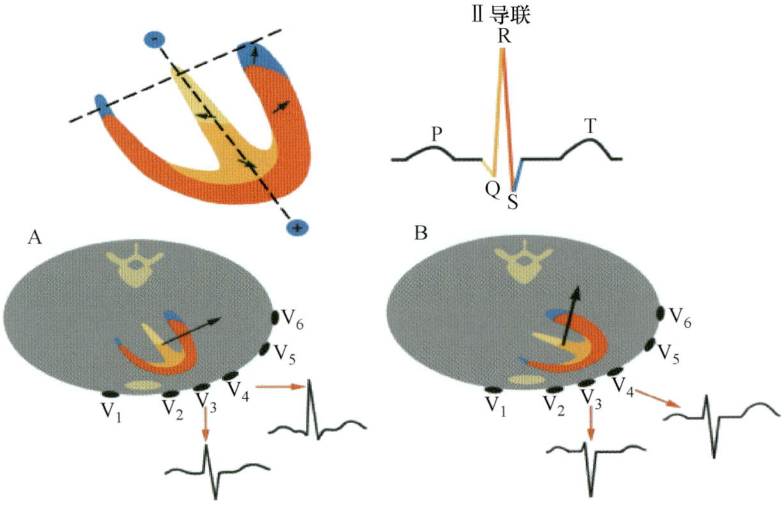

图 12-11　左心室肥厚时电压增高，电轴偏向左方和后方

复极化异常使 ST 段压低，R 波为主波的导联中 T 波倒置。**A.** 正常心室除极方向；**B.** 左心室肥厚时除极方向向左向后

然而，心前区电压可以有正常变异，尤其是运动员和年轻个体。存在左心室肥厚的 ECG 证据是心血管疾病，包括心脏性猝死在内的发病率和死亡率危险性增加的主要无创指标。但由于假阳性和假阴性的诊断，心电图在诊断心房或心室肥大方面具有局限性。超声心动图能提供更为精确的信息。

先天性心脏病、肺动脉高压、肺源性心脏病（肺心病）、扩张型心肌病常引起右心室负荷增重而导致右心室肥大，心电图上表现为 QRS 波电轴右偏＞110°。Ⅰ、aVL 导联多呈 rS 型或 QS 型，aVR 导联 R 波振幅增大，＞0.5 mV。在 V_1 导联中表现为相对高大的 R 波（R ≥ S），或可能在 V_1 或 V_{3R} 导联中呈 qR 型。右胸导联常会出现 ST 段压低或 T 波倒置，此波形以前被称为右心室"劳损"，原因是急性或慢性的心肌过负荷的异常复极化。在左侧心前区导联会出现显著的 S 波。阻塞性肺心病导致的慢性肺心病通常不会在传统心电图中造成早期明显的右心室肥大，部分由于横膈和心脏向下移位的关系，心电图中并未出现右胸导联高大的 R 波，而是表现为胸前区从右到中间导联 R 波变小，由于肺的过度通气，波群通常表现为低电压（图 12-12）[3]。

（二）束支传导阻滞

指希氏束以下部位的传导阻滞，包括右束支、左束支、左前分支、左后分支传导阻滞。束支传导阻滞是两侧心室除极不同步及全部心室除极时间后延，使心电图出现 QRS 波群时限增宽和形态畸形的改变。

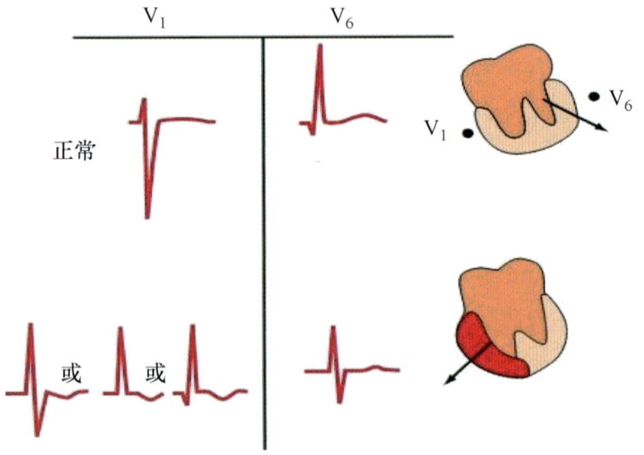

图 12-12　右心室肥厚（RVH）可使 QRS 波向量偏右，这种影响通常伴有 V_1 导联 R、RS 或 qR 型

在右胸导联中表现为 T 波倒置

在心电图上，束支传导阻滞根据 QRS 波群增宽的程度（0.12 s）分为完全性和不完全性。束支传导阻滞多数情况下是永久性的，少数为一过性，亦可呈频率依赖性（仅在心室率增快或减慢时出现）。QRS 波向量的方向指向去极化延长的心肌区域（图 12-13）。因此当右束支传导阻滞时，QRS 波向量通常起源于心肌除极区域，指向右前方（典型的 V_1 导联 QRS 波呈 rSR′型，V_6 导联呈 qRS 型）。左束支传导阻滞改变了心室去极化中的

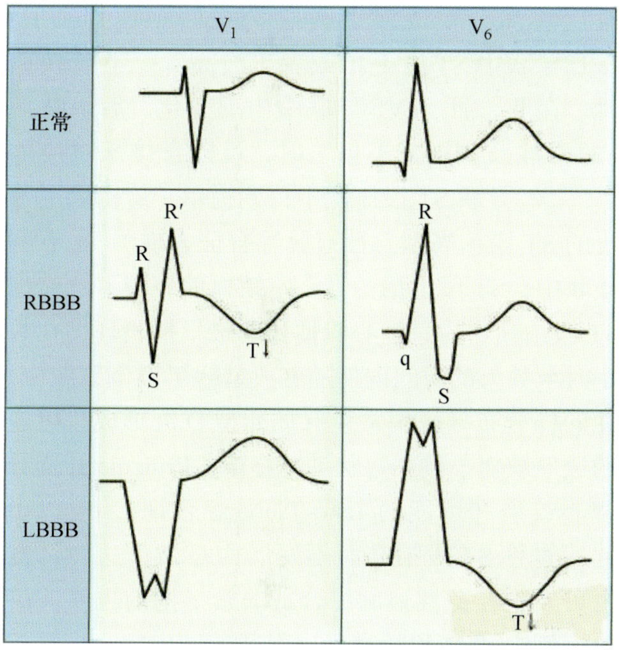

图 12-13 V_1 和 V_6 导联中，右束支传导阻滞（RBBB）、左束支传导阻滞（LBBB）和正常心电图的典型 QRS-T 表现

早期和后期阶段。主要 QRS 波向量方向指向左后方。另外，正常早期间隔激动的左向右除极致间隔复极从右至左进行。结果使左束支传导阻滞时产生宽大的主要是 V_1 导联中负向的 QS 波和 V_6 导联中完全正向的 R 波。

右束支传导阻滞的心电图特征：① V_1 或 V_2 导联 QRS 波群呈 rsR′、rSR′或 M 型，此是右束支传导阻滞心电图最具特征性改变。②其他导联 QRS 波终末部分宽钝，时限≥ 0.04 s，如Ⅰ、aVL、V_5、V_6 导联 S 波宽钝，aVR 导联 R 波宽钝。③继发性 ST-T 改变：V_1 或 V_2 导联 ST 段下移，T 波倒置。

左束支传导阻滞的心电图特征：① V_5、V_6、Ⅰ、aVL 导联呈 R 型，R 波顶端粗钝或有切迹，无 Q 波。② V_1、V_2 导联呈 QS 型或 rS 型（r 波极小，S 波深宽）。③继发性 ST-T 改变：V_5、V_6、Ⅰ、aVL 导联 ST 段下移，T 波倒置；V_1、V_2 导联 ST 段上抬，T 波直立。

右束支细长，由单侧冠状动脉供血，且不应期一般比左束支长，故容易发生传导阻滞。右束支传导阻滞也可发生于先天性（如房间隔缺损）和获得性（如心脏瓣膜疾病、缺血）疾病。绝大多数左束支传导阻滞患者伴有明显的心血管疾病，极少数无器质性心脏病而诊断为孤立性或特发性左束支传导阻滞。近年来多项临床研究表明，孤立性左束支传导阻滞长期存在能逐渐引起左心室扩张、收缩功能减退，进而发展为伴有心功能不全的心肌病。左右束支系统中会发生较多束支和分支阻滞组合的复杂情况。三分支阻滞指左前分支、左后分支及右束支同时发生阻滞。双分支阻滞指三分支中的任何两分支同时发生阻滞。当左前分支和左后分支同时发生阻滞，表现为左束支传导阻滞图形。分支阻滞通常 QRS 波时限仅轻度延长，主要表现为额面的 QRS 波电轴偏转。多分支阻滞患者中，有发展为高度房室传导阻滞的风险。研究表明，急性前壁心肌梗死的双分支阻滞大大增加了完全性传导阻滞的风险。左右束支传导阻滞交替是三分支阻滞的征兆。但 PR 间期延长和双侧分支阻滞并不能说明是三分支阻滞，房室结病变和双侧分支阻滞也可能出现这种现象[4]。

（三）心肌缺血、心肌梗死

冠状动脉血流量相对或绝对减少，不能满足心肌代谢，造成心肌缺血或损伤、坏死是冠心病患者发生一系列症状的主要机制。心电图作为心内科最常用的临床检查方法是诊断缺血性心脏病的基础，有着不可替代的作用。心电图主要通过 ST-T 的动态演变来判断心肌供血情况。缺血性改变分为以下两种：①心内膜下心肌缺血：心电图上出现高大 T 波，因为缺血部位心肌复极时间更延迟，使原来存在的与心外膜抗衡的心内膜复极向量减小或消失，致使 T 波向量增加。②心外膜下心肌缺血：包括透壁性心肌缺血，面向缺血区的导联心电图上出现 T 波低平、双向、倒置（图 12-14）。损伤性 ST 段改变可分为 ST 段抬高和 ST 段压低。心外膜及透壁性心肌损伤时，ST 段向量指向心外膜，所以表现为 ST 段抬高，多为急性心肌梗死的损伤性改变。心内膜下心肌损伤因 ST 段向量背离心外膜指向心内膜，所以心外膜导联表现为 ST 段压低（图 12-15）。ST 段压低可分为：水平型，下斜型，上斜型（J 点型）。除Ⅲ导联外，其他导联水平型或下斜型压低≥ 0.05 mV，特别伴有 T 波倒置，为诊断心肌缺血的有力证据。如

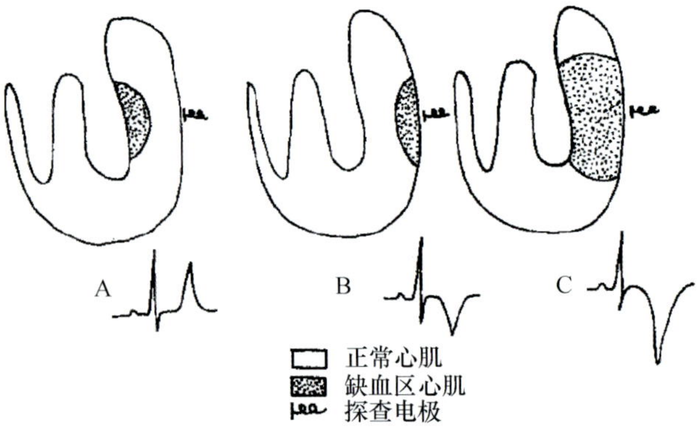

图 12-14　缺血性 T 波改变

A. 心内膜下缺血；B. 心外膜下缺血；C. 透壁性缺血

有动态的 ST-T 改变，则为冠心病心绞痛发作。下斜型压低诊断心肌缺血的意义不如水平型 ST 段压低，此型尚可见于心室肥厚、束支传导阻滞、洋地黄效应等继发性心肌缺血。ST 段上斜型压低临床意义较小，＞ 0.2 mV 有意义。急性缺血时 ST 段改变的幅度大小受多种因素影响。多个导联 ST 段过度上抬或压低，通常提示非常严重的缺血。从临床上看，把急性心肌梗死分类为 ST 段抬高型和非 ST 段抬高型很有意义，因为急诊再灌注治疗仅限于在前者中应用。

心电图各导联在对 ST 段抬高型缺血的区域定位时，比对非 ST 段抬高型缺血的帮助更大。例如急性透壁型前壁（包括心尖部、侧壁）心肌缺血反映在一个或多个胸导联（V_1 ～ V_6）和Ⅰ、aVL 导联中 ST 段上抬或者 T 波高耸。下壁缺血时，在Ⅱ、Ⅲ、aVF 导联中出现变化。后壁缺血（通常涉及侧壁或下壁）时，可以直接从对应的 V_1 ～ V_3 导联 ST 段压低中得到提示（这构成了等价的 ST 段抬高型急性冠脉综合征表现）。在右胸导联中，ST 段上抬是右心室缺血的表现。缺血性 ST 段抬高作为急性心肌梗死的最早期表现，在数小时至数天的时间内伴随着典型的 T 波倒置演变，在同样分布导联中常伴有坏死型 Q 波形成。可逆的透壁缺血，例如冠状动脉痉挛（Prinzmetal 变异型心绞痛和可能的 Tako-Tsubo 综合征），可以引起一过性 ST 段抬高而不发展为 Q 波，这一情况也可发生在急性冠脉综合征非常早期的再灌注治疗病例中。ST 段抬高可以在数分钟内完全恢复或者伴随持续数小时甚至数天的 T 波倒置，取决于缺血的严重程度和持续时间。患者出现缺血性胸痛，表现为多个胸导联（V_1 ～ V_4）出现 T 波深倒，伴或不伴心肌酶升高，一般会有左前降支冠状动脉的严重堵塞（图 12-16）。相反，急性透壁缺血发作期间，患者心电图上已有的异常 T 波倒置可发展成正常 T 波（假性正常化）。

心肌出现严重而持久的缺血性坏死时，坏死部位心肌电活动消失，心室除极初始 10 ～ 30 ms 向量

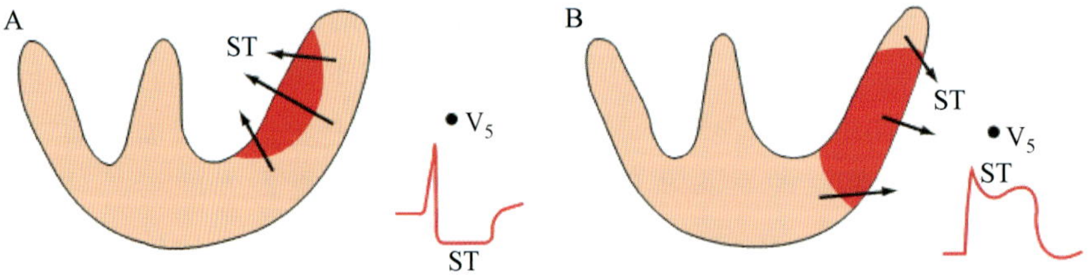

图 12-15　急性缺血形成损伤电流

当缺血主要是在心内膜下时（A），ST 段向量朝向受损心室的内侧或者心室腔。其相应导联呈 ST 段压低。当缺血发生在心室外侧壁（B）（透壁型或心外膜损伤），ST 段向量指向外侧。其相应导联呈 ST 段抬高

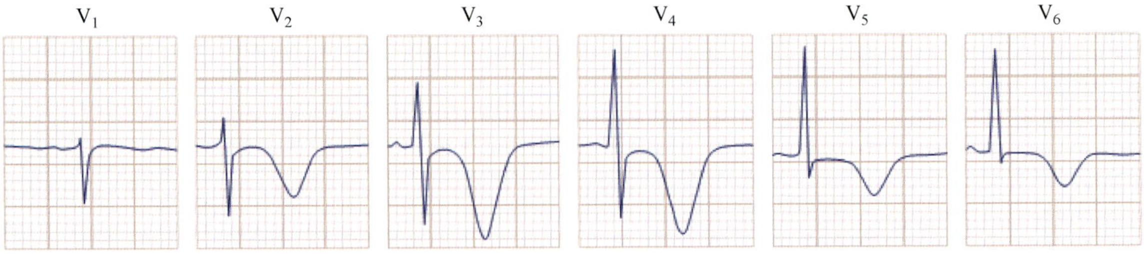

图 12-16　严重的前壁缺血（伴或不伴梗死）在胸导联可以引起显著的 T 波倒置

这种波形叫做 Wellens T 波，通常发生在左前降支冠状动脉重度狭窄时

背离梗死部位，心电图上相应导联形成负向波，即坏死型 Q 波。Q 波的形成与多个因素有关，包括心肌梗死范围（不可逆性梗死心肌直径大于 2 cm）、梗死心肌厚度（厚度大于 5 mm 或大于心室肌厚度的 1/2）、梗死心肌部位。当由于梗死面积、厚度、部位等因素未形成典型的坏死型 Q 波，可能产生特征性 QRS 波群形态改变，称为等位性 Q 波，具有与坏死型 Q 波相同的临床意义。等位性 Q 波可表现为小 q 波、进展性 Q 波、病理性 Q 波区、碎裂 QRS 波以及 R 波振幅变化。

随着心肌缺血、损伤、坏死的发展和恢复，心电图表现呈现一定演变规律。根据心电图图形的演变过程和演变时间可分为超急性期、急性期、近期（亚急性期）和陈旧期。超急性期表现为急性损伤性传导阻滞、ST 段呈直线型抬高、T 波高耸、U 波改变、缺血性 J 波。急性期表现为 ST 段呈弓背向上型抬高，T 波呈对称型倒置，Q 波形成。近期表现为 ST 段逐渐下降至基线，T 波倒置逐渐加深再缓慢恢复，Q 波逐渐增深、增宽或可伴 R 波振幅下降（图 12-17）。

心肌缺血坏死从急性期进入近期通常需数周至数月，之前抬高的 ST 段逐渐回到基线水平，倒置的 T 波由加深逐渐变浅甚至恢复直立。ST-T 的恢复情况与心肌是否得到足够的再灌注有关。坏死型 Q 波提示心肌坏死后形成瘢痕，大多持续存在，少数在长期演变中可消失不见，可能因为坏死心肌范围较小，瘢痕组织被正常心肌掩盖所致。

心电图在缺血性心脏病的诊断中缺少敏感性和特异性。心肌缺血与 ST-T 改变关系复杂，需要将心电图表现与临床表现紧密结合来分析。许多其他心脏病、非心脏病，甚至某些生理状态下心电图上也会出现 ST-T 改变（表 12-1）。而有相当一部分冠心病患者不出现心肌缺血性 ST-T 改变。需要根据患者具体情况，如运动负荷试验、动态心电图、冠状动脉 CT、冠状动脉造影结果等来确诊[5]。

（四）代谢因素和药物影响

血清电解质浓度异常和药物因素可以引起心肌除极、复极过程异常，进而引起心电图 ST-T-U 的相应变化，有时表现为 QRS 波延长。影响代谢的血清离子主要是钾离子、钠离子、钙离子和镁离子。

（1）高钾血症：随着血钾离子的增高心电图产生一系列的变化（图 12-18），通常初始表现为变窄的、高尖的 T 波。随着细胞外血钾浓度的升高，出现房室传导紊乱、P 波振幅减小、QRS 波进一步增宽。严重的高钾血症甚至导致机械性慢正弦波形的心搏骤停，随后全心停搏。

（2）低钾血症（图 12-19）：使心室复极化延

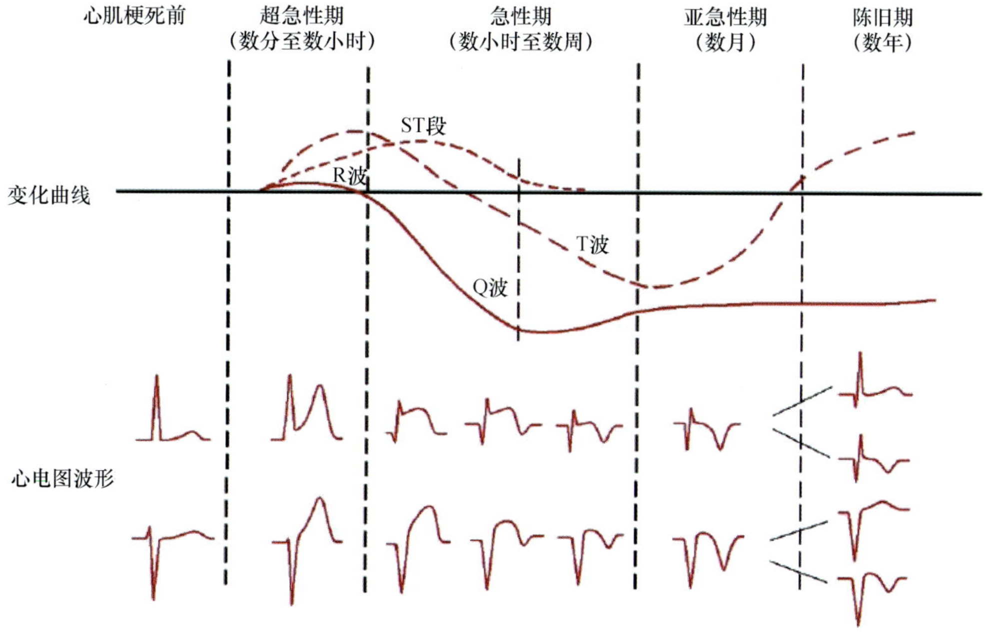

图 12-17　急性 Q 波型心肌梗死心电图演变

表 12-1　ST 段抬高的鉴别诊断

缺血性 / 心肌梗死
非梗死型透壁缺血（变异型心绞痛和可能的 Tako-Tsubo 综合征可以与典型的急性心肌梗死类似）
急性心肌梗死
心肌梗死后室壁瘤形成
急性心包炎
正常变异（包括早期复极）
左心室肥厚 / 左束支传导阻滞
其他（少见）
急性肺栓塞
Brugada 图形（右束支传导阻滞样图形伴右胸导联 ST 段抬高）
Ⅰ C 类抗心律失常药物
直流电复律
高钙血症
高钾血症
低体温［J（Osborn）波］
非缺血性心肌损伤
心肌炎
肿瘤侵犯左心室
心室外伤

长，心电图上可见 U 波明显、T 波低平和 QT 间期延长。T-U 常呈融合在一起的驼峰状，低血钾可引起各种异位心律失常，系统性的低钾血症也延长复极化，通常伴有特征性的 J 点突出、上抬（称为 Osborn 波）。

（3）低钙血症和高钙血症：常见于慢性肾功能不全晚期尿毒症患者，尿钙排出增加造成低钙血症，无尿或少尿者可出现高钙血症。常与血钠、血钾异常同时存在。低钙血症延长 QT 间期，而高钙血症引起 QT 间期缩短。

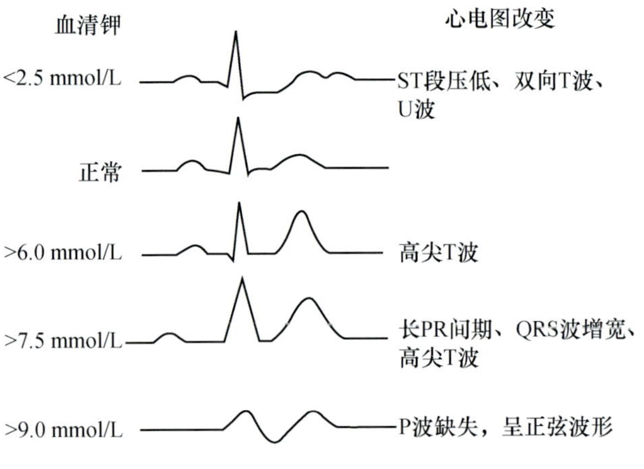

图 12-18　血钾浓度变化相应心电图波形变化

（4）抗心律失常药：增加心室动作电位间期的药物会引起 QT 间期的延长：包括Ⅰ A 类抗心律失常药（如奎尼丁、丙吡胺、普鲁卡因胺、三环类抗抑郁药和酚噻嗪类）和Ⅲ类抗心律失常药物（如胺碘酮、多菲利特、决奈达隆、索他洛尔和伊布利特）。

明显的 QT 间期延长，有时伴有宽且深的倒置 T 波，可见于颅内出血，尤其是蛛网膜下腔出血。

（5）洋地黄类制剂使心室肌动作电位 2 相缩短以致消失，减小 3 相坡度，使动作电位时限缩短，心电图上表现为 QT 间期缩短常伴有特征性的 ST-T“鱼钩样”改变（图 12-20）。

ECG 的改变，尤其是心室复极化的改变还与许多其他因素有关。T 波低平、轻度 T 波倒置、轻微 ST 段压低（非特异性 ST-T 改变）可以在电解质紊乱和酸碱失衡、各种感染、中枢神经系统

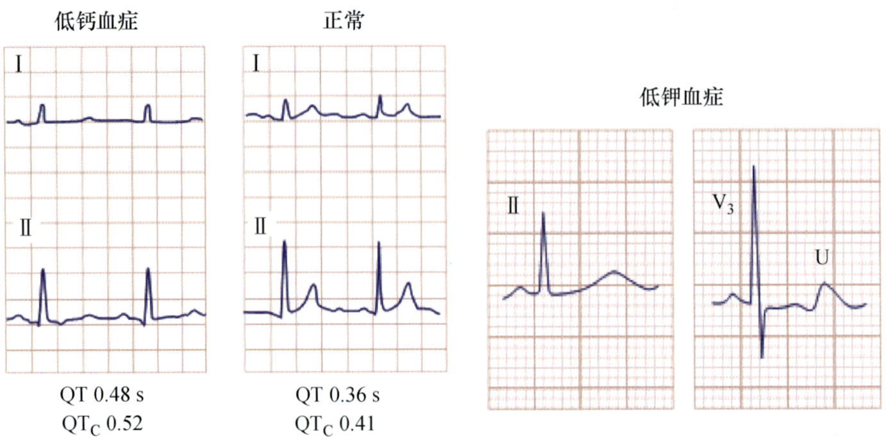

图 12-19　各种代谢紊乱、药物作用等因素可能引起心室复极化延长，表现为 QT 间期延长或显著 U 波出现，如低钙血症、低钾血症、遗传性离子通道异常、某些药物制剂作用

紊乱、内分泌异常、药物作用、缺血缺氧、心肺功能异常中出现，短暂的非特异性复极化改变也会出现在饭后、体位（直立性）改变、过度换气及健康个体运动时。

（五）电交替

心脏电交替现象指来自同一起搏点的心搏在连续的心动周期记录中，心房或心室除极和复极波形形态、电压甚至极性的规律性交替变化。常单个波形出现电交替现象。如出现整体波形电交替变化，称为完全性电交替，常见于急性心包炎、心包积液患者。不同类型的电交替可能有不同的机制。P 波电交替多见于肺心病、心房梗死、心房缺血等心脏病，ST 段电交替常提示冠状动脉痉挛、心肌缺血、变异型心绞痛等。T 波电交替与恶性室性心律失常关系密切，均有一定的临床意义（图 12-21）[6]。

（六）心电图的临床解读

一份心电图报告的准确完成并不是那么简单的。需要操作人员准确有效地采集，避免不规范操作，心电图诊断医生对波形的规范测量以及对心电图全面准确的分析，方可得到正确的诊断报告。心电图的分析需要周全、仔细，结合患者的

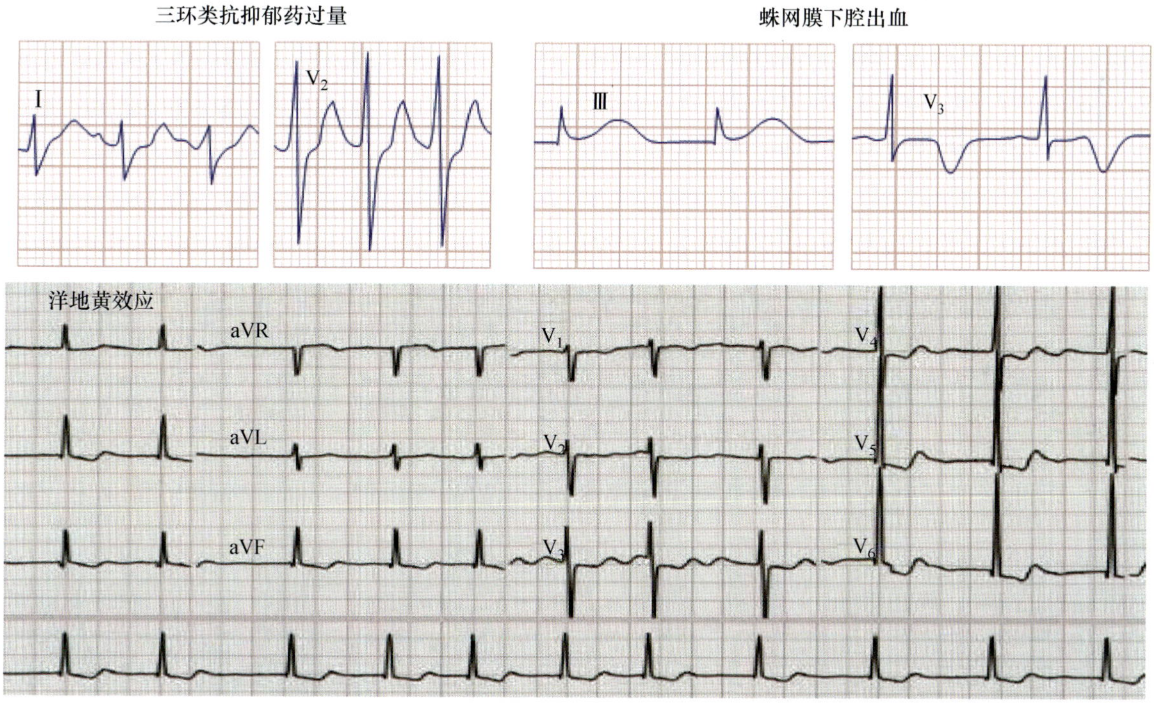

图 12-20　三环类抗抑郁药过量；蛛网膜下腔出血引起宽深 T 波；洋地黄效应引起 ST-T 鱼钩样改变

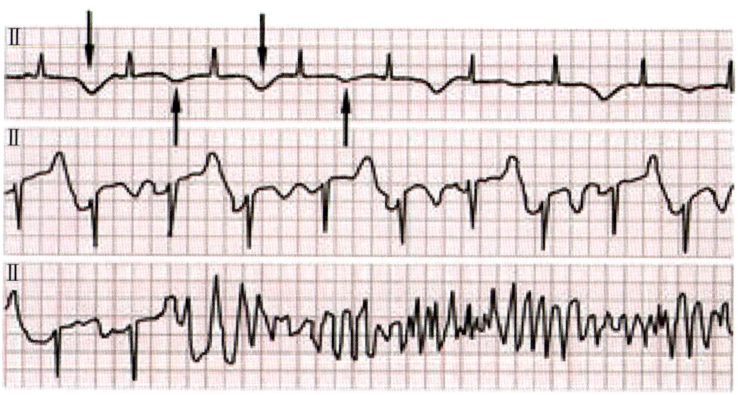

图 12-21　T 波电交替引发尖端扭转型室性心动过速（图片引自郭继鸿教授）

年龄、性别、临床症状等情况分析心电图波形变化。粗心大意会导致心电图解读的失误。因此，系统的方法很有必要。总结以下几点：①心率：PP间期或者RR间期；②心律：频率是否匀齐；③波形：P波、QRS波、J波、ST-T、U波；④ PR间期；⑤ QT间期；⑥心律失常的识别；⑦心电图诊断术语规范化；⑧心电图危急值报告制度。

二、临床常见心血管疾病心电图识别

（一）心肌缺血和梗死（图12-22至图12-31）

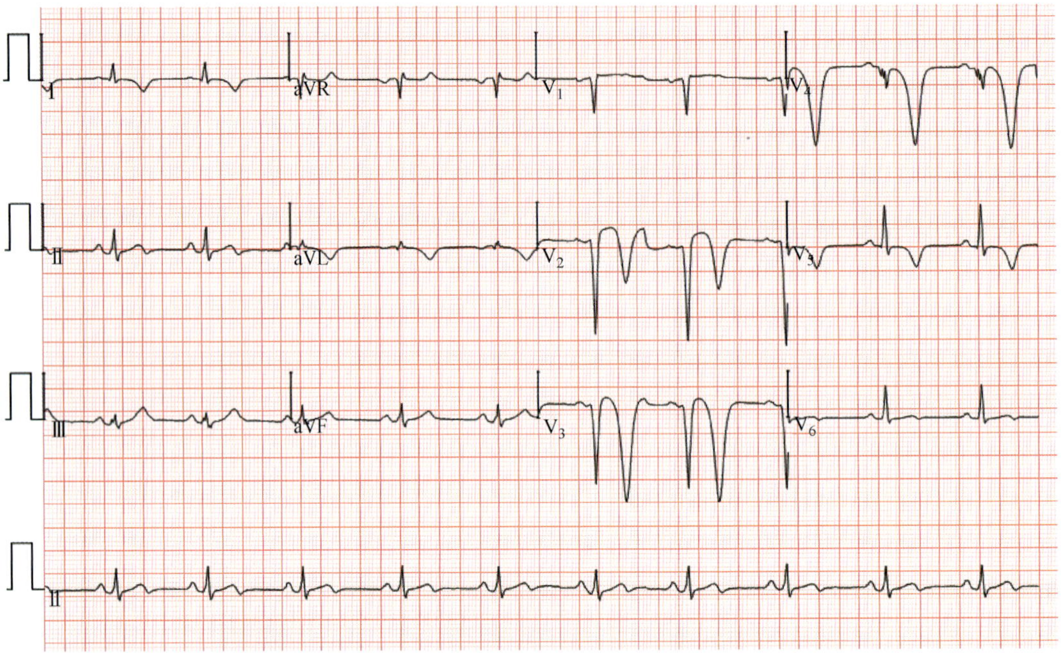

图 12-22　患者前间壁、前壁心肌梗死（近期），显著T波改变

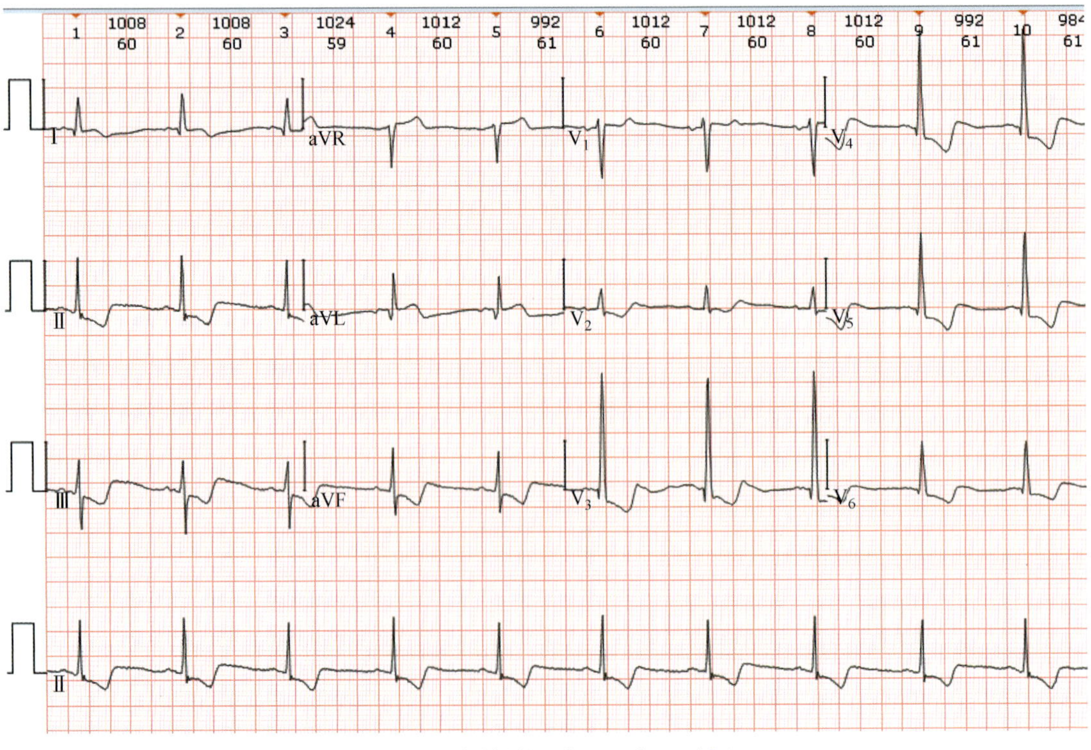

图 12-23　急性前侧壁、下壁心肌缺血

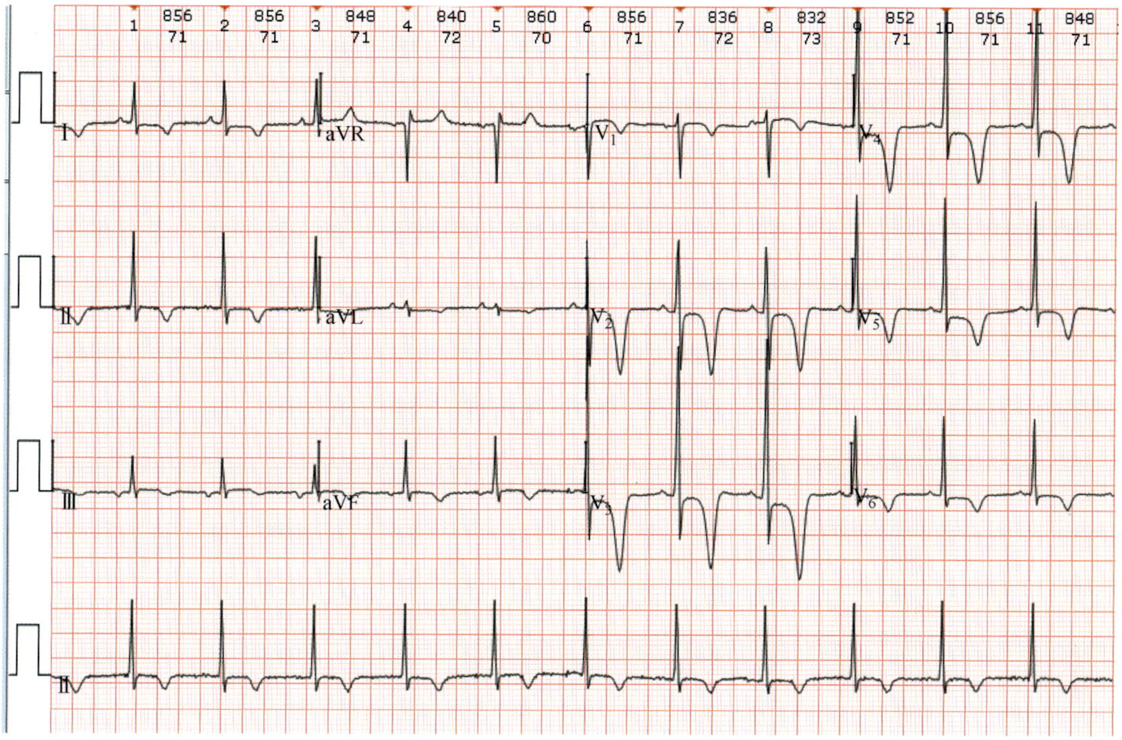

图 12-24　急性广泛前壁、高侧壁心肌缺血

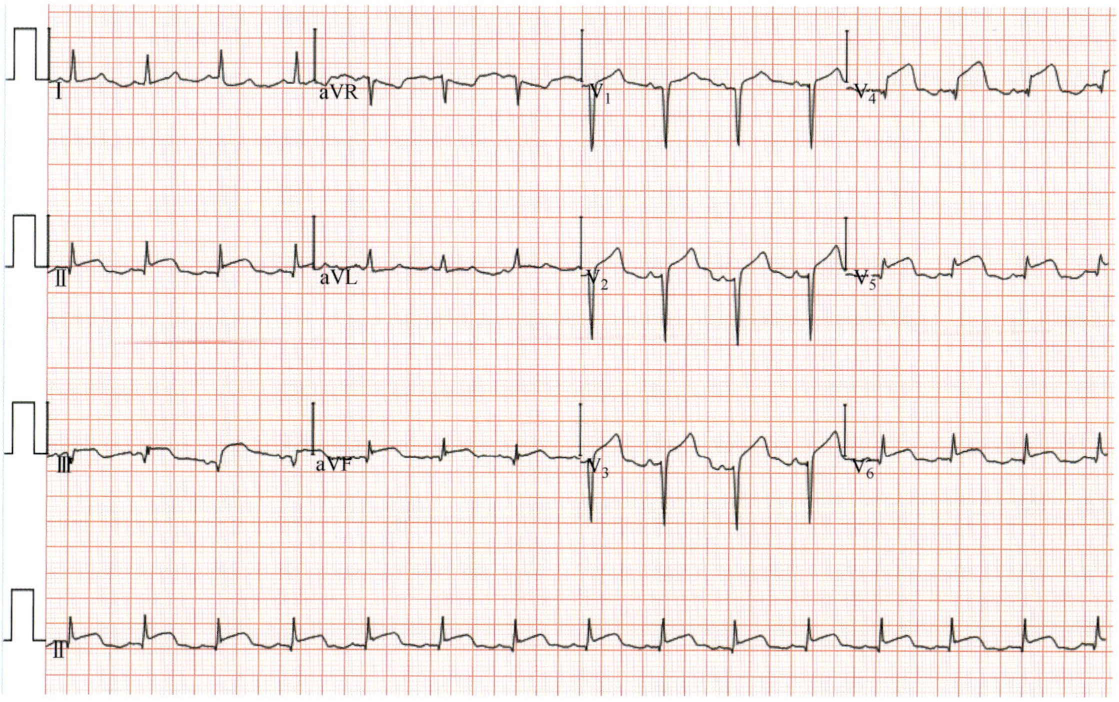

图 12-25　急性广泛前壁、下壁心肌梗死

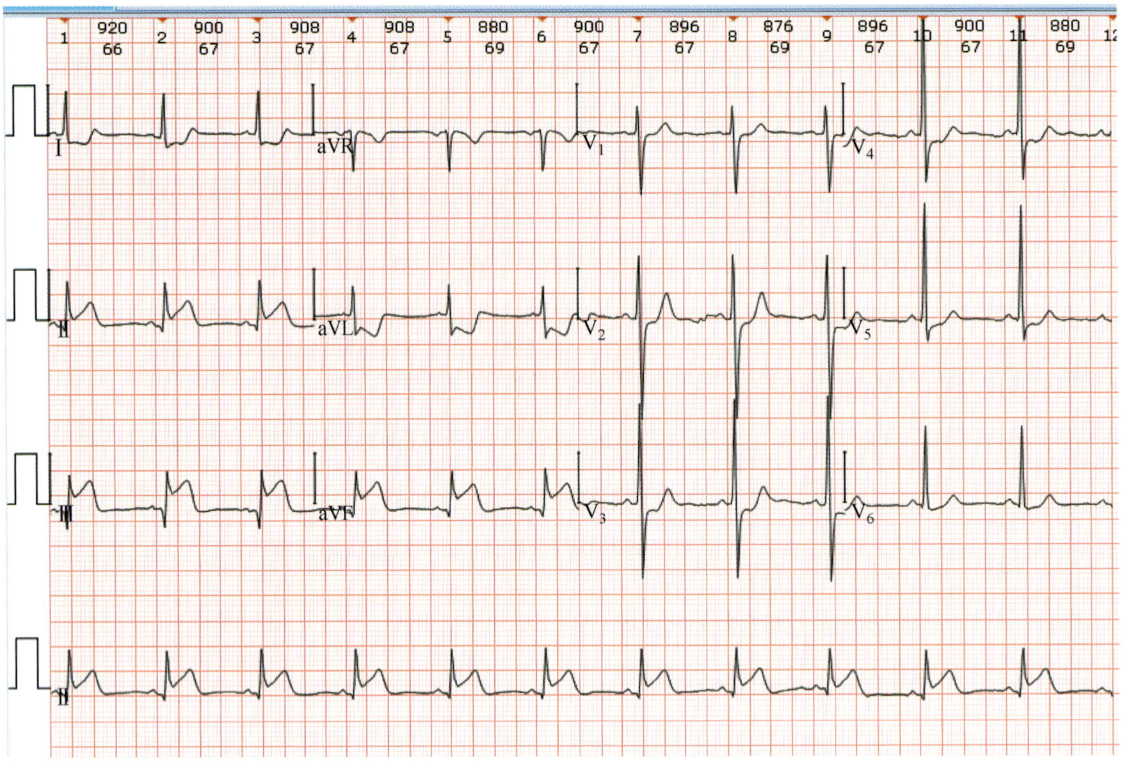

图 12-26　急性下壁心肌梗死伴Ⅰ、aVL、V_2～V_6 导联 ST 段压低

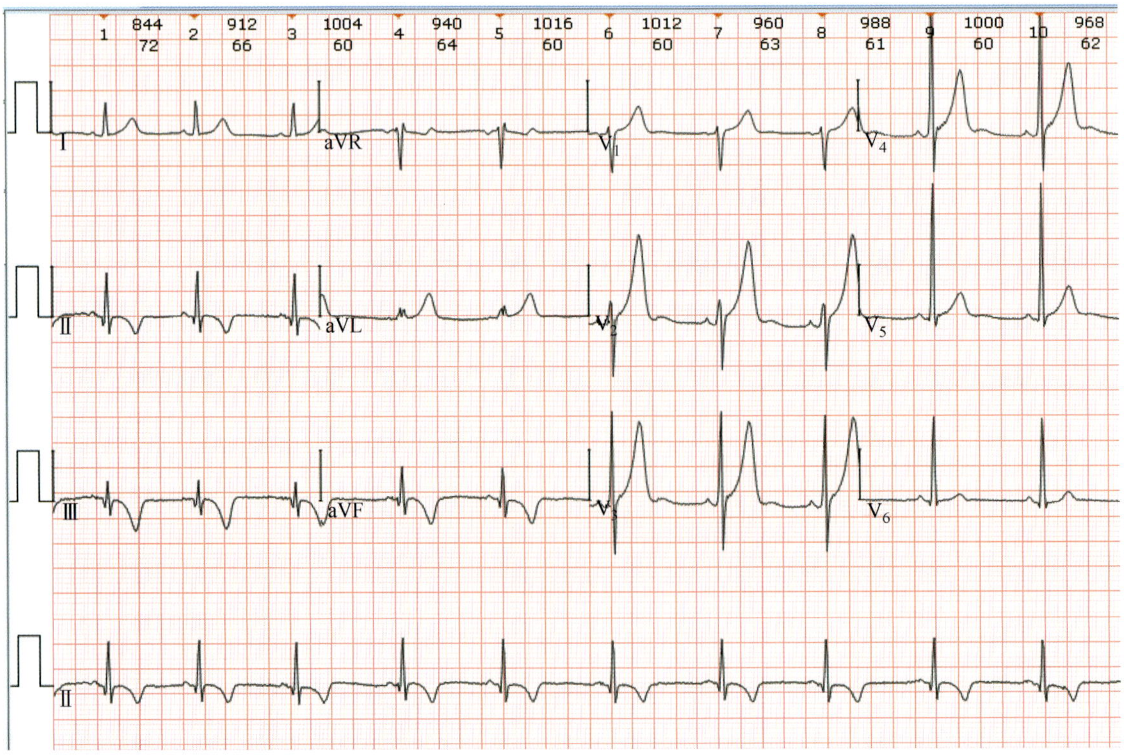

图 12-27　T 波高尖（提示急性前壁心肌梗死超急性期），T 波改变，左心室高电压

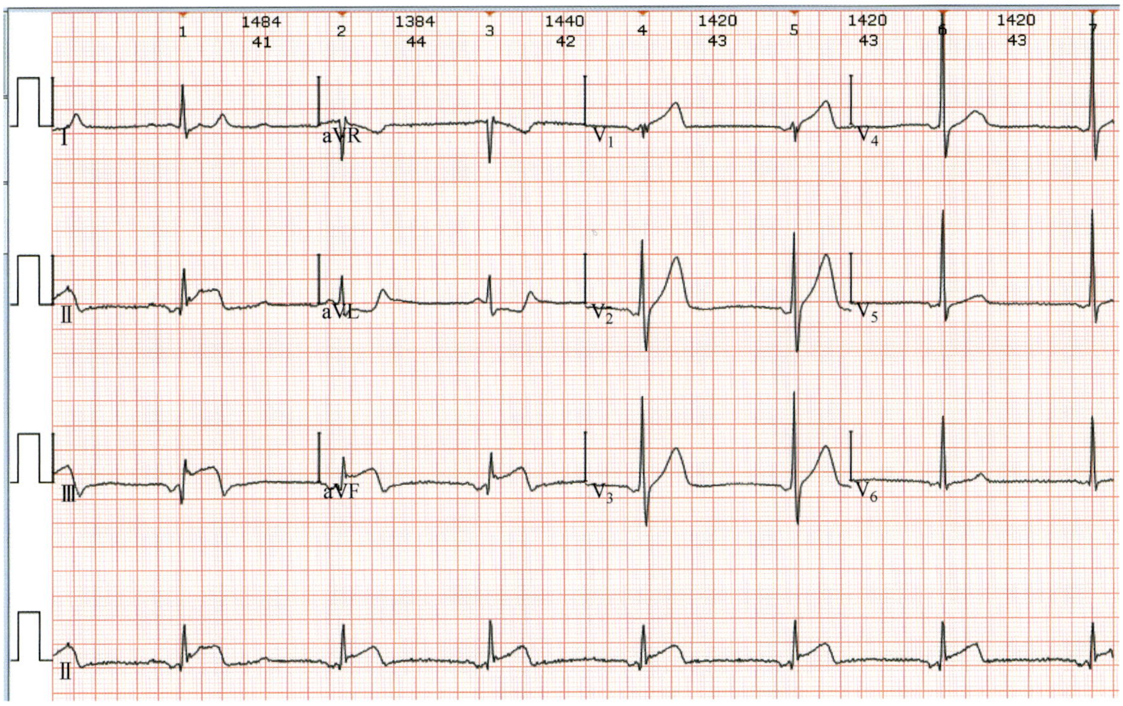

图 12-28　房室交界性逸搏心律（缓慢型），急性下壁心肌梗死，ST-T 改变

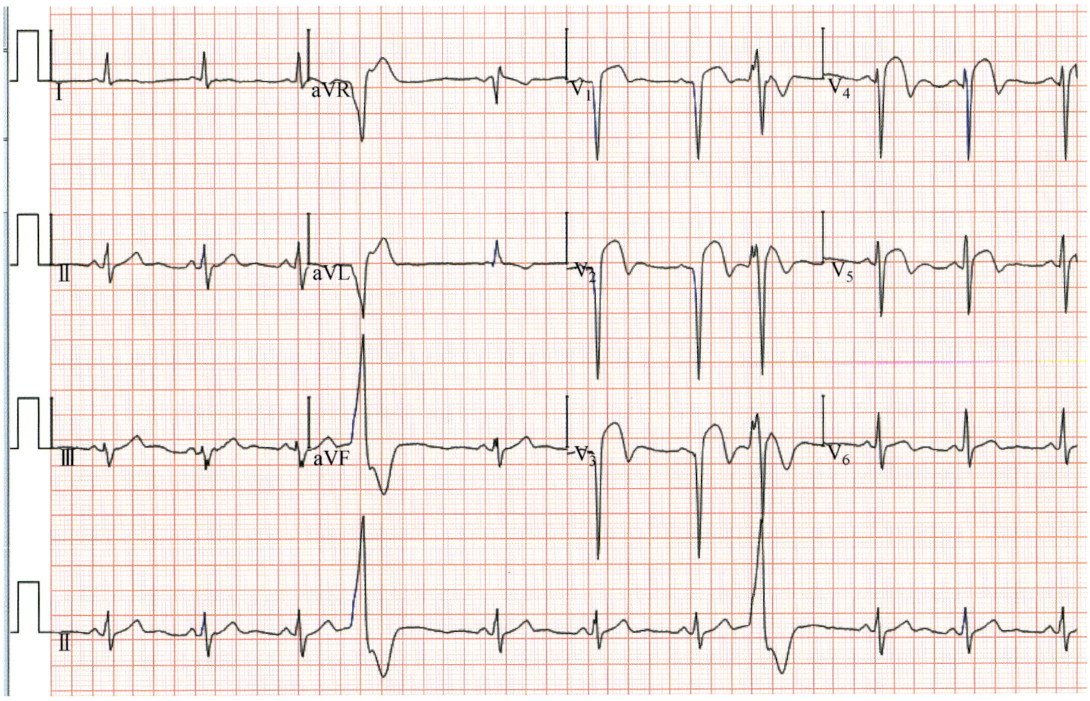

图 12-29　急性广泛前壁心肌梗死，室性早搏，ST-T 改变

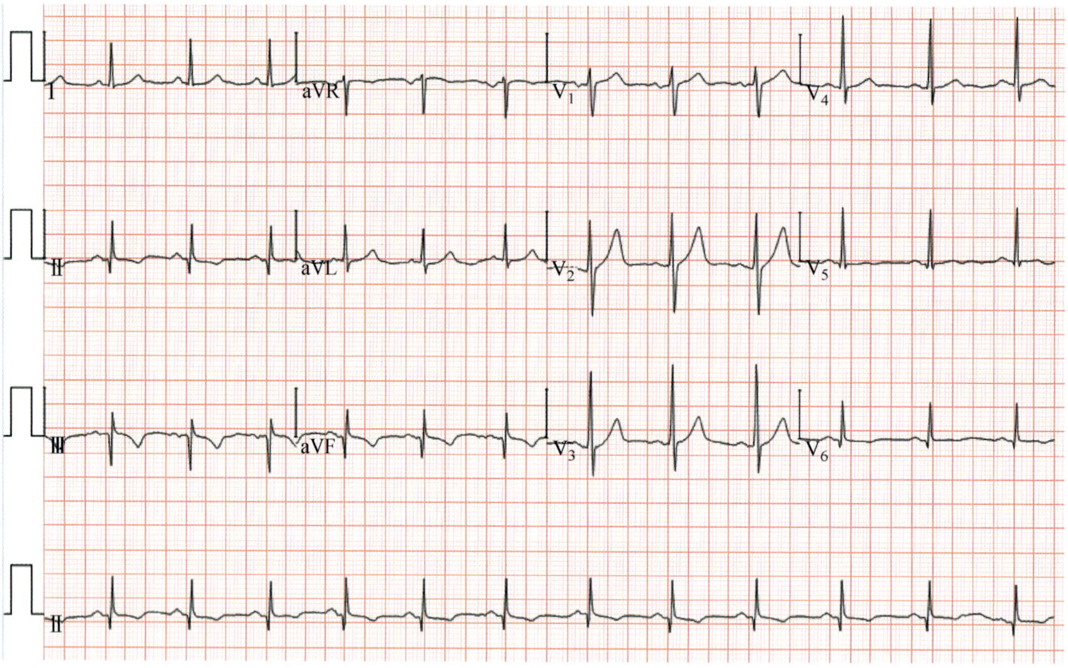

图 12-30　陈旧性下壁心肌梗死，T 波改变

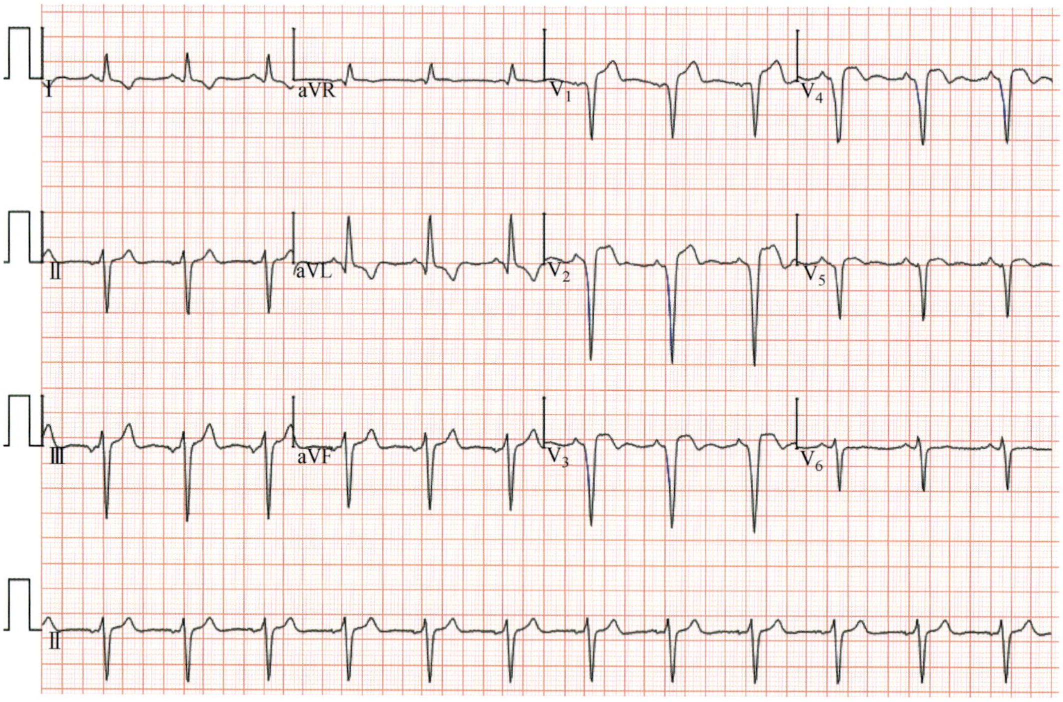

图 12-31　电轴左偏，陈旧性广泛前壁心肌梗死，室内传导延迟

（二）心包炎（图 12-32 至图 12-33）

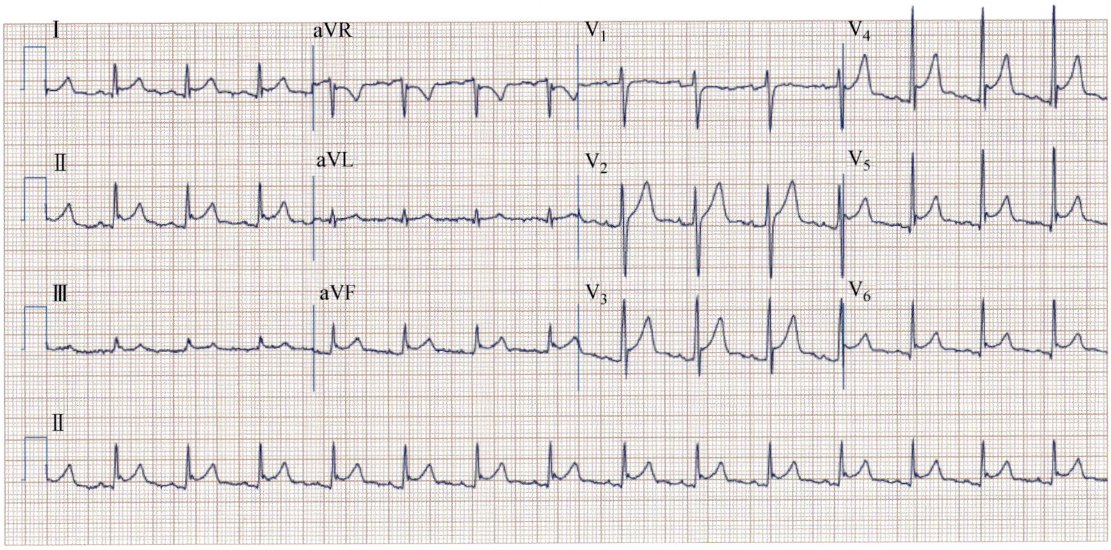

图 12-32 急性心包炎伴Ⅰ、Ⅱ、Ⅲ、aVF 及 V_3 ～ V_6 导联广泛的 ST 段抬高，无 T 波倒置。注意伴随 aVR 导联 PR 段抬高和下侧壁导联 PR 段压低[7]

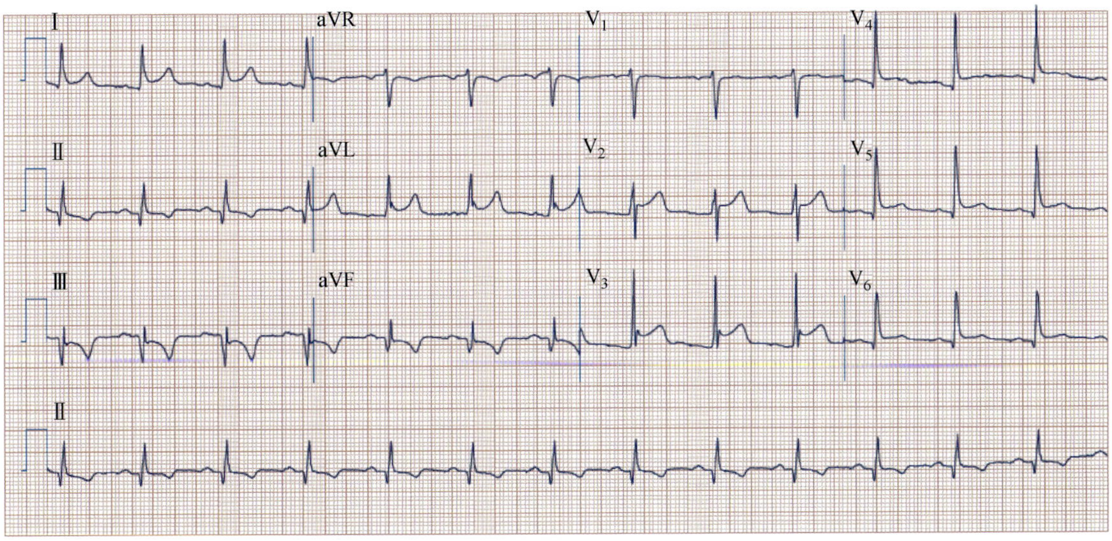

图 12-33 窦性心律；广泛导联 ST 段抬高（Ⅰ、Ⅱ、aVL、V_2 ～ V_6）及 PR 段变化（aVR 导联抬高，V_4 ～ V_6 导联压低）；临界低电压。Ⅱ、Ⅲ、aVF 导联 Q 波形成和 T 波倒置。诊断：急性心包炎合并下壁 Q 波型 MI[7]

（三）瓣膜性心脏病和肥厚型心肌病（图 12-34 至图 12-38）

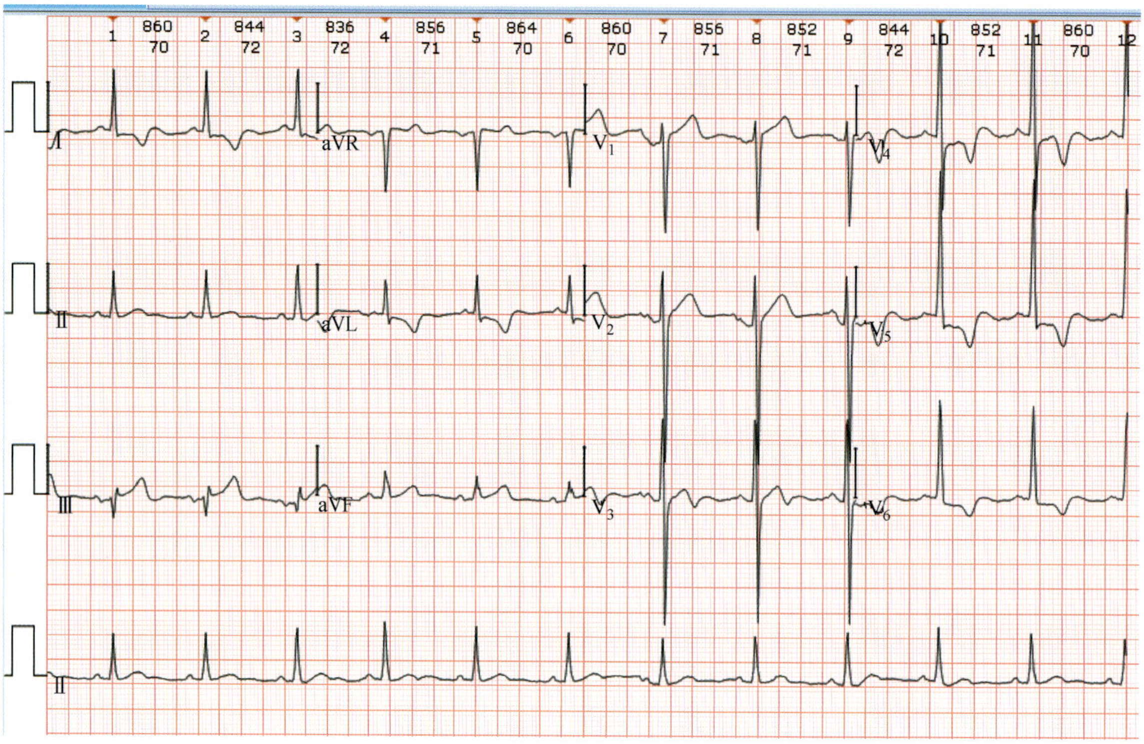

图 12-34　左心室肥厚，ST-T 改变

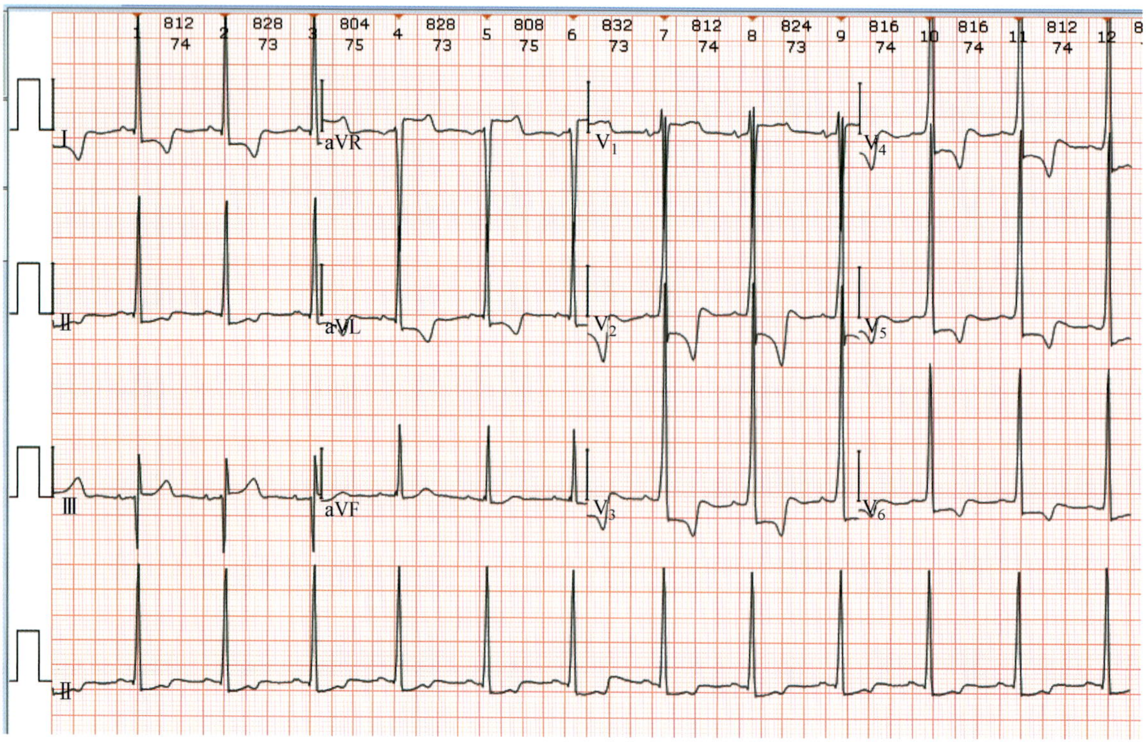

图 12-35　显著左心室肥厚，显著 ST-T 改变

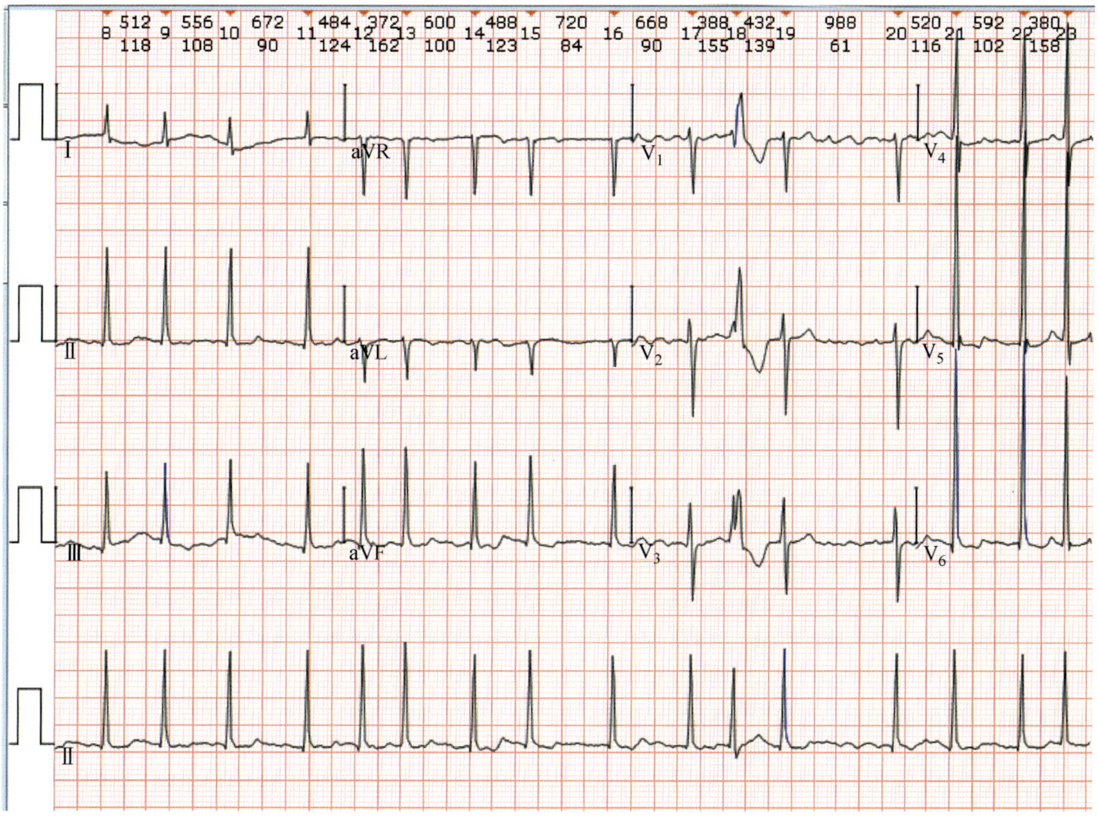

图 12-36 心房颤动伴快速心室率，室内差异性传导，提示左心室肥厚，ST-T 改变，患者有重度二尖瓣狭窄和中度二尖瓣反流

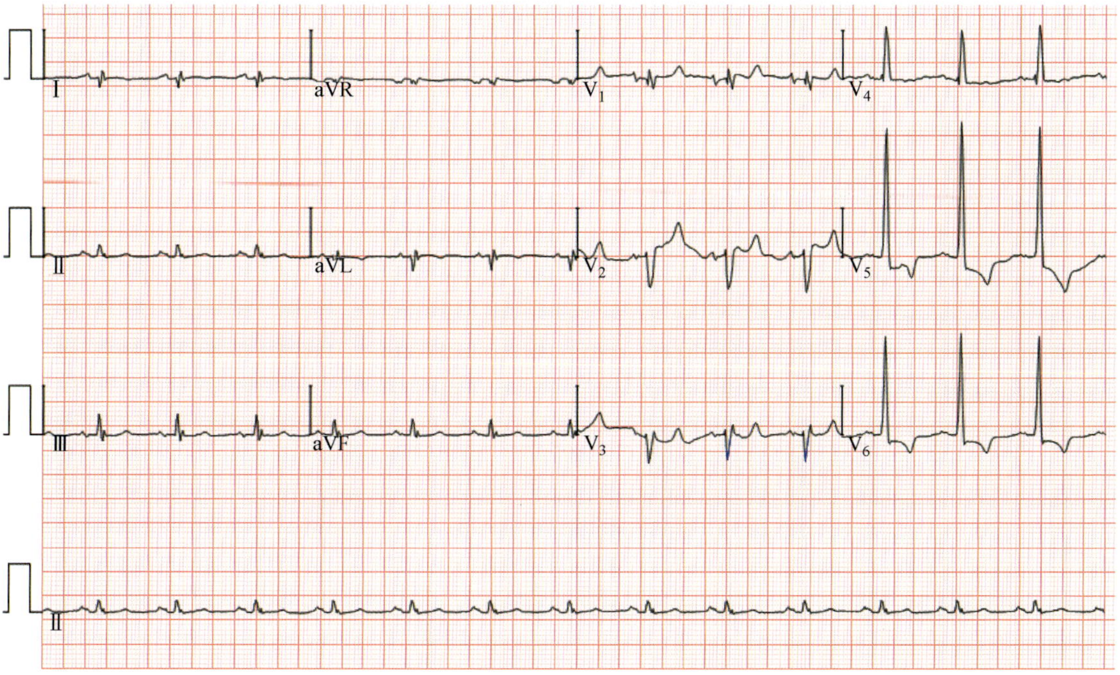

图 12-37 窦性心律，肢体导联低电压，左胸导联 r 波递增不良，室内传导延迟，左心室高电压，显著 ST-T 改变，患者诊断扩张型心肌病

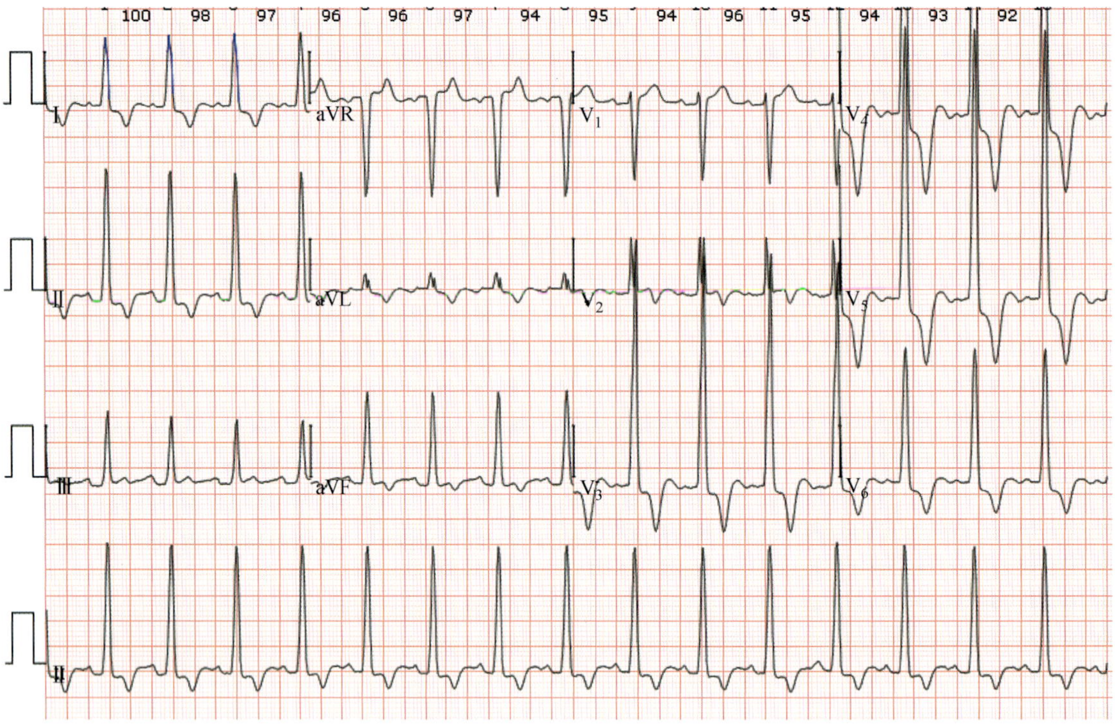

图 12-38　左心室肥厚伴肢体导联及胸导联深倒 T 波。中间胸前导联显著的 T 波倒置提示心尖部的肥厚型心肌病（Yamaguchi 综合征）

（四）肺栓塞及慢性肺动脉高压（图 12-39 至图 12-41）

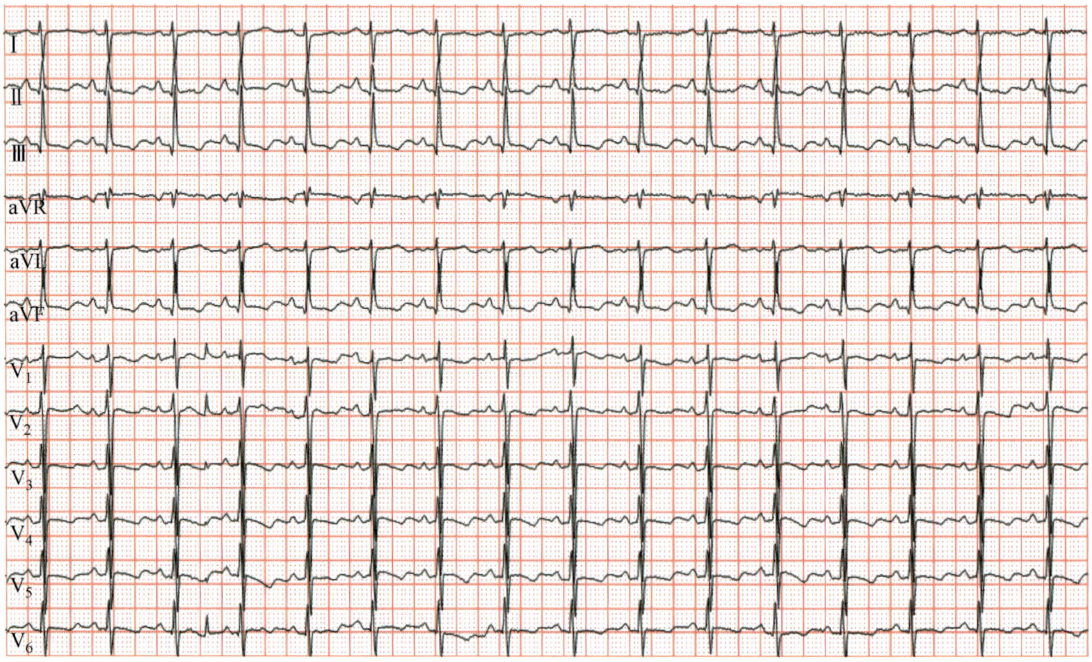

图 12-39　急性肺栓塞患者表现为：窦性心动过速伴 $S_1Q_3T_3$ 型（Ⅰ导联出现明显 S 波、Ⅲ导联 Q 波及 T 波倒置），不完全性右束支传导阻滞，右胸导联 T 波倒置合并急性右心室负荷过重

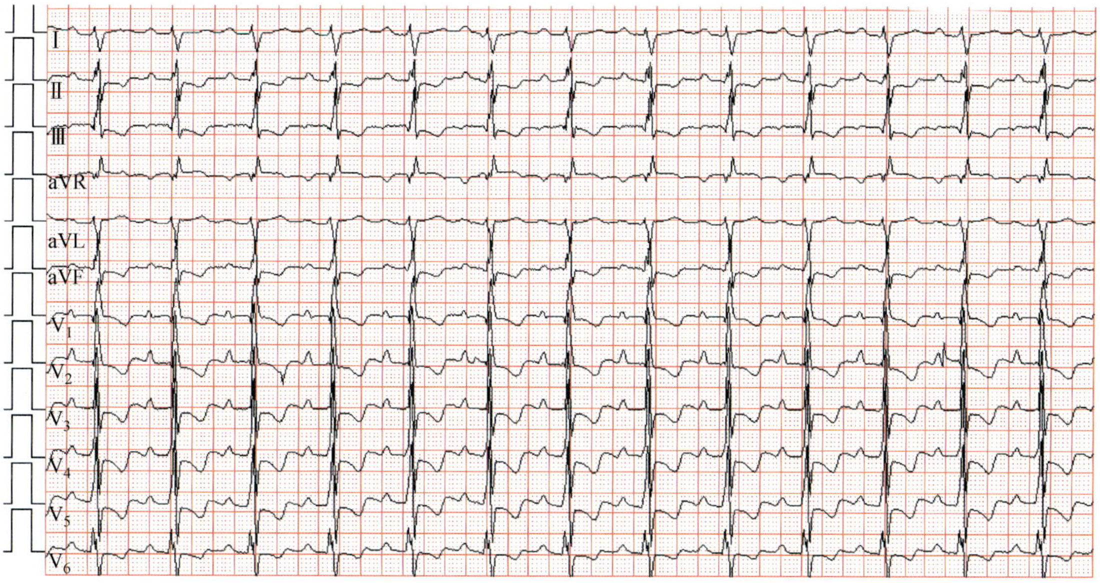

图 12-40 肺动脉高压患者，心电轴右偏，右心室肥厚伴 V_1 导联 R 波增高、V_6 导联 S 波加深及不完全性右束支传导阻滞、ST-T 改变

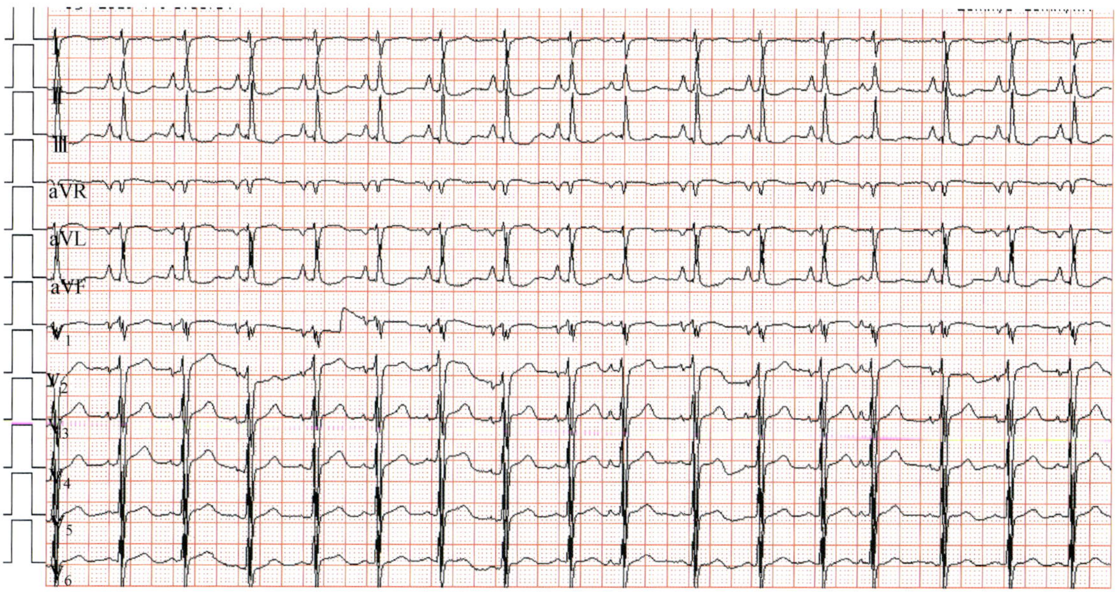

图 12-41 慢性阻塞性肺疾病患者伴右心房负荷过重，心电图表现为：①窦性心动过速，Ⅱ导联 P 波高尖；②房性早搏；③胸前导联顺钟向转位，V_5、V_6 导联终末 S 波；④显著的电轴右偏

（五）电解质紊乱（图 12-42 至图 12-45）

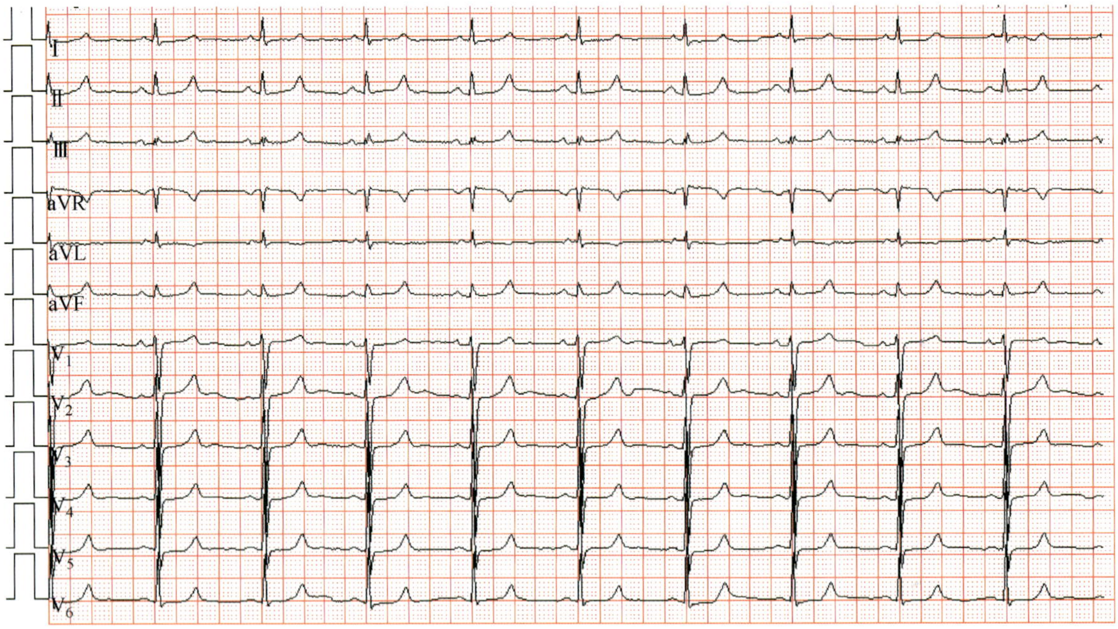

图 12-42　低钙血症患者，ST 段平直延长，T 波低小

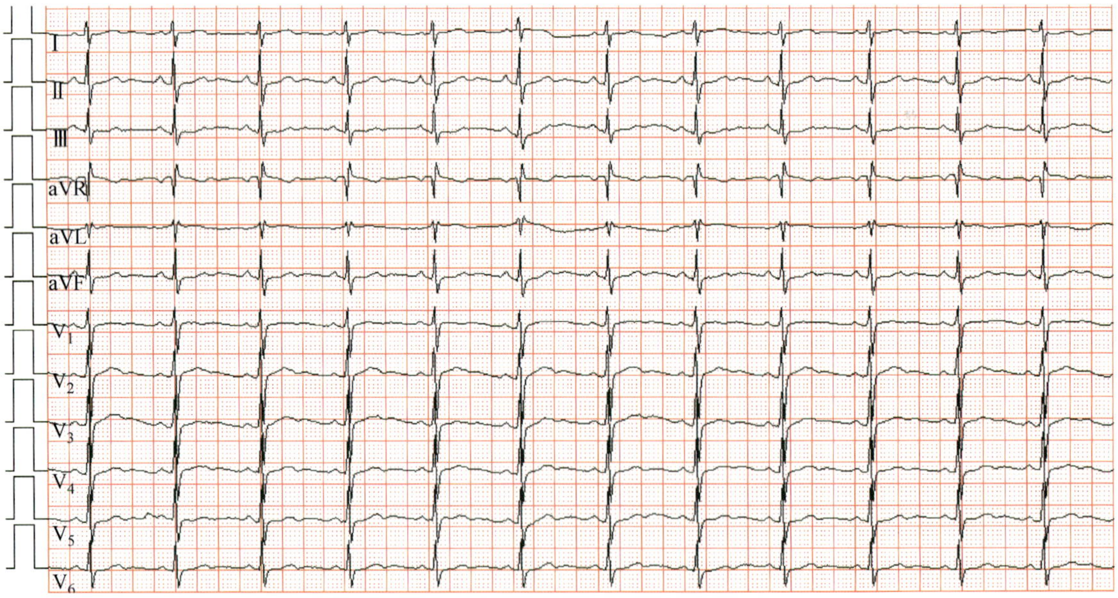

图 12-43　低钾血症患者，多导联出现明显 U 波，部分与 T 波融合

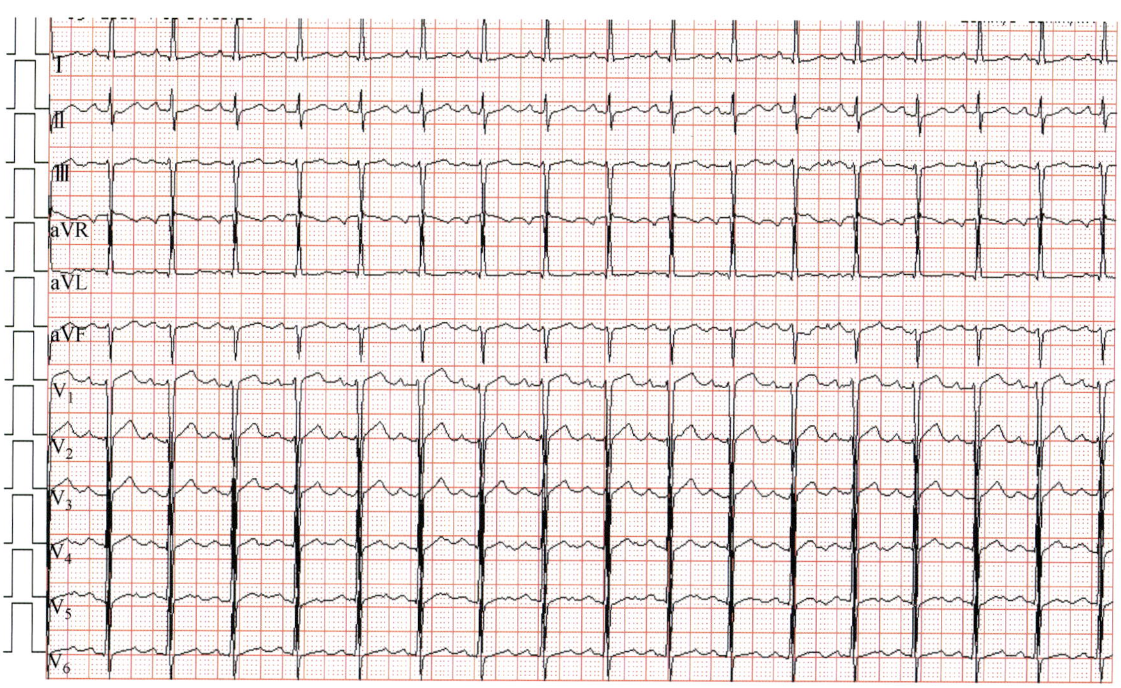

图 12-44 高钙血症 ST 段缩短，T 波紧接着 QRS 波出现。注意 V_2、V_3 导联 ST 段抬高类似急性心肌缺血

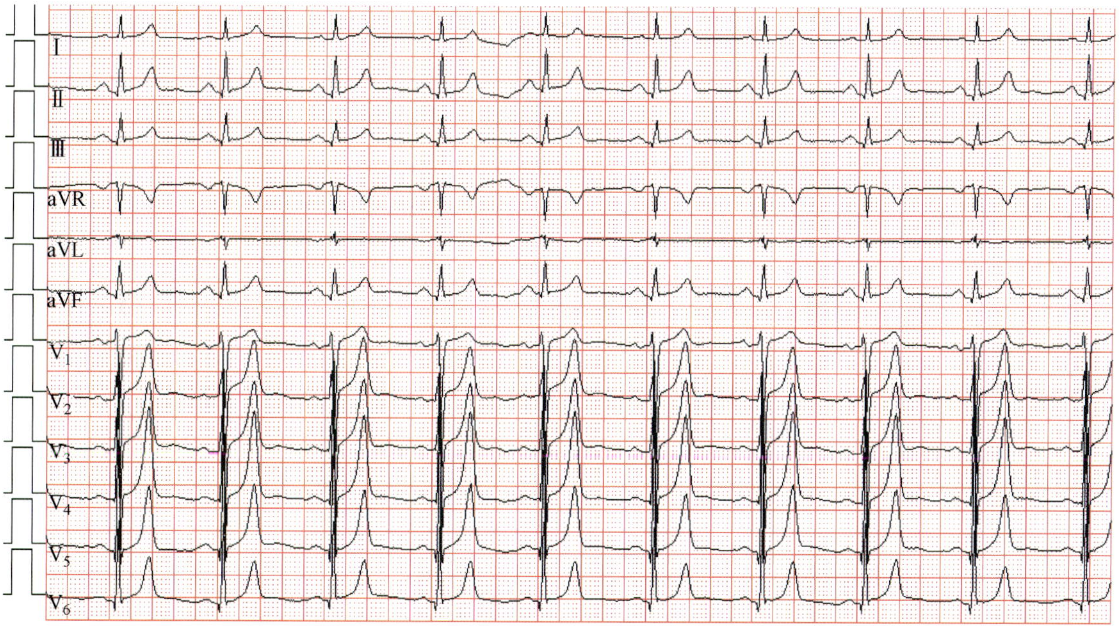

图 12-45 肾衰竭患者尿毒症期，左心室肥厚，T 波高尖

参考文献

[1] 陈新 . 黄宛临床心电学（第 6 版）. 北京：人民卫生出版社，2010.

[2] 李春山 . 心电向量图入门 . 乌鲁木齐：新疆科技出版社，2013.

[3] Betjeman TJ，Rigales L，Hoffman I. Electrocardiographic criteria for the diagnosis of left ventricular hypertrophy. J Am Coll Cardiol，2017，70（14）：1829-1831.

[4] 郭继鸿 . 新概念心电图（第 4 版）. 北京：北京大学医学出版社，2014.

[5] 卢喜烈 . 冠心病心电图 . 天津：天津科学技术出版社，2005.

[6] 赵易 . 心脏电交替现象 . 心电学杂志，2005，2：116-119.

[7] 韩雅玲 . 哈里森心血管病学（第 2 版）. 北京：科学出版社，2018.

13 临床常见心律失常的诊断和处理

（梁　明　王祖禄）

第一节　窦性心律失常

正常情况下，心脏的激动由窦房结支配，窦房结具有最高的固有发放冲动频率和自律性的特性，凡是由窦房结起源并发放的冲动称为窦性心律。正常人窦性心律的频率为 60 ～ 100 次 / 分，正常窦性心律的心电图特点为：P 波在Ⅱ、Ⅲ、aVF 导联直立，aVR 导联倒置，PR 间期 0.12 ～ 0.20 s。窦性心律失常指由于窦房结发放冲动的频率异常或窦性冲动向心房的传导受阻所形成的心律失常。主要包括窦性心动过速、窦性心动过缓、窦性心律不齐、窦性停搏、窦房传导阻滞等。

一、窦性心动过速

成人窦性心动过速（sinus tachycardia）指窦性心律频率≥ 100 次 / 分，其 P 波形态、P 波电轴及 PR 间期一般正常，但 P 波电压可略有增高。引起窦性心动过速常见生理性原因包括吸烟、饮茶或咖啡、饮酒、体力活动、情绪激动等；病理性原因可见于发热、甲状腺功能亢进、贫血、休克、心肌缺血、充血性心力衰竭，或应用肾上腺素、阿托品等药物。病理性原因导致的窦性心动过速应纠正诱因、对症治疗，生理原因所致者无需特殊治疗。

二、窦性心动过缓

窦性心动过缓（sinus bradycardia）简称窦缓，指窦性心律频率低于 60 次 / 分，一般为 45 ～ 59 次 / 分，偶尔可慢至 40 次 / 分。常见于健康的青年人、运动员、睡眠状态等，为其生理性原因；病理性原因包括颅内疾患、严重缺氧、低温、甲状腺功能减退、阻塞性黄疸，应用拟胆碱药物、胺碘酮、β 受体阻滞剂、洋地黄等药物。

症状性窦性心动过缓指窦性停搏超过 3 s 或心率低于 40 次 / 分，并出现低血压或全身血流动力学紊乱症状者，应紧急静脉推注 0.5 ～ 1.0 mg 阿托品。如果已使用最大剂量阿托品（2 mg）心动过缓持续存在，应建立临时起搏。大多数人窦性心动过缓可以自行恢复，植入永久起搏器应慎重。

三、病态窦房结综合征

病态窦房结综合征（sick sinus syndrome，SSS）指由窦房结病变导致功能减退，产生多种心律失常的综合表现，临床表现为发作性头晕、黑矇、乏力、晕厥等，如有心动过速发作，可出现心悸、心绞痛等症状。病态窦房结综合征的心电图表现主要包括：①窦性心动过缓；②窦性停搏与窦房传导阻滞；③窦房传导阻滞合并房室传导阻滞；④心动过缓与心动过速交替发作；⑤慢心室率的心房颤动；⑥变时功能不全；⑦房室交界区性逸搏心律。

（一）窦性停搏

窦性停搏（sinus pause）又称窦性静止（sinus arrest），指窦房结不能发放冲动导致一段时间内不产生冲动，心房无除极和心室无搏动。心电图表现为PP间期显著长的间期内无P波发生，或P波与QRS波均不出现，长PP间期与窦性PP间期无倍数关系（如图13-1）。窦性停搏常见于窦房结变性与纤维化、急性心肌梗死、急性心肌炎、脑血管意外、窦房结和心房肌退行性纤维化、迷走神经张力过高、电解质紊乱如高钾血症、抗心律失常药物毒性、心脏手术损伤窦房结等。长时间的窦性停搏后，窦房结以下的潜在起搏点，如房室交界区或心室，可出现交界性心律控制心室。如窦性停搏大于3 s，且无逸搏心律出现，患者可出现头晕、黑朦、短暂意识障碍或晕厥，严重者可出现Adams-Stokes综合征，甚至死亡。

（二）窦房传导阻滞

窦房传导阻滞是指窦房结冲动的短暂阻滞，即窦房结产生的冲动，部分或全部不能到达心房，引起心房和心室停搏。窦房传导阻滞是一种少见的心脏传导障碍，多为间歇性，常见于迷走神经亢进或颈动脉窦过敏者，持续窦房传导阻滞多见于器质性心脏病患者，此外高血钾及应用洋地黄、奎尼丁、β受体阻滞剂也可引起窦房传导阻滞。

（三）慢-快综合征

临床上可见许多患者在缓慢性心律失常基础上出现多种快速性心律失常，心电图表现为心动过缓与心动过速交替出现，称之为慢-快综合征（图13-2）。快速性心律失常的电生理基础是由于窦房结器质性病变使其功能受损，窦性心律减慢或停止，而窦房结以下部位易损性的敏感度较高。同时，窦房结外的心房组织甚至心室等组织由于疾病引起心肌膜电位降低，除极化的速度或幅度降低，冲动传导减慢引起单向阻滞。局部电流改变还可以引起相邻部位电活动的不一致，从而形成结构或功能上的折返环路。病态窦房结综合征患者发生心动过速时，单独应用抗心律失常药物可能加重心动过缓，建议有症状者应接受起搏器治疗，若仍有心动过速发作，可应用抗心律失常药物治疗。目前在植入起搏器的患者中，因病态窦房结综合征植入者占一半以上。

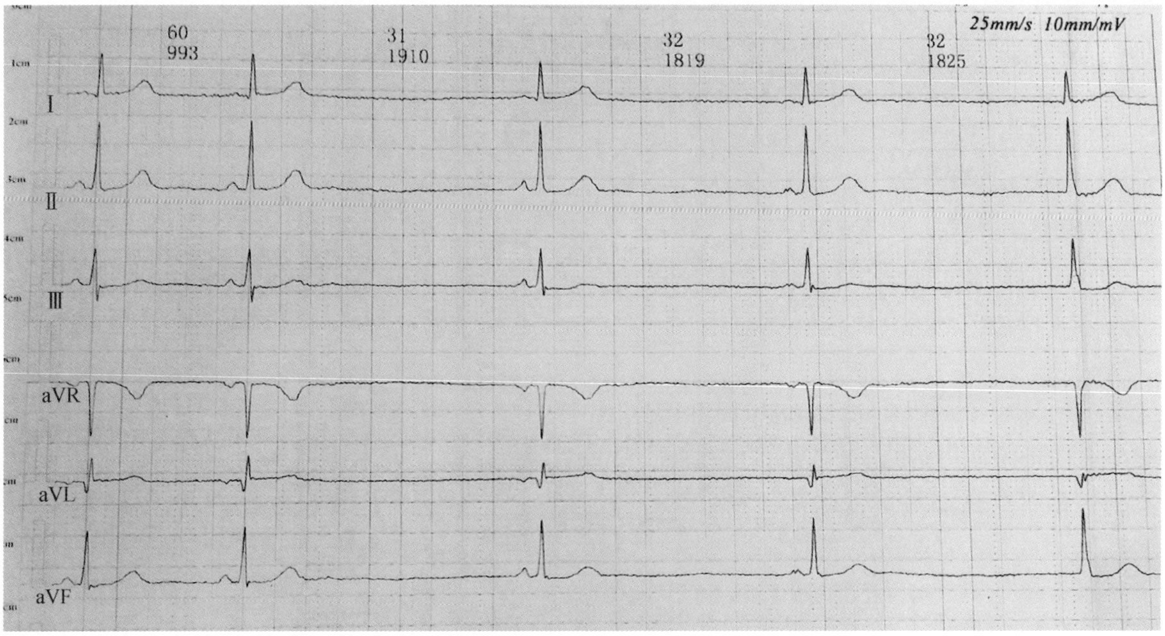

图13-1　窦性停搏

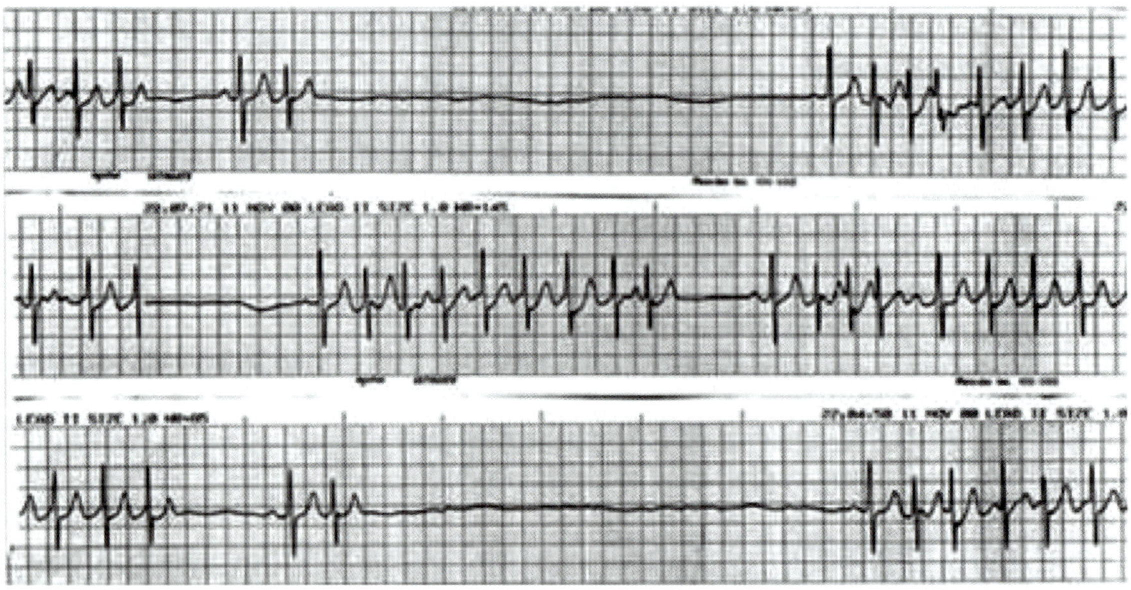

图 13-2 慢-快综合征

第二节 房性心律失常

一、房性期前收缩

房性期前收缩（atrial premature beats）又称房性早搏，指起源于窦房结以外心房的任何部位的心房激动。主要表现为心悸，部分患者可伴有胸闷、胸痛、气短等症状。房性期前收缩多为功能性，在各种器质性心脏病如冠心病、肺源性心脏病（肺心病）、心肌病等患者中，房性期前收缩的发生率明显增加，并常可引发其他快速性房性心律失常。

二、房性心动过速

房性心动过速（atrial tachycardia）简称房速，起源于心房，且无需房室结参与维持的心动过速，发生机制包括自律性增加、折返和触发活动。房性心动过速常见于心肌梗死、慢性肺部疾病、洋地黄中毒、大量饮酒、代谢功能障碍、心脏外科术后或射频消融术后导致的手术瘢痕引起的房性心动过速。

房性心动过速的心电图表现为：①心房率通常为 150 ～ 200 次 / 分；② P 波形态与窦性心律不同；③常出现二度Ⅰ型或Ⅱ型房室传导阻滞，呈现 2：1 房室传导者亦属常见，但心动过速不受影响；④ P 波之间的等电位线仍存在；⑤刺激迷走神经不能终止心动过速；⑥发作开始时心率逐渐加速。

治疗方面，首先明确房性心动过速的病因，针对病因治疗是根本；其次，可适当应用控制心室率的药物，如洋地黄类、β 受体阻滞剂、非二氢吡啶类钙通道阻滞剂等以减慢心率；可加用Ⅰ A、Ⅰ C 或Ⅲ类抗心律失常药物，若药物治疗效果不明显，可考虑射频消融术治疗。

三、心房颤动

心房颤动（atrial fibrillation，AF）简称房颤，是临床常见的心律失常类型，是指规则有序的心房活动丧失，代之以快速无序的心房颤动波，是严重的心房电活动紊乱。胡大一等[1]对我国 13 个省和直辖市自然人群中 29 079 例 30 ～ 85 岁人群的流行病学调查提示，房颤年龄校正后患病率为 0.65%，随年龄增长患病率增加，在＞ 80 岁人群中高达 7.5%。张澍等[2]针对不同地区自然人群 19 368 例成年人（≥ 35 岁）的横截面调查结果显示，我国房颤年龄校正后患病率为 0.74%，< 60 岁男女患病率分别为 0.43% 和 0.44%，> 60 岁男女患病率分别增长至 1.83% 和 1.92%。房颤的患病率及发病率均随年龄增长逐步增加，且各年龄段男性均高于女性[3-4]。房颤可见于正常人，可在情绪激动、大量饮酒、运动、吸烟、肥胖、久坐或手术后发生。根据房颤持续时间的不同，可将房颤分为阵发性房颤（paroxysmal AF）、持续性房颤（persistent AF）、长程持续性房颤（long-standing persistent AF）以及永久性房颤（permanent AF），其定义见表 13-1。

房颤临床症状的轻重受心室率快慢的影响，心室率超过 150 次 / 分患者可出现心悸、胸闷、胸痛、运动耐量下降等症状。若心室率不快，患者可无症状。房颤的心电图特点为 P 波消失，可见 f 波，频率为 350 ～ 600 次 / 分；心室律极不规则，心室率通常在 100 ～ 160 次 / 分；QRS 波形态通常正常。房颤的诊疗过程中应注意以下几点：血流动力学是否稳定，是否有心功能受损，是否伴有预激综合征，以及心房颤动 / 心房扑动持续时间是否在 48 h 内。

表 13-1　房颤的分类

分类	定义
阵发性房颤	发作后 7 天内自行或干预终止的房颤
持续性房颤	持续时间超过 7 天的房颤
长程持续性房颤	持续时间超过 1 年的房颤
永久性房颤	医生和患者共同决定放弃恢复或维持窦性心律的一种类型，反映了患者和医生对于房颤的治疗态度，而不是房颤自身的病理生理特征，如重新考虑节律控制，则按照长程持续性房颤处理

房颤治疗的目的主要包括控制心室率、转复为窦性心律、预防栓塞三大方面。

（一）控制心室率

血流动力学稳定的快速房颤，不论持续时间长短，均需应用药物控制心室率。心功能正常者可应用 β 受体阻滞剂、钙通道阻滞剂、地高辛治疗。对常规控制心室率措施无效或有禁忌时可考虑静脉应用胺碘酮。心功能受损（LVEF < 40%）时可考虑应用 β 受体阻滞剂、地高辛、地尔硫䓬、普罗帕酮（心律平）、胺碘酮。在此需要注意的是，地高辛和地尔硫䓬禁用于预激伴房颤的患者。房颤心室率控制的药物选择流程见图 13-3。

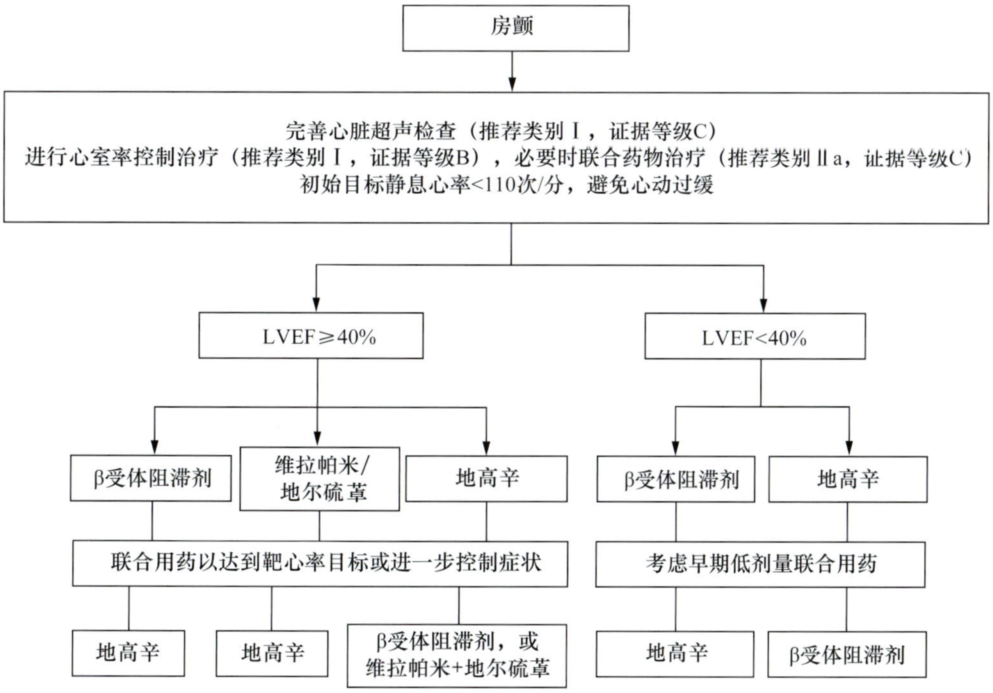

图 13-3　房颤心室率控制的药物选择流程

（二）转复为窦性心律

新近发生的房颤（24 ～ 48 h 内）有自行转复可能，超过 7 天很少自行转复。血流动力学稳定的快心室率患者，可选择口服药物或静脉用药控制心室率并转复为窦性心律。静脉药物转复适用于发作 7 天之内的房颤患者，超过 7 天效果较差。心力衰竭失代偿、急性心肌缺血、低血压等情况下首选同步直流电复律。电转复效果最切实，成功率高，副作用小。

药物转复为窦性心律方法：心功能正常者可试用静脉药物转复，如氟卡胺、普罗帕酮、普鲁卡因胺、伊布利特、胺碘酮、索他洛尔等；心功能受损时选择静脉应用胺碘酮治疗；目前新开发具有转复房颤作用的Ⅲ类药物包括伊布利特、多非利特、替他沙米等。在此需要指出的是，当房颤持续时间不明或≥ 48 h，心脏复律前需抗凝治疗 3 周，经食管超声确定左心耳内无血栓后方可进行药物复律或电复律，复律后仍需要 4 周的抗凝，4 周之后是否需要长期抗凝治疗需要根据 CHA2DS2-VASc 风险评分决定[5]。常用于转复的抗心律失常药物的作用特点、应用方法及注意事项见表 13-2。

预激伴房颤的患者一般应立即电转复，若考虑药物治疗时，心功能正常者可选用普罗帕酮、索他洛尔、普鲁卡因胺、胺碘酮、氟卡胺治疗，心功能受损者只能选择胺碘酮治疗。

表 13-2　用于药物复律的抗心律失常药物

药物	给药途径	剂量和用法	不良反应
氟卡尼	口服 静脉	200 ～ 300 mg 1.5 ～ 2.0 mg/kg 10 min 以上	低血压、心房扑动伴 1∶1 房室传导、QT 间期延长；避免应用于缺血性心脏病和（或）明显结构性心脏病患者
胺碘酮	静脉	150 mg 10 min 静注，继之 1 mg/min 维持 6 h，后 0.5 mg/min 维持 18 h；或首次剂量：5 ～ 6 mg/kg 1 ～ 2 h 以上；后续剂量：50 mg/h；24 h 最大剂量不超过 1 g	静脉用药期间注意低血压、肝损害、心动过缓、静脉炎等不良反应。长期应用时注意甲状腺功能、肺毒性、肝损害等不良反应
普罗帕酮	静脉 口服	1.5 ～ 2.0 mg/kg 10 min 以上 450 ～ 600 mg	低血压、心房扑动伴 1∶1 传导；轻度 QRS 波延长；避免用于缺血性心脏病患者和（或）明显结构性心脏病患者
伊布利特	静脉	1.0 mg 10 min 以上；必要时 10 min 后可重复 1 mg 于 10 min 以上静注（体重＜ 60 kg 使用 0.01 mg/kg）	QT 间期延长、多形性室速 / 尖端扭转型室速（3% ～ 4%）。避免用于 QT 间期延长、低血钾、严重左心室肥大或射血分数降低患者
维纳卡兰	静脉	首次剂量：3 mg/kg，10 min 以上；后续剂量：间隔 15 min，2 mg/kg，10 min 以上	低血压、非持续性室性心律失常、QT 间期和 QRS 波延长。避免用于收缩压＜ 100 mmHg、近期（＜ 30 天）发生的急性冠脉综合征、NYHA Ⅲ～Ⅳ级心力衰竭、QT 间期延长（未校正＞ 440 ms）和重度主动脉狭窄的患者
多非利特	口服	肌酐清除率（ml/min）　剂量（μg 每日 2 次） ＞ 60　500 40 ～ 60　250 20 ～ 40　125 ＜ 20　不建议	QT 间期延长、尖端扭转型室速；应根据肾功能、体重及年龄调整剂量

注：静脉示外周大静脉应用，在 24 h 内将 i.v.（中心静脉）给药改为口服给药；静注：静脉注射；室速：室性心动过速；NYHA：纽约心功能分级

（三）预防栓塞

房颤是栓塞的独立危险因素[6-7]，预防房颤引起的血栓栓塞事件，是房颤治疗策略中的重要一环。房颤患者可应用 CHA_2DS_2-VASc 评分进行血栓栓塞症危险评估，CHA_2DS_2-VASc 评分≥ 2 的男性患者和 CHA_2DS_2-VASc 评分≥ 3 的女性患者需进行抗凝治疗，可明显减少血栓栓塞事件并改善患者预后。有研究指出，房颤患者的血栓栓塞风险是连续的和不断变化的，对于房颤患者应定期评估其血栓栓塞风险[8]，CHA_2DS_2-VASc 评分方法见表 13-3。

房颤患者因长期服用抗凝药、既往患有高血压、脑卒中等风险，导致出血风险较高。HAS-BLED 评分能很好地预测房颤患者的出血风险，HAS-BLED ≥ 3 分较 0 分患者的出血风险比值比为 8.56[9]。对于 HAS-BLED 评分≥ 3 的患者应注意筛查并纠正增加出血风险的可逆因素，并在开始抗凝治疗之后加强监测。HAS-BLED 评分细则详见表 13-4。

目前临床中常用的口服抗凝药物主要包括维生素 K（VK）拮抗剂华法林和非 VK 拮抗口服抗凝药（NOAC）两大类。华法林为 VK 拮抗剂，该药存在一些局限性，主要包括不同个体的有效剂量变异幅度较大，抗凝作用易受多种食物和药物的影响，用药过程中需频繁监测凝血功能及 INR，并根据 INR 及时调整药物剂量，服用不当

表 13-3 CHA_2DS_2-VASc 评分

危险因素	积分（分）
充血性心力衰竭 / 左心室功能障碍（C）	1
高血压（H）	1
年龄≥ 75 岁（A）	2
糖尿病（D）	1
脑卒中 /TIA/ 血栓栓塞病史（S）	2
血管疾病（V）	1
年龄 65 ～ 74 岁（A）	1
性别（女性，Sc）	1
总积分	9

注：TIA ＝短暂性脑缺血发作

表 13-4 HAS-BLED 评分

临床特点	计分（分）
高血压（H）	1
肝肾功能异常（各 1 分，A）	1 或 2
脑卒中（S）	1
出血（B）	1
INR 值易波动（L）	1
老年（如年龄＞ 65 岁，E）	1
药物或嗜酒（各 1 分，D）	1 或 2
最高值	9

注：高血压定义为收缩压＞ 160 mmHg（1 mmHg ＝ 0.133 kPa）；肝功能异常定义为慢性肝病（如肝纤维化）或胆红素＞ 2 倍正常值上限，谷丙转氨酶＞ 3 倍正常值上限；肾功能异常定义为慢性透析或肾移植或血清肌酐≥ 200 μmol/L；出血指既往出血史和（或）出血倾向；国际标准化比值（INR）易波动指 INR 不稳定，在治疗窗内的时间＜ 60%；药物指合并应用抗血小板药物或非甾体抗炎药

可增加出血风险。临床应用中因华法林具有较多局限性，故非 VK 拮抗口服抗凝药的应用范围越来越广。目前在中国上市的非 VK 拮抗口服抗凝药包括利伐沙班（直接 X a 因子抑制）和达比加群酯（直接凝血酶抑制剂）两种。

经皮左心耳封堵术是目前用于预防房颤卒中的有效方法。左心耳封堵术的临床适应证是出血风险较高，或有口服抗凝药禁忌的患者。目前常用的左心耳封堵器为波士顿科学公司生产的 Watchman 封堵器和国内先健科技有限公司自主研发的 LAmbre 封堵器，已在临床广泛开展并应用。

鉴于近年来导管消融治疗在维持窦性心律和改善生活质量等方面优于抗心律失常药物治疗的一致研究结果[10-17]，新的消融能源（冷冻消融等）对房颤治疗的安全性和有效性临床研究得到进一步证实[18-19]，越来越多的患者选择导管消融或冷冻消融治疗房颤（见图 13-4）。

四、心房扑动

心房扑动（atrial flutter）简称房扑，是介于房速和房颤之间的快速性心律失常，健康者少见，患者多伴有器质性心脏病。

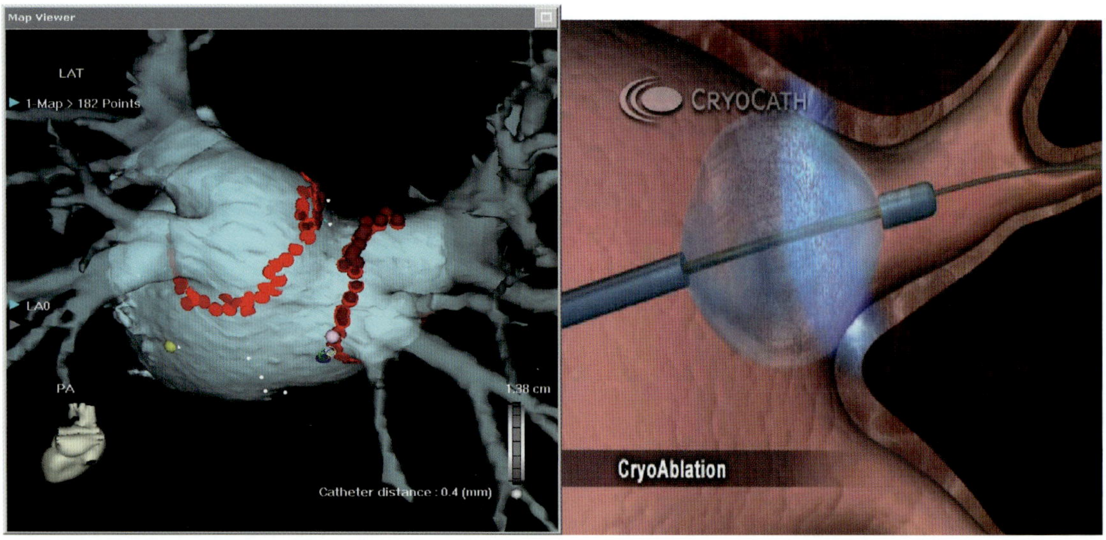

图 13-4　左图为射频导管消融法隔离双侧肺静脉治疗房颤，右图为冷冻消融法治疗房颤

（一）病因

房扑的病因包括风湿性心脏病、冠心病、高血压性心脏病、心肌病等，其他原因还包括肺栓塞、慢性充血性心力衰竭、甲状腺功能亢进、心包炎、外科术后瘢痕形成等。

（二）临床表现

患者的症状主要与房扑的心室率相关，心室率不快时，患者可无症状。房扑伴有极快的心室率，可诱发心绞痛与充血性心力衰竭。房扑往往有不稳定的倾向，可恢复为窦性心律或进展为房颤，也可持续数月或数年。体格检查可见快速的颈静脉搏动。当房室传导比例发生变动时，第一心音强度亦随之变化。

（三）心电图检查

房扑的心电图表现包括：心房活动呈现规律的锯齿状扑动，称为 F 波，在Ⅱ、Ⅲ、aVF、V_1 导联最为明显。典型房扑的频率常为 250 ～ 300 次 / 分；心室律规则或不规则，取决于房室传导比率；QRS 波形态正常，若伴有室内差异性传导或束支传导阻滞，或经旁路下传时 QRS 波可增宽。图 13-5 为一例 Ebstein 畸形术后房扑发作心电图。

（四）治疗

房扑的治疗包括直流电复律、抗心律失常药物、抗凝和导管消融。具体处理方式取决于患者的临床表现。如房扑患者有严重的血流动力学障碍，应立即实施直流电复律。静脉注射伊布利特、索他洛尔或ⅠC 类药物可以进行急诊药物复律。房扑的抗凝治疗也同样重要，有研究显示，未经充分抗凝治疗的房扑患者直流电复律后血栓栓塞的发生率达 2.2%。因此，对持续时间超过 48 h 的房扑患者，在采用任何方式的复律前主张给予抗凝治疗。由 20 世纪 90 年代早期开始，导管射频消融技术已用于房扑的治疗。研究表明，射频消融能够永久性根治房扑，最常见的有效消融部位是下腔静脉口至三尖瓣环之间的峡部。有效的射频消融需证实峡部传导已被双向阻滞，其成功率为 95%，目前射频消融术已成为房扑的首选治疗方法。

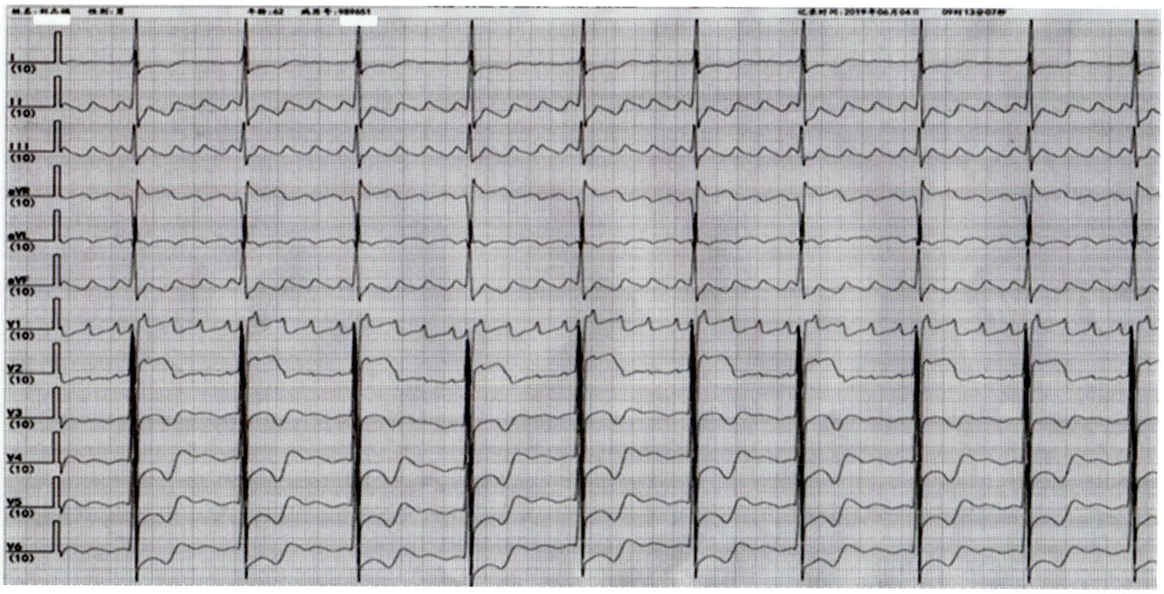

图 13-5　心房扑动

第三节　房室交界区性心律失常

一、房室结折返性心动过速

房室结折返性心动过速（atrioventricular nodal reentrant tachycardia，AVNRT）是最常见的阵发性室上性心动过速类型，它通过房室结的快径和慢径构成折返环路，从而发生心动过速。房室结在部分人群中存在传导速度和不应期截然不同的传导通路，表现为房室结出现纵向的功能性分离，即房室结双径路。房室结折返性心动过速主要包括慢 / 快型、慢 / 慢型、快 / 慢型三种。该类型心动过速发作时突然起始与终止，持续时间长短不一。临床症状包括心悸、胸闷、焦虑不安等，部分患者还可出现头晕、心绞痛、心力衰竭与休克。

房室结折返性心动过速的心电图表现为：①心率 150 ～ 250 次 / 分，节律规则；② QRS 波形态与时限均正常，但发生室内差异性传导或原有束支传导阻滞时，QRS 波形态异常；③ P 波为逆行性（Ⅱ、Ⅲ、aVF 导联 P 波倒置），常埋藏于 QRS 波内或位于其终末部分，P 波与 QRS 波保持固定关系；④起始突然，通常由一个房性期前收缩触发，其下传的 PR 间期显著延长，随之引起心动过速发作。

二、房室折返性心动过速

房室折返性心动过速（atrioventricular reentrant tachycardia，AVRT）是由旁路前传或逆传，心房、心室及正常传导系统均参与折返的一种室上性心动过速。旁路跨在二尖瓣或三尖瓣环的心内膜和心外膜之间，近端搭在心房肌，远端附着于心室肌，形成房室间的快速通路。房室旁路分为显性旁路、隐匿性旁路和慢传导旁路。显性旁路具有前传功能，因此，体表心电图上可表现出预激波。隐匿性旁路没有前传功能，可经旁路逆传。慢传导旁路实际上是具有递减传导的隐匿性房室慢旁路。

（一）显性房室旁路

显性房室旁路经旁路前传，如有心动过速发作称预激综合征（preexcitation syndrome），又称 Wolf-Parkinson-White 综合征（WPW 综合征）。预激综合征心电图特点为：①窦性心律的 PR 间期 < 0.12 s；②某些导联的 QRS 波 > 0.12 s；③ QRS 波起始部分模糊、粗钝，形成所谓的 δ 波，或称为预激波；④ ST-T 波呈继发性改变，与 QRS 主波方向相反；⑤ PJ 间期正常，多＞ 0.26 s。如果具有这种典型的预激心电图，同时又有阵发性室上性心动过速，则称为经典的预激综合征，如果只有预激心电图而没有阵发性室上性心动过速发作，则称为心室预激。

1954 年 Rosenbaum 和 Wilson 等依据胸前导联心电图形态，将预激综合征分为 A、B 两型。A 型预激的预激波在所有胸前导联中均为正向，QRS 波以 R 波为主。B 型预激的预激波在 V_1 ～ V_3 导联为负向或正向，QRS 波以 S 波为主，V_4 ～ V_6 导联的预激波和 QRS 波均为正向。

预激旁路伴发的快速性心律失常主要包括阵发性室上性心动过速，预激综合征合并房颤或房扑时可发生心室颤动（室颤）和猝死。预激综合征合并房颤的机制可能与从旁路逆传的快速心房激动，易落在心房肌的易损期，引起房颤发生有关。预激伴发房颤时，如果旁路的不应期短，则从旁路下传的激动极为快速，可能导致血流动力学紊乱而发生室颤，危及生命。Pappone 等指出房颤时的 RR 间期＜ 250 ms 为高危患者。

（二）隐匿性房室旁路

隐匿性房室旁路心动过速发作时具有突发突止的特征，该心动过速发作经房室结前传、旁路逆传，其心电图表现具有以下特征：①窄 QRS 波，频率 150 ～ 250 次 / 分；② RP′ 间期＞ 70 ms，且 RP′＜ P′ R；③可见 QRS 波的电交替现象，心动过速频率越快，QRS 波电交替的发生率越高。

（三）慢传导房室旁路

慢传导房室旁路心动过速发作时为持续性交界区反复性心动过速（permanent junctional reciprocating tachycardia，PJRT），是一种少见的窄 QRS 波室上性心动过速，发病率不详。PRJT 多发生于儿童或青少年，其发作几乎是不间断的，由于心动过速长期反复发作，部分患者可出现心功能下降，甚至出现“致心律失常型心肌病”。

心电图特点：①心室率多介于 140 ～ 240 次 / 分；②心动过速时 P 波电轴＜ 0° 或＞ 80°，心电图表现为Ⅱ、Ⅲ、aVF 及 V_3 ～ V_6 导联 P 波负向，aVR 导联呈正向波；③窄 QRS 波心动过速；④心动过速可由窦性心动过速、房性期前收缩、室性期前收缩和交界性期前收缩等诱发；⑤心动过速占 24 h 心搏数的绝大部分；⑥逆行 P 波位置：逆行 P 波常位于 QRS 波后较远，造成 RP′ 多≥ P′ R（图 13-6）。

PJRT 可导致心律失常型心肌病，引起心功能

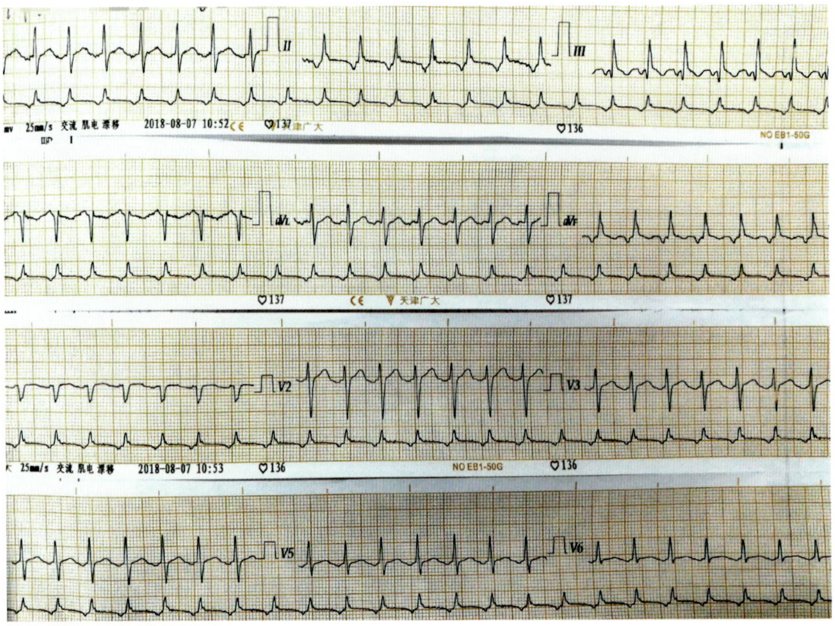

图 13-6　PJRT 患者心电图表现

损害，这种改变可随心动过速的纠正得到显著改善而使心肌病逆转。PJRT 患者大多药物治疗无效，射频消融术安全、有效，已作为治疗 PJRT 的首选方法。

房室结折返性心动过速与房室折返性心动过速相同，均可用迷走神经刺激疗法及药物治疗，如静脉应用腺苷或维拉帕米终止，必要时可经抗心动过速起搏或直流心脏电复律终止发作。目前导管消融技术已十分成熟，射频导管消融治疗房室（结）折返性心动过速已被证明是安全有效的方法，术中并发症发生率低、成功率高，在目前临床治疗中已广泛开展，应优先考虑应用。

第四节　室性心律失常

室性心律失常是指起源于希氏束以下水平、心室肌或心脏的特殊传导系统的心律失常，室性心律失常包括室性早搏（室早）、室性心动过速（室速）、心室扑动（室扑）、心室颤动（室颤）四种。

一、室性早搏

室性早搏（室早）亦称室性期前收缩，是一种最常见的心律失常，是指希氏束及分支以下部位过早发生的，使心肌提前除极而产生的心室提前收缩。正常人室性早搏的发生率约为 1% ～ 4%[20]，其发生率随年龄的增长而增加，在< 11 岁的儿童中，其发病率< 1%，> 75 岁的人群中发病率高达 69%[21-22]。室性早搏可见于正常人群，精神紧张，劳累，过量吸烟、饮酒或咖啡等可诱发室性早搏，诱因纠正后室性早搏可减少或消失。病理性的室性早搏见于高血压、冠心病、心肌病、风湿性心脏病与二尖瓣脱垂患者。其他可诱发室性早搏的方式包括药物中毒，如洋地黄、奎尼丁、三环类抗抑郁药中毒等，或由于电解质紊乱导致室性早搏的出现。室性早搏临床表现因人而异，部分偶发室性早搏患者可无明显症状，部分患者可出现心悸、胸闷、心跳停搏感，严重者可因心输出量下降及重要脏器灌注不足出现气短、乏力、一过性黑矇，甚至晕厥。室性早搏发生有昼夜节律变化，大部分人在日间交感神经兴奋性较高时增多，亦有部分人群在夜间多发。

（一）心电图诊断

室性早搏的诊断主要依赖 12 导联普通心电图和 24 h 动态心电图，其心电图特征如下：

1. 提前发生的 QRS 波，时限通常超过 0.12 s、宽大畸形，ST 段及 T 波与 QRS 主波方向相反。

2. 室性早搏与其前面的窦性搏动之间期（配对间期）多恒定。

3. 室性早搏可孤立或规律出现。二联律是指每个窦性搏动后跟随一个室性早搏，三联律是指每两个窦性搏动后跟随一个室性早搏，以此类推。连续发生两个室性早搏称为成对室性早搏，连续发生三个或以上室性早搏称为成对室性心动过速。同一导联内，室性早搏形态相同者，为单形性室性早搏，形态不同者称为多形性或多源性室性早搏。室性早搏心电图见图 13-7。

（二）治疗

应对患者室性早搏的类型、症状及原有心脏病作全面的了解，根据不同的临床症状决定是否给予治疗，并制订治疗方案。

正常人群偶发室性早搏，无明显临床症状者预后良好，不必常规治疗。无器质性心脏病患者在纠正诱因的基础上可适当应用 β 受体阻滞剂、美西律、普罗帕酮等。因急性心肌缺血、电解质紊乱导致室性期前收缩的患者应及时治疗原发病，控制促发因素。2016 年《室性心律失常中国专家共识》[23] 提出的室性早搏专家建议和推荐见表 13-5，诊治流程见图 13-8。

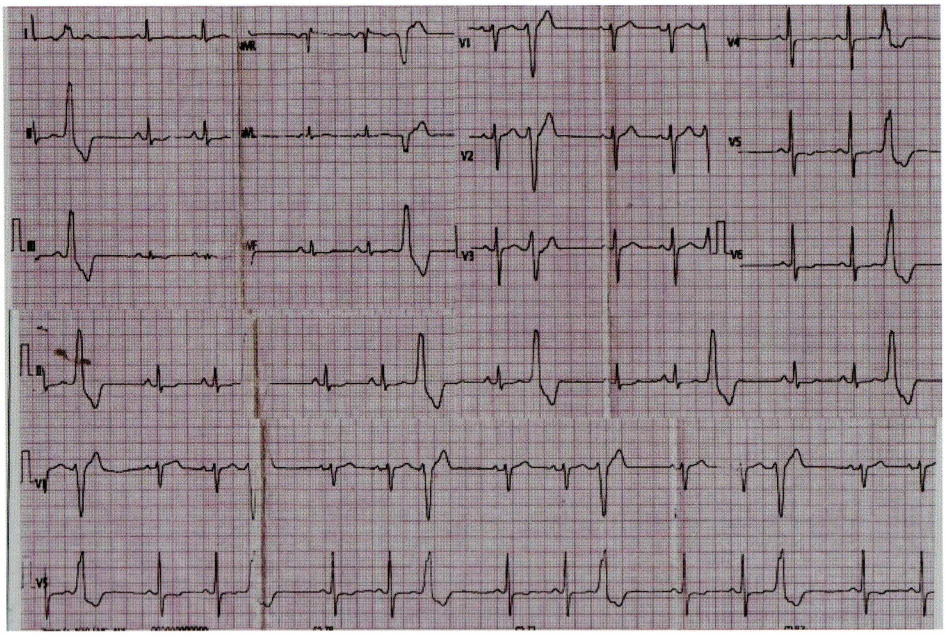

图 13-7　室性早搏心电图表现

表 13-5　室性早搏的专家建议和推荐

推荐	推荐类别	证据等级
1. 室早患者应通过以下检查进行全面评估以明确室早类型、负荷以及是否合并结构性心脏病		
所有室早患者应在静息状态下行 12 导联心电图检查	Ⅰ	A
应用动态心电图检查评估室早类型与负荷，评估 QT 间期和 ST 段改变	Ⅰ	A
应用超声心动图评估左心室功能以及有无结构性心脏病	Ⅰ	B
当超声心动图不能准确评估左、右心室功能和（或）心肌结构改变时，建议采用 MRI 或 CT 检查	Ⅱa	B
2. 未合并结构性心脏病或遗传性心律失常综合征，无或仅有轻微症状的室早患者，仅需安慰，无需治疗	Ⅰ	C
3. 对于未合并或合并结构性心脏病的症状性室早患者，可考虑口服抗心律失常药物治疗	Ⅱa	B
4. 对于症状明显或不明原因的左心室功能障碍的频发室早（> 10 000 次 /24 h）患者，导管消融可能有助于改善症状或左心室功能	Ⅱa	B
5. 症状明显、药物治疗效果不佳的高负荷流出道室早推荐导管消融		
右心室流出道（RVOT）起源的室早	Ⅰ	B
左心室流出道（LVOT）/ 主动脉窦起源的室早	Ⅱa	B

注：室早＝室性早搏

二、室性心动过速

室性心动过速（简称室速）的诊断与鉴别诊断需要收集全面的临床资料，特别是有无基础器质性心脏病，心功能状况，有无晕厥和猝死家族史，心动过速发作时心电图与非发作时心电图表现，心动过速发作时的电解质水平和用药情况。有器质性心脏病如冠心病、心肌梗死、扩张型心肌病、肥厚型心肌病等病史，有猝死家族史，低钾血症，使用影响心室复极的药物等均支持室速的诊断；无器质性心脏病，病程多年而无晕厥、黑矇症状多见于室上性心动过速和部分特发性室

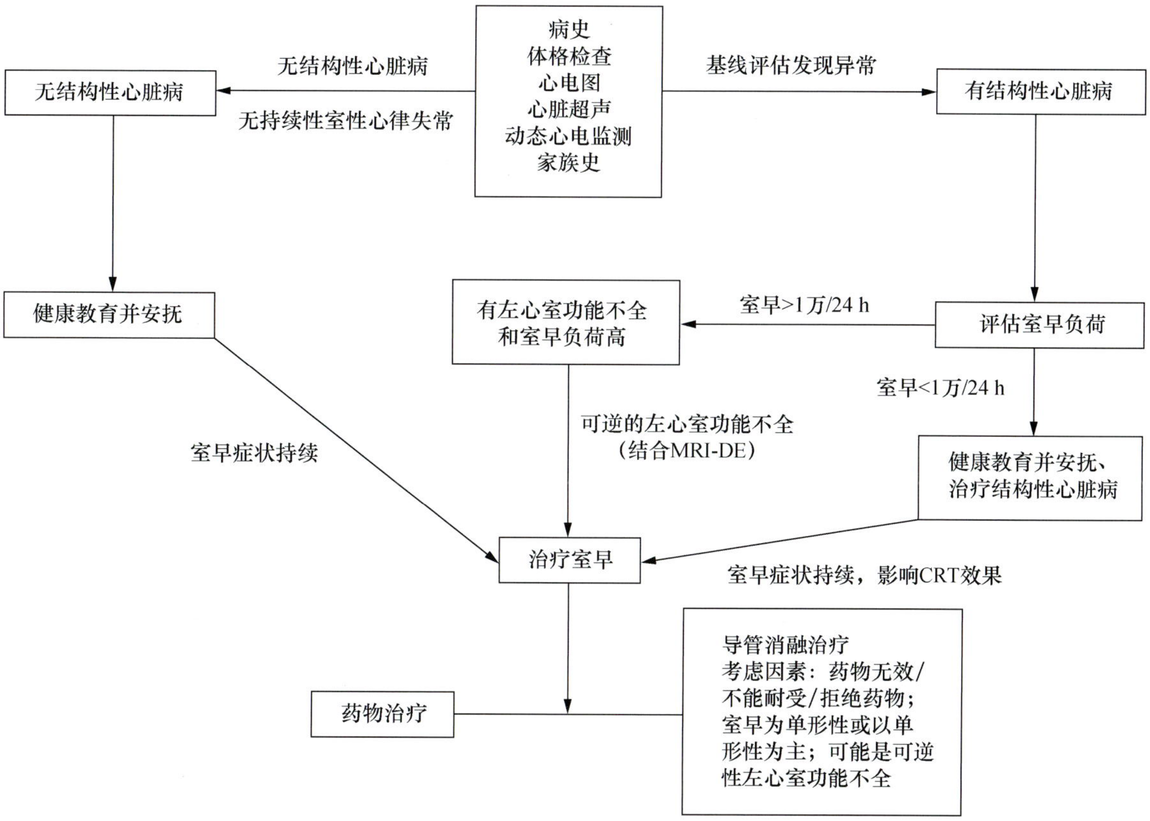

图 13-8　室早诊治流程图

MRI-DE：磁共振延迟增强显像；CRT：心脏再同步治疗

性心动过速。

体表心电图呈现宽 QRS 波心动过速，可能见于室上性心动过速（室上速）伴差异性传导、预激综合征伴房颤、Mahaim 旁路前传、室性心动过速，因此需要鉴别。室性心动过速发作时的心电图特征：①房室分离，见图 13-9；② QRS 波宽度，如心动过速呈右束支传导阻滞时 QRS 波宽度大于 140 ms 或呈左束支传导阻滞时 QRS 波宽度大于 160 ms 提示室速，但特发性分支性室速 QRS 波多在 120～140 ms；③胸前导联 QRS 波主波同向性，负同向性提示室速，正同向性提示室速但不排除室上速经左侧旁路前传；④额面电轴矛盾或指向无人区，电轴位于右上象限或左束支传导阻滞型心动过速伴电轴右偏，提示室速；⑤刺激迷走神经的手法或阻断房室结的药物可造成完全性房室分离；⑥符合室速特征的 QRS 波形态，如 V_1 导联左侧兔耳征等。

（一）结构性心脏病室速

结构性心脏病室速通常为某种结构性心脏病

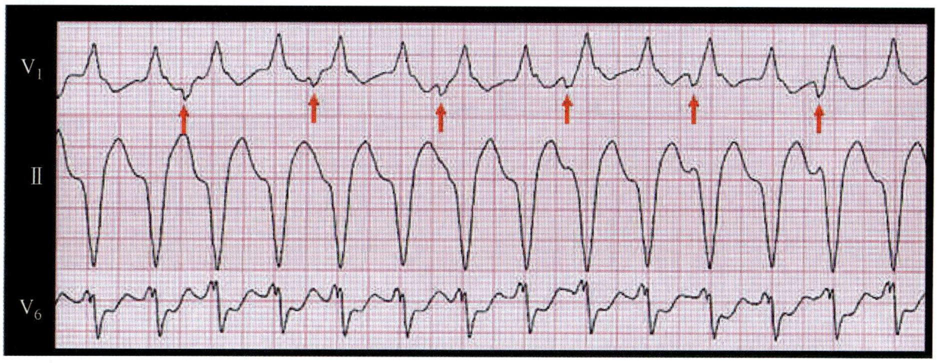

图 13-9　室房分离

的临床表现之一，由冠状动脉粥样硬化性心脏病导致的室性心动过速较为常见，该类患者发生室性心律失常形式和机制在不同阶段有所不同。急性心肌缺血阶段是缺血区域内的折返活动；再灌注阶段，室速发生与触发活动和后除极有关；陈旧性心肌梗死后室速的发生机制是折返机制。

因心肌缺血、坏死导致的室速的治疗方案为终止发作及预防复发。终止发作可应用同步电复律、非同步电复律、静脉给药（利多卡因、胺碘酮、普鲁卡因胺、普罗帕酮）的方法，预防复发方面，心肌缺血致心律失常患者，如有适应证，应积极解除冠状动脉狭窄，比如溶栓治疗，有条件者行冠状动脉支架植入术，必要时行 CABG，早期开通血管，挽救存活心肌，改善预后。如排除急性心肌梗死、电解质紊乱、药物等因素造成的一过性室速因素，应考虑植入 ICD；如无条件安置 ICD 应首选胺碘酮，次选 β 受体阻滞剂治疗。

约 1% ～ 2% 的患者在心肌梗死后几年内发生室速，在有经验的中心，导管消融可有效治疗反复发作的室速，ICD 的植入可以改善心功能不全的室速患者的生存率[24-26]。尽管能否改善严重心功能不全患者的死亡率还不明确，但 ICD 可以简化这些患者的管理和随访。然而，对于能耐受的持续性单形性室速、左心室射血分数＞ 40% 且没有 ICD 支持的患者，导管消融能否获益尚需进一步探索。

（二）心肌病室速

致心律失常性右心室心肌病（arrhythmogenic right ventricular cardiomyopathy，ARVC）为进行性进展性心肌疾病，以室性心律失常、心力衰竭和猝死为主要特征。可表现为右心室扩大、心力衰竭、室性心动过速，甚至猝死，多发于年轻患者。其病理特点为右心室正常心肌细胞逐渐被脂肪和纤维组织替代，使局部室壁运动障碍，收缩期膨出。ARVC 的年死亡率约为 1% ～ 2.3%，死亡原因除猝死外，主要为心力衰竭。ARVC 的心电图表现为窦性心律时可以记录到 QRS 波终末部的 Epsilon 波。室速的起源部位与病变部位相关，起源于右心室流入道、心尖部的室速多与 ARVC 有关。治疗方面，对于猝死高风险的 ARVC 患者来说，首选 ICD 治疗。无 ICD 适应证的患者可以选用药物控制室性心律失常发作，应首选 β 受体阻滞剂，并逐渐加大剂量以获得理想的效果，无效时可换用胺碘酮或索他洛尔。

（三）特发性室速

特发性室速（idiopathic ventricular tachycardia，IVT）是指发生在结构正常的心脏，即在目前的诊断技术下没有发现器质性心脏病，也没有电解质异常和已知的离子通道功能异常的室性心动过速。IVT 约占所有室速的 10% 左右，IVT 可分为分支型或维拉帕米敏感性室速、流出道室速、流入道（二尖瓣环、三尖瓣环起源）室速、乳头肌起源室速以及心脏静脉系统起源室速。根据室速起源部位和心动过速时的 QRS 波形态亦可分为右心室特发性室速（LBBB 型）和左心室特发性室速（RBBB 型）。起源于右心室流出道的特发性室速可应用维拉帕米、普罗帕酮、β 受体阻滞剂、腺苷、利多卡因治疗，左心室特发性室速首选维持拉帕米。药物治疗效果不佳的患者可选择射频消融术治疗。

（四）尖端扭转型室速

法国学者 Dessertenne 描述了一种多形性室速并将其命名为尖端扭转型室速（torsade de pointes，TdP）。其心电图特点为：①室速发作时 QRS 波极性及振幅呈时相性变化，每 5 ～ 20 个心动周期转向相反的方向，即 QRS 波围绕等电位线上下翻转；②心室率快速（常在 160 ～ 280 次 / 分），QRS 波为多形性，RR 间期不等；③常由一偶联间期较长的舒张晚期室性期前收缩诱发；④有自行终止，反复发作倾向（可转为心室颤动，偶转为持续性室速）。Motte 进一步强调 QT 间期延长是 TdP 的根本特点。这种室速主要发生在伴有不明原因晕厥且有心脏性猝死阳性家族史的年轻患者中。

TdP 的急诊处理原则：①寻找并处理 QT 间期延长的原因；②药物治疗：静脉补钾、补镁；③提高基础心率：应用异丙肾上腺素、阿托品；

④心脏起搏治疗；⑤有血流动力学障碍时以直流电复律；⑥对于明确诊断为 TdP 的患者，推荐植入 ICD 治疗[23]。

（五）长 QT 综合征

QT 间期延长伴尖端扭转型室速称为长 QT 综合征（LQTS），是以反复发作的晕厥、抽搐甚至猝死为临床特征，以 QT 间期延长，T 波异常，TdP 为心电图表现的一组综合征[27-28]。该病按病因可分为先天性和继发性两大类。先天性 LQTS 是一种染色体遗传性心脏病，由离子通道基因异常引起，多因劳累、惊吓等情绪激动等使交感兴奋而诱发 TdP，临床反复发生晕厥或抽搐，多见于儿童或青年，用 β 受体阻滞剂有效。继发性长 QT 综合征由后天病因引起，其尖端扭转型室速常发生在长间歇或长心动周期之后，与劳累、情绪激动无关，用异丙肾上腺素治疗有效。

三、心室扑动与心室颤动

心室扑动是介于室速与心室颤动之间的一种心律失常，心电图表现为节律规整的室性心律失常，心室率 250 ～ 300 次 / 分，QRS 波形态单一，连续的 QRS 波之间找不到等电位线，心室扑动通常不能维持，很快蜕变为心室颤动。

心室颤动（室颤）时心室率通常超过 300 次 / 分，心律不齐，QRS 波宽度、形态及振幅变异大，心肌只有杂乱的电活动，没有有效的收缩和舒张，血液循环停止。

室颤是一种致命的心律失常，无结构性心脏病的室速或室颤通常发生在遗传性心律失常综合征患者，如 LQTS、短 QT 综合征（SQTS）、儿茶酚胺敏感性多形性室速（CPVT）、Brugada 综合征等[27，29-30]。合并结构性心脏病的室速或室颤最多见于冠心病患者，在心肌梗死的急性期，室颤的发生率大约为 15%，数天后下降为 3%，约 80% 的室颤发生在心肌梗死后 6 h 内[31]。ICD 是不可逆原因所致的持续性多形性室速 / 室颤患者的主要治疗措施。射频消融治疗室颤虽然有希望防止室颤复发，但很难认为以后不再复发并引起猝死。ICD 除颤治疗心电图见图 13-10、图 13-11。目前射频消融还只能作为 ICD 治疗的补充而不是次选治疗。

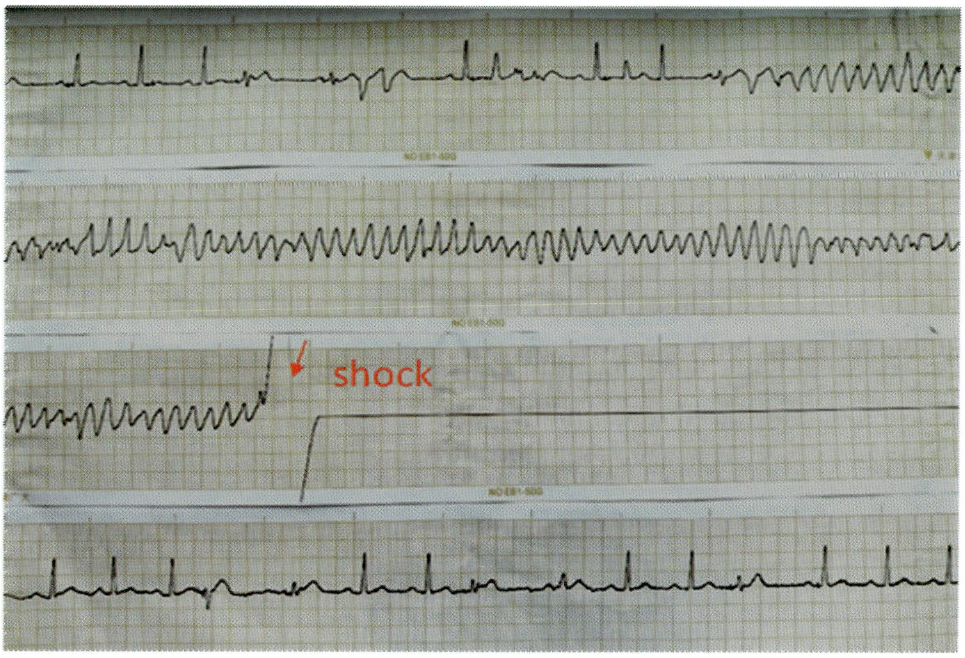

图 13-10　急性心肌梗死患者术后反复发作室颤，电除颤（shock）后恢复窦性心律

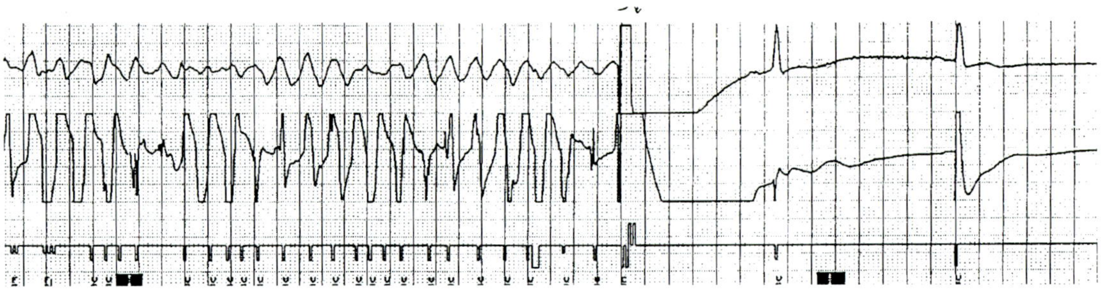

图 13-11 ICD 除颤治疗

第五节 心脏传导阻滞

一、房室传导阻滞

房室传导阻滞是最常见的一种心脏传导阻滞，是指由于房室传导系统某个部位的不应期异常延长，冲动自心房向心室传导的过程中，或者传导速度延缓，或者部分甚至全部冲动不能下传的现象。房室传导阻滞可以是一过性、间歇性或持久性的。前两者可以是器质性因素导致，也可因迷走神经张力增高或其他一些心内或心外因素引起。持久性房室传导阻滞一般是器质性病变或损伤的结果。

（一）房室传导阻滞的分类

在临床心电图学上，房室传导阻滞分为三度：

（1）一度房室传导阻滞：房室传导时间延长，但每个来自心房的冲动都下传至心室。

（2）二度房室传导阻滞：一部分来自心房的冲动被阻不能下传至心室，又分为莫氏Ⅰ型、Ⅱ型。二度Ⅰ型阻滞又称文氏型阻滞，表现为激动受阻前房室传导时间进行性延迟，二度Ⅱ型阻滞又称莫氏Ⅱ型，表现为传导突然中断，但激动脱落前后的传导时间无变化。

（3）三度房室传导阻滞：所有来自心房的冲动都不能下传心室，又称为完全性房室传导阻滞。

（二）房室传导阻滞的心电图表现

1. 一度房室传导阻滞

PR 间期达到或超过 0.21 s，每个 P 波之后有 QRS 波（图 13-12）。

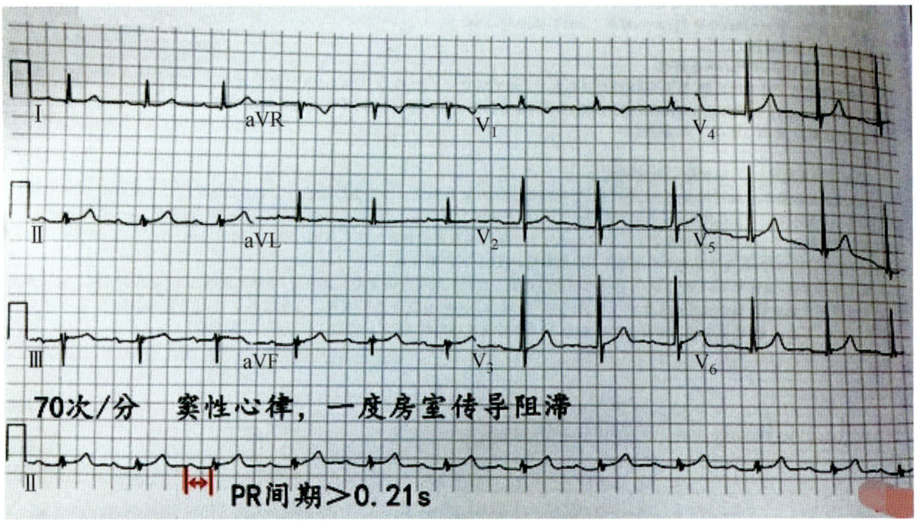

图 13-12 一度房室传导阻滞心电图

2. 二度房室传导阻滞

一部分P波后不跟随QRS波（心搏脱落）。莫氏Ⅰ型PR间期进行性延长，直至一个P波受阻不能下传心室。莫氏Ⅱ型是一个心房冲动突然不能下传，其前并无PR间期延长（图13-13）。

3. 三度（完全性）房室传导阻滞

完全性房室分离，心房率快于心室率；心室率缓慢而匀齐，通常在30～45次/分，先天性完全性房室传导阻滞时则较快（图13-14）。

（三）治疗

房室传导阻滞分为一度、二度和三度（完全性）阻滞。高度房室传导阻滞是指连续3个以上P波被阻滞的严重二度阻滞。在发生心房颤动的情况下，如果出现过长的间歇（例如大于5 s）则应考虑存在高度房室传导阻滞。按解剖学分类，阻滞位置可以在希氏束上、希氏束内和希氏束下。依阻滞的严重程度不同患者可以从没有症状到因过缓的心室率而出现晕厥甚至出现继发于心动过缓的室性心动过速（室速）。因为对于患者和医生而言，很难确定一些诸如乏力等模棱两可的症状是否因心动过缓引起，所以对患者叙述需予以特殊警惕，确认其是否由于心率缓慢所致。房室传导阻滞患者是否需要心脏起搏器治疗，在很大程度上取决于患者是否存在直接与心动过缓相关的症状。

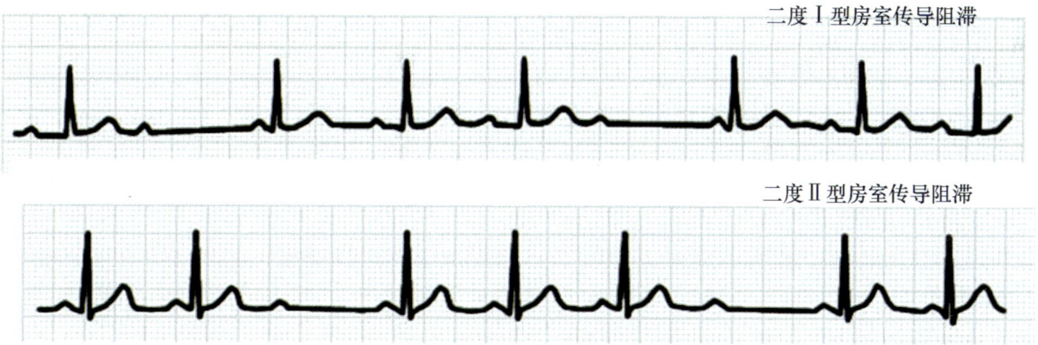

图13-13　二度房室传导阻滞心电图

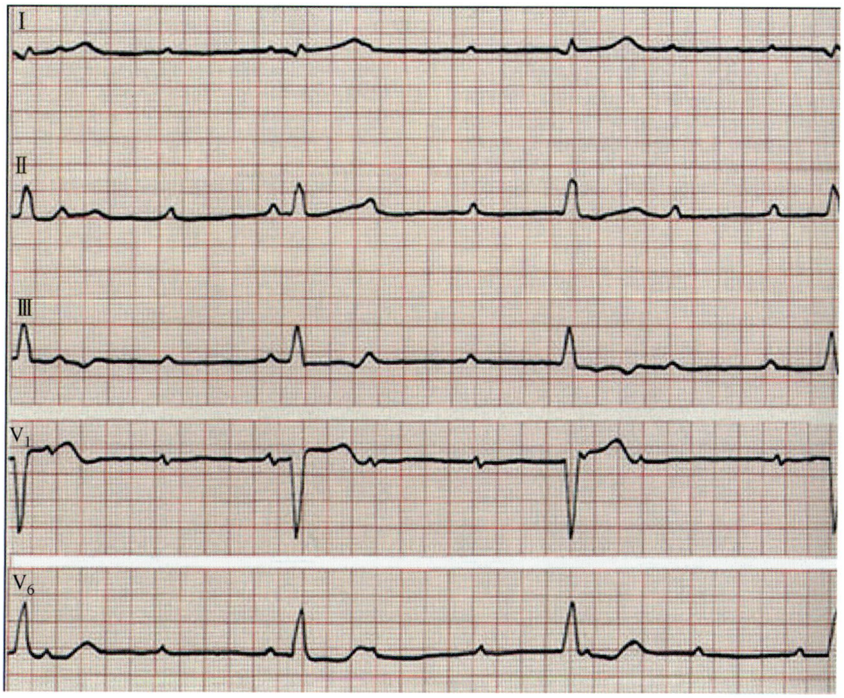

图13-14　三度房室传导阻滞心电图

1. 中国成人获得性完全性房室传导阻滞永久性起搏治疗的建议[32]

Ⅰ类适应证

（1）任何阻滞部位的三度和高度房室传导阻滞伴下列情况之一者：

①有房室传导阻滞所致的症状性心动过缓（包括心力衰竭）或继发于房室传导阻滞的室性心律失常（证据等级 C）；②需要药物治疗其他心律失常或其他疾病，而所用药物可导致症状性心动过缓（证据等级 C）；③虽无临床症状，但业已证实心室停搏≥ 3 s 或清醒状态时逸搏心律频率≤ 40 次 / 分，或逸搏心律起搏点在房室结以下者（证据等级 C）；④射频消融房室交界区导致的三度和高度房室传导阻滞（证据等级 C）；⑤心脏外科手术后发生的不可逆性房室传导阻滞（证据等级 C）；⑥神经肌源性疾病（肌发育不良、克塞综合征等）伴发的房室传导阻滞、无论是否有症状，因为传导阻滞随时会加重（证据等级 B）；⑦清醒状态下无症状的心房颤动和心动过缓者，有 1 次或更多次至少 5 s 的长间歇（证据等级 C）。

（2）任何阻滞部位和类型的二度房室传导阻滞产生的症状性心动过缓（证据等级 B）。

（3）无心肌缺血情况下运动时的二度或三度房室传导阻滞（证据等级 C）。

Ⅱ类适应证

Ⅱ a 类

（1）成人无症状的持续性三度房室传导阻滞，清醒时平均心室率≥ 40 次 / 分，不伴有心脏增大（证据等级 C）。

（2）无症状的二度Ⅱ型房室传导阻滞，心电图表现为窄 QRS 波。若为宽 QRS 波包括右束支传导阻滞则应列为Ⅰ类适应证（证据等级 B）。

（3）无症状性二度Ⅰ型房室传导阻滞，因其他情况行电生理检查发现阻滞部位在希氏束内或以下水平（证据等级 B）。

（4）一度或二度房室传导阻滞伴有类似起搏器综合征的临床表现（证据等级 B）。

Ⅱ b 类

（1）神经肌源性疾病（肌发育不良、克塞综合征等）伴发的任何程度的房室传导阻滞，无论是否有症状，因为传导阻滞随时会加重（证据等级 B）。

（2）某种药物或药物中毒导致的房室传导阻滞，停药后可改善者（证据等级 B）。

（3）清醒状态下无症状的心房颤动和心动过缓患者，出现多次 3 s 以上的长间歇（证据等级 C）。

Ⅲ类适应证

（1）无症状的一度房室传导阻滞。

（2）发生于希氏束以上以及未确定阻滞部位是在希氏束内或以下的二度Ⅰ型房室传导阻滞（证据等级 C）。

（3）预期可以恢复且不再复发的房室传导阻滞（证据等级 B）。

2.《2018 ACC/AHA/HRS 评估和处理心动过缓和心脏传导延迟患者指南》推荐[33]

Ⅰ类适应证（部分）

（1）由已知可逆原因引起症状性 AVB，尽管给予基本病因的治疗，但 AVB 无法消失，推荐植入永久起搏器（证据等级 C）。

（2）对于获得性二度莫氏Ⅱ型 AVB，高度 AVB 或三度 AVB，且不是由可逆或生理原因引起，无论有无症状均建议植入永久起搏器（证据等级 B）。

（3）永久性心房颤动伴心动过缓症状建议植入永久起搏器（证据等级 C）。

（4）有症状的 AVB，临床上没有必需的相关和持续性治疗，建议植入永久起搏器以提高心率和改善症状（证据等级 C）。

Ⅱ a 类适应证（部分）

（1）患者伴有一度 AVB 或二度莫氏Ⅰ型（文氏）AVB，症状和 AVB 有关，植入永久起搏器是合理的（证据等级 C）。

（2）AVB 有永久起搏器植入适应证，LVEF 在 36% ～ 50%，右心室起搏≥ 40%，选择维持生理性心室激动（如：CRT 或希氏束起搏）优于右心室起搏（证据等级 B）。

Ⅲ类适应证（部分）

（1）已知可逆性、非反复发生的原因导致的急性 AVB，AVB 随基本原因的治疗可以完全解决，不应该植入永久起搏器（证据等级 C）。

（2）无症状由迷走神经介导的 AVB，不应该植入永久起搏器（证据等级 C）。

（3）一度 AVB 或二度莫氏Ⅰ型 AVB 或房室结水平的 2∶1 AVB，症状与 AVB 暂时无关，不应该植入永久起搏器（证据等级 C）。

（4）无症状的一度 AVB 或二度莫氏Ⅰ型 AVB 或房室结水平的 2∶1 AVB，不应该植入永久起搏器（证据等级 C）。

二、室内传导阻滞

室内传导阻滞是指激动在心室内传导发生了异常，为希氏束以下传导系统内的传导延迟或中断。室内传导阻滞按阻滞部位可分为左束支分支阻滞、右束支传导阻滞、不完全性右束支传导阻滞、间歇性束支传导阻滞、双侧束支传导阻滞。

发生室内传导阻滞的患者应评估传导阻滞进一步恶化的风险和有无永久起搏器植入适应证。部分患者可行电生理检查，电生理检查可能回答以下问题：①患者是否会发生房室传导阻滞和快速性心律失常（如室速）；②植入起搏器治疗缓慢性心律失常及药物治疗快速性心律失常，能否改变疾病的自然转归。

第六节　抗心律失常药物的应用

给予心律失常患者长期药物治疗之前，应了解心律失常发生的原因、基础心脏病变及有无可纠正的诱因，如心肌缺血、电解质紊乱、甲状腺功能异常或抗心律失常药物的致心律失常作用。正确合理使用抗心律失常药物的原则包括：①注意基础心脏病的治疗和病因、诱因的纠正；②注意掌握抗心律失常药物的适应证；③注意抗心律失常药物的不良反应，包括对心功能的影响、致心律失常作用和对全身其他脏器与系统的不良反应。

抗心律失常药物最常见的分类方法是根据药物阻断细胞膜离子流（如钾离子、钠离子或钙离子）的作用，以及阻断 β 受体的作用进行分类[34-36]。

Ⅰ类药物：阻滞快钠通道，降低 0 相上升速率（Vmax）减慢心肌传导，有效终止钠通道依赖的折返，包括ⅠA、ⅠB 和ⅠC 类。

ⅠA 类药物（延长动作电位时限）：包括奎尼丁、丙吡胺、普鲁卡因胺等。

ⅠB 类药物（缩短动作电位时限）：包括利多卡因、苯妥英、美西律、妥卡尼等。

ⅠC 类药物（轻度延长动作电位时限）：包括氟卡尼、普罗帕酮、莫雷西嗪等。

Ⅱ类药物：阻滞 β 受体，降低交感神经反应，减轻由 β 受体介导的心律失常。阻滞 β_1 受体的药物包括阿替洛尔、美托洛尔、艾司洛尔，阻滞 β_1、β_2 受体的药物主要为普萘洛尔、索他洛尔。

Ⅲ类药物：基本为钾通道阻滞剂，延长心肌细胞动作电位时程，延长复极时间，延长有效不应期，有效终止各种微折返；包括胺碘酮、索他洛尔、溴苄胺、多非利特、伊波利特等。

Ⅳ类药物：为 L 型钙通道阻滞剂，主要阻滞心肌细胞的兴奋收缩偶联，减慢窦房结和房室结构的传导；包括维拉帕米和地尔硫䓬等。

上述分类方法依据的是体外单细胞实验时药物对离子流的影响，未考虑药物已知的电生理特性和药物对心律失常的影响。因而，我们需要更好地掌握药物在体内对致心律失常组织的个体化作用，深入理解为何一种已知的药物既有抗心律失常作用，又有致心律失常作用。

参考文献

[1] Zhou Z，Hu D. An epidemiological study on the prevalence of atrial fibrillation in the Chinese population of mainland China. J Epidemiol，2008，18（5）：209.

[2] Zhang S. Atrial fibrillation in mainland China：epidemiology and current management. Heart，2009，95（13）：1052.

[3] Chugh SS，Havmoeller R，Narayanan K，et al. Worldwide epidemiology of atrial fibrillation：a Global Burden of

Disease 2010 Study. Circulation, 2014, 129 (8): 837.

[4] Schnabel RB, Yin X, GonaP, et al. 50 year trends in atrial fibrillation prevalence, incidence, risk factors, and mortality in the Framingham Heart Study: a cohort study. Lancet, 2015, 386 (9989): 154.

[5] 黄从新，张澍，黄德嘉，等.心房颤动：目前的认识和治疗的建议-2018. 中国心脏起搏与心电生理杂志，2018，32（4）：315-368.

[6] Wolf PA, Abbott RD, Kannel WB. Atrial fibrillation as an independent risk factor for stroke: the Framingham Study. Stroke, 1991, 22 (8): 983.

[7] Wattigney WA, Mensah GA, Croft JB. Increasing trends in hospitalization for atrial fibrillation in the United States, 1985 through 1999: implications for primary prevention. Circulation, 2003, 108 (6): 711.

[8] Kirchhof P, Benussi S, Kotecha D, et al. 2016 ESC Guidelines for the management of atrial fibrillation developed in collaboration with EACTS. Eur Heart J, 2016, 37 (38): 2893.

[9] Lip GY, Frison L, Halperin JL, et al. Comparative validation of a novel risk score for redicting bleeding risk in anticoagulated patients with atrial fibrillation: the HAS-BLED (Hyper-tension, Abnormal Renal/Liver Function, Stroke, Bleeding History or Predisposition, Labile INR, Elderly, Drugs/Alcohol Concomitantly) score. J Am Coll Cardiol, 2011, 57 (2): 173.

[10] Mansour M, Heist EK, Agarwal R, et al. Stroke and cardiovascular events after ablation or antiarrhythmic drugs for treatment of patients with atrial fibrillation. Am J Cardiol, 2018, 121 (10): 1192.

[11] Callans DJ. Apples and oranges: comparing antiarrhythmic drugs and catheterablation for treatment of atrial fibrillation. Circulation, 2008, 118 (24): 2448.

[12] Jais P, Cauchemez B, Macle L, et al. Catheter ablation versus antiarrhythmic drugs or atrial fibrillation: the A4study. Circulation, 2008, 118 (24): 2498.

[13] Oral H, Pappone C, Chugh A, et al. Circumferential pulmonary-vein ablation for chronic atrial fibrillation. N Engl J Med, 2006, 354 (9): 934.

[14] Pappone C, Augello G, Sala S, et al. A randomized trial of circumferential pulmonary vein ablation versus antiarrhythmic drug therapy in paroxysmal atrial fibrillation: the APAF Study. J Am Coll Cardiol, 2006, 48 (11): 2340.

[15] Stabile G, Bertaglia E, Senatore G, et al. Catheter ablation treatment in patients with drug-refractory atrial fibrillation: a prospective, multi-centre, randomized, controlled study (Catheter Ablation For The Cure Of Atrial Fibrillation Study). Eur Heart J, 2006, 27 (2): 216.

[16] Wazni OM, Marrouche NF, Martin DO, et al. Radiofrequency ablation vs antiarrhythmic drugs as first-line treatment of symptomatic atrial fibrillation: a randomized trial. JAMA, 2005, 293 (21): 2634.

[17] Wilber DJ, Pappone C, Neuzil P, et al. Comparison of antiarrhythmic drug therapy and radiofrequency catheter ablation in patients with paroxysmal atrial fibrillation: a randomized controlled trial. JAMA, 2010, 303 (4): 333.

[18] Kuck KH, Brugada J, Furnkranz A, et al. Cryoballoon or radiofrequency ablation for paroxysmal atrial fibrillation. N Engl J Med, 2016, 374 (23): 2235.

[19] Kuck KH, Furnkranz A, Chun KR, et al. Cryoballoon or radiofrequency ablation for symptomatic paroxysmal atrial fibrillation: reintervention, rehospitalization, and quality-of-life outcomes in the FIRE AND ICE trial. Eur Heart J, 2016, 37 (38): 2858.

[20] Kennedy HL, Whitlock JA, Sprague MK, et al. Long-term follow-up of asymptomatic healthy subjects with frequent and complex ventricular ectopy. N Engl J Med, 1985, 312 (4): 193.

[21] Southall DP, Johnston F, Shinebourne EA, et al. 24-hour electrocardiographic study of heart rate and rhythm patterns in population of healthy children. Br Heart J, 1981, 45 (3): 281.

[22] Camm AJ, Evans KE, Ward DE, et al. The rhythm of the heart in active elderly subjects. Am Heart J, 1980, 99 (5): 598.

[23] 曹克将，陈明龙，江洪，等.室性心律失常中国专家共识.中国心脏起搏与心电生理杂志，2016，30（4）：283-325.

[24] Connolly SJ, Gent M, Roberts RS, et al.Canadian implantable defibrillator study (CIDS): a randomized trial of the implantable cardioverter defibrillator against amiodarone. Circulation, 2000, 101 (11): 1297-1302.

[25] Kuck KH, Cappato R, Siebels J, et al. Randomized comparison of antiarrhythmic drug therapy with implantable defibrillators in patients resuscitated from cardiac arrest: the Cardiac Arrest Study Hamburg (CASH). Circulation, 2000, 102 (7): 748-754.

[26] A comparison of antiarrhymic-drug therapy with implantable defibrillators in patients resuscitated from

near-fatal ventricular arrhythmias.The Antiarrhythmics versus Implantable Defibrillators（AVID）Investigators. N Engl J Med，1997，337（22）：1576-1583. DOI：10.1056/NEJM，199711273372202.

[27] Schwartz PJ，Moss AJ，Vincent GM，et al. Diagnostic criteria for the long QT syndrome.An update. Circulation，1993，88（2）：782-784.

[28] Priori SG，Wilde AA，Horie M，et al. Executive summary：HRS/EHRA/APHRS expert consensus statement on the diagnosis and management of patients with inherited primary arrhythmia syndromes. Heart Rhythm，2013，10（12）：e85-e108. DOI：10.1016/j. hrtm.2013.07.021.

[29] Priori SG，Blomstrom-Lundqvist C，Mazzanti A，et al. 2015 ESC Guidelines for the management of patients with ventricular-rhythmias and the prevention of sudden cardiac death：The Task Force for the Management of Patients with Ventricular Arrhythmias and the Prevention of Sudden Cardiac Death of the European Society of Cardiology（ESC）. Endorsed by：Association for European Peadiatric and Congenital Cardiology（AEPC）. Eur Heart J，2015，36（41）：2793-2867. DOI：10.1093/Eur Heart J/ehv316.

[30] Pedersen CT，Kay GN，Kalman J，et al. EHRA/HRS/APHRS expert consensus on ventricular arrhythmias. Heart Rhythm，2014，11（10）：e166-e196. DOI：10.1016/j. hrthm. 2014.07.024.

[31] 刘霞，戚文航．心室扑动和心室颤动 / 陈新．临床心律失常学．第 2 版．北京：人民卫生出版社，2009：540-551.

[32] 张澍，华伟，黄德嘉，等．代表中华医学会心电生理和起搏分会起搏学组．植入性心脏起搏器治疗—目前认识和建议（2010 年修订版）．中华心律失常学杂志，2010，14：245-259.

[33] Kusumoto FM，Schoenfeld MH，Barrett C，et al. 2018 ACC/AHA/HRS guideline on the evaluation and management of patients with bradycardia and cardiac conduction delay：Executive summary：A Report of the American College of Cardiology/American Heart Association Task Force on Clinical Practice Guidelines，and the Heart Rhythm Society.Heart Rhythm，2019，16：e227-e279.

[34] Morady F，DiCarlo LA Jr，Baerman JM，et al. Rate-dependent effects of intravenous lidocaine，procainamide and amiodarone on intraventricular conduction. J Am Collin Cardiologist，1985，6：179-185.

[35] Buxton AE，Marchlinski FE，Miller JM，et al. The human atrial strength-interval relation.Influence of cycle length and procainamide. Circulation，1989，79：271-280.

[36] Soriano J，Almendral J，Arenal A，et al. Rate-dependent failure of ventricular capture in patients treated with oral propafenone. Eur Heart J，1992，13：269-274.

14 心房颤动的诊断、临床危害和处理

（卢尚欣　马长生）

第一节　心房颤动的流行病学

心房颤动（房颤）是临床上常见的心律失常之一，目前全世界约3350万人罹患房颤，预计至2050年房颤患病人数将再增加2倍[1]。房颤与脑卒中风险增加5倍及全因死亡风险增加2倍相关[1]，此外房颤还与加速心力衰竭（心衰）进展及增加猝死风险相关。房颤的发病率与年龄及性别相关，在40岁以下的人群中，房颤每年发病率约0.1%；而80岁以上的女性及男性，房颤每年发病率分别为1.5%和2%。美国明尼苏达州的一项队列研究发现1980—2000年间，校正年龄后男性房颤发病率由4.4%增加到5.4%，女性由2.4%增加到2.8%[2]。亚洲人群房颤患病率和发病率均低于北美或欧洲地区，但这种差异可能与亚太地区低估其房颤患病情况相关[3]。胡大一教授等[4]对我国13个省和直辖市29 079例30～85岁人群的流行病学调查显示，房颤年龄校正后患病率为0.65%，随年龄增长患病率增加，在＞80岁人群中高达7.5%。张澍教授等[5]针对不同地区19 368例成年人（≥35岁）的横截面调查结果显示，我国房颤年龄校正后患病率为0.74%，＜60岁男女患病率分别为0.43%和0.44%，＞60岁男女患病率分别增长至1.83%和1.92%。此外既往研究也证实充血性心力衰竭、二尖瓣疾病、左心房扩大、高血压、肥胖及呼吸睡眠暂停综合征是房颤进展的独立危险因素[6]，银屑病也与增加房颤风险相关[7]。

第二节　心房颤动的诊断

一、房颤的定义

房颤是临床上最常见的心律失常之一，其发作时，心房规律的电活动和机械收缩消失，代之以快速而无序的心房电活动，心房无序的颤动失去了有效的收缩与舒张，导致心房泵血功能恶化或丧失，心排血量比窦性心律时减少达25%或更多，此外房室结对快速心房激动的递减传导，继而引起心室收缩极不规则。

二、房颤的临床表现及体格检查

（一）临床表现

房颤症状受心室率快慢的影响。房室传导正常且未经治疗的患者，心室率大多在100～160次/分。部分病史长的慢性房颤患者的心室率通常在100次/分以下，而在预激综合征患者，房颤经旁路前传时的心室率常大于160次/分，甚至超过300次/分而导致室颤。房颤发作心室率较快时，患者心悸、胸闷等症状明显，并存器质性心脏病者，可诱发或加重心功能不全，甚至诱

发急性肺水肿（如二尖瓣狭窄患者）；心室率不快时症状常较轻微，患者有心悸、胸闷、运动耐量下降等不适。老年患者由于房室结传导能力下降，房颤发作时心室率常较慢，因此老年人多于体检或脑卒中时发现房颤，平时并无特殊症状。

此外，房颤引起心室停搏可导致脑供血不足而出现黑矇、晕厥等不适。阵发性房颤反复发作和终止引起窦性静止是心室停搏的重要原因，心室搏动间期达 3 s 或以上可引起黑矇或晕厥。持续房颤伴发心室停搏，多在夜间发生，与迷走神经张力改变或使用抑制房室传导的药物有关，如清醒状态出现多次 3 s 以上的心室停搏，可能与房室传导阻滞有关。

房颤增加体循环栓塞的风险。体循环栓塞的血栓常来自左心房，多在左心耳部，因血流淤滞、心房失去收缩力所致。部分房颤患者以体循环栓塞为首发表现。

房颤还可导致患者入睡困难及焦虑等情绪，需引起临床医生的足够重视。欧洲心律协会建议使用 EHRA 症状评分评估房颤患者症状的严重程度[8]（表 14-1）。

表 14-1 《2016 ESC/EACTS 房颤患者管理指南》提出的改良 EHRA 症状分级

EHRA 分级	症状严重程度	症状描述
1	无	无症状
2a	轻度	日常活动不受房颤相关症状的影响
2b	中度	日常活动不受房颤相关症状的影响，但患者因房颤症状而困扰
3	严重	日常活动受到房颤相关症状的影响
4	致残	无法从事日常活动

（二）体格检查

听诊可闻及第一心音强弱变化不定，心律不规整，心率快于脉率，原因是许多心室搏动过弱以致不足以开启主动脉瓣，或因动脉血压波太小，未能传导至外周动脉。颈静脉搏动 a 波消失。

（三）房颤的心电图特征

P 波消失：房颤时，心电图上表现为 P 波消失，出现基线不规则、形态和振幅均不规则的波形（f 波），频率 350 ～ 600 次 / 分。有时，在心电图的某些导联（V_1 导联最常见）上似乎也可见到规整的心房激动，但是相邻两次心房激动的间期常常不规律。

R-R 间期绝对不等：房颤时，QRS 波群节律不规则，致使 R-R 间期绝对不等。QRS 波群形态多正常，但当合并功能性束支传导阻滞时（或称为室内差异性传导），QRS 波群可呈现宽大畸形。

R-R 长间歇：部分阵发性房颤患者，当快速房颤终止时，窦房结起搏细胞由于超速抑制，自律性未及时恢复，导致 R-R 长间歇，出现心室停搏。此外动态心电图可发现房颤患者夜间心室率较慢，甚至出现长达 2 s 以上的心室停搏。

第三节　心房颤动的类型

一、根据房颤发作频率及房颤持续时间进行分类

近年来随着研究的深入，按照房颤发作的频率和持续时间进行分类已成为共识，该分类方法有助于对房颤患者进行临床管理。

（一）2014 年美国心脏病学会（ACC）/ 美国心脏学会（AHA）分类[6]

（1）阵发性房颤：房颤发作 7 天内，可自行转复为窦性心律或经干预治疗转复，此后房颤可以不同的频率反复发作。

（2）持续性房颤：房颤持续时间超过 7 天。

（3）长期持续性房颤：房颤持续＞ 12 个月。

（4）永久性房颤：当患者和医生共同决定放弃恢复或维持窦性心律时，则考虑可定义为永久性房颤。接受房颤心律代表患者和医生对治疗的一种态度，而非房颤的一种病理生理固有属性。由于症状、干预治疗效果，以及患者和临床医生意愿的变迁，房颤患者对维持窦性心律的态度可能发生变化。

（5）非瓣膜病性房颤：指无风湿性二尖瓣狭窄，机械或生物人工心脏瓣膜置换，或二尖瓣修复术的房颤。

（二）2016 年欧洲心脏病学会（ESC）[8] 分类

（1）首次诊断的房颤：此前未曾诊断过房颤，无论此次房颤的持续时间或是否存在房颤相关症状及其严重程度。

（2）阵发性房颤：房颤可自行终止，大多数患者在发作后 48 h 内终止。一些患者发作可能持续至 7 天。在 7 天内被电复律转复为窦性心律的房颤发作也视为阵发性房颤。

（3）持续性房颤：发作时持续时间多于 7 天的房颤，包括 7 天或 7 天以上因为药物或电复律终止的房颤发作。

（4）长程持续性房颤：当决定采用节律控制策略时，持续≥ 1 年的持续性房颤。

（5）永久性房颤：已经被患者（和医生）接受的房颤。根据定义，对于永久性房颤的患者，并不追求节律控制。一旦采用节律控制策略，房颤类型应被分类为“长程持续性房颤”。

（三）2018 中华医学会心电生理和起搏分会心房颤动防治专家工作组[9] 推荐分类

（1）阵发性房颤：发作后 7 天内自行或干预终止的房颤。

（2）持续性房颤：持续时间超过 7 天的房颤。

（3）长程持续性房颤：持续时间超过 1 年的房颤。

（4）永久性房颤：医生和患者共同决定放弃恢复或维持窦性心律者，反映了患者和医生对于房颤的治疗意愿，而不是房颤自身的病理生理特征，如重新考虑节律控制，则应按照长程持续性房颤处理。

通过房颤的持续时间对其进行分类的临床意义在于导管消融对阵发性房颤的疗效可能优于持续性房颤[6]。患者可同时存在阵发性房颤和持续性房颤，此时应当按照其更常见的类型进行分类[8]。

二、特殊类型房颤

（1）孤立性房颤：指年轻房颤患者无器质性心脏病（高血压、糖尿病、心肌病等）的情况。但房颤的危险因素众多，该定义过于宽泛，目前已不建议使用。

（2）沉默性房颤：又称无症状性房颤，指没有临床症状的房颤类型。

三、房颤的临床分型[8]

（1）继发于结构性心脏病的房颤：出现在左心室收缩或舒张功能不全、长期高血压伴有左心室肥厚和（或）其他结构性心脏病患者中的房颤。这些患者发作房颤是住院和不良预后的预测因子。主要的病理机制为心房压力增加，结构重构，伴有交感神经和肾素-血管紧张素系统激活。

（2）局灶性房颤：具有反复频繁的心房激动，阵发性房颤短期发作的患者。通常症状较明显，患者年龄较年轻，伴有可识别的心房波（粗颤），心房异位激动和（或）房性心动过速进展为房颤。该类型的房颤多源于肺静脉的局灶触发因子，由一个或几个折返驱动灶引起的房颤也被认为导致这类房颤的原因。

（3）多基因房颤：携带与早发房颤相关的常见基因变异，目前仍在研究中，某些基因变异也可能影响房颤治疗效果。

（4）术后房颤：术前为窦性心律且既往无房颤病史的患者，在重大外科（尤其是心脏）手术后新出现的房颤（通常可自行终止）。该类型通常与炎症、心房氧化应激、交感活性增高、电解质变化和容量超负荷等因素相关。

（5）二尖瓣狭窄或机械瓣置换术的房颤：左心房压力和容量负荷是心房扩大和心房结构重构的主要驱动因素。

（6）运动员房颤：通常呈阵发性，与训练的持续时间和强度有关。主要原因为迷走神经张力和心房容量增加。

（7）单基因房颤：遗传性心肌病患者合并的房颤，包括离子通道病患者发生的房颤。在这些患者中，引起猝死的致心律失常机制可能会导致房颤的发生。

第四节　心房颤动的筛查和监测

一、在社区中通过心电图筛查房颤患者

房颤漏诊的现象并不少见，尤其是在老年人群或心衰患者中。采用心电图检查在老年人群（≥65岁）或其他高风险的患者中筛查房颤似乎是获益的[10-11]。一项纳入122 571名老年患者（平均年龄64岁）的研究显示，使用心电图或脉搏触诊筛查出慢性房颤的患病率为2.3%[12]。

二、动态心电图监测

采用动态心电图检查有助于发现短阵房颤及无症状性房颤。已有充分的证据表明长时间的心电图监测可提高房颤检出率，2016年ESC指南建议对于缺血性卒中或短暂性脑缺血发作（TIA）的患者，推荐短期ECG筛查后，进行连续心电图监测至少72 h[8]。同时，动态心电图结果在制订和评估房颤患者的治疗方案方面也具有重要指导意义。

三、起搏器或其他植入设备患者的监测

具有心房导线的植入式起搏器或除颤器可持续监测心房节律，从而可以检出患者的心房高频事件（AHRE）、房颤负荷及无症状性房颤等。在隐源性卒中患者中植入心电事件记录仪，房颤的检出率更高。因此《2016 ESC/EACTS房颤患者管理指南》及《2018年中国房颤管理指南》建议，对卒中患者行长程无创心电监测或植入心电事件记录仪以监测无症状性房颤，而年龄＞75岁或有高卒中风险的患者也可行长程心电监测以监测房颤[8-9]。

第五节　心房颤动的遗传倾向及发生机制

高龄、遗传因素、性别差异、高血压、糖尿病、吸烟、肥胖、久坐、阻塞性睡眠障碍等心血管危险因素均可导致心房重构，而心衰、心肌缺血等心血管疾病则通常与房颤互为因果、相互促进，加速疾病的进展。目前关于房颤的电生理和病理生理机制尚未明确，仍需深入研究。

一、遗传倾向

房颤尤其是早发房颤，与遗传因素的参与呈强相关性，研究发现具有家族性房颤病史的患者，若一级亲属确诊为房颤，则本人罹患房颤的风险约增加40%[13]。一些年轻的房颤患者，患有遗传性心肌病或离子通道病。这些单基因疾病还带来猝死风险，高达1/3的患者携带有易患房颤的常见基因突变。基因变异将来可能对房颤患者选择节律控制或心室率控制提供参考依据[14-15]，并且可能改善房颤诊断和管理措施[16-17]，但目前不推荐常规检测房颤相关的常见基因变异[8, 18]。

二、房颤发生的电生理机制[9]

（一）触发机制

法国 Haïssaguerre 教授等发现在部分房颤患者，尤其是阵发性房颤患者中，肺静脉等异位兴奋灶发放的快速冲动可以导致房颤的发生，而消融这些异位兴奋灶可根治房颤[19]。国内也有研究证实了心大静脉（包括肺静脉、腔静脉、冠状静脉，以及 Marshall 韧带等）在房颤触发机制中的作用[20]，人体心大静脉肌袖内含有起搏细胞，可自发产生电活动，而这些电活动可以通过很快的频率传入心房并驱动心房的快速电活动，从而导致房颤的发生。肺静脉异常电活动触发房颤是近年来公认的房颤发生的重要机制，奠定了肺静脉前庭电隔离治疗房颤的理论基础。

（二）维持机制

房颤的维持机制目前尚未完全明确，较为公认的理论假说包括以下 3 个：①多发子波折返[21]：房颤时心房内存在多个折返形成的子波，这些子波并不固定，而是相互间不停碰撞、消除、融合，从而不断形成新的子波；②局灶激动[22]：常见于肺静脉前庭，高频冲动向心房呈放射状传导，但因周围组织传导不均一性，或遇各种功能或解剖障碍破裂为更多的子波，从而产生纤颤样传导；③转子样激动学说[23]：体表标测系统和心内球囊电极标测提示，房颤发生和维持可能与转子样激动相关，可表现为局灶性或折返性激动，随着房颤病程迁延，转子数量可逐渐增多。有报道提示[24]，改良转子可以提高手术效果，但仍需进一步研究明确。

三、房颤发生的病理生理机制

房颤是一种进行性疾病，常由阵发性房颤向持续性房颤发展。房颤患者心房原有的电学和结构学特性均发生改变。心房重构早期表现为电重构，即心房电生理及离子通道特征发生变化，晚期则表现为结构重构，表现为心房肌和细胞外基质等的纤维化、淀粉样变、细胞凋亡等。

（一）心房电重构

电重构主要包括心房有效不应期和动作电位时限缩短、动作电位传导速度减慢、不应期离散度增加等电生理特征的改变，电重构有利于房颤的发生和持续。电重构的基础是心房肌细胞跨膜离子流的改变，主要表现为：L 型钙通道离子流密度减小，失活后恢复减慢；瞬时外向钾通道离子流密度减小，激活和失活减慢，失活后恢复也减慢；快钠通道离子流密度无显著变化，但失活减慢；延迟整流性钾通道离子流密度减小，内向整流性钾通道离子流密度增大；ATP 敏感性钾通道离子流密度增大。

（二）心房结构重构

许多患者心房结构重构早于房颤发生，房颤本身或外部应激源（例如结构性心脏病、高血压、糖尿病等）均可缓慢而渐进性诱发心房结构重构。主要表现为心房肌细胞退行性变、内质网局部聚集、线粒体堆积、闰盘非特化区增宽及糖原颗粒替代肌原纤维。成纤维细胞激活、结缔组织沉积增多和纤维化是这一过程的标志。此外，在合并其他危险因素的房颤患者中发现心房脂肪化、炎症浸润，心肌细胞肥厚、坏死和淀粉样变性[25]。结构重构可以导致肌束间产生电分离和局部传导的不均一性，促进了折返和心律失常的维持。

四、自主神经系统的作用

迷走神经兴奋后释放乙酰胆碱，从而活化乙酰胆碱敏感性钾通道，缩短心房肌动作电位和不应期，从而有利于折返形成；交感神经兴奋后增加细胞内钙浓度，从而增强自律性和触发活动[26]。

第六节　心房颤动的危害

一、全因死亡及疾病负担

在男性和女性中，房颤分别与全因死亡率增加 2 倍、1.5 倍相关[27-28]。抗凝可显著减少因卒中而导致的死亡。在已接受优化治疗的房颤患者中，由于其他心血管原因导致的死亡并非少见，如心力衰竭、猝死等[27]。在美国，每年房颤相关的花费约 160 亿美元[29]，较非房颤患者增加 73%[30]；在英国，过去 5 年中房颤相关的花费增加了 1 倍[31]，给患者及社会带来了沉重的负担。

二、脑卒中 / 短暂性脑缺血发作、体循环动脉血栓

房颤患者缺血性脑卒中风险增加 4 ～ 5 倍[1, 32]，且合并房颤而发生脑卒中的患者较未合并者致死率（近 20%）、致残率（近 60%）更高，预后更差[33]。无论是否接受抗凝治疗，亚裔房颤患者更易发生缺血性脑卒中，且同时发生出血性脑卒中风险较高[34]。此外，房颤还可增加体循环动脉栓塞风险，体循环栓塞常见部位为下肢、肠系膜、内脏及上肢，60% 的患者需要介入或外科手术进行干预，发生事件 30 天内的致残率、致死率分别为 20% 和 25%[35]。

三、心衰

心衰和房颤是 21 世纪的两大心血管“流行病”，两者通常互为因果，相互促进，从而形成恶性循环。房颤患者发生心衰的风险增加 3 倍，且症状更为严重[36]。房颤合并心衰患者的患病率约为 10% ～ 50%[37]。房颤发作时，心房收缩功能丧失，心室率较快且心室收缩不规整，都会导致心功能进一步恶化，因此房颤合并心衰的患者临床预后较差[38]。而严重的心衰也会反过来增快房颤的心室率[36]。

四、心肌梗死

房颤可增加心肌梗死风险，尤其在女性人群中更为显著[39]。在确诊冠状动脉粥样硬化性心脏病的患者中，合并房颤的患者发生心肌梗死和心血管不良事件的风险较未合并者更高。这可能是因为心肌梗死和房颤具有相同的危险因素，因此共同的病理生理机制导致房颤患者心肌梗死发生风险较高。另一种可能的机制是房颤患者心室率控制不佳从而诱发心肌梗死。

五、认知功能下降、痴呆

房颤患者的认知功能下降，其发生痴呆、阿尔兹海默病、血管性痴呆的风险升高。已有研究证实，即使在未合并脑卒中的房颤患者中，房颤同样可以导致认知功能下降和海马部萎缩，对认知的影响主要表现为记忆力、执行力、学习能力和注意力几个方面[40]。

六、肾功能损伤

房颤合并肾功能不全的患病率为 15%～20%。已有研究证实肾功能不全可增加房颤发生风险，而房颤也是肾功能不全的独立危险因素。房颤合并肾功能不全患者的血栓栓塞事件、出血及死亡风险增加，这可能与抗心律失常药物和抗凝药的副作用相关[41]。

第七节　心房颤动的治疗

一、房颤的长期治疗

（一）心室率控制

心室率控制是房颤管理不可或缺的部分，心室率控制可明显改善房颤相关症状，与卒中预防和节律控制相比，尚无充分证据表明心室率控制治疗的最佳适应证和目标值，房颤患者接受心室率控制治疗时，需根据患者的症状、合并症及心功能状态等情况个体化地决定心室率控制策略。

1. 心室率控制目标值

房颤患者的最佳心率控制目标值尚不清楚，但既往证据显示，除非因房颤症状需要更严格的心室率控制（静息心率小于 80 次 / 分），初始治疗时应采用较为宽松的心室率控制目标值，即静息心率小于 110 次 / 分[42]。

2. 长期控制心室率药物

心室率控制的常用药物包括 β 受体阻滞剂、非二氢吡啶类钙通道阻滞剂（维拉帕米和地尔硫䓬）、洋地黄类药物及某些抗心律失常药物（例如胺碘酮）。

（1）β 受体阻滞剂：尽管 β 受体阻滞剂在合并射血分数降低心衰的房颤患者中未显示预后获益，但考虑到心室率控制可能改善症状和心脏功能，且已发表的研究中未发现有害临床证据，同时基于观察性研究中其对紧急心室率控制优于地高辛，因此指南推荐 β 受体阻滞剂可作为房颤心室率控制的一线药物。

（2）非二氢吡啶类钙通道阻滞剂：此类药物应避免用于射血分数降低心衰患者，因其具有负性肌力作用。

（3）洋地黄类药物：在房颤患者中使用洋地黄类药物是否会增加死亡率，目前尚无定论。必要时洋地黄类可谨慎地用于房颤的心室率控制，较低剂量地高辛（每日剂量≤ 250 μg，血清地高辛浓度 0.5 ～ 0.9 ng/ml）可能较为合适。

（4）其他抗心律失常药物：因胺碘酮伴随的多种心外副作用限制了其在临床上的长期使用，目前仅作为药物联合治疗（如 β 受体阻滞剂或维拉帕米 / 地尔硫䓬和地高辛的联合治疗）控制心室率不佳时的备选药物。

总之，在房颤患者心室率控制方面，应当在个体化的基础上，考虑患者特征和患者意愿后，确定选择 β 受体阻滞剂、地尔硫䓬 / 维拉帕米、地高辛还是联合治疗。所有可提供的治疗均有潜在副作用，治疗应当从低剂量开始，逐渐向上滴定剂量以达到症状改善。在临床实践中，通常需要联合用药以达到较好的心室率控制目标（图 14-1）。不同心室率控制策略在症状、生活质量和其他终点的获益方面正在研究中。

3. 房室结消融＋植入永久性起搏器

对于心室率较快、症状明显且药物治疗效果欠佳，同时又不适合节律控制治疗的患者可考虑行房室结消融联合永久性起搏器植入以控制心室率。这一操作相对简单，且并发症和长期死亡风险低。在房室结消融前 4 ～ 6 周植入永久性起搏器，保证起搏器运行正常后再进行房室结消融。但房室结消融使得患者起搏器依赖，故房室结消融联合植入永久性起搏器仅限于药物不能有效控制心室率和症状明显的患者。起搏模式的选择（具有或不具有除颤功能的右心室或双心室起搏）应取决于患者的个体特征，包括左心室射血分数等情况。

（二）节律控制

节律控制是指尝试恢复并且维持窦性心律，在适当抗凝和心室率控制的基础上进行包括心脏复律、抗心律失常药物治疗和（或）射频消融治疗。恢复和维持窦性心律是房颤管理的重要部分。抗心律失常药物维持窦性心律的作用大约是安慰剂的两倍，当抗心律失常药物无效时，导管消融或联合药物治疗通常是有效的。目前所有比较节

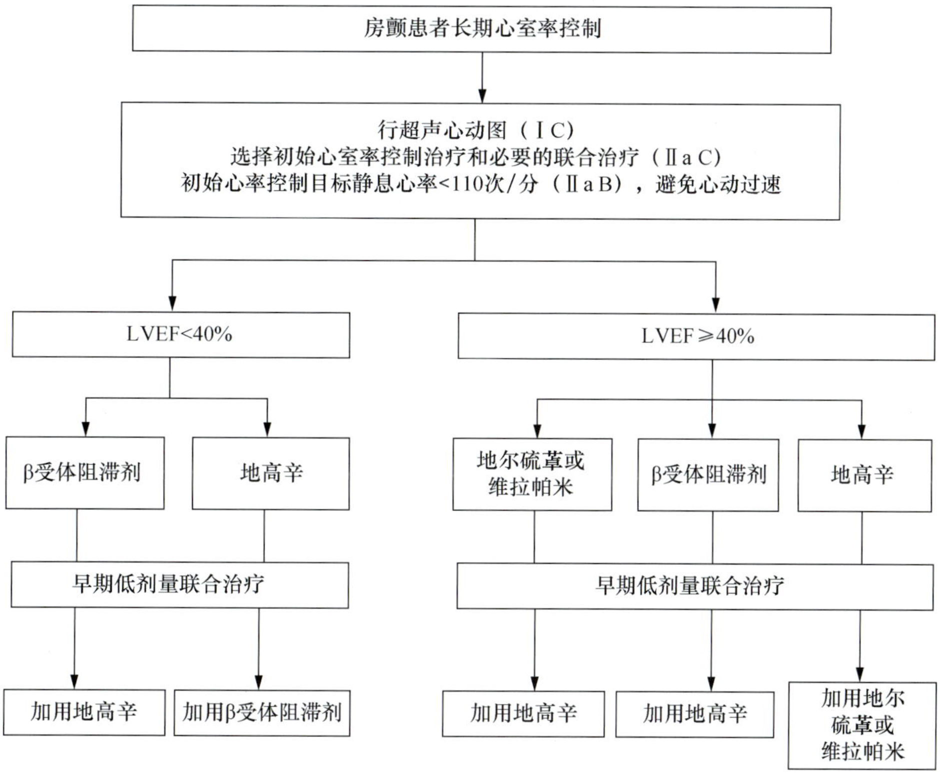

图 14-1 《2016 ESC/EACTS 房颤患者管理指南》提出的房颤患者长期心室率控制

律控制与心室率控制的试验均未发现二者在主要心血管事件（脑卒中/栓塞、住院、心衰）和死亡率上存在差别。此外，关于导管消融术是否减少卒中、死亡率等，仍在研究中[43]。

房颤转复为窦性心律的方式有自动复律、药物复律、电复律及导管消融。对于血流动力学稳定的新近发生的房颤（通常指房颤持续时间1周内）患者，药物复律可先于电复律。医生应根据患者的个人情况与意愿选择复律方式。

1. 药物复律

小规模对照试验、meta分析以及一些大型对照试验均已证实，抗心律失常药物能够恢复房颤患者的窦性心律。药物复律能将大约50%的新发房颤患者转复为窦性心律，对持续性房颤疗效较差[44]。因抗心律失常药物有一定的不良反应，甚至可导致严重室性心律失常和致命性并发症，所以对于合并心脏增大、心衰及血电解质紊乱的患者，应警惕使用。

目前用于房颤复律的药物主要是ⅠC类（氟卡尼、普罗帕酮）和Ⅲ类（胺碘酮、伊布利特、多非利特、维纳卡兰）抗心律失常药物，它们分别通过减慢传导速度和延长有效不应期来终止折返激动，从而达到房颤复律的目的。

对于无器质性心脏病患者，可静脉应用氟卡尼、普罗帕酮、伊布利特、维纳卡兰复律。多非利特也可用于新发房颤的复律治疗，上述药物复律无效或出现不良反应时，可选择静脉应用胺碘酮。

伴有器质性心脏病的患者，应根据基础病类型及程度选用药物，伴有中等程度器质性心脏病的患者可以选择静脉应用伊布利特、维纳卡兰。此外，维纳卡兰也可用于轻度心衰（NYHA Ⅰ或Ⅱ级）的患者，包括缺血性心脏病患者，但禁用于伴有低血压或严重主动脉瓣狭窄的患者。上述方法无效可选用胺碘酮。伴有严重器质性心脏病、心衰患者以及缺血性心脏病患者应选择静脉胺碘酮。研究证实在恢复窦性心律方面，胺碘酮和氟卡尼均比索他洛尔更有效。常用转复抗心律失常药物的作用特点、应用方法及注意事项见表14-2。

2. “口袋药”复律策略

阵发性房颤患者，若症状发作不频繁，且在

表 14-2　用于药物复律的抗心律失常药物[31]

药物	给药途径	剂量和用法		不良反应
氟卡尼	口服 静脉 *	200 ～ 300 mg 1.5 ～ 2.0 mg/kg，10 min 以上		低血压、房扑伴 1∶1 房室传导、QT 间期延长；避免应用于缺血性心脏病和（或）有明显结构性心脏病患者
胺碘酮	静脉	150 mg 10 min 静注，继之 1 mg/min 维持 6 h，后 0.5 mg/min 维持 18 h；或首次剂量：5 ～ 7 mg/kg 1 ～ 2 h 以上；后续剂量：50 mg/h；24 h 最大剂量不超过 1 g		静脉用药期间注意低血压、肝损害、心动过缓、静脉炎等不良反应，长期应用时注意甲状腺功能、肺毒性、肝损害等不良反应
普罗帕酮	静脉 口服	1.5 ～ 2.0 mg/kg，10 min 以上 450 ～ 600 mg		低血压、房扑伴 1∶1 传导；轻度 QRS 延长；避免用于缺血性心脏病患者和（或）有明显结构性心脏病患者
伊布利特	静脉	1.0 mg，10 min 以上；必要时 10 min 后可重复 1 mg，于 10 min 以上静注（体重＜ 60 kg 使用 0.01 mg/kg）		QT 间期延长、多形性室速 / 尖端扭转型室速（3% ～ 4%），避免用于 QT 间期延长、低血钾、严重左心室肥大或射血分数降低患者
维纳卡兰	静脉	首次剂量：3 mg/kg，10 min 以上；后续剂量：首剂 15 min 后，2 mg/kg，10 min 以上		低血压、非持续性室性心律失常、QT 间期和 QRS 波延长、NYHA Ⅲ～Ⅳ级心衰、QT 间期延长（未校正＞ 440 ms）和重度主动脉狭窄的患者
多非利特	口服	GFR（ml/min）	剂量（μg 每日 2 次）	QT 间期延长、尖端扭转型室速；应根据肾功能、体重及年龄调整剂量
		＞ 60	500	
		40 ～ 60	250	
		20 ～ 40	125	
		＜ 20	不建议	

注：* 示外周大静脉应用，在 24 h 内将 iv（中心静脉）给药改为口服给药；静注：静脉注射；室速：室性心动过速；NYHA：纽约心功能分级；GFR：肾小球滤过率

医院通过监测确认药物安全有效后，患者可在家中自行服用单剂量氟卡尼（200 ～ 300 mg）或普罗帕酮（450 ～ 600 mg）以恢复窦性心律[45]。与院内复律相比，这一方法似乎效果稍低，但具有实用性，且对于特定患者能够得到控制并提供保证。

3. 电复律

同步直流电复律能够迅速有效地将房颤转复为窦性心律，是伴有严重血流动力学受损新发房颤患者的首选方法。预先使用某些抗心律失常药可提高转复窦性心律的成功率并预防房颤复发，如使用胺碘酮（需要数周）、索他洛尔、伊布利特、维纳卡兰、氟卡尼和普罗帕酮治疗后可改善电复律效果。β 受体阻滞剂、维拉帕米、地尔硫䓬和地高辛不能可靠地终止房颤或有利于电复律。

（1）适应证：①血流动力学不稳定的房颤；②预激综合征（WPW）旁路前传伴快速心室率的房颤患者；③有症状的持续性或长程持续性房颤。

（2）禁忌证：①洋地黄中毒、低钾血症或其他电解质紊乱、感染或炎性疾病、甲状腺功能亢进疾病控制不佳等情况，进行电复律可能导致恶性心律失常及全身病情恶化；②超声或其他影像学检查证实心腔内血栓形成者，直流电复律导致体循环栓塞风险，通常需给予有效抗凝直至血栓溶解。

（3）操作流程：静脉给予咪达唑仑或丙泊酚进行麻醉。操作过程中应持续监测血压和血氧，备用静脉阿托品或异丙肾上腺素。采用与 QRS 波群同步直流电复律的方式复律，以免诱发心室颤动，双相波除颤器比单相波更为有效。起始电量一般为双相波 100 ～ 200 J，起始使用较高能量可提高有效率，且减少电击次数和缩短需要镇静的

时间。疑有房室传导阻滞或窦房结功能低下者，电复律前应有预防性心室起搏的准备。若复律不成功，可通过增加复律电量、改变电极板位置、对前胸电极板施加压力提高能量传递或使用抗心律失常等药物治疗。

（4）并发症：电复律时可能发生的并发症包括血栓栓塞，镇静相关并发症，室速或心室颤动，缓慢性心律失常甚至心搏骤停，偶有皮肤灼伤或过敏、肌肉酸痛等不适。对已有左心功能严重损害的患者有诱发肺水肿的风险。此外，体内植入电子设备后行电复律可改变或影响电子设备预置功能。

4. 复律患者的抗凝治疗

房颤复律过程存在血栓栓塞的风险，复律前需确认心房内是否有血栓，并应依据房颤持续时间而采用恰当的抗凝以减少栓塞风险。

房颤持续时间＜ 48 h 的患者，不需要常规行经食管超声心动图检查，预先抗凝后可直接复律，复律后仍需要 4 周的抗凝，4 周之后是否需要长期服用抗凝药物需要根据 CHA_2DS_2-VASc 风险评分决定。

当房颤持续时间不明或≥ 48 h，心脏复律前抗凝治疗 3 周，复律后仍需要抗凝 4 周，4 周之后是否需要长期抗凝治疗需要根据 CHA_2DS_2-VASc 风险评分决定。需要早期复律时，经食管超声心动图排除左心房血栓后，可行即刻电复律，如果经食管超声心动图检查证实有血栓，应再进行≥ 3 ～ 4 周抗凝之后，经食管超声心动图复查，确保血栓消失后行电复律，若仍存在血栓，不建议复律。

5. 复律后窦性心律的维持

大多数阵发性或持续性房颤患者恢复窦性心律后，复发房颤的风险仍然很大，抗心律失常药物可减少房颤复发频率、缩短房颤发作时间，与不治疗相比，抗心律失常药物维持窦性心律的效果大约提高一倍。长期采用抗心律失常药物进行节律控制时，首先应考虑药物的安全性，其次考虑药物的有效性，开始长期抗心律失常药物治疗的决定需要权衡症状、可能的药物不良反应和患者意愿，复律后抗心律失常药物使用种类、剂量及禁忌证见表 14-3。

（1）维持窦性心律药物

1）胺碘酮：胺碘酮是一种有效的多通道阻滞剂，可降低心室率，并且在心力衰竭患者中是安全的。但胺碘酮也可产生促心律失常作用，引起尖端扭转型室速，在治疗中应当监测 QT 间期。胺碘酮心外副作用发生率高，且不良反应较大，尤其是在长期治疗时，这使其在适用其他抗心律失常药物的患者中限于二线治疗。由于其生物半衰期较长，胺碘酮不适合于间断的短期治疗。

2）决奈达隆：在至少合并一种心血管疾病的阵发性和持续性房颤患者中，决奈达隆可维持窦性心律、降低心室率、预防心血管住院以及心血管死亡。在近期失代偿性心衰患者中，决奈达隆增加死亡率。

3）氟卡尼和普罗帕酮：对预防房颤复发有效，但仅用于没有明显缺血性心脏病或心力衰竭的患者，以免发生危及生命的室性心律失常。

4）索他洛尔：转复房颤的疗效差，但预防房颤复发的作用与普罗帕酮相当，使用过程中，注意监测血清钾、血清镁、肾功能，对合并哮喘、心衰、肾功能不良或 QT 间期延长的患者应避免使用。

5）多非利特：是另一种钾通道阻滞剂，对合并心功能减退的患者，多非利特维持窦性心律的作用明显优于安慰剂。

（2）非抗心律失常药物的抗心律失常作用

ACEI/ARB 治疗能预防左心室功能不全和高血压伴有左心室肥厚的患者发生房颤[46]。电复律后，可在抗心律失常药物的基础上加用 ACEI 或 ARB，以减少房颤复发。与安慰剂相比，窦性心律下射血分数降低心衰患者，β 受体阻滞剂治疗可降低新发房颤风险[47]。一些小规模随机对照试验显示围术期他汀类药物治疗能减少术后房颤风险[48-49]；然而，另一项安慰剂对照试验显示，围术期瑞舒伐他汀治疗对术后房颤发作无预防效果[50]。此外尚未能证实多不饱和脂肪酸在预防房颤方面的获益。

6. 导管消融

自从第一次描述肺静脉触发灶触发阵发性房

表 14-3　用于复律后窦性心律维持的抗心律失常药物[31]

药物	剂量	主要禁忌证和预警	停药征象	减慢房室结传导	建议启动时心电图监测
胺碘酮	每日 600 mg 分次口服 4 周，400 mg 口服 4 周，后每日 200 mg	当与延长 QT 间期的药物联合治疗，以及在有窦房结或房室结及传导系统病变的患者中应禁用，若同时应用 VKA 和洋地黄，二者应减量；增加他汀肌病风险，肝病患者应慎用	QT 间期延长＞500 ms	房颤时为 10 ～ 12 次 / 分	基线、1 周、4 周
氟卡尼	100 ～ 150 mg 每日 2 次	如果 CrCl ＜ 50 mg/ml，肝病，IHD 或 LVEF 下降为禁忌证	QRS 波时限较基线水平增加＞25%	无	基线、第 1 天、第 2 ～ 3 天
氟卡尼缓释剂	200 mg 每日一次	存在窦房结、房室结或传导系统病变者应慎用，CYP2D6 抑制剂（如氟西汀或三环类抗抑郁药）增加血浆浓度			
普罗帕酮	150 ～ 300 mg 每日 3 次	IHD 或 LVEF 下降为禁忌证	QRS 波时限较基线水平增加＞25%	轻度	基线、第 1 天、第 2 ～ 3 天
普罗帕酮缓释片	225 ～ 425 mg 每日 2 次	存在窦房结、房室结或传导系统病变者，肝肾损伤以及哮喘者慎用；增加洋地黄和华法林浓度			
索他洛尔	80 ～ 160 mg 每日 2 次	存在明显左心室肥厚、收缩性心衰、哮喘、QT 间期延长、低钾血症、CrCl ＜ 50 mg/ml 为禁忌证，中度肾功能受损需要谨慎调整剂量	QT 间期＞500 ms，起始治疗下 QT 间期延长 60 ms 以上	与高剂量阻滞剂相似	基线、第 1 天、第 2 ～ 3 天
决奈达隆	400 mg 每日 2 次	NYHA Ⅲ或Ⅳ级或不稳定性心衰，与延长 QT 间期的药物或强 CYP3A4 抑制剂（如维拉帕米、地尔硫䓬、咪唑类抗真菌药物）联合治疗，以及 CrCl ＜ 30 mg/ml 为禁忌证。与洋地黄、β 受体阻滞剂和某些他汀类药合用时应当减少剂量，常见血肌酐升高 0.1 ～ 0.2 mg/dl，不代表肾功能下降，肝病患者应慎用	QT 间期延长＞500 ms	房颤时为 10 ～ 12 次 / 分	基线、1 周、4 周

注：CrCl：肌酐清除率；CYP3A4：细胞色素 P4503A4，IHD：缺血性心脏病；LVEF：左心室射血分数；NYHA：纽约心脏病学会；VKA：维生素 K 拮抗剂

颤以来，房颤导管消融已从一种特殊的、专业性操作发展为房颤的普通治疗。导管消融主要进行肺静脉隔离，需完全隔离以达到充分效果，并可能需要对左心房后壁进行额外消融。在有经验的中心由经过充分训练的团队进行时，比抗心律失常药物维持窦性心律更为有效，并发症发生率虽不可忽略，但与抗心律失常药物的并发症发生率相似。

目前房颤导管消融主要存在以下几种术式：环肺静脉电隔离（CPVI），CPVI 基础上联合线性消融，非肺静脉触发灶消融和（或）基质标测消融，肾去交感化，碎裂电位消融，转子标测消融，神经节消融等。

导管消融对有症状的阵发性、持续性房颤患者恢复和维持窦性心律有效，对长程持续性房颤消融可能也有效，但一般作为抗心律失常药物治疗失败或不能耐受之后的二线治疗。此外，新的消融能源（冷冻消融等）对房颤治疗的安全性和

有效性于临床研究中得到进一步证实。

（1）房颤导管消融的适应证

1）阵发性房颤：在阵发性房颤患者，导管消融在维持窦性心律，减少房颤负荷，改善症状、运动耐量和提高生活质量等方面明显优于抗心律失常药物，作为阵发性房颤一线治疗。

2）持续性房颤：在持续性房颤患者，导管消融治疗作用得到了肯定，目前认为无心房器质性病变或病变轻微、左心房内径＜45 mm、房颤持续时间较短、年龄＜65 岁、心房波相对“不碎”的病例可从导管消融中获益。

3）长程持续性房颤：近年在有经验的中心已将导管消融用于长程持续性房颤的治疗，且取得一定的成功率，但常需多次消融且术式复杂，消融时间较长，其晚期复发率和临床疗效尚需进一步研究。

4）房颤合并心衰：导管消融在合并心衰的房颤患者中的疗效近年来已得到证实，其消融成功率与无心衰房颤患者接近，维持窦性心律组术后左心室功能、运动耐量及生活质量明显改善。CASTLE-AF 研究表明，在合并心衰的房颤患者中，与传统药物相比，导管消融组全因死亡率 / 心衰再住院率明显低于标准药物治疗组[51]。

（2）房颤导管消融的转归

个体房颤患者导管消融后，其术后节律如何难以预测，大多数患者为实现症状控制需要多次消融[52]。通常在房颤病史较短、发作频繁、房颤发作时间短、没有明显器质性心脏病的年轻患者中，导管消融成功率相对较高，手术相关并发症发生率较低[53]。在维持窦性心律方面，导管消融比抗心律失常药物更有效[54]。约 70% 的阵发性房颤和约 50% 的持续性房颤患者消融后能维持窦性心律，没有严重症状性房颤复发[55]。在维持窦性心律数年后房颤的极晚期复发并非少见，可能反映了疾病进展，是需要继续房颤治疗的重要提示。目前已有多个因素被确认为房颤导管消融术后复发的危险因素，但是它们的预测强度均不足。因此，是否行导管消融，应当基于医生和患者的共同决策，医生应为患者详细解释导管消融的获益和潜在风险。

（3）房颤导管消融的并发症

在临床实践中，全面减少并发症对改善房颤消融质量是必需的。在房颤消融后，5% ～ 7% 的患者会发生严重并发症（肺静脉狭窄、持续膈神经麻痹、血管并发症、其他严重并发症），2% ～ 3% 的患者会发生危及生命的并发症（食管穿孔 / 瘘、围术期卒中、心脏压塞），消融中死亡发生罕见（＜ 0.2%）[56-57]。及时发现心房食管瘘可挽救生命，根据没有明确原发灶的感染、胸骨后疼痛和卒中典型三联征进行诊断。

（4）房颤导管消融随访及处理

1）消融术后随访及监测：包括术后并发症、心律及心率监测，卒中相关风险的评估等。房颤导管消融手术相关并发症多发生在术中，少数也可于术后数周至数月发生。因此，术后早期随访要重点关注手术并发症，特别是识别需要紧急治疗的部分症状与体征。研究表明心悸等症状多由房性早搏或室性早搏引起，而复发的房颤多并无症状。因此加强随访和心律失常监测对于判断治疗效果十分必要，而可靠的监测方法对于无症状房颤的判断也十分重要。非持续性心电监测方法包括标准心电图检查、24 h 至 7 天的动态心电图检查、体外心电记录仪等。持续性心电监测主要由植入性器械完成。此外，还应对房颤以外相关疾病进行优化治疗，进行生活方式干预。

2）随访方案：术后随访至少 3 个月，以后每年至少随访一次，随访内容主要是对患者的临床状态进行评估，包括是否存在房颤、卒中风险及规范抗凝情况、相关疾病治疗效果及生活方式改善等。对心电监测的基本要求为最少 3 次随访（如 3 个月、6 个月、12 个月），每次随访需行 12 导联 ECG 检查，最后一次随访需行 24 h 动态心电图（Holter）；3 个月空白期后至随访期满如有症状出现时，应立即行心电图检查。建议长期随访，术后 1 年后可每半年行 1 次 Holter 和 ECG 检查。

3）消融成功及复发的判定标准：国内外判定导管消融房颤成功及复发的标准尚不统一，目前国内应用标准：

治疗成功：消融 3 个月后，不使用抗心律失常药物而无房颤 / 房扑 / 房速发作，如术后使用抗心律失常药物，判断时间应是停用抗心律失常药物 5 个半衰期以后或停用胺碘酮 3 个月后。

治疗有效：消融 3 个月后，使用术前无效的抗心律失常药物而无房颤、房扑或房速发作，或消融术后房颤发作负荷明显降低。

早期房颤复发：指术后 3 个月内发生持续时间≥ 30 s 的房颤 / 房扑 / 房速，鉴于约 60% 的早期复发会自行纠正，故早期复发不计入总复发率内，因此将术后 3 个月定义为“空白期”。

房颤复发：消融 3 个月后发生的房颤 / 房扑 / 房速，如持续时间≥ 30 s，视为房颤复发，根据复发时间又分为晚期复发（术后 3 ～ 12 个月）和远期复发（术后 12 个月以后复发）。

4）复发病例处理：

术后早期复发：发生率在 50% 以上，由于房颤 / 房速复发的发生在消融术后头 2 ～ 3 个月内较常见，部分可自行消失，故再次消融建议推迟至首次消融术 3 个月以后。

术后晚期复发：发生率约为 25% ～ 40%，其发生率与术前的房颤类型及复发筛查手段有关。

术后远期复发：房颤导管消融术后 1 ～ 5 年的复发为远期复发，单次消融后远期复发率为 11% ～ 29%，重复消融后远期复发率为 7% ～ 24%。

（5）消融后抗心律失常药物和其他药物治疗：有些中心对所有消融术后患者应用抗心律失常药物 1 ～ 3 个月。短期应用抗心律失常药物可降低房性心律失常的早期复发，但对预测或预防 6 个月时的复发的效果尚待更多研究。房颤消融术后可应用质子泵抑制剂或 H_2 受体阻滞剂 1 ～ 4 周以预防左心房食管瘘。此外术后应优化控制诱发因素，ACEI/ARB 的应用可能对某些类型房颤患者术后窦性心律的维持有一定作用，但需进一步研究。

（6）术后≥ 2 个月抗凝方案：消融 2 个月以后是否继续进行抗凝治疗应基于患者的 CHA_2DS_2-VASc 评分，而不取决于消融术是否成功。

7. 房颤的外科治疗

外科治疗房颤的术式包括左心房隔离术，“走廊”手术，心房横断术及迷宫Ⅰ、Ⅱ、Ⅲ、Ⅳ型手术等，其中迷宫手术疗效最为确切。迷宫手术不断发展演进——隔绝传导的方式从传统的“切和缝”也发展到冷冻、射频等能量消融，由开胸切口演变为微创切口，从需要体外循环演变为在非体外循环心脏跳动下进行消融。

（三）抗凝治疗（具体见第十一章）

二、急性房颤的处理

急性房颤发作是指房颤首次发作、阵发性房颤发作期，以及持续性或永久性房颤发生快速心室率和（或）症状加重。常由于心室率过快和不规则，患者出现症状突然明显加重，包括心悸、气短、乏力、头晕、活动耐量下降、尿量增加等；更严重的包括静息状态呼吸困难、胸痛、晕厥前驱症状或者间歇性晕厥等。

房颤的急诊处理需要考虑多方面的因素，评估有无可纠正的诱因、评价患者生命体征是否稳定、是否需要抗凝治疗以及患者相关教育及后续随访。临床中根据处理策略不同将急性房颤分为血流动力学不稳定性和血流动力学稳定性两大类（急诊房颤处理参照图 14-2）。

（一）血流动力学不稳定性急性房颤处理

急性房颤血流动力学不稳定情况下转复窦性心律是恢复血流动力学稳定的首要任务，如无禁忌，首选同步直流电复律。对血流动力学不稳定伴高卒中风险房颤患者，行电复律前应立即给予治疗量的普通肝素或低分子量肝素，如需要紧急电复律，来不及抗凝治疗，复律后应立即给予普通肝素或低分子量肝素或新型口服抗凝药进行抗凝。房颤患者电复律后需继续口服抗凝药 4 周，而后根据 CHA_2DS_2-VASc 风险决定是否长期抗凝治疗。

（二）血流动力学稳定性急性房颤处理

急性房颤血流动力学稳定情况下的治疗策略：首先评价患者血栓栓塞风险，决定开始抗凝的时间以及是否需要长期抗凝治疗，其次根据患者心室率、症状及是否伴有器质性心脏病，决定是否需要控制心室率，最后决定是否复律、复律的时

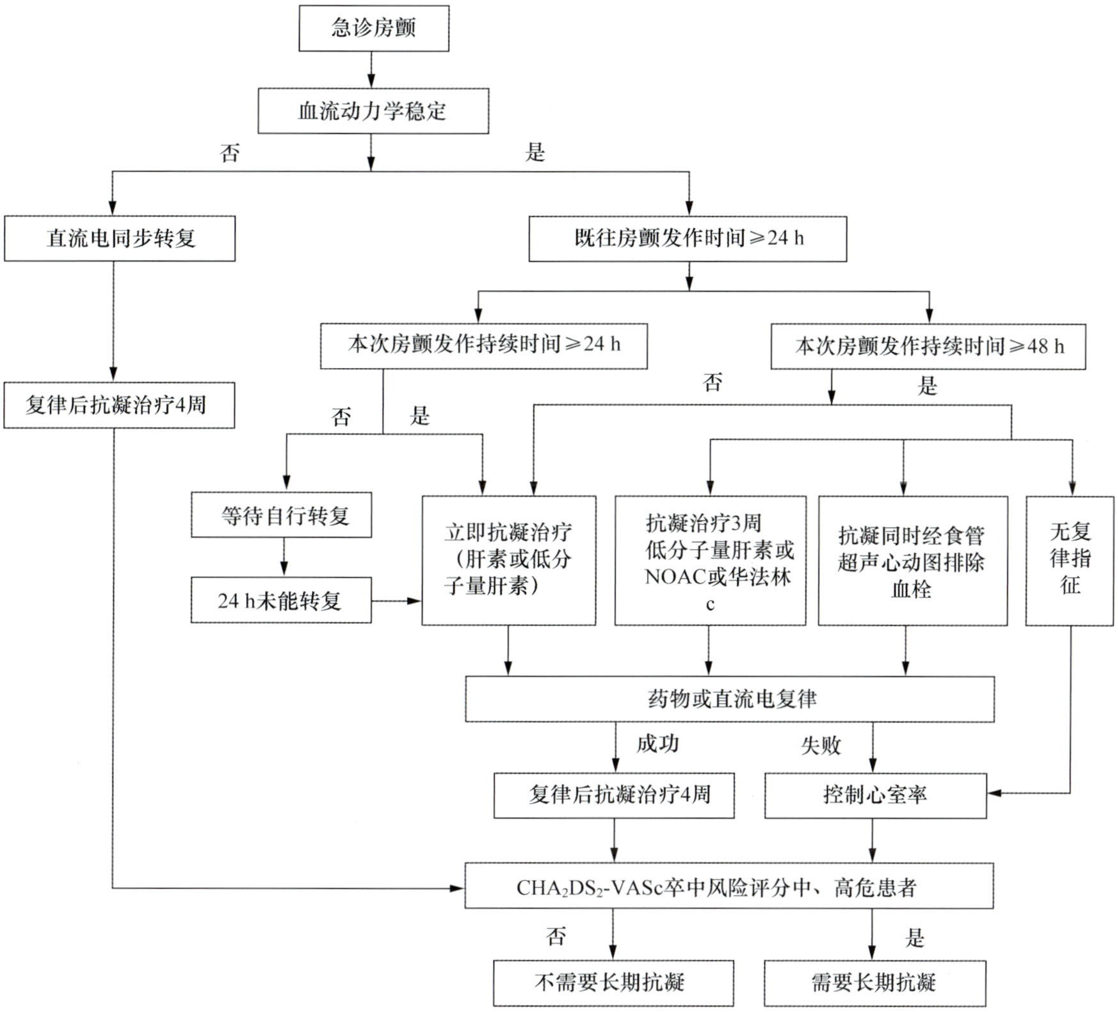

图 14-2　急诊房颤复律流程图[12]

间、复律的方式以及复律后预防房颤复发。

应对急诊处理后的房颤患者进行随访管理，明确心室率控制是否有效（是否需要调整剂量、是否后期出现药物不良反应）、是否需要继续接受抗凝治疗、咨询电生理专家明确是否需要接受电复律、是否纠正易发因素（肥胖、睡眠呼吸暂停综合征等），并告知患者房颤复发如何处理。

三、特殊类型房颤的处理

（一）心衰

心衰合并房颤的主要治疗目标是预防血栓栓塞事件和控制症状。一般性治疗包括去除心衰诱因，优化心衰的药物治疗。对于因心室率过快而导致的心衰，应控制房颤发作时的心室率。而对于心动过速性心肌病的房颤患者可先控制心室率，以利于改善心功能；可口服胺碘酮 1 个月后行电转复治疗，以转复为窦性心律。

β 受体阻滞剂可控制心衰合并房颤患者的心室率，且能降低心衰的致死率和致残率，可同时联用地高辛与 β 受体阻滞剂。在 LVEF 下降的心衰患者中应慎用非二氢吡啶类钙通道阻滞剂，如地尔硫䓬，由于其具有负性肌力作用，可能导致 LVEF 进一步下降。但非二氢吡啶类钙通道阻滞剂可用于 LVEF 正常的心衰患者，以控制心室率，联合应用地高辛则更加有效。当药物治疗方案无效或患者不能耐受时，房室结消融或心室再同步治疗是可选的治疗方案。

对于慢性心衰的房颤患者，如果心室率控制不满意，患者仍有房颤相关的症状，可考虑房颤复律，包括药物复律或导管消融。经导管消融治疗可改善心衰合并房颤患者左心室功能和患者的生活质量，最新研究发现，导管消融较药物治疗在降低心衰合并房颤患者的死亡率方面也可获益。

（二）预激综合征

预激综合征合并房颤时，因旁路前传可能导致快心室率，从而诱发室颤和猝死。如心室率过快（> 200 次 / 分）时，推荐同步电复律；当心室率达 250 次 / 分，推荐立即同步电复律。预激综合征合并房颤时，不能使用 β 受体阻滞剂、非二氢吡啶类钙通道阻滞剂和洋地黄类药物控制心室率，对这类患者应考虑尽快电复律；无器质性心脏病患者，也可静脉应用普罗帕酮转复窦性心律。旁路射频消融的安全性和有效性已得到临床验证，但消融旁路并不能预防房颤发生，因此消融旁路后仍需药物或导管消融治疗房颤，旁路射频消融后的房颤治疗策略与普通房颤相同。

（三）肥厚型心肌病

房颤是肥厚型心肌病患者最常见的心律失常，累及大约 1/4 的患者。房颤合并肥厚型心肌病患者卒中和系统性栓塞风险显著增高，因此，指南推荐合并肥厚型心肌病的房颤患者均应接受抗凝治疗，而不单纯取决于 CHA_2DS_2-VASc 评分。对于肥厚型心肌病的患者的心室率控制，β 受体阻滞剂和地尔硫䓬或维拉帕米似乎是合理的治疗选择，胺碘酮在肥厚型心肌病合并房颤的患者中似乎是一种安全的抗心律失常药物。房颤消融可有效抑制症状性房颤复发。

（四）老年人

房颤发病率随年龄增长逐渐升高，80 岁以上人群中房颤患病率达 35%。老年房颤患者卒中风险更高，因此更能从抗凝治疗中获益，但目前老年房颤人群中抗凝治疗仍然不足。多项研究提示对于年龄超过 75 岁的老年患者，导管消融成功率与年轻患者相当且并发症发生率亦无差异。老年患者可能存在多种共病，包括痴呆、高血压、糖尿病、冠心病和认知功能障碍等，这些情况可能比房颤相关症状更多地限制其生活质量，此外肝肾功能受损、同时应用多种药物使得药物相互作用和药物副作用更易发生。为减少这些患者房颤治疗的并发症，需要房颤的综合管理。

四、心房颤动的心脏团队

房颤心脏团队应当由一位有抗心律失常药物治疗经验的心脏病专家、一位介入电生理专家和一位有经验的心脏外科医生组成，从而选择适当的患者、介入或外科消融技术。构建一个合作平台，可以让主管的医师和房颤心脏专家、介入电生理专家和房颤外科医师之间有持续互动，从而提供优化建议，并最终提高房颤患者的管理及治疗效果。

参考文献

[1] Du X，Dong J，Ma C. Is Atrial Fibrillation a preventable disease? J Am Coll Cardiol，2017，69（15）：1968-1982.

[2] ChughSS，Havmoeller R，Narayanan K，et al. Worldwide epidemiology of atrial fibrillation：a Global Burden of Disease 2010 Study. Circulation，2014，129（8）：837-847.

[3] Dewland TA，Olgin JE，Vittinghoff E，et al. Incident atrial fibrillation among Asians，Hispanics，blacks，and whites. Circulation，2013，128（23）：2470-2477.

[4] Zhou Z，Hu D. An epidemiological study on the prevalence of atrial fibrillation in the Chinese population of mainland China. J Epidemiol，2008，18（5）：209-216.

[5] Zhang S. Atrial fibrillation in mainland China：epidemiology and current management. Heart，2009，95（13）：1052-1055.

[6] JanuaryCT，Wann LS，Alpert JS，et al. 2014 AHA/ACC/HRS guideline for the management of patients with atrial fibrillation：a report of the American College of Cardiology/American Heart Association Task Force on Practice Guidelines and the Heart Rhythm Society. J Am Coll Cardiol，2014，64（21）：e1-76.

[7] Ahlehoff O，Gislason GH，Jorgensen CH，et al. Psoriasis and risk of atrial fibrillation and ischaemic stroke：a Danish Nationwide Cohort Study. Eur Heart J，2012，33（16）：2054-2064.

[8] Kirchhof P, Benussi S, Kotecha D, et al. 2016 ESC Guidelines for the management of atrial fibrillation developed in collaboration with EACTS. Eur Heart J, 2016, 37 (38): 2893-2962.

[9] 黄从新，张澍，黄德嘉，等 . 心房颤动：目前的认识和治疗的建议—2018. 中国心脏起搏与心电生理杂志，2018，32（4）：315-368.

[10] Aronsson M, Svennberg E, Rosenqvist M, et al. Cost-effectiveness of mass screening for untreated atrial fibrillation using intermittent ECG recording. Europace, 2015, 17 (7): 1023-1029.

[11] Levin LA, Husberg M, Sobocinski PD, et al. A cost-effectiveness analysis of screening for silent atrial fibrillation after ischaemic stroke. Europace, 2015, 17 (2): 207-214.

[12] Lowres N, Neubeck L, Redfern J, et al. Screening to identify unknown atrial fibrillation. A systematic review. Thromb Haemost, 2013, 110 (2): 213-222.

[13] Lubitz SA, Yin X, Fontes JD, et al. Association between familial atrial fibrillation and risk of new-onset atrial fibrillation. JAMA, 2010, 304 (20): 2263-2269.

[14] Shoemaker MB, Muhammad R, Parvez B, et al. Common atrial fibrillation risk alleles at 4q25 predict recurrence after catheter-based atrial fibrillation ablation. Heart Rhythm, 2013, 10 (3): 394-400.

[15] Parvez B, Shoemaker MB, Muhammad R, et al. Common genetic polymorphism at 4q25 locus predicts atrial fibrillation recurrence after successful cardioversion. Heart Rhythm, 2013, 10 (6): 849-855.

[16] KirchhofP, Sipido KR, Cowie MR, et al. The continuum of personalized cardiovascular medicine: a position paper of the European Society of Cardiology. Eur Heart J, 2014, 35 (46): 3250-3257.

[17] Kirchhof P, Breithardt G, Aliot E, et al. Personalized management of atrial fibrillation: Proceedings from the fourth Atrial Fibrillation competence NETwork/ European Heart Rhythm Association consensus conference. Europace, 2013, 15 (11): 1540-1556.

[18] Ackerman MJ, Priori SG, Willems S, et al. HRS/ EHRA expert consensus statement on the state of genetic testing for the channelopathies and cardiomyopathies: this document was developed as a partnership between the Heart Rhythm Society (HRS) and the European Heart Rhythm Association (EHRA) . Europace, 2011, 13 (8): 1077-1109.

[19] Haissaguerre M, Jais P, Shah DC, et al. Spontaneous initiation of atrial fibrillation by ectopic beats originating in the pulmonary veins. N Engl J Med, 1998, 339 (10): 659-666.

[20] Liu J, Huang CX, Bao MW, et al. Ectopic activity induced by elevated atrial pressure in rabbit pulmonary vein in vitro. Chin Med J (Engl), 2005, 118 (14): 1210-1213.

[21] Moe GK, Abildskov JA. Atrial fibrillation as a self-sustaining arrhythmia independent of focal discharge. Am Heart J, 1959, 58 (1): 59-70.

[22] Mandapati R, Skanes A, Chen J, et al. Stable microreentrant sources as a mechanism of atrial fibrillation in the isolated sheep heart. Circulation, 2000, 101 (2): 194-199.

[23] Pandit SV, Jalife J. Rotors and the dynamics of cardiac fibrillation. Circ Res, 2013, 112 (5): 849-862.

[24] Narayan SM, Krummen DE, Shivkumar K, et al. Treatment of atrial fibrillation by the ablation of localized sources: CONFIRM (Conventional Ablation for Atrial Fibrillation With or Without Focal Impulse and Rotor Modulation) trial. J Am Coll Cardiol, 2012, 60 (7): 628-636.

[25] Venteclef N, Guglielmi V, Balse E, et al. Human epicardial adipose tissue induces fibrosis of the atrial myocardium through the secretion of adipo-fibrokines. Eur Heart J, 2015, 36 (13): 795-805a.

[26] Shen MJ, Zipes DP. Role of the autonomic nervous system in modulating cardiac arrhythmias. Circ Res, 2014, 114 (6): 1004-1021.

[27] Kotecha D, Holmes J, Krum H, et al. Efficacy of beta blockers in patients with heart failure plus atrial fibrillation: an individual-patient data meta-analysis. Lancet, 2014, 384 (9961): 2235-2243.

[28] Andersson T, Magnuson A, Bryngelsson IL, et al. All-cause mortality in 272, 186 patients hospitalized with incident atrial fibrillation 1995-2008: a Swedish nationwide long-term case-control study. Eur Heart J, 2013, 34 (14): 1061-1067.

[29] Reddy VY, Akehurst RL, Armstrong SO, et al. Time to Cost-Effectiveness Following Stroke Reduction Strategies in AF: Warfarin Versus NOACs Versus LAA Closure. J Am Coll Cardiol, 2015, 66 (24): 2728-2739.

[30] Kim MH, Johnston SS, Chu BC, et al. Estimation of total incremental health care costs in patients with atrial fibrillation in the United States. Circ Cardiovasc Qual Outcomes, 2011, 4 (3): 313-320.

[31] Wolowacz SZ, Samuel M, Brennan VK, et al. The cost of illness of atrial fibrillation: a systematic review

of the recent literature. Europace, 2011, 13 (10): 1375-1385.

[32] Goldstein LB, Bushnell CD, Adams RJ, et al. Guidelines for the primary prevention of stroke: a guideline for healthcare professionals from the American Heart Association/American Stroke Association. Stroke, 2011, 42 (2): 517-584.

[33] Ali AN, Howe J, Abdel-Hafiz A. Cost of acute stroke care for patients with atrial fibrillation compared with those in sinus rhythm. Pharmacoeconomics, 2015, 33 (5): 511-520.

[34] Chiang CE, Okumura K, Zhang S, et al. 2017 consensus of the Asia Pacific Heart Rhythm Society on stroke prevention in atrial fibrillation. J Arrhythm, 2017, 33 (4): 345-367.

[35] Bekwelem W, Connolly SJ, Halperin JL, et al. Extracranial systemic embolic events in patients with nonvalvular atrial fibrillation: incidence, risk factors, and outcomes. Circulation, 2015, 132 (9): 796-803.

[36] Morin DP, Bernard ML, Madias C, et al. The state of the art: atrial fibrillation epidemiology, prevention, and treatment. Mayo Clin Proc, 2016, 91 (12): 1778-1810.

[37] Ling LH, Kistler PM, Kalman JM, et al. Comorbidity of atrial fibrillation and heart failure. Nat Rev Cardiol, 2016, 13 (3): 131-147.

[38] Trulock KM, Narayan SM, Piccini JP. Rhythm control in heart failure patients with atrial fibrillation: contemporary challenges including the role of ablation. J Am Coll Cardiol, 2014, 64 (7): 710-721.

[39] Soliman EZ, Safford MM, Muntner P, et al. Atrial fibrillation and the risk of myocardial infarction. JAMA Intern Med, 2014, 174 (1): 107-114.

[40] KnechtS, Oelschlager C, Duning T, et al. Atrial fibrillation in stroke-free patients is associated with memory impairment and hippocampal atrophy. Eur Heart J, 2008, 29 (17): 2125-2132.

[41] Cortese F, Scicchitano P, Gesualdo M, et al. Apixaban: effective and safe in preventing thromboembolic events in patients with atrial fibrillation and renal failure. Curr Med Chem, 2017, 24 (34): 3813-3827.

[42] Van Gelder IC, Groenveld HF, Crijns H, et al. Lenient versus strict rate control in patients with atrial fibrillation. New England Journal of Medicine, 2010, 362 (15): 1363-1373.

[43] Kirchhof P, Breithardt G, Camm J, et al. Improving outcomes in patients with atrial fibrillation: rationale and design of the Early treatment of Atrial fibrillation for Stroke prevention Trial. American Heart Journal, 2013, 166 (3): 442-448.

[44] Gitt AK, Smolka W, Michailov G, et al. Types and outcomes of cardioversion in patients admitted to hospital for atrial fibrillation: results of the German RHYTHM-AF Study. Clinical Research in Cardiology, 2013, 102 (10): 713-723.

[45] AlboniP, BottoGL, BaldiN. Outpatient treatment of recent-onset atrial fibrillation with the “pill-in-the-pocket” approach. ACC Current Journal Review, 2005, 3 (14): 44-45.

[46] Schneider MP, Hua TA, Böhm M, et al. Prevention of atrial fibrillation by renin-angiotensin system inhibition: a meta-analysis. Journal of the American College of Cardiology, 2010, 55 (21): 2299-2307.

[47] Kotecha D, Holmes J, Krum H, et al. Efficacy of β blockers in patients with heart failure plus atrial fibrillation: an individual-patient data meta-analysis. The Lancet, 2014, 384 (9961): 2235-2243.

[48] Kuhn EW, Liakopoulos OJ, Stange S, et al. Preoperative statin therapy in cardiac surgery: a meta-analysis of 90 000 patients. European Journal of Cardio-Thoracic Surgery, 2013, 45 (1): 17-26.

[49] Liakopoulos OJ, Kuhn EW, Slottosch I, et al. Preoperative statin therapy for patients undergoing cardiac surgery. Cochrane Database of Systematic Reviews, 2012, 18 (4): CD008493.

[50] Zheng Z, Jayaram R, Jiang L, et al. Perioperative rosuvastatin in cardiac surgery. New England Journal of Medicine, 2016, 374 (18): 1744-1753.

[51] Marrouche NF, Brachmann J, Andresen D, et al. Catheter ablation for atrial fibrillation with heart failure. New England Journal of Medicine, 2018, 378 (5): 417-427.

[52] Ganesan AN, Shipp NJ, Brooks AG, et al. Long-term outcomes of catheter ablation of atrial fibrillation: a systematic review and meta-analysis. Journal of the American Heart Association, 2013, 2 (2): e004549.

[53] Lee G, Sparks PB, Morton JB, et al. Low risk of major complications associated with pulmonary vein antral isolation for atrial fibrillation: results of 500 consecutive ablation procedures in patients with low prevalence of structural heart disease from a single center. Journal of Cardiovascular Electrophysiology, 2011, 22 (2): 163-168.

[54] Wynn GJ, Das M, Bonnett LJ, et al. Efficacy of catheter ablation for persistent atrial fibrillation: a systematic review and meta-analysis of evidence from

randomized and nonrandomized controlled trials. Circulation：Arrhythmia and Electrophysiology，2014，7（5）：841-852.

[55] Verma A，Jiang CY，Betts TR，et al. Approaches to catheter ablation for persistent atrial fibrillation. New England Journal of Medicine，2015，372（19）：1812-1822.

[56] Gupta A，Perera T，Ganesan A，et al. Complications of catheter ablation of atrial fibrillation：a systematic review. Circulation：Arrhythmia and Electrophysiology，2013，6（6）：1082-1088.

[57] Cappato R，Calkins H，Chen SA，et al. Delayed cardiac tamponade after radiofrequency catheter ablation of atrial fibrillation：a worldwide report. Journal of the American College of Cardiology，2011，58（25）：2696-2697.

15 心房颤动患者的卒中危险评估和抗凝治疗管理

（贾朝旭　马长生）

心房颤动（房颤）是目前临床上最常见的心律失常，可显著增加患者血栓栓塞（卒中及系统性栓塞）的风险。罹患房颤的患者发生血栓栓塞事件主要是由于房颤时心房不规律收缩，导致左心房、左心耳血液淤滞、内皮功能障碍、凝血系统激活，从而导致局部血栓形成，如果血栓脱落，循血液流动至外周循环则可导致栓塞事件[1]。既往研究发现，非瓣膜性房颤人群的缺血性脑卒中发生率为无房颤人群的 5.6 倍，而风湿性瓣膜病房颤患者发生缺血性脑卒中的风险更高，为无房颤人群的 17.6 倍[2]。此外，还有研究资料显示，与非房颤相关卒中相比，房颤相关卒中的病死率、致残率均明显更高，住院天数明显更长。因此，预防房颤导致的血栓栓塞事件是房颤患者管理中至关重要的一环。本章将从房颤的栓塞及出血危险评估、抗凝治疗管理、特殊房颤人群的抗凝治疗、房颤栓塞预防新技术——经皮左心耳封堵术、房颤患者的综合管理等几方面阐述房颤栓塞风险评估和抗凝治疗管理的相关问题。

第一节　心房颤动患者的卒中及出血危险评估

一、缺血性卒中危险评估

房颤患者通常存在多种脑卒中危险因素。年轻患者或孤立性房颤患者的卒中风险较低，老年或合并其他疾病的患者中则较高。5 项随机对照试验的综合分析发现：年龄、既往脑卒中或短暂性脑缺血发作（transient ischemic attack，TIA）、高血压、糖尿病和充血性心力衰竭均为房颤患者发生缺血性卒中的独立危险因素。在不合并这些危险因素、未使用抗凝及抗血小板药物且年龄＜ 65 岁的患者中，卒中年发生率为 1.0%，而在有一个或多个这些危险因素且年龄≥ 75 岁的患者中，卒中年发生率为 8.1%[3]。因此，应将房颤与年龄、合并疾病协同起来，以更准确地评估房颤患者的卒中风险。

2001 年 Gage 等在美国医学会杂志（JAMA）首次发表了 $CHADS_2$ 评分[4]，根据患者是否有近期心衰、高血压、年龄≥ 75 岁、糖尿病和血栓栓塞病史（卒中、TIA 或非中枢性血栓栓塞），对房颤患者进行卒中危险分层（具体评分见表 15-1）。$CHADS_2$ 评分越高，患者发生缺血性卒中的风险就越大。$CHADS_2$ 评分简便且易掌握，适合在临床上推广使用，且能识别卒中高危患者，从而使患者从积极的抗凝中获益。《ACC/AHA/ESC 2006 房颤患者管理指南》正式推荐其用于评估房颤患者的卒中风险：对于无抗凝禁忌证的房颤患者，如果 $CHADS_2$ 评分≥ 2 分，卒中危险等级为中至高危，需要长期口服抗凝药治疗；若患者 $CHADS_2$ 评分为 1 分，危险等级为中危，可长期口服抗凝药或阿司匹林，具体选择哪种药物需综合考虑患者的意愿、出血风险及 INR 监测条件等因素；如果 $CHADS_2$ 评分为 0 分，则危险等级为低危，可口服阿司匹林治疗[5]。

尽管 $CHADS_2$ 评分对于卒中高危患者的识别度较高，但对 0～1 分的卒中低危患者的评估不够精细，$CHADS_2$ 评分为 0 分的患者现实中仍有 0.8%～3.2% 的卒中发生率[6]。由于 $CHADS_2$ 评分存在局限性，2010 年 Lip 等[7]基于 $CHADS_2$ 评分对卒中风险进行了再次分层，建立了 CHA_2DS_2-VASc 评分，成为目前房颤卒中风险评估的标准。CHA_2DS_2-VASc 评分在 $CHADS_2$ 评分的基础上将年龄≥75 岁改为 2 分，增加了血管疾病（心肌梗死、复合型主动脉斑块以及周围动脉疾病）（1 分）、年龄 65～74 岁（1 分）和性别（女性）（1 分）评分项，累计积分 0～9 分（表 15-1）。与 $CHADS_2$ 评分比较，其识别"真正"卒中低危的患者价值更高，可避免抗凝药物的过度使用。在欧美国家 CHA_2DS_2-VASc 评分已被指南推荐用于房颤患者卒中风险的评估，而在卒中风险较高的亚洲人中，与 $CHADS_2$ 评分相比，CHA_2DS_2-VASc 评分预测卒中风险的准确性也更高（表 15-2）[8]。

由于 CHA_2DS_2-VASc 积分≥2 分的男性房颤患者或≥3 分的女性房颤患者血栓事件的年发生率较高，抗凝治疗带来的临床净获益明显。《2016 ESC/EACTS 房颤患者管理指南》已将此类人群作为口服抗凝药物的Ⅰ类推荐。对于 CHA_2DS_2-VASc 评分为 1 分的男性房颤患者及 CHA_2DS_2-VASc 评分为 2 分的女性房颤患者考虑到个体特征及患者意愿，可考虑口服抗凝药用于预防卒中（Ⅱa 类推荐）。且初始抗凝治疗优先推荐非维生素 K 拮抗剂口服抗凝药（NOAC）。若无危险因素则推荐不进行抗栓治疗[9]。

二、抗凝出血危险评估

抗凝治疗可有效减少房颤患者的栓塞事件，但与此同时增加出血风险，合理抗凝应综合评估房颤患者的血栓栓塞风险及出血风险，从而找到抗凝获益最大的人群。

既往 meta 分析显示，应用华法林进行抗凝治疗的大出血事件发生率为 2.80/100 患者・年，应用 NOAC 的大出血事件发生率为 2.39/100 患者・年[10]。而房颤患者口服维生素 K 拮抗剂（VKA）的严重出血事件年发生率变化很大（每年 1.3%～7.2%）[11]。随着接受口服抗凝药（OAC）的房颤患者数量增多，越来越多的人也开始关注其应用所带来的出血风险。有研究发现，正在应用阿司匹林、年龄≥75 岁或合并肾损害、糖尿病以及心衰或左心室功能障碍的患者，应用 OAC 的出血风险较不合并上述疾病的年轻房颤患者约高出 0.32～1.1 倍[12]。

目前国内的房颤管理指南推荐使用 HAS-

表 15-1　卒中风险评分——$CHADS_2$ 和 CHA_2DS_2-VASc 两种评分系统

危险因素	评分系统	
	$CHADS_2$	CHA_2DS_2-VASc
年龄（A）（岁）		
65～74		＋1
≥75	＋1	＋2
充血性心力衰竭 / 左心室功能障碍（C）	＋1	＋1
高血压（H）	＋1	＋1
糖尿病（D）	＋1	＋1
卒中 /TIA/ 血栓栓塞病史（S）	＋2	＋2
血管疾病（V）		＋1
性别（女性）（Sc）		＋1
累计积分	0～6	0～9

表 15-2　不同 CHA_2DS_2-VASc 评分房颤患者的卒中风险

CHA_2DS_2-VASc 评分	校正的卒中发生率（100 患者・年）
0	0
1	1.3
2	2.2
3	3.2
4	4.0
5	6.7
6	9.8
7	9.6
8	6.7
9	15.2

BLED 评分来评估房颤患者抗凝治疗的出血风险。HAS-BLED 评分[13]是由 Pisters 等在 2010 年提出的，该评分中的危险因素包括：未经控制的高血压、肝肾功能损害、卒中、出血史、国际标准化比值（INR）易波动、老年（如年龄＞65 岁）、药物（如联用抗血小板或非甾体抗炎药）及嗜酒（表 15-3）。随着总分的增加，房颤患者每年大出血风险显著升高。目前临床认为 HAS-BLED 评分≥3 分即为出血高风险患者，但并不能以此作为不接受抗凝治疗的依据，而是需要更频繁和定期的评估和跟进，并注意纠正增加出血风险的可控因素，如未控制好的高血压（收缩压＞160 mmHg）、INR 不稳定、联用抗血小板药物或嗜酒等。

除 HAS-BLED 评分外，目前关于房颤抗凝治疗出血评估的评分标准还有 $HEMORR_2HAGES$ 评分、ATRIA 评分、ORBIT 评分以及基于生物标志物（血红蛋白、hs-cTnT 和 GDF-15）的 ABC 评分。《2016 ESC/EACTS 房颤患者管理指南》将以上 5 个出血风险评分进行了分类汇总，指出应关注患者可纠正和不可纠正的出血危险因素进行综合判断（表 15-4）。

事实上，对比房颤患者血栓栓塞风险评估工具和抗凝出血风险评估工具的组成要素，我们不难发现两类风险评估工具用到了很多相同的危险因素，比如年龄、高血压、卒中等，也就是说这些危险因素既增加房颤患者栓塞风险，也增加出血风险。出血风险增高者发生血栓栓塞事件的风险往往也较高，但这些患者接受抗凝治疗的临床净获益可能更大[14]。因此，在考虑抗凝治疗时，应充分权衡患者的获益与风险，加强监测，并注意纠正可控因素，遵循相关指南原则，有选择性的抗凝治疗的获益将远远大于其带来的出血风险。

表 15-3 HAS-BLED 评分

	临床特点	计分
H	高血压	1
A	肝肾功能异常（各 1 分）	1 或 2
S	卒中	1
B	出血	1
L	INR 易波动	1
E	老年（年龄＞65 岁）	1
D	药物或嗜酒（各 1 分）	1 或 2
	最高值	9

注：高血压定义为收缩压＞160 mmHg（1 mmHg＝0.133 kPa）；肝功能异常定义为慢性肝病（如肝纤维化）或胆红素＞2 倍正常值上限，谷丙转氨酶＞3 倍正常值上限；肾功能异常定义为慢性透析或肾移植或血清肌酐≥200 μmol/L；出血指既往出血史和（或）出血倾向；国际标准化比值（INR）易波动指 INR 不稳定，在治疗窗内的时间＜60%；药物指合并应用抗血小板药物或非甾体抗炎药

表 15-4 房颤患者出血危险因素

基于出血风险评分，抗凝患者可纠正和不可纠正的出血危险因素如下	
可纠正的出血危险因素	**不可纠正的出血危险因素**
高血压（尤其当收缩压＞160 mmHg）	年龄（＞65 岁）（尤其是≥75 岁）
VKA 治疗时 INR 不稳定或达到 INR 治疗目标的时间＜60%	严重出血史
	卒中病史
	依赖透析的肾脏病或肾移植
药物（如抗血小板药物和 NSAID）诱导的出血	肝硬化疾病
	恶性肿瘤
过量饮酒（≥8 个饮酒量 / 周）	基因因素
潜在的可纠正的出血危险因素	**生物标志物相关的出血危险因素**
贫血	
肾功能受损	高敏肌钙蛋白
肝功能不全	生长分化因子 -15
血小板减少或功能异常	血清肌酐 / 估测的肌酐清除率

第二节 心房颤动患者的抗凝治疗管理

临床实践中，用于房颤患者抗栓治疗的药物主要包括抗血小板和抗凝药物两大类。抗血小板药物主要包括阿司匹林和氯吡格雷等，但目前最新指南已不推荐抗血小板药物用于房颤患者的卒中预防。抗凝药物包括经典的抗凝药物（维生素 K 拮抗剂——华法林）和非维生素 K 拮抗剂口服

抗凝药（NOAC）；华法林从20世纪50年代左右开始应用于临床，在房颤卒中预防中的作用得到多项临床研究证实，但由于华法林自身存在一定局限性，我国房颤患者中华法林应用率不高。NOAC主要包括达比加群、利伐沙班、阿哌沙班及艾多沙班，近年来多项研究已证实其在房颤患者卒中预防中的安全性及有效性，目前最新的房颤管理指南推荐NOAC作为房颤患者预防血栓栓塞事件的首选。

一、抗血小板药物

阿司匹林或氯吡格雷在预防房颤患者卒中方面的有效性远不及华法林[15-16]。虽然meta分析显示与安慰剂相比，阿司匹林可使房颤患者卒中相对危险度降低19%，但目前仅有一项随机对照研究表明阿司匹林可减少房颤患者的卒中风险[17-18]。此外，抗血小板治疗，尤其是双联抗血小板治疗亦可增加房颤患者的出血风险[19]，故目前指南已不推荐抗血小板药物用于房颤患者的卒中预防[9]。

二、华法林

meta分析显示华法林可使房颤患者卒中的相对危险度降低64%，每年卒中的绝对危险度降低2.7%[18]，其在房颤患者卒中预防中的作用不容忽视。华法林初始剂量一般为2.0～3.0 mg/d，2～4天起效，多数患者5～7天可达治疗高峰，在初始治疗后建议每周监测INR 1～2次，待抗凝强度稳定后（连续3次INR均在靶目标范围内）可每月复查1～2次，临床研究证实当INR在2.0～3.0范围内时，可有效预防卒中且不明显增加出血的风险[20]。但华法林治疗窗窄，不同个体有效剂量变异度大，抗凝作用受多种食物及药物影响，且需频繁监测INR，这些均造成了华法林临床使用的局限性。

可能与华法林发生相互作用的药物大致包括以下几大类：抗感染药物、心血管药物、消炎镇痛及免疫系统药物、中枢神经系统药物、胃肠道药物、中草药以及其他药物，在临床中加用或减用相应药物时需注意加强监测INR，及时调整华法林剂量，从而达到有效的抗凝治疗并减少出血风险。

当INR升高超过治疗范围时，需依据升高程度及出血风险采取不同的处理方法[21]。当INR＞3.0～4.5（无出血并发症）时，需适当降低华法林剂量（5%～20%）或停服1次，1～2天后复查INR，当INR恢复到目标值以内后调整华法林剂量并重新开始治疗，或加强监测INR是否能恢复到治疗水平，同时寻找可能使INR升高的因素。当INR＞4.5～＜10.0（无出血并发症）时，需停用华法林，肌内注射维生素K_1（1.0～2.5 mg），6～12 h后复查INR，INR＜3后重新以小剂量华法林开始治疗。当INR≥10.0（无出血并发症）时，需停用华法林，肌内注射维生素K_1（5 mg），6～12 h后复查INR，INR＜3后重新以小剂量华法林开始治疗；若患者具有出血高危因素，可考虑输注新鲜冰冻血浆、凝血酶原浓缩物或重组凝血因子Ⅶa。当严重出血（无论INR水平如何）时，需停用华法林，肌内注射维生素K_1（5 mg），输注新鲜冰冻血浆、凝血酶原浓缩物或重组凝血因子Ⅶa，随时监测INR。病情稳定后需要重新评估应用华法林治疗的必要性。

临床实践中，华法林抗凝达标率较低。既往研究表明华法林抗凝治疗在靶治疗窗内的平均时间约占53.7%，女性、年轻患者及低收入患者是华法林控制不佳的独立危险因素[22]，SAMe-TT_2R_2评分可用来预测非瓣膜性房颤患者应用华法林抗凝控制情况（表15-5），评分≥2分提示INR可能控制不佳[23]。亦有研究表明INR控制不佳

表15-5 SAMe-TT_2R_2评分（评分≥2分提示INR可能控制不佳）

字母	临床特点	计分
S	性别（女性）	1
A	年龄（＜60岁）	1
Me*	其他疾病史	1
T	其他治疗（如抗心律失常药物）	1
T	吸烟	2
R	种族（非白种人）	2
		最高值8分

*包括以下2种以上疾病：高血压、糖尿病、冠心病、周围动脉疾病、心衰、卒中史、肺病、肝肾疾病

与高卒中风险相关[24]，且随着时间推移，华法林停药率增加，中国房颤注册研究显示服用华法林的房颤患者3个月内停药率约为22.1%，1年内停药率为44.4%，而2年内停药率则高达57.6%[25]。因此，华法林抗凝治疗的依从性还有待进一步提高从而达到有效的抗凝效果。

三、非维生素K拮抗剂口服抗凝药

非维生素K拮抗剂口服抗凝药（NOAC）主要包括Ⅱa因子抑制剂（达比加群）、Ⅹa因子抑制剂（利伐沙班、阿哌沙班和艾多沙班）。NOAC具有用药方法简单，使用固定剂量，无需监测抗凝活性，与食物及药物的相互作用较少等优点。RELY、ROCKET-AF、ARISTOTLE、ENGAGE AF-TIMI48等大型随机对照研究均表明NOAC在预防房颤患者卒中和栓塞事件的有效性方面不劣于或优于华法林，且与华法林相比，服用NOAC的出血事件发生率，尤其是颅内出血事件发生率显著降低[26-29]。四项研究的meta分析亦显示与华法林相比，NOAC可使卒中或血栓栓塞事件率减少19%，颅内出血事件率减少50%，全因死亡率减少10%[10]，这使得NOAC成为房颤患者卒中预防的新选择。目前最新房颤指南——《2019 AHA/ACC/HRS房颤患者管理指南更新》推荐对于无禁忌的房颤患者，初始抗凝治疗优先选择NOAC[30]。

达比加群成人推荐剂量为每次150 mg，每日2次餐时或餐后口服治疗；利伐沙班推荐剂量为每次20 mg，每日1次与食物同服；阿哌沙班推荐剂量为每次5 mg，每日2次口服，不受进餐影响；艾多沙班每次60 mg，每日1次口服。合并肾功能不全或高龄的患者可酌情减量（具体见表15-6[31]和第三节特殊心房颤动人群的抗凝治疗）。

尽管NOAC为房颤患者卒中预防提供了新的选择，但目前对于中度以上二尖瓣狭窄及机械瓣置换术后的房颤患者，指南建议只能使用华法林进行抗凝治疗[31]。

临床上常遇到NOAC漏服或错服（如服用了双倍剂量）的情况，此需依据服药频次及卒中风险进行用药指导[32]：对于漏服的患者，若服药频次为2次/日，在漏服6 h以内需补服，否则无需补服；若服药频次为1次/日，漏服12 h以内需补服，否则无需补服。对于服用双倍剂量的患者，若服药频次为2次/日，需停服1次，24 h后继续常规剂量服用；若服药频次为1次/日，无需停服，继续常规剂量和时间服用。对于不确定是否服药的患者，若服药频次为2次/日，需间隔12 h后常规剂量服用；若服药频次为1次/日，需依据CHA_2DS_2-VASc评分决定，评分≥3分，需再服1次，之后按常规剂量和时间服用，若评分≤2分，则需间隔24 h后常规剂量服用。

服用抗凝药物会增加出血风险，若临床上遇到服用NOAC出血的情况，需依据出血严重程度及服用NOAC种类等因素综合评估以指导治疗[32]（表15-7）。此外，由于华法林需频繁监测INR或因INR控制不佳常有患者会换用NOAC，或患者因NOAC费用较高或不良反应选择中途换用华法林或其他的NOAC，关于抗凝药物的相关转化方法《2018欧洲心律失常协会（EHRA）房颤NOAC抗凝实用指导》中也给出了具体方案[32]：对于服用华法林换用NOAC的患者，若INR≤2.0需即刻启用NOAC；若INR

表15-6 不同肾功能患者推荐使用的NOAC的剂量[31]

肌酐清除率（CrCl，ml/min）	达比加群酯	利伐沙班	阿哌沙班	艾多沙班
≥50	110 mg/150 mg，2次/日	20 mg，1次/日	5 mg/2.5 mg，2次/日	60 mg/30 mg，1次/日
30～49	110 mg，2次/日	15 mg，1次/日	5 mg/2.5 mg，2次/日	30 mg，1次/日
15～29	不推荐	慎用（15 mg，1次/日）	慎用（2.5 mg，2次/日）	慎用（30 mg，1次/日）
<15，透析或不透析	不推荐	不推荐	不推荐	不推荐

表 15-7 服用 NOAC 的出血管理[32]

出血情况	直接凝血酶抑制剂（达比加群）	Ⅹa 因子抑制剂（阿哌沙班、艾多沙班、利伐沙班）
轻微出血	延迟或停止一次 NOAC 剂量； 治疗出血原因； 局部用抗纤维蛋白溶解剂； 反复发生的轻微出血，可换用其他 NOAC	
非危及生命的大出血	询问最后一次用药时间及剂量； 局部止血措施； 液体置换； 必要时输注红细胞； 必要时输注血小板； 新鲜冷冻血浆不作为逆转剂； 氨甲环酸； 去氨加压素；	
	估计血浆中水平正常化时间： 正常肾功能：12 ～ 24 h CrCl 50 ～ 80 ml/min： 24 ～ 36 h CrCl 30 ～ 50 ml/min： 36 ～ 48 h CrCl ＜ 30 ml/min：＞ 48 h 利尿； 考虑依达赛珠单抗	血浆水平正常化：12 ～ 24 h
危及生命的大出血	上述全部 逆转剂：依达赛珠单抗 PCC：50 U/kg aPCC：50 U/kg；最大剂量 200 U/（kg · d）	上述全部 逆转剂：Andexanet alpha

PCC：凝血酶原复合物；aPCC：活化的凝血酶原复合物

在 2.0 ～ 2.5 之间，可即刻或最好隔天启用；若 INR 在 2.5 ～ 3.0 之间，需重复监测 INR 1 ～ 3 天；若 INR ≥ 3.0 则需延迟使用 NOAC。对于服用 NOAC 换用华法林的患者，可停用 NOAC，下次服用 NOAC 时启用普通肝素或低分子量肝素抗凝并加用华法林，3 ～ 5 天后监测 INR，当 INR ≥ 2.0 时停用普通肝素或低分子量肝素；也可不停用 NOAC，同时启用华法林，3 ～ 5 天后监测 INR，若 INR ＜ 2.0 则 1 ～ 3 天复测，若 INR ≥ 2.0 则停用 NOAC，1 天后复测 INR。对于由一种 NOAC 换用另一种 NOAC 的患者，需监测 NOAC 血药浓度，若血药浓度正常则下次应用 NOAC 时换用另一种 NOAC，若血药浓度高则需延迟给药间隔。

第三节 特殊心房颤动人群的抗凝治疗

一、老年房颤患者的抗凝治疗

老年房颤患者常伴有高血压、糖尿病、肝肾功能不全等慢性疾病，因而同时具有血栓形成和出血倾向的特殊性，这无疑给临床医师选择抗凝策略增加了难度。OXVASC 研究显示 80 岁及以上的房颤患者卒中发生率在25年间增加了3倍，且预计至2050年将再增长3倍[33]。

虽然老年房颤患者是缺血性卒中的高发群体，但抗凝治疗带来的获益也较年轻人明显增大。多项数据表明，新型口服抗凝药（NOAC）较华法林降低老年患者的卒中/栓塞和大出血风险更多。因此，国内外最新房颤指南均推荐高龄房颤患者（≥75岁）起始抗凝治疗首选NOAC[31-32]，但剂量应因人而异且适当加强出凝血指标的监测。然而对于因经济原因或存在NOAC应用禁忌而服用华法林的老年房颤患者，其华法林抗凝维持于何种强度目前尚无定论。由于我国目前缺乏相关循证医学证据，因此国人服用华法林的抗凝强度一直参考欧美国家的建议（INR 2.0～3.0）。然而亚洲房颤患者与非亚洲患者卒中类型存在差异，且亚洲人群服用华法林发生颅内出血的风险也较非亚洲患者高，因此是否降低国人抗凝强度亟需进一步研究。但不推荐使用阿司匹林等抗血小板药物代替华法林等抗凝药物。

二、房颤合并冠心病患者的抗栓治疗

临床工作中常见合并冠心病的房颤患者，对于此类房颤患者，卒中风险常明显增加[34]。因心房血栓和冠状动脉血栓形成的机制不同，理论上，合并冠心病的房颤患者抗栓治疗应联合抗凝药物和双联抗血小板药物；临床实践中，常用的联合抗栓方案包括三联抗栓治疗（一种抗凝药＋两种抗血小板药）、二联抗栓治疗（一种抗凝药＋一种抗血小板药）。然而，哪种是最优抗栓治疗方案目前尚无定论，房颤合并冠心病患者如何抗栓也一直是领域内的研究热点。

长期三联抗栓治疗的出血风险不容忽视。有研究表明三联抗栓治疗（华法林＋阿司匹林＋氯吡格雷）30天内严重出血事件的发生率为2.6%～4.6%，而若延长至12个月则事件率增加至7.4%～10.3%[35]。此外，WOEST研究表明长期应用三联抗栓（VKA＋氯吡格雷＋阿司匹林）治疗较双联（VKA＋氯吡格雷）未降低栓塞事件的发生率，而出血风险却显著增加[36]。

NOAC在房颤合并冠心病患者抗栓治疗中崭露头角。新近两项研究比较了两种NOAC（利伐沙班和达比加群）和VKA在房颤合并经皮冠状动脉介入治疗（PCI）术后抗凝治疗方面的有效性和安全性：PIONEER AF-PCI研究将PCI术后患者随机分为三组（利伐沙班15 mg每天1次＋P2Y12受体拮抗剂组，利伐沙班2.5 mg每天2次＋双联抗血小板药物组，华法林＋双联抗血小板药物组），结果显示两个利伐沙班组出血风险均明显低于华法林组，而死亡率及卒中发生率类似[37]。RE-DUAL PCI的研究人群同样将PCI术后的房颤患者分为三组，分别接受达比加群150 mg每天2次＋P2Y12受体拮抗剂，达比加群110 mg每天2次＋P2Y12受体拮抗剂和华法林＋双联抗血小板药物治疗，结果表明两种剂量的达比加群出血风险均低于华法林，栓塞事件无差别[38]。

目前指南建议根据患者的血栓危险分层、出血危险分层以及冠心病临床类型（稳定型或急性冠脉综合征）进行综合评估决定抗栓治疗的策略和时间。

《2016 ESC/EACTS房颤患者管理指南》中对于房颤合并冠心病的患者抗栓治疗推荐如下[9]：

（1）房颤患者合并急性冠脉综合征（ACS），若出血风险较低，建议三联抗栓治疗［口服抗凝药（OAC）＋阿司匹林＋氯吡格雷］6个月（Ⅱa类推荐），后双联抗栓（OAC＋阿司匹林/氯吡格雷）至12个月（Ⅱa类推荐），此后单独OAC治疗（Ⅰ类推荐）；若出血风险较高，建议三联抗栓治疗1个月（Ⅱa类推荐），后双联抗栓至12个月（Ⅱa类推荐），此后单独OAC治疗（Ⅰ类推荐）。

（2）房颤患者择期PCI并植入支架，无论出血风险高低，建议先三联抗栓治疗1个月（Ⅱa类推荐），后若出血风险较低，可双联抗栓至12个月（Ⅱa类推荐），此后单独OAC治疗（Ⅰ类推荐）；若出血风险较高，双联抗栓至6个月（Ⅱa类推荐），此后单独OAC治疗（Ⅰ类推荐）。

（3）有卒中风险房颤患者发生ACS但未行支架植入术，为预防复发性的冠状动脉缺血事件和脑缺血事件，可考虑双联抗栓12个月（Ⅱa类推荐）。

《2017 ESC/EACTS冠心病双联抗血小板指南

更新》对有抗凝指征的PCI患者的抗栓治疗推荐如下[39]：

（1）接受PCI治疗的患者，无论使用何种支架，应考虑使用三联抗栓治疗（阿司匹林、氯吡格雷及OAC）1个月；对于出血风险高于缺血风险（有急性缺血的临床表现或具备增加心肌梗死解剖因素及操作因素）的患者，可考虑使用氯吡格雷75 mg＋OAC的双联抗栓治疗替代三联抗栓治疗（Ⅱa类推荐）。

（2）若缺血风险高于出血风险的患者，应考虑三联抗栓超过1个月，最长可达6个月（Ⅱa类推荐）。

（3）服用口服抗凝药的患者在12个月时应考虑停用抗血小板药物，单用OAC治疗（Ⅱa类推荐）。

（4）在应用包括VKA在内的三联抗栓治疗时，应谨慎调整VKA剂量，目标INR为推荐治疗窗的低值，INR达标时间应大于65%～70%；应用包含NOAC在内的三联抗栓治疗时，可考虑使用NOAC的最低有效预防卒中剂量（Ⅱa类推荐）。

（5）应用包含利伐沙班在内的三联抗栓治疗时，可将20 mg减量为15 mg（1次/天）（Ⅱb类推荐）。

（6）不推荐替格瑞洛/普拉格雷与阿司匹林及OAC联用进行三联抗栓治疗（Ⅲ类推荐）。

《2018 EHRA房颤NOAC抗凝实用指导》对房颤行择期PCI治疗或发生ACS的抗栓治疗建议如下[32]：

（1）房颤患者行择期PCI可三联抗栓治疗（NOAC＋阿司匹林＋氯吡格雷）1周，后双联抗栓（NOAC＋氯吡格雷/阿司匹林）至12个月，此后可NOAC单药抗栓治疗。

（2）房颤患者发生ACS且行PCI治疗，可三联抗栓治疗1周或最长可至3个月，后双联抗栓治疗至12个月，此后可NOAC单药抗栓治疗。

总之，联合抗栓治疗过程中应对患者的卒中风险、冠状动脉缺血风险以及出血风险进行综合评估，灵活调整联合抗栓治疗时长及抗凝药物的剂量，同时可应用质子泵抑制剂，减少消化道出血的发生。

三、卒中后人群的抗栓治疗

房颤是卒中的重要危险因素[40]，抗凝治疗可有效预防房颤患者发生卒中，但即使服用抗凝药物，仍有约1%～4%的房颤患者发生卒中事件。在卒中急性期，卒中后出血转化的发生率约15%～45%，大多数表现为点状出血，没有占位效应，临床症状轻微；但也有部分表现为脑实质血肿，通常较大，预后差。

抗凝治疗可显著增加房颤卒中后出血的风险，缺血性脑卒中发生后是否继续使用抗凝药物应取决于梗死面积大小和卒中的严重程度，目前指南[31]推荐的抗凝方法是1-3-6-12天原则：经多学科会诊，如患者为短暂性脑缺血发作（TIA）合并房颤，口服抗凝药可在第1天开始服用；轻度卒中（美国国立卫生研究院卒中量表NIHSS评分＜8分）经影像学检查除外脑出血后，再次使用抗凝药的时间是梗死后3天；中度卒中（NIHSS评分8～16分），在6天后可以开始抗凝治疗；重度卒中（NIHSS评分＞16分）可在12天后开始，但必须进行脑部影像学复查以排除缺血性脑卒中发生出血转化。

另外，对于房颤合并出血性脑卒中患者是否以及何时启动抗凝治疗是一项很困难且需个体化衡量的问题。指南建议[31]：如果房颤栓塞风险高，而导致出血的原因及相关危险因素可以纠正，新的颅内出血风险低，则可以在4～8周后开始抗凝。如果患者房颤栓塞风险低而导致出血的原因及危险因素不可纠正，再出血的风险高，则视为长期抗凝禁忌，可积极考虑非药物预防策略如左心耳封堵术。

四、房颤患者的围术期抗栓

对于正在接受抗凝治疗的房颤患者，如需外科手术或接受介入操作，则可能需要暂时中断抗凝治疗。而那些接受华法林治疗的血栓高危房颤患者，由于华法林起效和失效均较慢，以往推荐采用低分子量肝素或普通肝素进行桥接。

对房颤患者而言，停用抗凝治疗有发生血栓

栓塞的风险，但继续抗凝治疗则可能在围术期发生出血事件，故如何选择围术期的抗凝策略需临床医师根据患者血栓和出血风险以及拟进行的手术或介入操作的潜在出血风险进行评估后抉择[41]。

（一）抗栓治疗的中断

对于口服华法林的房颤患者，目前的指南[31]推荐如下：对经评估为无或仅有低度出血风险的手术，且患者无相关出血危险因素（3个月内有大出血或颅内出血史；血小板质量或数量异常；有桥接出血史或接受类似手术出血史等），可不中断华法林使用，但术前应严密监测INR确定其位于治疗靶目标水平（2.0～3.0）。对手术有中高度出血风险和（或）患者存在相关出血危险因素，术前应中断华法林治疗。

另外，对于服用NOAC的患者，可以根据手术操作的出血风险（表15-8）和肌酐清除率及所使用的药物种类（表15-9）综合判定。

表15-8　外科手术及干预的出血风险分类[31]

无需停用抗凝药物的手术或侵入性操作
牙科
拔1～3颗牙
牙周手术
脓肿切开
种植牙
眼科
白内障或青光眼手术
无手术的内窥镜检查
浅表的手术（如脓肿切开、小面积皮肤切除）
低出血风险的手术或侵入性操作
内镜＋活检
前列腺或膀胱穿刺活检
室上性心动过速电生理检查和射频消融（包含需穿间隔途径进行的左侧消融）
血管造影（冠状动脉造影及非冠状动脉的血管造影）
起搏器或埋藏式心脏复律除颤器（ICD）植入（除非解剖结构复杂，如先天性心脏病）
高出血风险的手术或侵入性操作
复杂的左侧消融（肺静脉隔离，室速消融）
椎管或硬膜外麻醉
诊断性腰椎穿刺
胸外科手术
腹部手术
骨科大手术
肝活检
经尿道前列腺电切术
肾活检

表15-9　根据手术出血风险和肾功能决定NOAC的术前停药时间[31]

肾功能	达比加群酯		利伐沙班-阿哌沙班-艾多沙班	
	低出血风险	高出血风险	低出血风险	高出血风险
CrCl ≥ 80 ml/min	≥ 24 h	≥ 48 h	≥ 24 h	≥ 48 h
CrCl 50～79 ml/min	≥ 36 h	≥ 72 h	≥ 24 h	≥ 48 h
CrCl 30～49 ml/min	≥ 48 h	≥ 96 h	≥ 24 h	≥ 48 h
CrCl 15～29 ml/min	无适应证	无适应证	≥ 36 h	≥ 48 h
CrCl < 15 ml/min	无适应证			

（二）抗栓治疗的桥接

停用口服抗凝药，代之以皮下或静脉抗凝药物的治疗方法称为桥接。但近年多项研究显示，与不中断抗凝相比，桥接治疗在预防血栓栓塞事件上无优势，且增加了大出血的发生率。

目前指南[31]推荐，对于服用华法林的患者，围术期可以不考虑桥接治疗的患者有：① CHA_2DS_2-VASc 评分≤ 4 分且既往无缺血性卒中、TIA 或外周动脉栓塞史；② CHA_2DS_2-VASc 评分 5 ～ 6 分 / 既往有缺血性卒中、TIA/3 个月前发生外周动脉栓塞且经评估患者出血风险较高。建议桥接治疗的有：① CHA_2DS_2-VASc 评分 5 ～ 6 分 / 既往有缺血性卒中、TIA/3 个月前发生外周动脉栓塞且经评估患者出血风险较低；② CHA_2DS_2-VASc 评分 7 ～ 9 分或 3 个月内发生过缺血性卒中、TIA 或外周动脉栓塞。

而对于服用 NOAC 的患者，由于 NOAC 的量效关系明确，半衰期与低分子量肝素相似，桥接治疗未表现出优势。常规不推荐接受 NOAC 治疗的患者术前给予桥接治疗。NOAC 桥接治疗仅限于术后需推迟重启抗凝的情况，包括：①需要再次手术；②患者对口服抗凝药不耐受。

（三）房颤导管消融术的围术期抗栓

房颤导管消融术作为一种房颤的介入治疗方法，围术期抗凝有其自身的特点。

对于服用华法林的患者，若给予普通肝素或低分子量肝素桥接治疗会增加出血事件的发生率，故目前围术期已不建议进行桥接抗凝，而应继续服用华法林且控制 INR 始终在治疗水平[42]。对于服用 NOAC 的患者，也有证据表明不中断 NOAC 的情况下接受导管消融治疗亦是安全的。故目前指南对于房颤导管消融术围术期抗栓治疗的具体推荐如下[31]：①术前：已服用治疗剂量的华法林或 NOAC，房颤导管消融围术期无需中断抗凝；未正规抗凝的房颤患者，术后如果采用华法林抗凝治疗，需在起始治疗时给予低分子量肝素或普通肝素进行桥接。②术中：消融术中给予普通肝素抗凝时，应调整肝素用量以维持活化凝血时间（ACT）在 250 ～ 350 s。③术后：消融术后推荐华法林或 NOAC 抗凝治疗至少 2 个月。术后抗凝 2 个月后是否继续抗凝，取决于患者的卒中风险。对于术前未进行系统抗凝或术前中断华法林或 NOAC 的抗凝治疗者，应于术后止血后 3 ～ 5 h 启动抗凝治疗。

五、房颤复律前后的抗凝治疗

房颤复律方式包括药物复律及电复律，无论哪种复律方式，复律过程均存在血栓栓塞风险。观察性研究显示房颤复律后最初的 72 h 发生血栓栓塞的风险最高，且大多数栓塞事件发生在复律后 10 天以内，复律后血栓栓塞可能与复律时血栓脱落或复律后心房功能仍处于抑制状态从而形成血栓并脱落有关[43]。因此，复律前后均应依据房颤持续时间而采用恰当有效的抗凝。

目前指南对于复律前后抗凝方案做出如下推荐[31]：

（1）对于血流动力学不稳定的高卒中风险的房颤患者，在接受电复律前应立即给予治疗量的普通肝素或低分子量肝素，若需要紧急电复律，来不及抗凝的患者，复律后应立即给予普通肝素或低分子量肝素或新型口服抗凝药进行抗凝。

（2）对于血流动力学稳定的房颤患者，应先评价患者的血栓栓塞风险，决定开始抗凝的时间以及是否需要长期抗凝治疗。对于房颤或房扑持续≥ 48 h 或发作时间不详的患者，心房内可能形成血栓，暂不能复律，需有效抗凝 3 周后才能进行复律治疗，或可完善经食管超声（TEE）检查排除左心房血栓后再行房颤复律，若经 TEE 检查发现有血栓的患者，应有效抗凝至少 3 周；对卒中低危的患者，若房颤发作时间＜ 48 h 可直接行复律治疗。对既往病史房颤发作持续时间＜ 24 h，或本次房颤发作时间＜ 24 h 者可暂不抗凝，主要控制心室率，减轻症状，等待房颤自行转复。对既往房颤发作时间≥ 24 h，或本次房颤发作时间≥ 24 h 的患者，应立即开始抗凝治疗，为后续房颤复律时间窗（48 h）做准备。

（3）所有房颤患者在复律后需要至少继续口服抗凝治疗 4 周，以后是否需要长期抗凝治疗，取决于 CHA_2DS_2-VASc 评分的评估结果。

第四节　心房颤动患者栓塞预防新技术——经皮左心耳封堵术

左心耳是一个带钩的长管状结构，心耳壁由梳状肌形成小梁，小梁间有缝隙。左心耳和左心房腔之间有一直径 10 ~ 40 mm 的颈，位于左上肺静脉和二尖瓣瓣环之间，冠状动脉回旋支靠近左心耳开口基底部。左心耳独特的钩状结构以及内膜面丰富的肌小梁易于造成血流淤滞；房颤患者心腔内径增大和左心耳心内膜纤维化等都是血栓形成的危险因素。非瓣膜性房颤患者左心房血栓 90% 以上来源于左心耳，左心耳中血栓形成使脑卒中发生率增加 3 倍。即使恢复窦性心律后，因左心耳收缩顿抑，仍有可能再形成血栓，因此，对房颤患者左心耳进行干预处理亦是预防血栓栓塞事件的策略之一。

目前左心耳封堵常用两种方法：第一种是经皮置入植入式装置来封堵左心耳，这种装置包括 WATCHMAN 和 Amplatzer cardiac plug 装置。第二种方法是经皮缝合结扎左心耳，主要应用 LARIAT 装置，其通过经皮心内膜、心外膜联合途径缝合结扎左心耳。

当前指南推荐对于 CHA_2DS_2-VASc 评分≥ 2 分的非瓣膜性房颤患者，具有下列情况之一：①不适合长期规范抗凝治疗；②长期规范抗凝治疗的基础上仍发生血栓栓塞事件；③ HAS-BLED 评分≥ 3 分，可行经皮左心耳封堵术预防血栓栓塞事件[31]。

目前临床上一致认可的左心耳封堵术后抗凝方案来自 PROTECT AF 研究，中国专家共识也给出如下建议[44]：左心耳封堵术后出院后患者应坚持口服华法林抗凝至少 45 天。在此期间应每周复查一次凝血功能以确认 INR 在治疗范围内。在第 45 天随访时，应常规复查 TEE 来评估封堵器在左心耳的位置、封堵器中间和（或）周围有无血流、封堵器的稳定性、有无残余房间隔分流，以及左心耳内或封堵器表面是否有潜在血栓。如封堵器植入 45 天后 TEE 确认封堵成功（完全封堵或残余血流宽度＜ 3 mm），可停用华法林改为双联抗血小板治疗（阿司匹林＋氯吡格雷），直至术后 6 个月时停用氯吡格雷，仅阿司匹林终身服用。若第 45 天随访时复查 TEE 发现有植入器械相关的血栓或器械周围残腔血流，结合对患者术后栓塞事件的风险评估，可以考虑口服抗凝药（华法林），但应注意与抗凝药相关的出血风险（包括定期监测 INR 等）。

目前，左心耳封堵仍然有诸多问题需要进一步研究，例如：封堵对患者的血流动力学和神经内分泌的影响；NOAC 应用于左心耳封堵围术期抗凝是否优于华法林；左心耳封堵与导管消融的获益比及卫生经济学评价；左心耳封堵与 NOAC 用于预防房颤患者栓塞事件的直接比较等。正在进行中的 PRAGUE-17 研究旨在比较左心耳封堵与 NOAC 的有效性和安全性，预计在 2020 年完成，结果值得关注。

第五节　心房颤动患者的综合管理

临床实践中，医生在接诊和管理房颤患者时，除了应进行栓塞及出血风险评估，根据评估结果与患者充分沟通，个体化制订有效的栓塞风险管理策略（抗凝治疗、左心耳封堵或导管消融治疗）之外，还应充分重视危险因素、合并症等多方面的综合管理。

既往研究中，RE-LY 房颤注册研究显示即使在抗凝治疗率达一半的情况下，患者的死亡率仍较高，其中卒中死亡仅占 8%，而心力衰竭死亡则高达 30%[45]。ORBIT-AF 研究也表明，房颤患者的心血管额外负担严重，高达 93.5% 的患者需接受心血管合并症及控制危险因素的治疗，而目前心血管一级、二级预防达标率却不足 50%[46]。这些研究均提示对于房颤患者的管理不仅仅应只关注卒中预防，也应关注患者的合并疾病及危险因素的控制从而实现患者的综合管理。

《2016 ESC/EACTS 房颤患者管理指南》中首次提出并强调了以患者为中心的综合房颤管理模式，即由全科医生、心脏及房颤卒中专家以及外科医生共同建立专业的诊疗团队，同时合理使用临床决策支持系统及房颤信息管理系统等工具，提供多种房颤治疗的备选方案，并依据患者的意愿进行个体化治疗，从而提高治疗的有效性和患者的长期依从性[9]。

一个完整的、结构化的房颤管理路径应包括从诊疗到随访在内的全部内容，涉及患者自身、多学科管理团队、房颤评估的技术工具及治疗方案选择多方面内容[9]。①患者参与：患者的自身干预是房颤综合管理的核心内容，医生应鼓励房颤患者增强自我管理能力，与医生共同制订治疗方案，同时对患者的生活方式和危险因素的管理进行建议及教育；②多学科管理团队：在房颤患者的综合管理中，不仅需要心血管专业医生，还需要全科医生、脑血管疾病医生、神经外科或心脏外科医生以及专职医疗人员的参与，通过多学科之间的交流合作，打造慢性房颤综合管理的整合式医疗团队；③房颤评估的技术工具：技术工具不仅可以记录房颤患者的一般信息，也可以监测患者治疗的依从性和有效性，为管理团队的共同决策提供指导性依据；④治疗策略的制订：房颤的治疗策略主要包括改善症状的治疗（心室率控制和节律控制）以及改善预后的治疗（抗凝和治疗心血管疾病），此外，还涉及房颤危险因素的控制及生活方式的干预等。与此同时，房颤患者也应接受严格规范化的定期随访，实现长期优化管理，从而减少患者的再住院率及死亡率。

参考文献

[1] Watson T，Shantsila E，Lip GY. Mechanisms of thrombogenesis in atrial fibrillation：Virchow's triad revisited. Lancet，2009，373（9658）：155-166.

[2] Wolf PA，Dawber TR，Thomas HE，et al. Epidemiologic assessment of chronic atrial fibrillation and risk of stroke：the Framingham study. Neurology，1978，28（10）：973-977.

[3] Research Lettee. Risk factors for stroke and efficacy of antithrombotic therapy in atrial fibrillation. Analysis of pooled data from five randomized controlled trials. Arch Intern Med，1994，154（13）：1449-1457.

[4] Gage BF，Waterman AD，Shannon W，et al. Validation of clinical classification schemes for predicting stroke：results from the National Registry of Atrial Fibrillation. JAMA，2001，285（22）：2864-2870.

[5] Fuster V，Rydén LE，Cannom DS，et al. ACC/AHA/ESC 2006 Guidelines for the Management of Patients with Atrial Fibrillation：a report of the American College of Cardiology/American Heart Association Task Force on Practice Guidelines and the European Society of Cardiology Committee for Practice Guidelines（Writing Committee to Revise the 2001 Guidelines for the Management of Patients With Atrial Fibrillation）：developed in collaboration with the European Heart Rhythm Association and the Heart Rhythm Society. Circulation，2006，114（7）：e257-354.

[6] Olesen JB，Torp-Pedersen C，Hansen ML，et al. The value of the CHA2DS2-VASc score for refining stroke risk stratification in patients with atrial fibrillation with a CHADS2 score 0-1：a nationwide cohort study. Thromb Haemost，2012，107（6）：1172-1179.

[7] Lip GY，Nieuwlaat R，Pisters R，et al. Refining clinical risk stratification for predicting stroke and thromboembolism in atrial fibrillation using a novel risk factor-based approach：the euro heart survey on atrial fibrillation. Chest，2010，137（2）：263-272.

[8] Chao TF，Liu CJ，Tuan TC，et al. Comparisons of CHADS2 and CHA2DS2-VASc scores for stroke risk stratification in atrial fibrillation：Which scoring system should be used for Asians. Heart Rhythm，2016，13（1）：46-53.

[9] Kirchhof P，Benussi S，Kotecha D，et al. 2016 ESC Guidelines for the management of atrial fibrillation developed in collaboration with EACTS. Europace，2016，18（11）：1609-1678.

[10] Ruff CT，Giugliano RP，Braunwald E，et al. Comparison

of the efficacy and safety of new oral anticoagulants with warfarin in patients with atrial fibrillation: a meta-analysis of randomised trials. Lancet, 2014, 383(9921): 955-962.

[11] Lip GY, Andreotti F, Fauchier L, et al. Bleeding risk assessment and management in atrial fibrillation patients: a position document from the European Heart Rhythm Association, endorsed by the European Society of Cardiology Working Group on Thrombosis. Europace, 2011, 13(5): 723-746.

[12] Lip GY, Frison L, Halperin JL, et al. Comparative validation of a novel risk score for predicting bleeding risk in anticoagulated patients with atrial fibrillation: the HAS-BLED (Hypertension, Abnormal Renal/Liver Function, Stroke, Bleeding History or Predisposition, Labile INR, Elderly, Drugs/Alcohol Concomitantly) score. J Am Coll Cardiol, 2011, 57(2): 173-180.

[13] Pisters R, Lane DA, Nieuwlaat R, et al. A novel user-friendly score (HAS-BLED) to assess 1-year risk of major bleeding in patients with atrial fibrillation: the Euro Heart Survey. Chest, 2010, 138(5): 1093-100.

[14] Olesen JB, Lip GY, Lindhardsen J, et al. Risks of thromboembolism and bleeding with thromboprophylaxis in patients with atrial fibrillation: A net clinical benefit analysis using a 'real world' nationwide cohort study. Thromb Haemost, 2011, 106(4): 739-749.

[15] Miller VT, Rothrock JF, Pearce LA, et al. Ischemic stroke in patients with atrial fibrillation: effect of aspirin according to stroke mechanism. Stroke Prevention in Atrial Fibrillation Investigators. Neurology, 1993, 43(1): 32-36.

[16] Mcbride R CJH, Wiebers DO et al. Warfarin versus aspirin for prevention of thromboembolism in atrial fibrillation: Stroke Prevention in Atrial Fibrillation Ⅱ Study. Lancet, 1994, 343(8899): 687-691.

[17] Van Spall HG, Wallentin L, Yusuf S, et al. Variation in warfarin dose adjustment practice is responsible for differences in the quality of anticoagulation control between centers and countries: an analysis of patients receiving warfarin in the randomized evaluation of long-term anticoagulation therapy (RE-LY) trial. Circulation, 2012, 126(19): 2309-2316.

[18] Hart RG, Pearce LA, Aguilar MI. Meta-analysis: antithrombotic therapy to prevent stroke in patients who have nonvalvular atrial fibrillation. Ann Intern Med, 2007, 146(12): 857-867.

[19] Connolly SJ, Pogue J, Hart RG, et al. Effect of clopidogrel added to aspirin in patients with atrial fibrillation. N Engl J Med, 2009, 360(20): 2066-2078.

[20] Fuster V, Rydén LE, Cannom DS, et al. 2011 ACCF/AHA/HRS focused updates incorporated into the ACC/AHA/ESC 2006 guidelines for the management of patients with atrial fibrillation: a report of the American College of Cardiology Foundation/American Heart Association Task Force on practice guidelines. Circulation, 2011, 123(10): e269-367.

[21] 中华医学会心血管病学分会，中国老年学学会心脑血管病专业委员会．华法林抗凝治疗的中国专家共识．中华内科杂志，2013，(1)：76-82.

[22] Dlott JS, George RA, Huang X, et al. National assessment of warfarin anticoagulation therapy for stroke prevention in atrial fibrillation. Circulation, 2014, 129(13): 1407-1414.

[23] Apostolakis S, Sullivan RM, Olshansky B, et al. Factors affecting quality of anticoagulation control among patients with atrial fibrillation on warfarin: the SAMe-TT_2R_2 score. Chest, 2013, 144(5): 1555-1563.

[24] Morgan CL, McEwan P, Tukiendorf A, et al. Warfarin treatment in patients with atrial fibrillation: observing outcomes associated with varying levels of INR control. Thromb Res, 2009, 124(1): 37-41.

[25] Wang ZZ, Du X, Wang W, et al. Long-term persistence of newly initiated warfarin therapy in Chinese patients with nonvalvular atrial fibrillation. Circ Cardiovasc Qual Outcomes, 2016, 9(4): 380-387.

[26] Connolly SJ, Ezekowitz MD, Yusuf S, et al. Dabigatran versus warfarin in patients with atrial fibrillation. N Engl J Med, 2009, 361(12): 1139-1151.

[27] Giugliano RP, Ruff CT, Braunwald E, et al. Edoxaban versus warfarin in patients with atrial fibrillation. N Engl J Med, 2013, 369(22): 2093-2104.

[28] Granger CB, Alexander JH, McMurray JJ, et al. Apixaban versus warfarin in patients with atrial fibrillation. N Engl J Med, 2011, 365(11): 981-992.

[29] Patel MR, Mahaffey KW, Garg J, et al. Rivaroxaban versus warfarin in nonvalvular atrial fibrillation. N Engl J Med, 2011, 365(10): 883-891.

[30] January CT, Wann LS, Calkins H, et al. 2019 AHA/ACC/HRS Focused Update of the 2014 AHA/ACC/HRS Guideline for the Management of Patients With Atrial Fibrillation. Circulation, 2019: CIR00000665.

[31] 黄从新，张澍，黄德嘉，等．心房颤动：目前的认识和治疗的建议—2018. 中国心脏起搏与心电生理杂

志，2018，（04）：315-368.

［32］Steffel J，Verhamme P，Potpara TS，et al. The 2018 European Heart Rhythm Association Practical Guide on the use of non-vitamin K antagonist oral anticoagulants in patients with atrial fibrillation. Eur Heart J，2018，39（16）：1330-1393.

［33］Yiin GS，Howard DP，Paul NL，et al. Age-specific incidence，outcome，cost，and projected future burden of atrial fibrillation-related embolic vascular events：a population-based study. Circulation，2014，130（15）：1236-1244.

［34］Olesen JB，Lip GY，Lane DA，et al. Vascular disease and stroke risk in atrial fibrillation：a nationwide cohort study. Am J Med，2012，125（8）：826.e13-23.

［35］Lip GY，Huber K，Andreotti F，et al. Antithrombotic management of atrial fibrillation patients presenting with acute coronary syndrome and/or undergoing coronary stenting：executive summary—a Consensus Document of the European Society of Cardiology Working Group on Thrombosis，endorsed by the European Heart Rhythm Association（EHRA）and the European Association of Percutaneous Cardiovascular Interventions（EAPCI）. Eur Heart J，2010，31（11）：1311-1318.

［36］Dewilde WJ，Oirbans T，Verheugt FW，et al. Use of clopidogrel with or without aspirin in patients taking oral anticoagulant therapy and undergoing percutaneous coronary intervention：an open-label，randomised，controlled trial. Lancet，2013，381（9872）：1107-1115.

［37］Gibson CM，Mehran R，Bode C，et al. Prevention of bleeding in patients with atrial fibrillation undergoing PCI. N Engl J Med，2016，375（25）：2423-2434.

［38］Cannon CP，Bhatt DL，Oldgren J，et al. Dual antithrombotic therapy with dabigatran after PCI in atrial fibrillation. N Engl J Med，2017，377（16）：1513-1524.

［39］Valgimigli M，Bueno H，Byrne RA，et al. 2017 ESC focused update on dual antiplatelet therapy in coronary artery disease developed in collaboration with EACTS：The Task Force for dual antiplatelet therapy in coronary artery disease of the European Society of Cardiology（ESC）and of the European Association for Cardio-Thoracic Surgery（EACTS）. Eur Heart J，2018，39（3）：213-260.

［40］Flegel KM，Shipley MJ，Rose G. Risk of stroke in non-rheumatic atrial fibrillation. Lancet，1987，1（8532）：526-529.

［41］Chiang CE，Okumura K，Zhang S，et al. 2017 consensus of the Asia Pacific Heart Rhythm Society on stroke prevention in atrial fibrillation. J Arrhythm，2017，33（4）：345-367.

［42］Santangeli P，Di BL，Horton R，et al. Ablation of atrial fibrillation under therapeutic warfarin reduces periprocedural complications：evidence from a meta-analysis. Circ Arrhythm Electrophysiol，2012，5（2）：302-311.

［43］Airaksinen KE，Grönberg T，Nuotio I，et al. Thromboembolic complications after cardioversion of acute atrial fibrillation：the FinCV（Finnish CardioVersion）study. J Am Coll Cardiol，2013，62（13）：1187-1192.

［44］黄从新 . 左心耳干预预防心房颤动患者血栓栓塞事件：目前的认识和建议 . 中国心脏起搏与心电生理杂志，2014，（06）：471-486.

［45］Healey JS，Oldgren J，Ezekowitz M，et al. Occurrence of death and stroke in patients in 47 countries 1 year after presenting with atrial fibrillation：a cohort study. Lancet，2016，388（10050）：1161-1169.

［46］Hess PL，Kim S，Piccini JP，et al. Use of evidence-based cardiac prevention therapy among outpatients with atrial fibrillation. Am J Med，2013，126（7）：625-632.e1.

16 心脏性猝死（SCD）与心肺复苏

（吴书林　唐立鸿　吴书林）

根据流行病学资料统计，我国目前心血管疾病患者约有2亿3千万。其中每年发生心脏性猝死（sudden cardiac death，SCD）者高达55万，意味着平均每天就有1500人发生SCD。然而，当发生院外SCD事件时，我国旁观者心肺复苏（cardiopulmonary resuscitation，CPR）的实施率较低，并且CPR实施质量堪忧，使得在医院外发生SCD患者的生存率不到1%。研究表明，国内大、中型城市中CPR实施率平均仅为4.5%，在北京为11.4%，上海为4.2%。实施了旁观者CPR的心脏性猝死患者的生存率较未实施者并无显著改善。目前，公众缺乏规范的CPR相关培训是造成院外CPR实施率及成功率低的重要原因。基于此，要大力提高全科及基层医生对SCD的认识，培养全科及基层医生规范掌握CPR技术。同时加强对公众的宣教，创新CPR培训方法和策略，争取从多个方面全面改善我国CPR实施的严峻现状。

第一节　SCD的定义和流行病学特点

心脏性猝死是指突然发生的心脏原因导致的心搏骤停，患者在症状出现后1 h内发生不可逆的生物学死亡。心脏性猝死及其相关定义参见表16-1。全世界每年约有1700万例心血管疾病相关的死亡，其中25%是SCD。SCD的发生率男性高于女性，男性约为6.68/10万人，女性约为1.40/10万人。多发年龄在45～75岁，且随年龄增长而增加。有研究指出SCD多发于冬季，可能与冬天时气温低、冠心病猝死发生率较高有关。

表16-1　心脏性猝死及其相关定义

常见术语的定义	
术语	定义
猝死	指看似健康的个体在症状出现1 h内的非创伤性意外致死事件。如果死亡时间不明确（无目击者），定义适用于死亡前24 h内看似健康的患者
原因不明的猝死综合征（SUDS）和原因不明的婴儿猝死综合征（SUDI）	无明显病因且未经尸检证实死因的猝死为SUDS，死者小于1岁称为SUDI
心脏性猝死（SCD）	适用于以下情况 1. 已知的先天性或获得性的潜在致死性心脏病；或 2. 尸检证实心血管异常可能为死因；或 3. 尸检未见明确心脏外原因，因此心律失常事件可能为死因
心律失常性猝死综合征（SADS）和婴儿猝死综合征（SIDS）	SADS或SIDS是指尸检和毒理学检查未明确死因，心脏大体及组织学检查显示结构正常，已被排除非心脏性死因

第二节　SCD 的病因

在 SCD 的常见病因分类中，急性冠脉综合征占 70% ～ 80%，遗传性心肌病占 10% ～ 15%，遗传性心脏离子通道病为 5% ～ 10%。SCD 相关的心脏病在年轻患者和老年患者中不同。年轻患者更倾向于离子通道疾病、心肌病、心肌炎或药物滥用，而老年患者则以慢性退行性病变（冠心病、心脏瓣膜疾病和心力衰竭）为主。

在有心律失常性猝死综合征病例的家系中，50% 的家系最终被诊断为遗传性致心律失常疾病。此外，SCD 的病因还包括急性肺栓塞、夹层动脉瘤、心房黏液瘤、药物和电解质紊乱、心脏震击猝死综合征、川崎病等。

一、尸检和分子活检

对于发生 SCD 的患者，可进行尸检明确是否为心律失常原因，并进行组织学检查、血液 / 体液的毒理学及分子病理学检测。怀疑遗传性离子通道或心肌病时应考虑对患者进行靶向尸检基因分析，基因学检测有望成为预测 SCD 的重要手段。当死者检出患有遗传性离子通道病或心肌病时，其家属也可能易感或存在猝死风险，应及时进行诊断并采取预防措施。

二、SCD 的预测因子

对无已知心脏病的人群，筛查并控制缺血性心脏病的危险因素是最有效的 SCD 预防措施。晚电位、QT 间期离散度、微伏级 T 波电交替等预测因子虽在预测缺血性心脏病患者发生 SCD 中有一定作用，但仍需进一步研究。影像学资料表明，超声心动图有助于了解心脏的结构与功能，更可准确测量左心室射血分数（LVEF），预测心室重构程度。通常 EF 越低的患者死亡率越高，EF 每下降 5%，SCD 风险则增加 21%。EF 值测量一直是 SCD 预防领域的首选检查和评估指标。

其他可应用的心电检测指标包括：心电图运动试验、心电图、动态心电图（评估心率变异性、室性早搏、非持续性室性心动过速等）、信号平均心电图（评估心室晚电位：除极和复极异常）、心率变异性（HRV，可发现心脏自身调节功能异常或压力感受器敏感性低下等）。

对年轻（年龄小于 40 岁）不明原因 SCD、不明原因的近乎溺死或复发性晕厥，若无缺血性或其他结构性心脏病，进一步评估遗传性心律失常综合征如长 QT 综合征、短 QT 综合征、Brugada 综合征、特发性室颤等有助于预测 SCD 的发生。

致死性心律失常相关的重要遗传学研究领域，如心肌钾离子通道相关 KCNE 基因家族、KCNQ1 基因异常亦能为 SCD 的预测提供重要依据。心肌细胞钙释放通道 RYR2 上的基因变异增加慢性心力衰竭患者室性心律失常风险，成为 SCD 的遗传学预测因子之一。青壮年猝死综合征、应激性心肌病、扩张型心肌病（DCM）、心肌早期缺血缺氧、心肌炎等疾病的心肌在细胞凋亡、心肌缝隙连接蛋白含量、分布、磷酸化水平和热休克蛋白等分子生物学指标上存在相关性，也可能成为新的预测因子。

三、SCD 的筛查

目前暂不主张对普通人群进行筛查，但对年轻竞技运动员建议进行赛前 SCD 风险筛查。此外，对猝死患者直系亲属筛查是识别风险个体、积极防治 SCD 的重要手段，在心律失常性猝死综合征患者家属中，阳性检出率可达 50%。

心电图、动态心电图、事件记录仪、植入性心电记录仪、信号平均心电图、超声心动图评估均适用于已知或可疑患有室性心律失常患者的无创评估。有创评估主要包括冠状动脉造影和电生理检查。对于有心律失常相关症状的心肌梗死后患者、可疑心动过缓或心动过速导致的晕厥患者，建议行电生理检查。但对于肥厚型心肌病（HCM）、长QT综合征、儿茶酚胺敏感性室速、短QT综合征等的患者，电生理检查作用有限，其在Brugada综合征的应用也尚存争议。

第三节　室性心律失常的治疗及SCD的预防

室性心律失常往往是造成SCD的重要原因。SCD的一级预防指对存在心脏性猝死风险但尚未发生心搏骤停或致命性心律失常的患者降低心脏性猝死风险的治疗。SCD的二级预防指对心脏性猝死幸存者或已发生过致命性心律失常的患者降低心脏性猝死风险的治疗。通过加强对基础疾病的治疗，针对室性心律失常和SCD预防[1-2]，可从以下几方面考虑。

一、药物治疗

β受体阻滞剂抗心律失常的机制包括交感神经介导触发机制的竞争性β受体阻断，减慢窦性心率和可能抑制雷诺丁受体通道过量钙释放。β受体阻滞剂可有效抑制室性异位搏动和心律失常以及降低心力衰竭和非心力衰竭患者多种心脏疾病的猝死风险。因而是目前治疗室性心律失常和预防SCD的一线治疗方案。

胺碘酮可阻滞去极化钠电流和复极化钾通道，通过影响自律性和折返，可能抑制或终止室性心律失常。胺碘酮不增加死亡率，但尚无充分证据证实可预防SCD，长期使用胺碘酮应监测心脏外（甲状腺、皮肤、肺、肝）副作用。

ⅠA类药物同时阻滞快速激活延迟整流钾通道（Ⅰkr），可导致QT间期延长，应谨慎用于已存在QT间期延长患者。ⅠB类及ⅠC类药物可缩短QT间期，用于治疗3型长QT综合征（LQTS）；ⅠC类药物因增加心肌梗死患者的死亡率故禁用于心肌梗死患者。

索他洛尔能抑制Ikr并具有β受体阻滞剂的特点，可减少室性心律失常，但不降低死亡率，可用于不合并心力衰竭的冠心病患者。但索他洛尔增加心肌梗死后左心室功能不全患者的死亡率，不建议用于无埋藏式心脏复律除颤器（ICD）保护的心力衰竭人群。索他洛尔抗心律失常使用的剂量需要ECG监测，尤其在低体重指数或肾功能受损的患者中。

抗心律失常药物应用于原发性心律失常综合征如长QT综合征（LQTS）、短QT综合征（SQTS）、Brugada综合征等及心肌病尚无明确的循证依据，故未列入适应证。总体而言，抗心律失常药物作为心律失常易发患者的辅助治疗可能有效，但仅仅适用于特定情况。应用期间可能带来潜在不良反应，需谨慎使用。

二、器械治疗

对SCD的二级预防，植入ICD可有效终止室性心动过速，但不能预防复发。ICD反复放电会导致死亡率增加，β受体阻滞剂联合胺碘酮治疗可有效减少ICD放电。心律失常是SCD最常见原因，也是多种心脏疾病的主要表现形式，尤其是室性心律失常，常引起突发心悸、晕厥和猝死。埋藏式心脏复律除颤器（ICD）通过快速识别、自动放电，成为减少恶性室性心律失常发作、预防SCD的最重要手段之一。

对于非缺血性心肌病合并心力衰竭、NYHAⅡ～Ⅲ级和LVEF≤35%的患者，如果预期患者寿命超过1年，可考虑选择ICD作为一级预防。ICD是既往心脏停搏、复苏成功的DCM和HCM患者的首选预防方法。对重症心力衰竭，合并恶性心律失常可能性较小时可选择心脏再同步治疗（CRT）；而针对重症心脏器质性病变的患者，心脏再同步治疗-除颤器（CRT-D）比ICD更能明显改善患者心功能，提高生活质量。此外，对难治性心力衰竭、难治性持续性室性心律失常或其他疾病所致的临终患者，ICD 电击失效的问题亦不容忽视。

除了 ICD 之外，对符合 ICD 标准、血管通路条件不佳或感染风险高、不需要或不打算将心动过缓或室性心动过速终止起搏作为心脏再同步治疗一部分的患者，建议使用皮下 ICD 植入。新型的可佩戴式移动心脏复律除颤器的研发与应用也为 SCD 早期预防提供更多选择。

三、持续性室性心动过速的紧急治疗

持续性室性心动过速患者应根据症状和心律失常的耐受性给予治疗。若单形性室速出现血流动力学不稳定，应立即进行直流电除颤。宽 QRS 波心动过速而血流动力学稳定的患者，电复律是首先治疗方案。合并严重心衰及急性心肌梗死的患者不宜静脉应用氟卡尼，可用胺碘酮。利多卡因可用于单形性室速患者，静脉维拉帕米和 β 受体阻滞剂可用于左束支来源的室速患者。

持续性室速容易发展为室颤及引起心搏骤停。院外心搏骤停时，应立即进行胸外按压直至进行电除颤；院内心搏骤停时，建议立即进行除颤。静脉给予胺碘酮有助于预防室速或室颤再发。

四、介入治疗

目前导管消融推荐用于治疗结构性心脏病患者发生无休止室速或电风暴。对于缺血性心脏病植入 ICD 的患者，仅发生一次持续性室速者也可考虑行导管消融。经导管消融治疗心肌梗死后瘢痕相关的室速的患者其预后较非缺血性心肌病室速患者更好，前者有近 50% 的患者不再复发。但导管消融是否能降低室速患者的死亡率尚需进一步研究。对需改善心律失常症状或怀疑是频繁室性早搏（单一形态，超过 15%）引起的心室功能下降患者，若抗心律失常药物无效、不耐受或患者不接受，建议使用导管消融。但缺血性心脏病和持续性单形性室速（VT）患者，仅给予冠状动脉血运重建不足以有效预防复发性 VT。既往心肌梗死和复发性症状性持续性 VT 患者或者表现为 VT 或室颤（VF）电风暴的患者，若治疗失败或不能耐受胺碘酮或其他抗心律失常药物，可考虑导管消融治疗。

左心去交感神经支配术早期仅限于 LQTS 患者，也可考虑在难治性 CPVT 患者中使用。目前有新证据表明，右心室流出道（RVOT）前方的心外膜导管消融可预防电风暴。

第四节　心肺复苏

心脏性猝死一般经历四个时期（前驱期、发病期、心搏骤停期、生物学死亡期），其中心搏骤停期需争分夺秒对患者进行急救。据统计，我国每年心脏性猝死人数高达 54 万，心搏骤停抢救成功率不足 1%。而国外成功率为 5% ～ 30%，主要是第一目击者现场施救得当，及时提供了必要的基础生命支持，尤其是高质量的心肺复苏术（cardiopulmonary resuscitation，CPR）。心肺复苏主要包括基础生命支持（basic life support，BLS），高级心血管生命支持（advanced cardiovascular life support，ACLS）和心搏骤停后的治疗[3]。

心脏骤停发生 4 ～ 6 min 后会造成患者脑和其他重要器官组织的不可逆损害。在黄金时间内及时进行 CPR 有利于抢救患者的生命。救治的关键是 5 个“及早”，构成“生存链”：①及早呼救；②及早 CPR；③及早除颤；④及早高级生命支持（ACLS）；⑤及早复苏后监护治疗。

一、心搏骤停分类

心搏骤停时心脏虽然不能有效泵血，但不意味着心电和心脏活动完全停止。临床上根据心电图特征及心脏活动情况可将心搏骤停分为以下几类。

1. 心室颤动

心室肌发生快速而极不规则、不协调的连续颤动。心电图表现为 QRS 波群消失，代之以不规则的连续室颤波，频率为 200 ～ 500 次 / 分，这种心搏骤停是最常见的类型，约占 80%。此时如能立刻给予电除颤，患者复苏成功率较高。

2. 心室静止

心室肌完全丧失了收缩活动，呈静止状态。心电图表现呈一直线或仅有心房波。这种情况多在心搏骤停 3 ～ 5 min 后出现。

3. 心电-机械分离

心电-机械分离时呈现缓慢而无效的心室自主节律。心室肌可断续出现缓慢而极微弱的不完整的收缩。心电图表现为间断出现并逐步增宽的 QRS 波群，频率多为 20 ～ 30 次 / 分以下。这种情况心肌损伤严重，心肺复苏成功率很低。

以上 3 种类型可相互转化，最终共同结果是导致心脏丧失有效泵血功能，造成循环停止。因此，当发生心搏骤停时，无论在院内或是院外，无论是医务人员或是旁观者，均应立即进行心肺复苏。目前，针对发生心搏骤停时患者所处的环境，又分为院外心搏骤停（out ot hospital cardiac arrest，OHCA）和院内心搏骤停（in-hospital cardiac arrest，IHCA）。把患者区分开来有助于确认患者获得救治的不同途径。

二、临床表现

绝大多数患者无先兆症状，常突然发病。少数患者在发病前数分钟至数十分钟有胸闷、头晕、乏力、心悸等非特异性症状。一般心脏停搏 3 s，患者会出现头晕和黑矇；停搏 5 ～ 10 s 时患者意识丧失，继而倒地晕厥；停搏 15 ～ 30 s 可出现全身性抽搐等；停搏 45 s 可出现瞳孔散大；停搏 60 s 时自主呼吸逐渐停止；如停搏超过 4 ～ 6 min，往往因中枢神经系统缺氧过久导致脑水肿，造成严重的不可逆损害。因此，在 4 min 内实施有效的心肺复苏至关重要。

三、院外心搏骤停（OHCA）生存链

在 OHCA 中，必须尽快识别出心搏骤停，进行呼救，开始心肺复苏并给予除颤（即公共场所除颤，PAD），直到接受过紧急医疗服务（EMS）培训的专业团队接手后，将患者转移到急诊室和（或）心导管室。可利用手机、社会媒体等协助呼叫施救者进行施救。基础生命支持流程是心搏骤停挽救生命的基础过程，主要是指徒手实施 CPR。基本内容包括：识别心搏骤停、呼叫急救系统、尽早开始 CPR、迅速采用除颤器 /AED 除颤。院外心搏骤停急救流程如图 16-1[3]。

1. 评估和现场安全

急救者在确认现场安全的情况下轻拍患者的肩膀，并大声呼喊“你还好吗？”检查患者是否有呼吸。如果没有呼吸或者没有正常呼吸（即只有喘息），立刻启动应急反应系统。在现实情况中，医护人员应继续同时检查呼吸和脉搏，然后再启动应急反应系统（或请求支援）。一般以一手示指和中指触摸患者颈动脉以感觉有无搏动（搏动触点在甲状软骨旁胸锁乳突肌沟内）。检查脉搏的时间一般不能超过 10 s，如 10 s 内仍不能确定有无脉搏，应立即实施胸外按压（图 16-2）。

2. 启动紧急医疗服务（emergency medical service，EMS）并获取 AED

如发现患者无反应、无呼吸，急救者应启动 EMS 体系（拨打“120”），取来 AED（如果有条件），对患者实施 CPR，如需要立即进行除颤。在救助淹溺或窒息性心搏骤停患者时，急救者应先进行 5 个周期（2 min）的 CPR，然后拨打“120”启动 EMS 系统。如有多名急救者在现场，其中一名急救者按步骤进行 CPR，另一名启动 EMS 体系（拨打“120”），取来 AED（如果有条件）。

3. 胸外按压（circulation，C）

确保患者仰卧于平地上或用胸外按压板垫于其肩背下，急救者可采用跪式或踏脚凳等不同体位，将一只手的掌根放在患者胸部的中央、胸骨下半部上，将另一只手的掌根置于第一只手上。手指不接触胸壁。按压时双肘须伸直，垂直向下用力按压，成人按压频率为至少 100 ～ 120 次 / 分，下压深度为 5 ～ 6 cm，每次按压之后应让胸廓完全回复（图 16-3）。按压时间与放松时间各占 50% 左右，放松时掌根部不能离开胸壁，以免按压点移位。对于儿童患者，用单手或双手于乳头连线水平按压胸骨，对于婴儿，用两手指于紧贴乳头连线下方水平按压胸骨。为了尽量减少因通

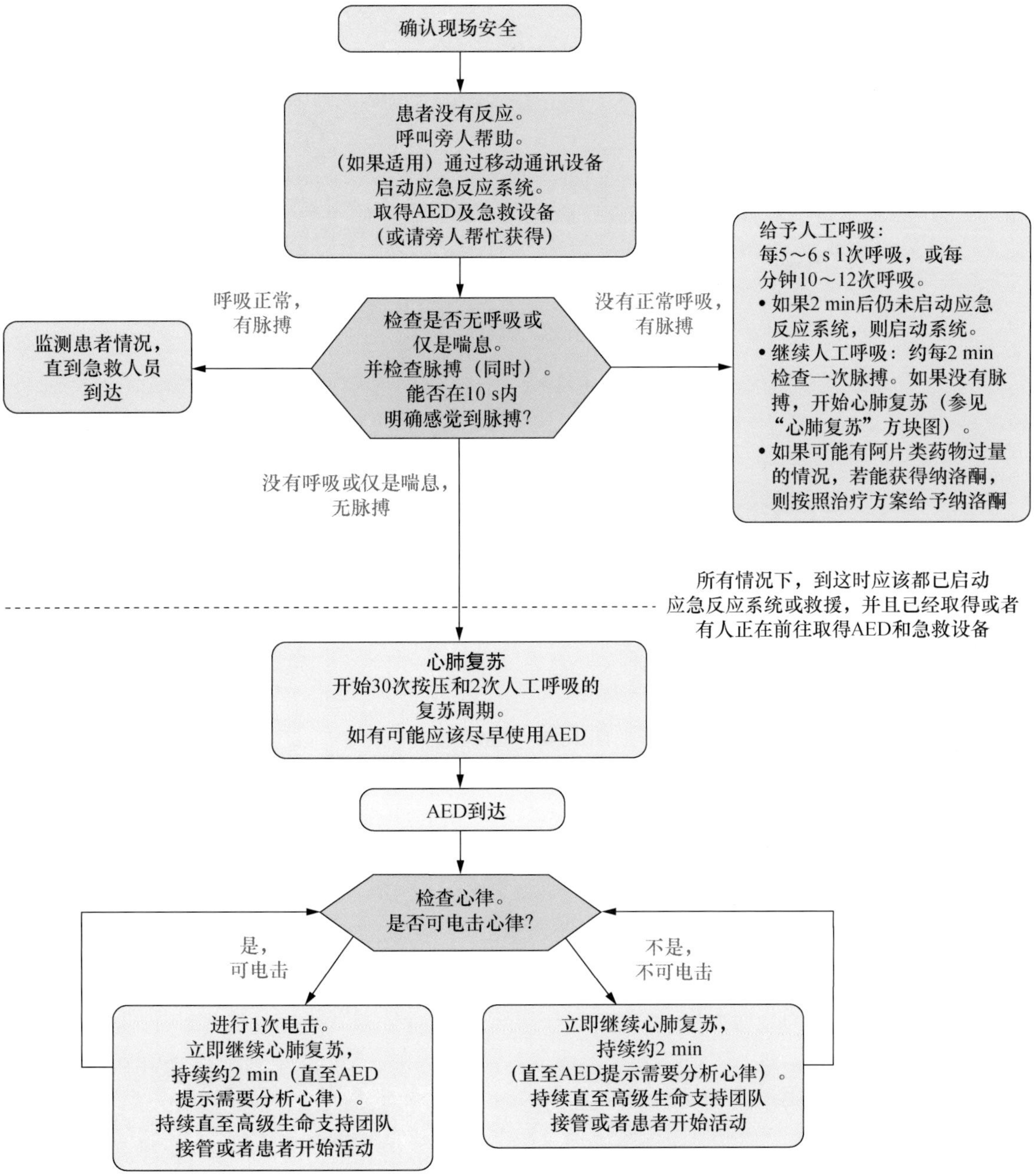

图 16-1　院外心搏骤停 BLS 流程图

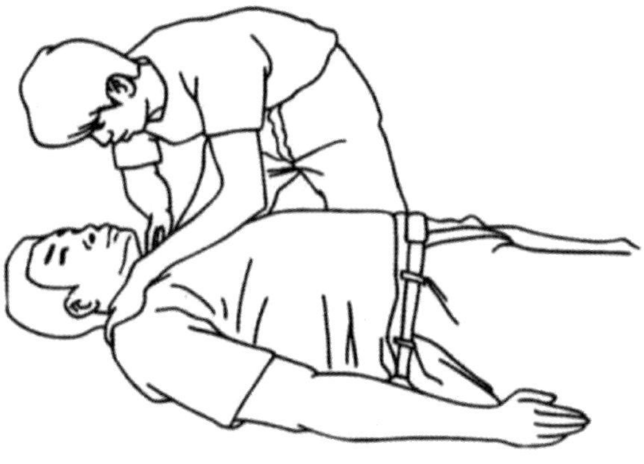

图 16-2　检查脉搏和呼吸

气而中断胸外按压，对于未建立人工气道的成人，目前推荐的按压-通气比率为 30∶2。对于婴儿和儿童，双人 CPR 时可采用 15∶2 的比率。

4. 开放气道（airway，A）

如果患者无反应，急救人员应判断患者有无呼吸或是否呼吸异常，先使患者取仰卧位，即先行 30 次心脏按压，再开放气道。采用 30∶2 的按压通气比开始 CPR 能使首次按压延迟的时间缩短。仰头抬颏法（图 16-4）和推举下颌法均可用于开放气道提供人工呼吸。后者仅在怀疑头部或颈部损伤

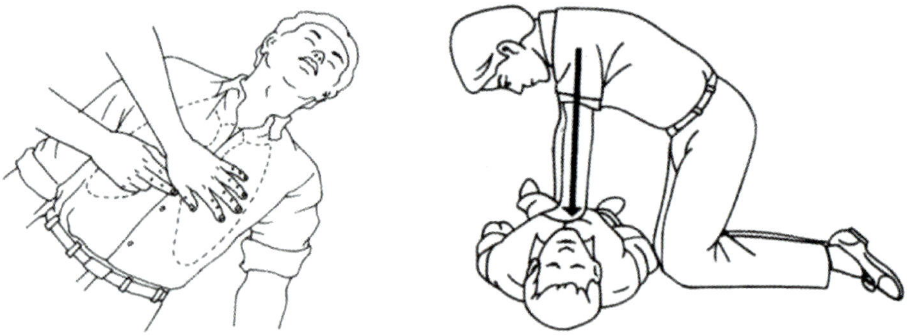

图 16-3　胸外按压

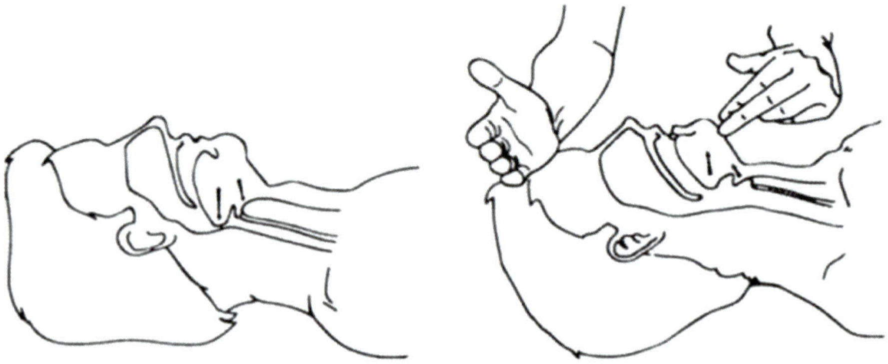

图 16-4　开放气道

时使用，因为此法可以减少颈部和脊椎的移动。实施仰头抬颏法的步骤如下：将一只手置于患者的前额，然后用手掌推动，使其头部后仰；将另一只手的手指置于颏骨附近的下颌下方，提起下颌，使颏骨上抬。注意在开放气道同时应该用手指挖出患者口中异物或呕吐物，有义齿者应将其取出。

5. 人工呼吸（breathing，B）

人工呼吸的原理是利用气体进入患者肺泡，通过肺的间歇性膨胀，以达到维持肺泡通气和氧合作用，从而减轻组织缺氧和二氧化碳潴留。

施救者给予口对口人工呼吸前，正常吸气即可，无需深吸气；所有人工呼吸（无论是口对口、口对面罩、球囊-面罩或球囊对高级气道）均应该持续吹气 1 s 以上，使足够量的气体进入患者体内并使胸廓起伏；如第一次人工呼吸未能使胸廓起伏，可再次用仰头抬颏法开放气道，给予第二次通气；人工呼吸需避免过度通气（图 16-5）。

有高级气道时，可以每 6 s 进行 1 次人工呼吸（每分钟 10 次），同时进行持续胸部按压（表 16-2）。采用人工呼吸时，每次通气必须使患者的

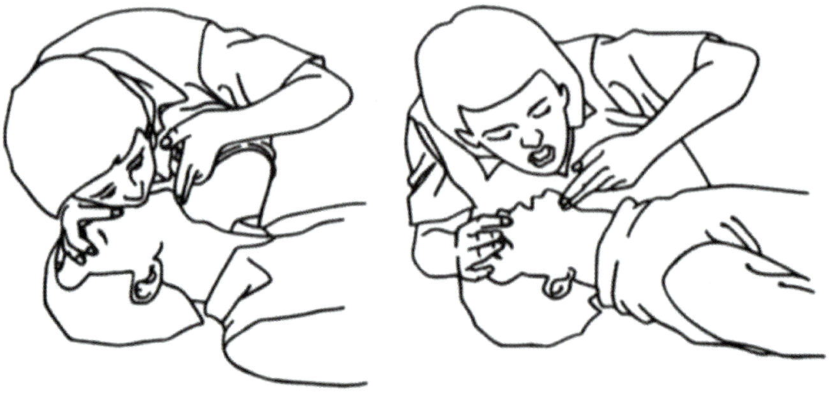

图 16-5　人工呼吸

表 16-2 BLS 人员进行高质量 CPR 的总结

内容	成人和青少年	儿童（1 岁至青春期）	婴儿（不足 1 岁，除新生儿以外）
现场安全	确保现场对施救者和患者均是安全的		
识别心搏骤停	检查患者有无反应 无呼吸或仅是喘息（即呼吸不正常） 不能在 10 s 内明确感觉到脉搏 （10 s 内可同时检查呼吸和脉搏）		
启动应急反应系统	如果您是独自一人 且没有手机，则离开患者 启动应急反应系统并取得 AED， 然后开始心肺复苏 或者请其他人去，自己则立即开始心肺复苏： 在 AED 可用后尽快使用	**有人目击的猝倒** 对于成人和青少年，遵照左侧的步骤 **无人目击的猝倒** 给予 2 min 的心肺复苏 离开患者去启动应急反应系统并获取 AED 回到该儿童身边并继续心肺复苏；在 AED 可用后尽快使用	
没有高级气道的按压/通气比	**1 或 2 名施救者** 30∶2	**1 名施救者** 30∶2 **2 名以上施救者** 15∶2	
有高级气道的按压/通气比	以 100 ～ 120 次 / 分的速率持续按压 每 6 s 给予 1 次呼吸（每分钟 10 次呼吸）		
按压速率	**100 ～ 120 次 / 分**		
按压深度 *	至少 2 英寸（5 cm）	至少为胸部前后径的 1/3 大约 2 英寸（5 cm）	至少为胸部前后径的 1/3 大约 1.5 英寸（4 cm）
手的位置	将双手放在胸骨的下半部	将双手或一只手 （对于很小的儿童可用） 放在胸骨的下半部	**1 名施救者** 将 2 根手指放在 婴儿胸部中央，乳线正下方 **2 名以上施救者** 将双手拇指环绕放在婴儿胸部中央，乳线正下方
胸廓回弹	每次按压后使胸廓充分回弹；不可在每次按压后倚靠在患者胸上		
尽量减少中断	中断时间限制在 10 s 以内		

* 对于成人的按压深度不应超过 2.4 英寸（6 cm）。
缩写：AED，自动体外除颤器；CPR，心肺复苏

肺膨胀充分，可见胸廓上抬即可，切忌过度通气。

6. AED 除颤

绝大多数心搏骤停是由室颤引发的。当心律分析证实为室颤/无脉性室速应立即行电除颤，之后重复做 5 组 CPR，再检查心律，必要时再次除颤。除颤每延迟 1 min，抢救成功的可能性就下降 7% ～ 10%。除颤波形包括单相波和双相波两类，不同的波形对能量的需求有所不同。成人发生室颤和无脉性室速，应给予单相波除颤器能量 360 J 一次除颤，双相波除颤器能量 120 ～ 200 J。电除颤后仍应立刻继续进行 CPR，直至能触及颈动脉搏动为止。持续 CPR、纠正缺氧和酸中毒、静脉注射肾上腺素（可连续使用）可提高除颤成功率。

电击除颤的操作步骤为：①电极板涂以导电糊或垫上盐水纱布；②接通电源，确定非同步相放电，室颤不需麻醉；③选择能量水平及充电；

④按要求正确放置电极板，一块放在胸骨右缘第2～3肋间（心底部），另一块放在左腋前线第5～6肋间（心尖部）；⑤经再次核对监测心律，明确所有人员均未接触患者（或病床）后，按压放电电钮；⑥电击后即进行心电监测与记录。

AED适用于无反应、无呼吸和无循环体征（包括室上速、室速和室颤）的患者。应用AED时，给予1次电击后不要马上检查心跳或脉搏，而应该重新进行胸外按压，循环评估应在实施5个周期CPR（约2 min）后进行。BLS人员进行高质量CPR的总结如表16-2[3]。

四、院内心搏骤停（IHCA）生存链

IHCA生存链指院内急救以团队形式实施心肺复苏：建立快速反应小组（RRT）、早期预警系统、紧急医疗团队（MET）以助于减少心搏骤停发生，无论是院内发生的心搏骤停，或是经过院外急救后转入院后进一步治疗的，在院内执行高级生命支持（ACLS）流程[4-6]。ACLS主要包括：人工气道的建立、机械通气、循环辅助、药物和液体的应用、电除颤、药物和疗效评估、复苏后脏器功能的维持等。成人及儿童院内心搏骤停流程如图16-6、图16-7。

1. 院内心搏骤停的识别

若患者无心电监护情况下突发意识丧失，此时应立即启动心搏骤停的识别流程。通过检查患者颈动脉搏动判断是否为心搏骤停。判断时间应不超过10 s。若患者已有心电监护，当心电监护提示心搏骤停时，应立即开始心肺复苏。

2. 高级生命支持

高质量CPR包括尽可能减少按压中断、足够的按压深度和按压频率。目前常采用胸外按压比例（chest compression fraction，CCF）来评估按压的连续性。CCF＝胸部按压时间/心肺复苏时间×100%。CCF理想值为80%，至少需要达到60%以上。人员更换、建立高级人工气道、电除颤等会对CCF值造成影响。在人员更换时，及时做好准备有利于缩短中断按压时间。若患者采用呼气气囊即可完成有效通气，可暂时不建立高级人工气道，如患者血氧饱和度低，无法耐受，需行气管插管，则应争取在10 s以内由经验丰富的医师进行气管插管。必要时可选择声门上装置或环甲膜穿刺，以避免因困难气道而反复气管插管导致按压中断时间过长。粘贴式电极板可减少按压中断，电除颤后应立即继续进行胸外按压。胸外按压机可以避免施救者按压疲累造成的按压质量下降。但安装和调试按压机可能会导致按压的中断，影响按压/复苏比率，也需警惕按压期间装置移位导致无法进行有效的胸外按压。高质量心肺复苏要点总结如表16-3。

3. 体外心肺复苏

体外心肺复苏（ECPR）是指在可以去除潜在可逆病因的前提下，对已使用传统CPR不能恢复自主心律或反复心搏骤停而不能维持自主心律的患者快速实施静动脉体外膜肺氧合（vaECMO）技术，以提供暂时的循环及氧合支持[7]。ECPR适应证：①年龄18～75岁；②心搏骤停发生到开始高质量心肺复苏间隔不超过15 min；③导致心搏骤停的病因可逆；④心搏骤停患者是器官捐献的供体或受体。ECPR禁忌证：①心搏骤停前意识状态受损严重；②多脏器功能障碍；③无法控制的创伤性大出血、颅内出血、消化道大出血；④有明确的拒绝心肺复苏意愿；⑤左心室血栓；⑥严重的主动脉瓣关闭不全。然而，实际上目前尚无统一的体外心肺复苏的适应证，但如患者病因可逆，且医院具有该项技术，家庭亦有相应经济条件，可考虑进行体外心肺复苏。ECPR前应尽早实施不间断高质量心肺复苏，且ECPR应在20 min内开始最佳，最迟不能超过60 min。

体外膜肺氧合启用后，仍需积极进行心搏骤停的病因筛查和针对性治疗。急性心肌梗死患者需尽早进行经皮冠状动脉介入治疗。已实施体外心肺复苏但仍昏迷的患者，需进行目标性体温管理来改善神经系统预后。ECPR需要重点监测平均动脉压（推荐50～60 mmHg）、混合静脉血氧饱和度（推荐70%）、血细胞比容（推荐35%左右）、活化全血凝固时间（160～200 s）及插管侧肢体的灌注情况。

符合撤机指征时才可谨慎考虑撤除静动脉体

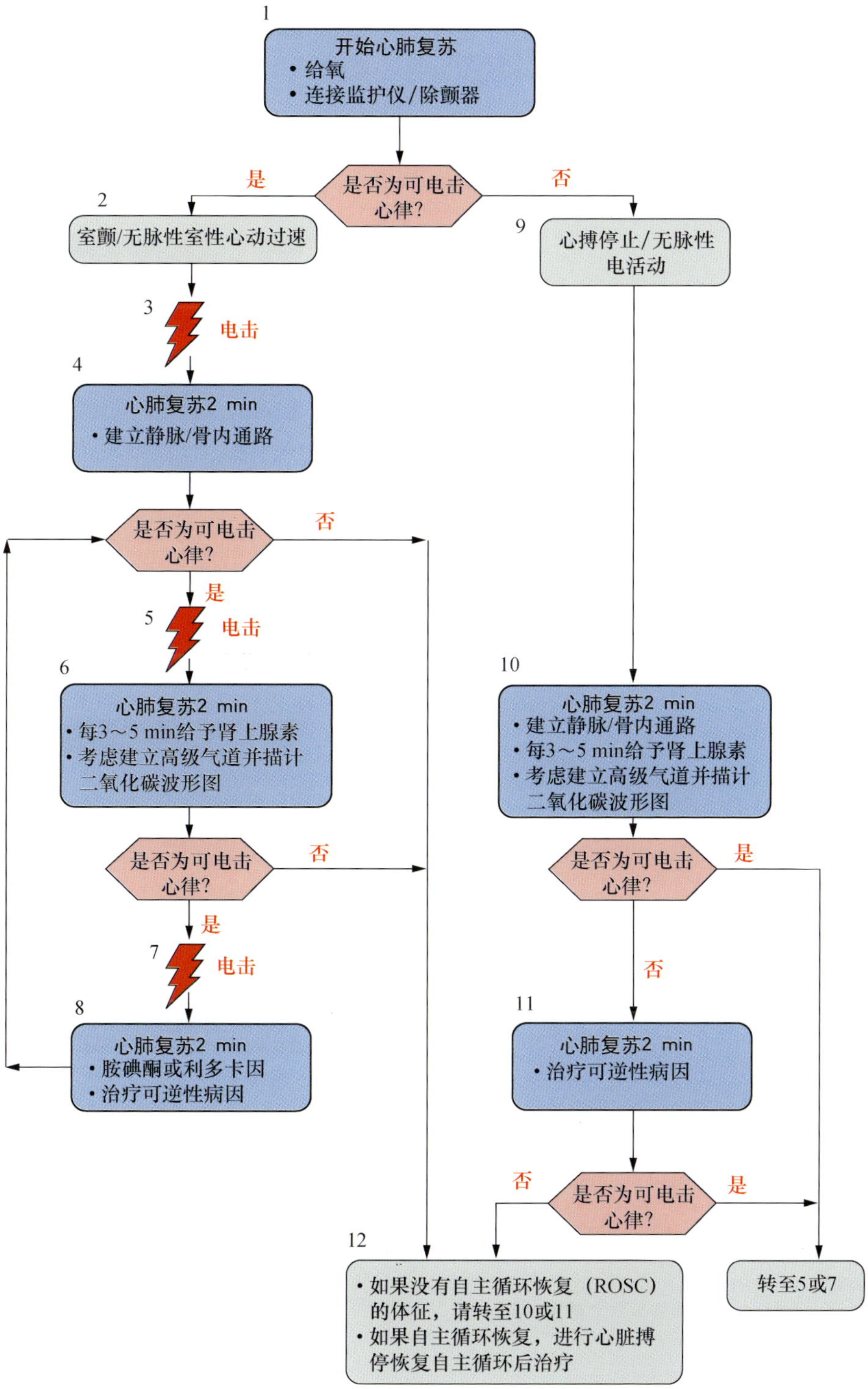

心肺复苏质量

- 用力快速按压，按压深度至少5 cm，速率为每分钟100～120次，并确保胸廓完全回弹。
- 尽量减少胸外按压的中断。
- 避免过度通气。
- 每2 min更换一次按压者，如感觉疲劳可提早更换。
- 如果未建立高级气道，按压-通气比率为30∶2。
- 定量测二氧化碳波形图
  -如果P_{ETCO_2}<10 mmHg，应设法改进心肺复苏质量。
- 动脉内血压监测
  -如果舒张压<20 mmHg，应设法改进心肺复苏质量。

除颤的电击能量

- 双相波除颤器：制造商推荐能量（例如，初始能量为120～200 J）；如果未知，请使用可用的最高能量。
  每两次和随后的能量应相当，而且可考虑使用更高能量。
- 单相：360 J。

药物治疗

- 肾上腺素静脉/骨内注射剂量：
  每3～5 min 1 mg
- 胺碘酮静脉/骨内注射剂量：
  每一剂：300 mg推注。每二剂：150 mg。
  或
  利多卡因静脉/骨内注射剂量：
  每一剂：1～1.5 mg/kg。
  每二剂：0.5～0.75 mg/kg。

高级气道

- 气管内插管或声门上高级气道
- 通过二氧化碳波形图或二氧化碳测定确认及监测气管内插管的放置
- 建立高级气道后，每6 s给予1次呼吸（10次呼吸/分钟），同时持续胸外按压。

心搏骤停后自主循环恢复（ROSC）

- 有脉搏和血压
- P_{ETCO_2}突然持续升高（通常≥40 mmHg）
- 动脉内监测到自主动脉压波形

可逆性病因

- 低血容量
- 缺氧
- 氢离子（酸中毒）
- 低/高钾血症
- 低体温症
- 张力性气胸
- 心脏压塞
- 毒素
- 肺栓塞
- 冠状动脉血栓

图 16-6　成人院内心搏骤停救治流程

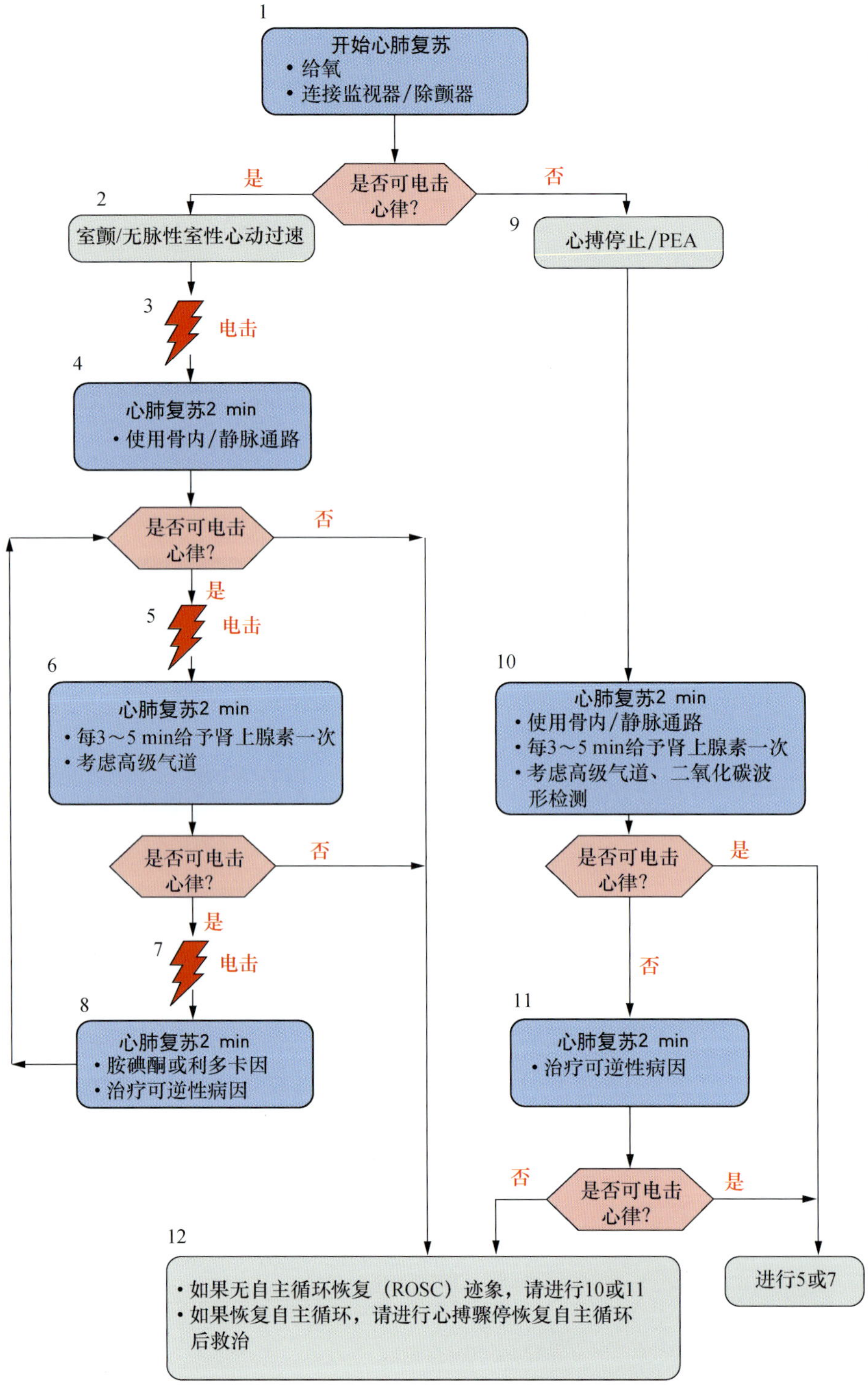

心肺复苏质量

- 用力快速（100～120次/分） 按压（≥1/3胸部前后径）， 保证胸廓完全回弹。
- 尽可能减少按压的中断次数。
- 避免过度通气。
- 每2 min变换压迫器一次，如若疲劳则提高频率。
- 若没有高级气道，则采用15∶2按压-通气比。

用于除颤的能量

第一次电击2 J/kg，每二次电击4 J/kg，后续电击≥4 J/kg，最高10 J/kg或成人剂量。

药物治疗

- 肾上腺素骨内/静脉通路剂量：
  0.01 mg/kg（0.1 mg/ml浓度下0.1 ml/kg）。
  每3～5 min重复给药一次。若无法使用骨内/静脉通路，可通过气管给药：
  0.1 mg/kg（1 mg/ml浓度下0.1 ml/kg）。
- 胺碘酮骨内/静脉通路剂量：
  心搏骤停期间5 mg/kg推注。对于难以纠正的室颤/无脉性室性心动过速可重复最多2次。
  或
  利多卡因骨内/静脉通路剂量：
  初始：1 mg/kg负荷剂量。
  维持：20～50 μg/kg每分钟输注
  （如果首剂推注治疗后，开始持续输注时间>15 min，则重复提供推注剂量）。

高级气道

- 气管插管或声门上高级气道
- 二氧化碳波形图检测或二氧化碳测定术用于确定和监控ET管的放置
- 已有高级气道后，每6 s给予1次呼吸（10次呼吸/分钟），持续胸外按压。

自主循环恢复（ROSC）

- 有脉搏和血压
- 动脉内血压监测出现自主动脉压波形

可逆性病因

- 血容量减少
- 缺氧症
- 氢离子（酸中毒）
- 低血糖症
- 低钾血症/高钾血症
- 低体温症
- 张力性气胸
- 心脏压塞
- 毒素
- 肺动脉血栓形成
- 冠状动脉血栓形成

图 16-7　儿童院内心搏骤停救治流程

表 16-3　高质量心肺复苏要点

胸外按压要点	人工通气要点	除颤要点
1. 掌根部位于患者胸骨中线与两乳头连线交点或胸骨下半部	1. 采用纯氧进行通气	1. 选择心底部和心尖部为电极板放置部位，使用导电胶使电极板与皮肤充分接触或使用粘贴式电极板
2. 双手交叠，肘关节伸直，双上肢与患者水平面垂直	2. 胸外按压与通气比率保持 30∶2	2. 采用双相波 120 ～ 200 J 或单相波 360 J 进行除颤
3. 深度 5 ～ 6 cm（将患者置于硬质平面上）	3. 对于已建立人工气道的患者，通气频率为 10 次 / 分	3. 除颤完成后立即恢复胸外按压
4. 频率 100 ～ 120 次 / 分	4. 单次通气量以最小胸廓起伏为标准	
5. 避免倚靠患者胸廓，保证胸廓充分回弹	5. 避免过度通气	

外膜肺氧合支持。去除导管的方法取决于置管方法，需警惕拔出导管后形成血管并发症。ECPR 的撤机指征包括：①小剂量血管活性药物即可维持血流动力学稳定；②无致命性心律失常；③无酸碱失衡及电解质紊乱；④辅助流量减少到正常心排血量的 10% ～ 20%；⑤超声心动图显示左心室射血时间大于 200 ms、左心室射血分数＞ 40%。

4. 生理指标及物理指标监测

高质量 CPR 应结合物理指标及患者的生理指标来进行评价。生理指标包括：压力性生理指标、呼气末二氧化碳（end tidal carbon，$ETCO_2$）和脉搏血氧饱和度波形。压力性生理指标主要包括冠状动脉灌注压（coronary perfusion pressure，CPP）和动脉舒张压，建议 CPP ＞ 15 ～ 20 mmHg，动脉舒张压＞ 25 mmHg，建议达到 $ETCO_2$ ＞ 20 mmHg 或更好的脉搏血氧饱和度波形。物理指标主要监测按压深度与频率。感应器可用于监测复苏过程中的按压深度与频率，主要放于施救者掌根部与按压部位之间。

5. 复苏药物选择

复苏药物可经外周静脉或中心静脉入路。前者包括肘前静脉、颈外静脉；后者包括颈内静脉、锁骨下静脉和股静脉。某些复苏药物可经髓内注射或气道通路给予。目前常用的药物有肾上腺素、胺碘酮、利多卡因、硫酸镁、多巴胺等，不推荐常规使用碳酸氢钠纠正酸中毒。

（1）肾上腺素：CPR 的首选药物。用法为 1 mg 肾上腺素静脉推注，每 3 ～ 5 min 一次。推注后可再予 20 ml 生理盐水促进药物进入中心循环。注意给药间隔及使用剂量。肾上腺素应用要点如表 16-4。

（2）胺碘酮：用于对除颤、CPR 和血管加压药无反应的室颤或无脉性室速患者的治疗。用法是首剂 300 mg 溶入 20 ～ 30 ml 葡萄糖内快速推注，

表 16-4　高级生命支持中肾上腺素应用要点

临床情况	应用要点
成人高级生命支持	非可除颤心律的心搏骤停患者，建议尽早使用肾上腺素。 在心搏骤停后的救治中，应避免和立即纠正低血压，使收缩压＞ 90 mmHg，或平均动脉压＞ 65 mmHg，否则会造成患者死亡率增加和功能恢复率降低
儿童高级生命支持	儿童心搏骤停过程中可以给予肾上腺素。 自主循环恢复后，应维持收缩压在患者年龄段的第 5 百分位以上
新生儿复苏	肾上腺素稀释到 1∶10 000，静脉给药 0.1 ～ 0.3 ml/kg，气管导管内给药 0.5 ～ 1.0 ml/kg
过敏反应	对于危及生命的过敏反应，应给予肾上腺素 若第 1 剂肾上腺素无反应，而 5 ～ 10 min 后才能开始高级生命支持的前提下，可给予第 2 剂肾上腺素

3 ～ 5 min 后再推注 150 mg，维持剂量 1 mg/min 持续 6 h。每日最大剂量不超过 2 g。

（3）利多卡因：患者自主循环恢复后，不建议常规使用利多卡因。但是室颤 / 无脉性室速导致心搏骤停，在出现 ROSC 后，可以考虑立即开始或继续使用利多卡因。用法：起始剂量 1 ～ 1.5 mg/kg 静脉推注（一般用 50 ～ 100 mg），静脉注射 2 ～ 3 min。根据患者反应，5 ～ 10 min 后可再用 0.5 ～ 0.75 mg/kg（半量）静推，1 h 内最大剂量不得超过 300 mg。

（4）纳洛酮：对于已知或疑似阿片类药物成瘾的患者，呼吸异常，救治同时可以给予患者肌内注射或鼻内给予纳洛酮，用法为纳洛酮 2 mg 滴鼻或 0.4 mg 肌注，4 min 后可重复给药。

（5）多巴胺：心肺复苏时主要用于自主心搏恢复后的血压维持，剂量为 2 ～ 20 μg/（kg/min）静脉滴注或注射泵持续泵入，根据血压变化，调节至最佳剂量。

（6）硫酸镁：有助于终止尖端扭转型室速。通常予 2 g 加入 10% 葡萄糖 20 ml 稀释后静脉注射 / 骨内给药。

6. 复苏后脏器功能维持

（1）目标体温管理：采用复苏后目标体温管理（target temperature management，TTM），将体温控制在 32 ～ 36℃，至少维持 24 h。复温时避免主动加温，应通过减少降温措施力度逐渐恢复体温。建议缓慢复温，可按 0.5℃ /h 进行，持续 12 h 以上。完成亚体温治疗后仍需继续控制体温，目标体温控制在 37.5℃以下。

（2）血流动力学目标：可用血管活性药物保持血流动力学稳定。建议控制收缩压＞ 90 mmHg，或平均动脉压＞ 65 mmHg。

（3）神经功能评估：对心搏骤停后脑损伤患者实施高级神经系统监护，利用临床查体、电生理检查、影像学及脑损伤的血液与脑脊液标志物，评估心搏骤停后昏迷患者神经系统改善的预后。抽搐患者行脑电图检查，但尚无证据明确何种药物为治疗心搏骤停后抽搐发作的最佳药物。

（4）复苏后通气：将 $PaCO_2$ 维持在正常生理范围，潮气末 $PaCO_2$ 30 ～ 40 mmHg 或 35 ～ 45 mmHg 是合理的。在恢复自主循环后，将吸氧浓度调整到需要的最低浓度，实现动脉氧合血红蛋白饱和度≥ 94%。

参考文献

[1] Priori SG，Blomström-Lundqvist C，Mazzanti A，et al. 2015 ESC Guidelines for the management of patients with ventricular arrhythmias and the prevention of sudden cardiac death：The Task Force for the Management of Patients with Ventricular Arrhythmias and the Prevention of Sudden Cardiac Death of the European Society of Cardiology（ESC）. Endorsed by：Association for European Paediatric and Congenital Cardiology（AEPC）. Eur Heart J，2015，36（41）：2793-2867.

[2] Al-Khatib SM，Stevenson WG，Ackerman MJ，et al. 2017 AHA/ACC/HRS Guideline for Management of Patients With Ventricular Arrhythmias and the Prevention of Sudden Cardiac Death：Executive Summary：A Report of the American College of Cardiology/American Heart Association Task Force on Clinical Practice Guidelines and the Heart Rhythm Society. J Am Coll Cardiol，2018，72（14）：1677-1749.

[3] Neil Huerbin，AHA Guidelines Highlights International Project Team. 2015 AHA 心肺复苏与心血管急救指南更新摘要（中文版）. www.heart.org. 2015.

[4] Soar J，Donnino MW，Maconochie I，et al. 2018 International Consensus on Cardiopulmonary Resuscitation and Emergency Cardiovascular Care Science With Treatment Recommendations Summary. Circulation，2018，138（23）：e714-e730.

[5] Panchal AR，Berg KM，Kudenchuk PJ，et al. 2018 American Heart Association Focused Update on Advanced Cardiovascular Life Support Use of Antiarrhythmic Drugs During and Immediately After Cardiac Arrest：An Update to the American Heart Association Guidelines for Cardiopulmonary Resuscitation and Emergency Cardiovascular Care. Circulation，2018，138（23）：e740-e749.

[6] Duff JP，Topjian A，Berg MD，et al. 2018 American Heart Association Focused Update on Pediatric Advanced Life Support：An Update to the American Heart Association Guidelines for Cardiopulmonary Resuscitation and Emergency Cardiovascular Care. Circulation，2018，138（23）：e731-e739.

[7] 中华医学会急诊医学分会复苏学组，成人体外心肺复苏专家共识组 . 成人体外心肺复苏专家共识 . 中华急诊医学杂志，2018，27：22-29.

17 心力衰竭的分类、诊断和治疗

（张　健　邹长虹）

心力衰竭（简称心衰，heart failure，HF），是一组由多种病因引起心脏结构或功能异常导致心室充盈（舒张功能）或射血能力（收缩功能）受损，引起血流动力学异常变化和神经内分泌系统异常激活，产生相应临床症状和体征的复杂临床综合征，主要临床表现为呼吸困难和乏力，导致活动耐量受限和液体潴留，而后者表现为肺淤血、肺水肿和外周水肿。心衰为各种心脏疾病的严重和终末阶段，发病率高，病死率高，是当今最重要的心血管疾病之一。

根据心衰发生的时间和速度，可将心衰分为慢性心衰和急性心衰。在原有慢性心脏疾病基础上逐渐出现心衰的症状、体征称为慢性心衰；心衰症状和体征迅速发生或急性恶化称为急性心衰，需立即评估和治疗，通常需紧急住院诊治。

第一节　慢性心力衰竭的分类、诊断和治疗[1]

一、慢性心力衰竭的分类

1. 根据心衰的主要临床表现，可以分为左心衰竭、右心衰竭和全心衰竭。左心衰竭主要表现为肺循环淤血和心排血量降低所致的临床综合征；右心衰竭则表现为以体循环淤血为主的临床综合征；全心衰竭通常见于心脏病晚期，同时具有左、右心衰的临床表现。当患者由左心衰竭发展为全心衰竭时，由于右心衰竭的代偿效应，左心衰竭的症状、体征可能减轻。

2. 根据左心室射血分数（left ventricular ejection fraction，LVEF），可以分为射血分数降低的心衰（heart failure with reduced ejection fraction，HFrEF）、射血分数保留的心衰（heart failure with preserved ejection fraction，HFpEF）和射血分数中间值的心衰（heart failure with mid-range ejection fraction，HFmrEF）（表 17-1）。

二、慢性心力衰竭的诊断和评估

慢性心衰的诊断和评估依赖于详尽病史、体格检查、实验室检查、心脏影像学及功能检查等（图 17-1）。首先，根据病史、体格检查、心电图和胸部 X 线检查判断有无心衰的可能性；然后，

表 17-1　心力衰竭的分类和诊断标准

诊断标准	射血分数降低的心衰	射血分数中间值的心衰	射血分数保留的心衰
1	症状和（或）体征	症状和（或）体征	症状和（或）体征
2	LVEF ＜ 40%	LVEF 40% ～ 49%	LVEF ≥ 50%
3	—	利钠肽升高，并符合以下至少 1 条：（1）左心室肥厚和（或）左心房扩大；（2）心脏舒张功能异常	利钠肽升高，并符合以下至少 1 条：（1）左心室肥厚和（或）左心房扩大；（2）心脏舒张功能异常

LVEF：左心室射血分数

通过利钠肽检测和超声心动图检查明确是否存在心衰；再进一步明确心衰的病因和诱因；最后，评估心衰病情的严重程度和预后及是否存在并发症和合并症。全面的心衰临床诊断应该包括心衰的病因、病理解剖、病理生理、心律及心功能分级等。

三、慢性心力衰竭的治疗

慢性心衰的治疗目标是改善心衰症状，提高生活质量，预防或逆转心脏重构，减少再住院，降低死亡率。

（一）一般治疗

去除病因诱因，调整生活方式，心理精神治疗等。

（二）药物治疗

根据2016年欧洲心脏病协会（ESC）心衰指南、2017年美国心脏学会（AHA）心衰指南及《2018中国心力衰竭诊断和治疗指南》推荐，目前指南指导的药物治疗（guideline directed medical therapy，GDMT）包括以下几种：

1. 利尿剂

利尿剂通过抑制肾小管特定部位钠或氯的重吸收，消除钠水潴留，有效缓解心衰患者的呼吸困难和水肿，改善运动耐量。合理使用利尿剂是其他治疗心衰药物取得成功的关键和基础。一方面，利尿剂用量不足造成液体潴留，会降低对血管紧张素转化酶抑制剂的反应，增加使用β受体阻滞剂的风险；另一方面，不恰当大剂量使用利尿剂会导致血容量不足，增加发生低血压、肾功能不全和电解质紊乱的风险。

（1）适应证：有液体潴留证据的所有心衰患者均应使用利尿剂（推荐类别Ⅰ，证据等级C）。

（2）药物选择：常用利尿剂种类包括袢利尿剂、噻嗪类利尿剂、保钾利尿剂和血管加压素V_2

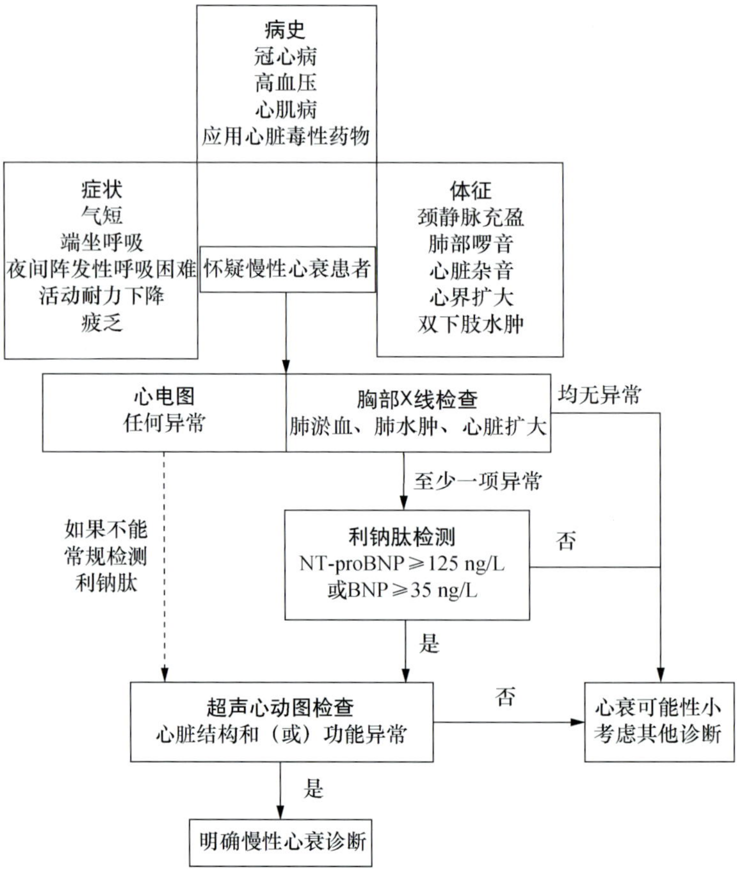

图17-1　慢性心衰的诊断流程图

BNP：B型利钠肽，NT-proBNP：N末端B型利钠肽前体

受体拮抗剂（表 17-2）。

常用袢利尿剂有呋塞米、托拉塞米和布美他尼等（表 17-3），是多数心衰患者利尿治疗的首选药物，适用于有明显液体潴留或伴肾功能受损的患者。袢利尿剂的剂量与效应呈线性关系，剂量越大，利尿作用越强。

噻嗪类利尿剂作用强度中等，适用于有轻度液体潴留，伴有高血压而肾功能正常的心衰患者，或长期使用袢利尿剂发生利尿剂抵抗者。氢氯噻嗪每日最大剂量 100 mg，此时剂量-效应曲线已达到平台期，再增加剂量也不能增强疗效（“天花板”效应）。肾功能中度损害时（肌酐清除率 < 30 ml/min）噻嗪类利尿剂失效。

血管加压素 V_2 受体拮抗剂（普坦类药物）：作用于肾集合管细胞基底膜侧的 V_2 受体，导致水通道蛋白 2 从集合管细胞顶端膜脱落，从而阻断自由水的重吸收，增加水排泄，故又称为排水利尿剂。目前推荐用于心衰伴常规利尿剂治疗效果欠佳、有低钠血症或有肾功能损害倾向的患者。

（3）应用方法：从小剂量开始，逐渐增加剂量直至尿量增加，体重每天减轻 0.5 ～ 1.0 kg 为宜。一旦症状缓解、病情控制，即以最小有效剂量长期维持，并根据液体潴留的情况随时调整剂量。每天体重的变化是最可靠的监测利尿剂效果

表 17-2　利尿剂的种类及用法

药物	起始剂量	每日常用剂量	每日最大剂量
袢利尿剂			
呋塞米	20 ～ 40 mg，1 次 / 日	20 ～ 80 mg	120 ～ 160 mg
托拉塞米	10 ～ 20 mg，1 次 / 日	10 ～ 40 mg	100 mg
布美他尼	0.5 ～ 1 mg，1 次 / 日	1 ～ 4 mg	6 ～ 8 mg
噻嗪类利尿剂			
氢氯噻嗪	12.5 ～ 25 mg，1 ～ 2 次 / 日	25 ～ 50 mg	100 mg
美托拉宗	2.5 mg，1 次 / 日	2.5 ～ 10 mg	20 mg
吲达帕胺[a]	2.5 mg，1 次 / 日	2.5 ～ 5 mg	5 mg
保钾利尿剂			
阿米洛利	2.5 mg[b]/5.0 mg[c]，1 次 / 日	5 ～ 10 mg[b]/10 ～ 20 mg[c]	20 mg
氨苯蝶啶	25 mg[b]/50 mg[c]，1 次 / 日	100 mg[b]/200 mg[c]	200 mg
血管加压素 V_2 受体拮抗剂			
托伐普坦	7.5 ～ 15 mg，1 次 / 日	7.5 ～ 30 mg	60 mg

[a] 吲达帕胺是非噻嗪类磺胺类药物，[b] 与血管紧张素转化酶抑制剂（ACEI）或血管紧张素受体阻滞剂（ARB）合用时剂量，[c] 不与 ACEI 或 ARB 合用时剂量

表 17-3　常用袢利尿剂比较

特点	呋塞米	托拉塞米	布美他尼
静脉剂量换算	40 mg	20 mg	1 mg
口服 / 静脉剂量换算	2∶1	1∶1	1∶1
口服生物利用度	10% ～ 90%	80% ～ 100%	80% ～ 100%
半衰期	1 ～ 3 h	4 ～ 6 h	1 ～ 3 h
作用时间	6 ～ 8 h	12 ～ 18 h	6 ～ 8 h
起始剂量	20 ～ 40 mg/d	10 mg/d	0.5 ～ 1.0 mg/d
每日常用剂量	20 ～ 80 mg	10 ～ 40 mg	1 ～ 4 mg
每日最大口服剂量	120 ～ 160 mg	100 mg	6 ～ 8 mg

和调整利尿剂剂量的指标。

利尿剂有效时应注意适当补钾，尿量过多时不要限制饮食钠盐。口服托伐普坦应注意监测血钠水平，避免高钠血症。排钾利尿剂与保钾利尿剂合用，有协同作用，可减少低钾血症的发生率。单用利尿剂治疗并不能维持长期临床稳定，推荐利尿剂与神经内分泌拮抗剂联合应用。

（4）不良反应：①电解质丢失，如：低钾血症、低镁血症、低钠血症等；②低血容量和氮质血症；③糖脂代谢紊乱（噻嗪类利尿剂）；④高尿酸血症；⑤神经性耳聋（袢利尿剂）。托伐普坦的不良反应包括口渴和高钠血症。

2. 血管紧张素转化酶抑制剂（angiotensin converting enzyme inhibitor，ACEI）

（1）作用机制：竞争性抑制血管紧张素转化酶（ACE），降低血液循环和组织中的血管紧张素Ⅱ（Ang Ⅱ）和醛固酮水平，同时，增强 ACE2 的活性，提高血管紧张素 1 ～ 7 的水平，发挥心脏和血管的保护作用；作用于激肽酶Ⅱ，减少缓激肽降解，提高缓激肽水平，发挥有益作用。

（2）临床价值：ACEI 是被证实能降低心衰患者病死率的第一类药物，也是循证医学证据最多的药物，是公认的治疗慢性心衰的基石和首选药物。

（3）适应证：所有 HFrEF 患者均应使用 ACEI，除非有禁忌证或不能耐受（推荐类别Ⅰ，证据等级 A）。

（4）禁忌证：对 ACEI 过敏，曾发生过致命不良反应（如血管神经性水肿、肾衰竭）和妊娠妇女（致畸作用）。以下情况慎用 ACEI：双侧肾动脉狭窄、血肌酐＞ 221 μmol/L、血钾＞ 5.0 mmol/L、症状性低血压（收缩压＜ 90 mmHg）、左心室流出道梗阻（如主动脉瓣狭窄，梗阻性肥厚型心肌病）等。

（5）应用方法：尽早使用，小剂量起始，逐渐递增，一般每隔 1 ～ 2 周剂量倍增 1 次，直至达到最大耐受剂量或目标剂量（表 17-4）。滴定剂量及过程需个体化，用药期间应监测血压、血钾

表 17-4　治疗慢性 HFrEF 常用的肾素-血管紧张素系统抑制剂及其剂量

药物名称	起始剂量	目标剂量
血管紧张素转化酶抑制剂（ACEI）[1]		
卡托普利	6.25 mg，3 次 / 日	50 mg，3 次 / 日
依那普利	2.5 mg，2 次 / 日	10 mg，2 次 / 日
福辛普利	5 mg，1 次 / 日	20 ～ 30 mg，1 次 / 日
赖诺普利	5 mg，1 次 / 日	30 ～ 30 mg，1 次 / 日
培哚普利	2 mg，1 次 / 日	4 ～ 8 mg，1 次 / 日
雷米普利	2.5 mg，1 次 / 日	10 mg，1 次 / 日
贝那普利	2.5 mg，1 次 / 日	10 ～ 20 mg，1 次 / 日
咪达普利	1.25 mg，1 次 / 日	10 mg，1 次 / 日
血管紧张素受体阻滞剂（ARB）[2]		
氯沙坦	25 mg，1 次 / 日	150 mg，1 次 / 日
缬沙坦	40 mg，1 次 / 日	160 mg，2 次 / 日
坎地沙坦	4 mg，1 次 / 日	32 mg，1 次 / 日
厄贝沙坦	75 mg，1 次 / 日	300 mg，1 次 / 日
替米沙坦	40 mg，1 次 / 日	80 mg，1 次 / 日
奥美沙坦	10 mg，1 次 / 日	40 mg，1 次 / 日
血管紧张素脑啡肽酶抑制剂（ARNI）		
沙库巴曲 / 缬沙坦	12.5 ～ 25 mg，2 次 / 日	200 mg，2 次 / 日

[1] 不同的血管紧张素转化酶抑制剂（ACEI）具有“类效应”（class effect），在改善心衰预后方面作用相当；[2] 所列药物中氯沙坦、缬沙坦及坎地沙坦已有临床试验证实可降低心衰患者病死率

和肾功能，若血肌酐升高＞30%，应减量；若血肌酐升高＞50%，应停药；血钾＞5.5 mmol/L 时应停药。

（6）不良反应：常见有两类。①与 Ang Ⅱ抑制有关，如症状性低血压、肾功能恶化、高血钾；②与缓激肽积聚有关，如咳嗽、血管性水肿。

3. β 受体阻滞剂

（1）作用机制：长期使用 β 受体阻滞剂，可以恢复 β_1 受体的功能，使 β_1 受体上调，延缓或逆转心室重构，这种生物学效应往往需持续用药 2～3 个月才能逐渐产生。这是 β 受体阻滞剂治疗慢性心衰的主要机制。但在用药初期其负性肌力作用可能使 LVEF 降低，是 β 受体阻滞剂应用初期出现不良反应的主要机制。

（2）临床价值：临床试验证实，慢性 HFrEF 患者长期应用选择性 β_1 受体阻滞剂比索洛尔、琥珀酸美托洛尔，和非选择性 β_1/β_2、α_1 受体阻滞剂卡维地洛可以改善心衰症状和生活质量，降低心衰患者病死率、再住院率及心脏性猝死风险。

（3）适应证：既往或现在有症状的、NYHA 心功能Ⅱ～Ⅲ级、病情稳定的慢性 HFrEF 患者，均应使用 β 受体阻滞剂，除非有禁忌证或不能耐受（推荐类别Ⅰ，证据等级 A）；NYHA 心功能Ⅳ级的心衰患者，待病情稳定（4 天内未静脉用药，已无液体潴留并体重恒定）后，在严密监护下由专科医师指导应用。

（4）禁忌证：心源性休克、病态窦房结综合征、二度及以上房室传导阻滞（除非已经安装心脏起搏器）、严重心动过缓（心率＜50 次 / 分）、低血压（收缩压＜90 mmHg）、支气管哮喘急性发作期等。

（5）应用方法：若无禁忌证，尽早使用指南推荐的 β 受体阻滞剂（表 17-5）。从小剂量起始，一般为目标剂量的 1/8（远低于高血压和心绞痛治疗中的剂量），每隔 2～4 周剂量递增 1 次（酌情加量或加倍），达到目标剂量或最大耐受剂量。滴定剂量及过程需个体化。晨起静息心率是评估 β 受体有效阻滞的观察指标之一，通常静息心率降至 55～60 次 / 分的剂量为 β 受体阻滞剂应用的目标剂量或最大耐受剂量。应用早期如出现某些不严重的不良反应一般不需停药，可延迟加量直至不良反应消失。治疗过程中如出现液体潴留、体重增加，应加大利尿剂用量，直至恢复治疗前的体重，再继续加量。

（6）不良反应：①低血压：一般出现于首剂或加量 24～48 h 内。首先考虑停用其他影响血压的药物（如硝酸酯类、钙通道阻滞剂等），一般不减少利尿剂剂量。若低血压伴低灌注，应将 β 受体阻滞剂减量或停用，并重新评定患者的临床情况。②液体潴留：起始治疗前，应确认患者已达到干体重状态，临床上常以能平卧为准。如有液体潴留（如 3 天内体重增加＞2 kg），则应立即加大利尿剂剂量。同时要注意在应用 β 受体阻滞剂治疗心衰的整个过程中都要保持干体重状态，以免病情反复。③心动过缓和房室传导阻滞：与 β 受体阻滞剂剂量相关，如果心率＜55 次 / 分，或出现二度、三度房室传导阻滞，应减量。还应注意药物相互作用的可能性，停用其他可引起心动过缓的药物。

4. 醛固酮受体拮抗剂

（1）作用机制：醛固酮对心肌重构，特别是对促进心肌细胞外基质纤维增生的不良影响独立和叠加于 Ang Ⅱ 的作用。心衰患者长期应用 ACEI 或 ARB，起初醛固酮水平降低，随后出现“醛固酮逃逸”现象，因此，在 ACEI 或 ARB 基础上加用醛固酮受体拮抗剂，可进一步抑制醛固

表 17-5 治疗慢性 HFrEF 常用的 β 受体阻滞剂及其剂量

药物名称	起始剂量	目标剂量
琥珀酸美托洛尔（缓释片）	11.875～23.75 mg，1 次 / 日	190 mg，1 次 / 日
比索洛尔	1.25 mg，1 次 / 日	10 mg，1 次 / 日
卡维地洛	3.125 mg，2 次 / 日	25～50 mg，2 次 / 日
酒石酸美托洛尔（平片）	6.25 mg，2～3 次 / 日	50 mg，2～3 次 / 日

HFrEF：射血分数降低的心力衰竭

酮有害作用，改善心衰患者预后。

（2）临床价值：研究证实，在 ACEI 和 β 受体阻滞剂的基础上加用醛固酮受体拮抗剂，可以使 NYHA 心功能Ⅱ～Ⅳ的慢性 HFrEF 患者获益，降低全因死亡、心血管原因死亡、心衰住院和心脏性猝死的风险。

（3）适应证：LVEF ≤ 35%，使用 ACEI（或 ARB）和 β 受体阻滞剂治疗后仍有症状（NYHA 心功能Ⅱ～Ⅳ级）的 HFrEF 患者（推荐类别Ⅰ，证据等级 A）；急性心肌梗死后 LVEF ≤ 40%，有心衰症状或合并糖尿病患者（推荐类别Ⅰ，证据等级 B）。

（4）禁忌证：高钾血症（> 5.0 mmol/L）或肾功能不全［血肌酐> 221 μmol/L 或估算的肾小球滤过率 eGFR < 30 ml/（min · 1.73 m^2）］患者。

（5）应用方法：螺内酯，初始剂量 10 ～ 20 mg，1 次 / 日，目标剂量 20 mg，1 次 / 日；依普利酮，初始剂量 12.5 mg，1 次 / 日，目标剂量 25 ～ 50 mg，1 次 / 日。使用后定期监测血钾和肾功能，一般开始治疗后 3 天和 1 周要监测血钾和肾功能，前 3 个月每月监测 1 次，以后每 3 个月 1 次。

（6）不良反应：①高钾血症：若血钾> 5.5 mmol/L，应减量或者停用。②男性乳腺增生（发生率约为 10%）或疼痛，通常可逆，停药后可消失。选择性醛固酮受体拮抗剂依普利酮不良反应相对少见。

5. 血管紧张素Ⅱ受体阻滞剂（angiotensin Ⅱ receptor blocker，ARB）

（1）作用机制：ACEI 无法抑制替代途径（非 ACE 途径，如糜蛋白酶、组织蛋白酶 -C 途径）生成的 Ang Ⅱ，应用 ACEI 数月后，循环中 Ang Ⅱ水平会增高，称为“血管紧张素逃逸”现象。Ang Ⅱ对心脏和血管不利的生物学效应主要通过 AT_1 受体介导，而血管紧张素Ⅱ的 1 型受体拮抗剂（ARB）能在受体水平阻断其不良效应，理论上讲比 ACEI 更完全。此外，ARB 还可能通过加强 Ang Ⅱ与 AT_2 等受体的结合发挥有益效应。另外，ARB 对缓激肽代谢的影响小，可减少咳嗽等不良反应，同时也失去了缓激肽对心衰的部分有益作用。

（2）临床价值：研究证实，长期使用 ARB 可改善慢性 HFrEF 患者的血流动力学，降低心衰病死率和再住院率，尤其是对 ACEI 不能耐受的患者。

（3）适应证：基本同 ACEI，推荐用于不能耐受 ACEI 的慢性 HFrEF 患者（推荐类别Ⅰ，证据等级 A）；对因其他适应证已使用 ARB 的患者，若随后发生 HFrEF，可继续服用 ARB（推荐类别Ⅱ a，证据等级 A）。

（4）禁忌证：基本同 ACEI。

（5）应用方法：从小剂量起始，逐渐增至推荐的目标剂量或可耐受的最大剂量（表 17-4）。开始应用及调整剂量的 1 ～ 2 周内，应监测血压、肾功能及血钾。

（6）不良反应：包括低血压、肾功能恶化和高钾血症等，咳嗽、血管神经性水肿的发生率显著低于 ACEI。

6. 血管紧张素受体脑啡肽酶抑制剂（angiotensin receptor neprilysin inhibitor，ARNI）

（1）作用机制：ARNI 含有 ARB 和脑啡肽酶抑制剂的作用，后者可以升高利钠肽、缓激肽、肾上腺髓质素及其他内源性血管活性肽的水平，发挥有益作用。

（2）临床价值：ARNI 的代表药物是沙库巴曲 / 缬沙坦，PARADIGM-HF 试验显示，与依那普利相比，沙库巴曲 / 缬沙坦治疗可以使主要复合终点（心血管原因死亡和心衰住院）风险降低 20%。

（3）适应证：对于 NYHA 心功能Ⅱ～Ⅳ级，有症状的慢性 HFrEF 患者，若能够耐受 ACEI 或 ARB（收缩压> 100 mmHg），推荐以 ARNI 替代 ACEI 或 ARB，以进一步减少心衰住院和死亡风险（推荐类别Ⅰ，证据等级 B）。

（4）禁忌证：基本同 ACEI。以下情况慎用 ARNI：血肌酐> 221 μmol/L 或 eGFR < 30 ml/（min · 1.73 m^2）、血钾> 5.0 mmol/L、症状性低血压（收缩压< 100 mmHg）。

（5）应用方法：患者由应用 ACEI 或 ARB 转为 ARNI 前需血压稳定，并停用 ACEI 至少 36 h，从小剂量起始，每 2 ～ 4 周剂量加倍，逐渐滴定至目标剂量（表 17-4）。

（6）不良反应：主要是低血压、肾功能恶化、高钾血症和血管神经性水肿，处理原则同 ACEI。

7. 伊伐布雷定

（1）作用机制：通过特异性抑制心脏窦房结起搏电流（*If*），降低窦房结发放冲动的频率，从而减慢心率。对交感神经系统活性无影响。

（2）临床价值：SHIFT 试验显示，伊伐布雷定使 HFrEF 患者的心血管原因死亡和心衰恶化住院的相对风险降低 18%，患者的左心室功能及生活质量均显著改善。

（3）适应证：NYHA 心功能Ⅱ～Ⅳ级、LVEF ≤ 35% 的窦性心律患者，合并以下情况之一时可以加用伊伐布雷定：①已使用 ACEI 或 ARB 或 ARNI、β 受体阻滞剂和醛固酮受体拮抗剂，β 受体阻滞剂已达目标剂量或最大耐受剂量，心率仍≥ 70 次 / 分（推荐类别Ⅱ a，证据等级 B）；②心率≥ 70 次 / 分，对 β 受体阻滞剂禁忌或不能耐受患者（推荐类别Ⅱ a，证据等级 C）。

（4）禁忌证：①病态窦房结综合征、窦房传导阻滞、二度及以上房室传导阻滞、治疗前静息心率＜ 60 次 / 分，②心房颤动或心房扑动，③依赖心房起搏，④血压＜ 90/50 mmHg。

（5）应用方法：起始剂量 2.5 mg，2 次 / 日，治疗 2 周后，根据患者的静息心率调整剂量，每次剂量增加 2.5 mg，使患者静息心率控制在 60 次 / 分左右，不宜低于 55 次 / 分，最大剂量 7.5 mg，2 次 / 日。老年、伴有室内传导阻滞的患者起始剂量要小，对合用 β 受体阻滞剂、地高辛、胺碘酮的患者应监测心率和 QT 间期。

（6）不良反应：最常见光幻症和心动过缓。若发生视觉功能恶化，应考虑停药。心率＜ 50 次 / 分，或出现相关症状时应减量或停用。

8. 地高辛

（1）作用机制：通过抑制心肌细胞膜 Na^+/K^+-ATP 酶活性，使细胞内 Na^+水平升高，促进 Na^+-Ca^{2+}交换，提高细胞内 Ca^{2+}水平，增强心肌收缩力，发挥正性肌力作用；增强副交感神经活性，减慢房室传导。

（2）临床价值：长期使用地高辛对心衰患者死亡率的影响是中性的。地高辛可以改善心衰患者的症状和运动耐量，降低心衰恶化住院风险。

（3）适应证：应用利尿剂、ACEI 或 ARB 或 ARNI、β 受体阻滞剂和醛固酮受体拮抗剂，仍持续有症状的 HFrEF 患者（推荐类别Ⅱ a，证据等级 B）。

（4）禁忌证：①病态窦房结综合征、二度及以上房室传导阻滞；②预激综合征伴心房颤动或心房扑动；③急性心肌梗死 24 h 之内，尤其是有进行性心肌缺血；④梗阻性肥厚型心肌病。

（5）应用方法：采用维持剂量疗法，0.125 ～ 0.25 mg/d；老年、肾功能受损、低体重患者剂量减半，0.125 mg 每日或隔日一次，应监测地高辛浓度，维持在 0.5 ～ 1.0 ng/ml。

（6）不良反应：①心律失常：常见为室性早搏，快速性房性心律失常伴传导阻滞是地高辛中毒的特征性表现；②胃肠道症状；③神经精神症状（视觉异常、定向力障碍）。

针对慢性 HFrEF 患者指南推荐的药物治疗见表 17-6。

（三）非药物治疗

1. 心脏再同步治疗（cardiac resynchronization therapy，CRT）：

（1）作用机制：心衰患者心电图 QRS 波群时限延长＞ 120 ms 提示存在心室收缩不同步。对于存在左右心室显著不同步的心衰患者，CRT 可以恢复心脏左右心室及心室内的同步激动，减轻二尖瓣反流，增加心输出量，改善心功能。

（2）临床价值：研究显示，优化药物治疗后仍持续有症状（NYHA 心功能分级Ⅱ～Ⅳ级）的慢性 HFrEF 患者，若心电图 QRS 波时限延长（＞ 130 ms），应用 CRT 或者心脏再同步治疗除颤器（CRT-D）以改善患者的心衰症状、提高生活质量和心室功能，进一步减低心衰的全因死亡率和心衰恶化住院的风险。

（3）适应证：优化的药物治疗至少 3 个月后仍持续有症状（NYHA 心功能分级Ⅱ～Ⅳ级），根据临床状况评估预期生存期超过 1 年，且状态良好，符合以下条件的 HFrEF 患者（表 17-7），应该

表 17-6 慢性 HFrEF 患者药物治疗推荐

药物	推荐	推荐类别	证据等级
利尿剂	有液体潴留证据的心衰患者均应使用利尿剂	Ⅰ	C
ACEI	所有慢性 HFrEF 患者均应使用，除非有禁忌证或不能耐受	Ⅰ	A
β 受体阻滞剂	病情相对稳定的 HFrEF 患者均应使用，除非有禁忌证或不能耐受	Ⅰ	A
醛固酮受体拮抗剂	LVEF ≤ 35%，使用 ACEI/ARB/ARNI 和 β 受体阻滞剂后，仍持续有症状的慢性 HFrEF 患者	Ⅰ	A
	急性心肌梗死后 LVEF ≤ 40%，有心衰症状或合并糖尿病患者	Ⅰ	B
ARB	不能耐受 ACEI 的慢性 HFrEF 患者	Ⅰ	A
ARNI	对于 NYHA 心功能Ⅱ～Ⅳ级，有症状的慢性 HFrEF 患者，若能够耐受 ACEI 或 ARB，推荐以 ARNI 替代 ACEI 或 ARB	Ⅰ	B
伊伐布雷定	LVEF ≤ 35% 的窦性心律患者，已使用 ACEI/ARB/ARNI、β 受体阻滞剂、醛固酮受体拮抗剂，β 受体阻滞剂已达到目标剂量或最大耐受剂量，心率仍≥ 70 次 / 分	Ⅱa	B
	窦性心律，心率≥ 70 次 / 分，对 β 受体阻滞剂禁忌或不能耐受的慢性 HFrEF 患者	Ⅱa	C
地高辛	应用利尿剂、ACEI/ARB/ARNI、β 受体阻滞剂和醛固酮受体拮抗剂后，仍持续有症状的慢性 HFrEF 患者	Ⅱa	B

ACEI：血管紧张素转化酶抑制剂，ARB：血管紧张素Ⅱ受体阻滞剂，ARNI：血管紧张素受体脑啡肽酶抑制剂，HFrEF：射血分数降低的心力衰竭，NYHA：纽约心脏协会，LVEF：左心室射血分数

植入 CRT 或 CRT-D，以改善症状、降低病死率。

（4）方法选择：①双心室起搏：是纠正心室间和心室内不同步的经典方法，要选择理想的左心室电极导线植入部位，术后优化起搏参数（包括 AV 间期和 VV 间期）。尽量维持窦性心律及改善心衰症状，尽可能实现 100% 双心室起搏。术后应继续给予优化药物治疗。②希氏束起搏（His bundle pacing，HBP）：通过 HBP 能够成功纠正希-浦系统传导病变（尤其 LBBB），理论上比双心室起搏更符合生理性。目前主要适用于以下患者：左心室导线植入失败患者，CRT 术后无应答患者，药物控制心室率不理想的心房颤动伴心衰且经导管消融失败或不适合心房颤动消融，慢性心房颤动伴心衰需要高比例心室起搏（＞ 40%）的患者。

2. 埋藏式心脏复律除颤器（implantable cardioverter defibrillator，ICD）

（1）临床价值：心脏性猝死（sudden cardiac death，SCD）是心衰患者死亡的重要原因，尤其是 NYHA 心功能Ⅱ～Ⅲ级的轻中度心衰患者。研

表 17-7 慢性 HFrEF 患者植入 CRT 或 CRT-D 的适应证及禁忌证

推荐	推荐类别	证据等级
窦性心律，QRS 波形态为 LBBB，QRS 波时限≥ 150 ms，LVEF ≤ 35% 的症状性心衰患者	Ⅰ	A
窦性心律，QRS 波形态为 LBBB，QRS 波时限 130 ～ 149 ms，LVEF ≤ 35% 的症状性心衰患者	Ⅰ	B
窦性心律，QRS 波形态为非 LBBB，QRS 波时限≥ 150 ms，LVEF ≤ 35% 的症状性心衰患者	Ⅱa	B
窦性心律，QRS 波形态为非 LBBB，QRS 波时限 130 ～ 149 ms，LVEF ≤ 35% 的症状性心衰患者	Ⅱb	B
需要高比例（＞ 40%）心室起搏的慢性 HFrEF 患者	Ⅰ	A
心房颤动心律，QRS 波时限≥ 130 ms，LVEF ≤ 35% 的症状性心衰患者	Ⅱa	B
已植入传统起搏器或 ICD 的 HFrEF 患者，心功能恶化伴高比例右心室起搏，可考虑升级到 CRT 或 CRT-D	Ⅱb	B
QRS 波时限＜ 130 ms 是 CRT 治疗的禁忌证	Ⅲ	A

CRT：心脏再同步治疗，CRT-D：心脏再同步治疗除颤器，HFrEF：射血分数降低的心力衰竭，LBBB：左束支传导阻滞，LVEF：左心室射血分数

究显示，ICD治疗可以降低心衰患者的猝死率，可用于心衰患者SCD的一级预防和二级预防。

（2）适应证

1）二级预防：慢性心衰伴LVEF降低，曾有心搏骤停、心室颤动（室颤）或室性心动过速（室速）伴血流动力学不稳定（推荐类别Ⅰ，证据等级A）。

2）一级预防：①缺血性心脏病患者：优化药物治疗至少3个月，心肌梗死后至少40天，血运重建后至少90天，预期生存期＞1年，若LVEF ≤ 35%，NYHA心功能Ⅱ级或Ⅲ级，推荐植入ICD（推荐类别Ⅰ，证据等级A）；若LVEF ≤ 30%，NYHA心功能Ⅰ级，推荐植入ICD（推荐类别Ⅰ，证据等级A）。②非缺血性扩张型心肌病患者：优化药物治疗至少3个月，预期生存期＞1年，若LVEF ≤ 35%，NYHA心功能Ⅱ级或Ⅲ级，推荐植入ICD（推荐类别Ⅰ，证据等级A）；若LVEF ≤ 30%，NYHA心功能Ⅰ级，考虑植入ICD（推荐类别Ⅱb，证据等级B）。

对于有SCD风险的心衰患者，例如，急性心肌梗死后LVEF明显降低患者在左心室功能恢复前、等待心脏移植的过渡期等，可考虑短期应用可穿戴式ICD或将其作为植入ICD之前的过渡治疗（推荐类别Ⅱb，证据等级C）。

慢性HFrEF患者的药物及非药物治疗流程见图17-2。

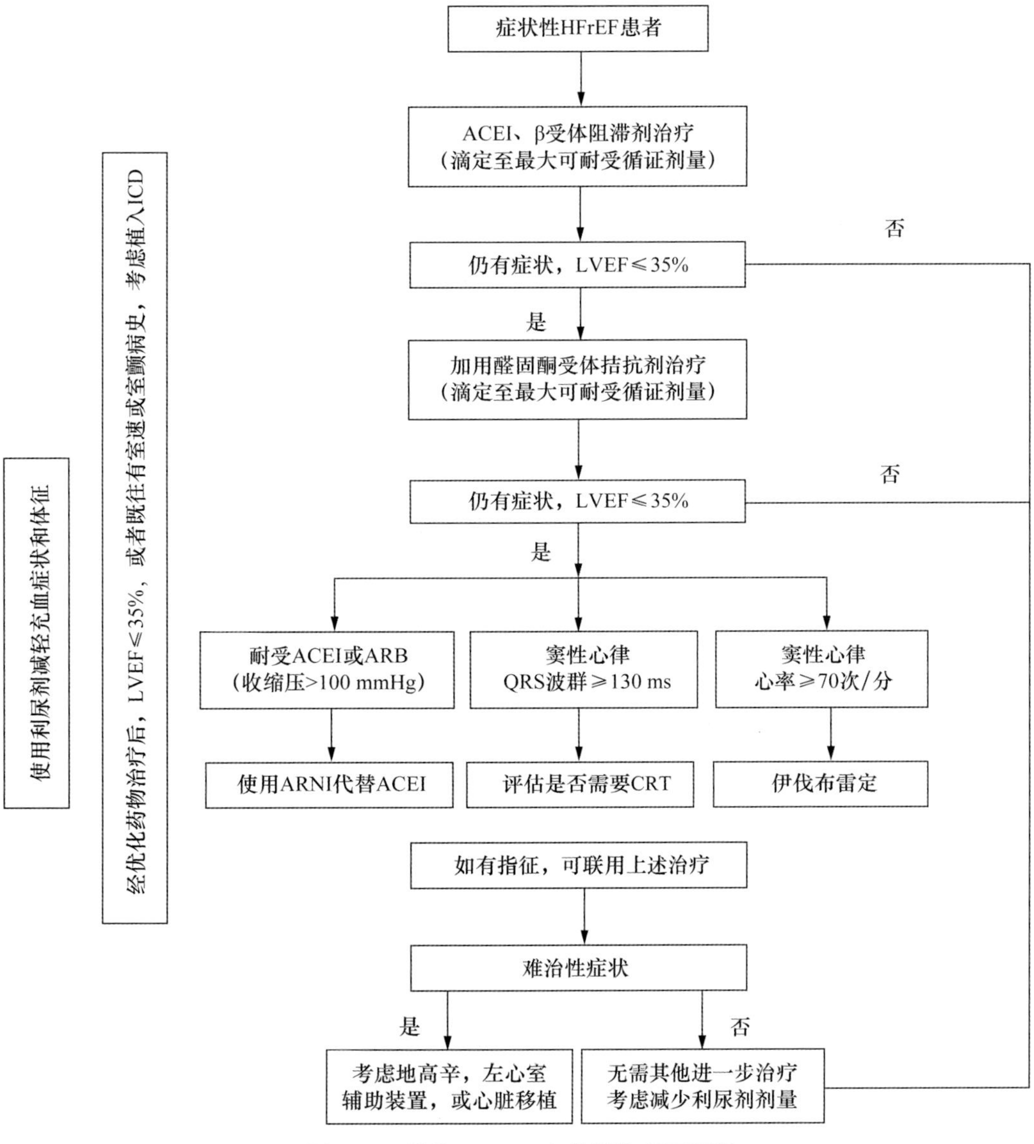

图17-2　慢性HFrEF患者的治疗流程图

ACEI：血管紧张素转化酶抑制剂，ARB：血管紧张素受体阻滞剂，CRT：心脏再同步治疗，HFrEF：射血分数降低的心力衰竭；ICD：埋藏式心脏复律除颤器，LVEF：左心室射血分数

(四)慢性 HFmrEF 和 HFpEF 的治疗

既往临床研究均未能证实 ACEI、ARB 或 β 受体阻滞剂能改善射血分数保留的心衰(HFpEF)患者的预后和降低病死率。TOPCAT 研究亚组分析提示,螺内酯可降低 HFpEF 患者因心衰住院风险,因此,对 LVEF ≥ 45%,BNP 升高或 1 年内因心衰住院的 HFpEF 患者,可考虑使用醛固酮受体拮抗剂以降低住院风险(推荐类别Ⅱ b,证据等级 B)。

因基础心血管疾病(如心房颤动、高血压、冠心病)及合并症(如糖尿病、慢性肾脏病)不同,HFpEF 患者的病理生理机制差异很大。目前,HFpEF 患者的治疗主要针对症状、心血管基础疾病和合并症、心血管疾病危险因素,采取综合治疗手段,例如合理使用利尿剂,有效控制血压,积极治疗心房颤动、冠心病,积极治疗糖尿病和控制血糖,肥胖患者要减轻体重等。

目前关于射血分数中间值的心衰(HFmrEF)的临床特点、病理生理、治疗及预后的临床证据有限。对一些随机对照试验的回顾性分析及 meta 分析表明,ACEI/ARB、β 受体阻滞剂、醛固酮受体拮抗剂可能改善 HFmrEF 患者的预后。

第二节　急性心力衰竭的分类、诊断和治疗

一、急性心力衰竭的分类

根据不同的标准,急性心衰有不同的分类方法,部分存在重叠。

1. 根据既往有无心衰发作病史,可以分为新发(*de novo*)急性心衰和急性失代偿性心衰(acute decompensated heart failure,ADHF),前者指既往无基础心脏病患者由于急性心脏病变或非心脏因素导致的首次发作急性心衰,后者指慢性心衰症状或体征突然恶化或急性加重,临床上以后者更常见。

2. 根据基础疾病及急性心衰发作时的主要临床表现,可以分为急性左心衰竭和急性右心衰竭,临床上以急性左心衰竭更常见。急性左心衰竭的主要表现形式为急性心源性肺水肿和心源性休克。

3. 根据急性心衰发作时的血压水平,可以分为血压正常的急性心衰(收缩压 90 ～ 140 mmHg)、血压升高的急性心衰(高血压性急性心衰,收缩压 > 140 mmHg)和血压降低的急性心衰(低血压性急性心衰,收缩压 < 90 mmHg)。低血压性急性心衰占少数,但预后较差,尤其伴有低灌注患者。

4. 根据急性心衰发作时是否存在淤血(分为“湿”和“干”)和外周组织低灌注情况(分为“暖”和“冷”)的临床表现,可以分为“干暖”“湿暖”“干冷”和“湿冷”4 种类型,其中,“湿暖”类型最常见(表 17-8)。淤血的临床表现包括端坐呼吸或夜间阵发性呼吸困难、肺淤血或肺水肿、肺部湿啰音、双侧下肢或骶部水肿、颈静脉充盈或怒张、肝颈静脉回流征阳性、淤血性肝大、胃肠道淤血、腹腔积液等。外周组织低灌注的临床表现包括皮肤冷、苍白或发绀,少尿,意识模糊,脉压减小等。

类似的,根据急性心衰发作时的肺毛细血管楔压(pulmonary capillary wedge pressure,PCWP)和心脏指数(cardiac index,CI)水平,可以将急性心衰分为 4 级(Forrester 法分级)(表 17-9),该方法适用于监护病房及有血流动力学监测条件的病房、手术室。

二、急性心衰的诊断和评估

1. 急性心衰的病因和诱因

对于急性心衰患者,应积极查找病因和诱因。

表 17-8　急性心力衰竭根据临床表现分类

	无淤血	有淤血
无组织低灌注	“干暖”	“湿暖”
有组织低灌注	“干冷”	“湿冷”

表 17-9 急性心衰的 Forrester 法分级

分级	PCWP（mmHg）	CI［L/（min·m^2）］	组织灌注状态
Ⅰ级	≤ 18	＞ 2.2	无肺淤血，无组织低灌注
Ⅱ级	＞ 18	＞ 2.2	有肺淤血，无组织低灌注
Ⅲ级	≤ 18	≤ 2.2	无肺淤血，有组织低灌注
Ⅳ级	＞ 18	≤ 2.2	有肺淤血，有组织低灌注

1 mmHg ＝ 0.133 kPa，PCWP：肺毛细血管楔压，CI：心脏指数

（1）新发急性心衰的常见病因包括急性心肌梗死或损伤（如急性冠脉综合征、重症心肌炎等）和急性血流动力学障碍（如急性瓣膜关闭不全、恶性心律失常、高血压危象、心脏压塞、急性肺栓塞等）。

（2）急性失代偿性心衰常有一个或多个诱因，如感染（如肺部感染），心律失常（心房颤动或心房扑动伴快心室率，严重心动过缓），生活方式管理及药物治疗缺乏依从性（劳力过度，情绪激动，进食过度，摄盐过多，饮水不控制，突然停用 β 受体阻滞剂和利尿剂），血压显著升高，心肌缺血（急性冠脉综合征），贫血和出血，急性肺栓塞，医源性因素（使用非甾体抗炎药、糖皮质激素、负性肌力药物等），慢性阻塞性肺疾病（chronic obstructive pulmonary disease，COPD）急性加重，肾功能恶化，甲状腺功能异常等。

2. 急性心衰的临床评估和监测

急性心衰患者的临床评估除了查找病因和诱因，还需尽快明确：①容量负荷状态（即是否存在淤血），②循环灌注情况（即是否存在组织低灌注）。

急性心衰患者的监测包括无创性监测和血流动力学监测，其中，有创性血流动力学监测包括动脉内血压监测、肺动脉漂浮导管（Swan-Ganz 导管）和脉搏指示连续心排血量监测（pulse indicator continuous cardiac output，PiCCO）等，主要适用于血流动力学状态不稳定，病情严重且治疗效果不理想的患者，如伴急性心源性肺水肿、心源性休克者。

3. 心脏生物标志物检测在心衰中的应用

（1）利钠肽：包括 B 型利钠肽（B-type natriuretic peptide，BNP）和 N 末端 B 型利钠肽前体（N-terminal pro-B type natriuretic peptide，NT-proBNP）。目前，利钠肽检测在心衰中的应用包括以下几个方面：①因呼吸困难疑似心衰患者的诊断和鉴别诊断：BNP ＜ 35 ng/L 或 NT-proBNP ＜ 125 ng/L，不支持慢性心衰诊断；BNP ＜ 100 ng/L 或 NT-proBNP ＜ 300 ng/L，不支持急性心衰诊断。诊断急性心衰时 NT-proBNP 水平应根据年龄分层：50 岁以下成人血浆 NT-proBNP 浓度＞ 450 ng/L，50 ～ 75 岁浓度＞ 900 ng/L，75 岁以上＞ 1800 ng/L；肾功能不全［估算的肾小球滤过率＜ 60 ml/（min·1.73 m^2）］时应＞ 1200 ng/L。②对存在心衰风险患者的筛查。③评估心衰患者的病情严重程度及判断预后：NT-proBNP ＞ 5000 ng/L 提示短期死亡风险较高；NT-proBNP ＞ 1000 ng/L 提示长期死亡风险较高。④评估心衰的治疗效果：心衰患者治疗后血浆 NT-proBNP 水平较基线时降低≥ 30% 提示抗心衰治疗有效。⑤出院前检测，有助于评估心衰患者出院后的心血管事件风险。

（2）心脏肌钙蛋白（cardiac troponin，cTn）：包括 cTnI 和 cTnT，可用于急性心衰的病因诊断（急性心肌梗死）和预后评估。

（3）其他反映心肌纤维化、炎症和氧化应激的标志物：如可溶性 ST2、半乳糖凝集素 -3（Gal-3）和生长分化因子 15（GDF-15），也有助于急性心衰的危险分层和预后评估。

4. 急性心衰的临床表现

呼吸困难是最主要的表现，根据病情的严重程度表现为劳力性呼吸困难、夜间阵发性呼吸困难、端坐呼吸等。急性左心衰竭的主要表现形式为急性心源性肺水肿和心源性休克。

（1）急性心源性肺水肿：突发严重呼吸困难，端坐呼吸，呼吸频率可达 30 ～ 50 次 / 分，频发咳嗽，咳粉红色泡沫痰，患者烦躁不安，伴大汗淋漓，有恐惧感；听诊心率快，心尖部可闻及奔马律，双肺满布湿啰音及哮鸣音；胸部 X 线检查显

示肺水肿，典型表现为双肺门蝶形影。

（2）心源性休克：主要表现为①持续性低血压，收缩压＜ 90 mmHg 或平均动脉压下降＞ 30 mmHg，且持续 30 min 以上，需要循环支持；②组织低灌注：表现为皮肤湿冷、苍白和发绀，尿量显著减少［＜ 30 ml/h 或＜ 0.5 ml/（kg · h）］甚至无尿、意识模糊等；③血流动力学障碍：肺毛细血管楔压（PCWP）≥ 18 mmHg，心脏指数（CI）≤ 2.2 L/（min · m^2）（有循环支持时）或 1.8 L/（min · m^2）（无循环支持时）。

三、急性心力衰竭的治疗

急性心衰的治疗目标是稳定血流动力学状态，维护重要脏器功能；改善急性心衰症状，避免急性心衰复发，改善远期预后。急性心衰的治疗原则为减轻心脏前后负荷、改善心脏收缩和舒张功能、积极治疗病因和诱因。

（一）一般处理

（1）体位：静息时呼吸困难明显者，应半卧位或端坐位，双腿下垂，减少回心血量，降低心脏前负荷。

（2）吸氧：无低氧血症的患者不常规吸氧。当外周血氧饱和度（SpO_2 ＜ 90%）或动脉血氧分压（PaO_2 ＜ 60 mmHg）时应给予吸氧，使患者 SpO_2 ≥ 95%（伴 COPD 患者 SpO_2 ＞ 90%）。吸氧方式包括：①鼻导管吸氧：低氧流量（1 ～ 2 L/min）起始，根据动脉血气分析结果调整氧流量。②面罩吸氧：适用于伴呼吸性碱中毒的患者。③无创呼吸机或气管插管有创辅助通气治疗。

（3）容量管理：肺淤血、体循环淤血及水肿明显者应严格限制饮水量和静脉输液速度。无明显低血容量因素（大出血、严重脱水、大汗淋漓等）者，每日入量控制在 1500 ～ 2000 ml，每日出入量负平衡约 500 ml，严重肺水肿者负平衡为 1000 ～ 2000 ml/d，甚至可达 3000 ～ 5000 ml/d，以减少水钠潴留，减轻症状。3 ～ 5 天后，如肺淤血、水肿明显减轻，应减少水负平衡，逐渐过渡到出入量大体平衡。在负平衡下应注意防止发生低血容量、低血钾和低血钠。限制饮水量同时应限制钠摄入＜ 2 g/d，但应用强效利尿剂的患者不应严格限制钠盐摄入量，避免导致低钠血症。

（二）药物治疗

1. 阿片类药物——吗啡

（1）机制：抑制中枢性交感神经，反射性降低外周静脉阻力，减轻心脏前负荷；降低呼吸中枢和咳嗽中枢兴奋性，减慢呼吸和镇咳，松弛支气管平滑肌，改善通气功能；中枢镇静作用能减轻或消除焦虑、紧张、恐惧等反应。

（2）用法：吗啡 3 ～ 5 mg 静脉注射，或 5 ～ 10 mg 皮下注射，必要时每隔 15 min 重复 1 次，共 2 ～ 3 次，用药过程中密切观察疗效及呼吸抑制的不良反应。

（3）禁忌证：伴有明显和持续低血压、休克、COPD、支气管哮喘、神志障碍及伴有呼吸抑制危重患者禁用吗啡。

2. 洋地黄类药物——毛花苷 C（西地兰）

（1）应用指征：房颤伴快速心室率（＞ 110 次 / 分）的急性心衰患者。

（2）用法：每次 0.2 ～ 0.4 mg，缓慢静脉注射，2 ～ 4 h 后可再用 0.2 mg。急性心肌梗死 24 h 之内尽量避免使用。

3. 利尿剂

（1）应用指征：有液体潴留证据的急性心衰患者均应使用利尿剂。

（2）用法：首选袢利尿剂，如呋塞米、托拉塞米或布美他尼，应尽早使用。既往没有接受过利尿剂治疗的患者，宜先静脉注射呋塞米 20 ～ 40 mg（或等剂量其他袢利尿剂）。如果平时使用袢利尿剂，最初静脉剂量应等于或超过长期每日所用剂量。可以选择间断静脉推注或持续静脉泵入的方式，监测患者症状、尿量、肾功能和电解质，调整利尿治疗方案。

（3）利尿剂反应不佳或抵抗的处理：①首先增加袢利尿剂剂量，其次将口服剂型改为静脉剂型或更换袢利尿剂种类。②联合应用不同种类的利尿剂：如袢利尿剂联合噻嗪类利尿剂、袢利尿剂联合保钾利尿剂（联合螺内酯应采用其利尿剂量 40 ～ 120 mg/d）。③袢利尿剂联合血管加压素 V_2 受体拮抗剂：后者只排水不排钠，与常规利尿剂合用是治疗心源性水肿（尤其合并低钠血症）、缓解液体潴留的有效方法。④联用改善肾血流的药物：血压偏低的心衰患者可在常规利尿基础上短期应用小剂量多巴胺［2 ～ 5 μg/（kg · min）］，血压正常者可联用小剂量硝普钠或硝酸甘油，常规治疗后心衰症状仍不能改善时可联用重组人利钠肽。⑤血液超滤或血液滤过：心衰容量超负荷且常规利尿治疗效果不佳时推荐血液超滤治疗，如合并急性肾损伤或严重肾功能不全，选择血液滤过等持续肾替代治疗。⑥纠正低血压、低氧血症、代谢性酸中毒、低钠血症、低蛋白血症、感染等，尤其注意纠正低血容量。

4. 血管扩张药

（1）适应证及禁忌证：收缩压水平是评估心衰患者是否适宜应用此类药物的重要指标。收缩压＞ 90 mmHg 的患者可以使用，尤其适用于伴有高血压的急性心衰患者。收缩压＜ 90 mmHg 或症状性低血压的患者禁忌使用。二尖瓣或主动脉瓣严重狭窄或梗阻性肥厚型心肌病患者，应谨慎使用血管扩张药。应用过程中需密切监测血压，根据血压情况调整合适的维持剂量（表 17-10）。

（2）药物种类及用法：主要有硝酸酯类、硝普钠、重组人利钠肽、乌拉地尔等。

1）硝酸酯类药物：在不减少每搏量和不增加心肌耗氧的情况下能减轻肺淤血，特别适用于急性心衰合并高血压、冠心病心肌缺血、二尖瓣反流的患者。硝酸酯类药物持续应用可能发生耐药。

2）硝普钠：适用于严重心衰、后负荷增加及伴肺淤血或肺水肿的患者，特别是高血压危象、急性主动脉瓣反流、急性二尖瓣反流和急性室间隔穿孔合并急性心衰等需快速减轻后负荷的疾病。疗程通常不超过 72 h，停药时应逐渐减量，并加用口服血管扩张药，以避免反跳现象。

3）重组人利钠肽：主要药理作用是扩张静脉和动脉（包括冠状动脉），降低心脏前、后负荷；同时具有一定的促进钠排泄、利尿及抑制肾素-血管紧张素-醛固酮系统和交感神经系统的作用。该药用于急性心衰患者安全，可以明显改善患者血流动力学和呼吸困难的相关症状。疗程一般 3 天。

4）乌拉地尔：为 α 受体阻滞剂，可有效降低血管阻力，增加心输出量，可用于高血压合并急性心衰、主动脉夹层合并急性心衰的患者。

5. 正性肌力药

（1）应用指征及作用机制：适用于低心排血量综合征，如：症状性低血压（收缩压＜ 90 mmHg）伴心输出量降低或组织低灌注的患者。短期静脉应用正性肌力药可以增加心输出量，升高血压，缓解组织低灌注，维护重要脏器的功能。

（2）注意事项：①血压降低伴低心输出量或组织低灌注时应尽早使用，而当器官灌注恢复和（或）淤血减轻时则应尽快停用；②药物的剂量和静脉滴注速度应根据患者的临床反应调整，强调个体化治疗；③常见不良反应有心律失常和心肌缺血，用药期间应持续心电监测；④血压正常又无器官和组织灌注不足的急性心衰患者不宜使用；⑤因低血容量或其他因素导致的低血压患者，需先去除这些因素再权衡使用。

（3）常用药物种类及用法：主要包括以下 3 类：β 肾上腺素能激动剂（如多巴胺、多巴酚丁胺）、磷酸二酯酶抑制剂（如米力农）和钙离子增

表 17-10　急性心衰常用血管扩张药及其剂量

药物	初始剂量及最大剂量	剂量调整
硝酸甘油	初始剂量 5 ～ 10 μg/min，最大剂量 200 μg/min	每 5 ～ 10 min 增加 5 ～ 10 μg/min
硝酸异山梨酯	初始剂量 1 mg/h，最大剂量 5 ～ 10 mg/h	逐渐增加剂量
硝普钠	初始剂量 0.2 ～ 0.3 μg/（kg · min），最大剂量 5 μg/（kg · min）	每 5 ～ 10 min 增加 5 ～ 10 μg/min
重组人利钠肽	负荷量 1.5 ～ 2.0 μg/kg 缓慢静推或不用负荷量，继以 0.0075 ～ 0.010 μg/（kg · min）维持	根据血压调整剂量
乌拉地尔	100 ～ 400 μg/min，严重高血压患者可缓慢静脉注射 12.5 ～ 25 mg	根据血压调整剂量

敏剂（如左西孟旦）（表 17-11）。

1）多巴胺：小剂量［< 3 μg/（kg · min）］激动多巴胺受体，选择性扩张肾入球小动脉，增加肾血流量，起到利尿作用；中等剂量［3 ～ 5 μg/（kg · min）］激动心脏 β_1 受体，增强心脏收缩力，起到正性肌力作用；大剂量［> 5 μg/（kg · min）］激动外周血管 α 受体，收缩血管，增加外周阻力，主要是升压作用。个体差异较大，一般从小剂量起始，逐渐增加剂量，最大剂量 20 μg/（kg · min），短期使用，大于 10 μg/（kg · min）时外周血管收缩明显，增加脏器缺血风险。

2）多巴酚丁胺：短期应用可增加心输出量，改善外周组织灌注，缓解症状。用法：2.5 ～ 10 μg/（kg · min）静脉滴注，一般持续用药时间不超过 3 ～ 7 天。使用时监测血压，常见不良反应有心律失常、心动过速。正在使用 β 受体阻滞剂的患者不推荐应用多巴胺和多巴酚丁胺。

3）米力农：通过抑制磷酸二酯酶Ⅲ，减少环磷酸腺苷（cyclic adenosine monophosphate，cAMP）降解，升高细胞内 cAMP 浓度，增强心肌收缩力，同时有直接扩张血管的作用。用法：首剂 25 ～ 75 μg/kg 静脉注射（> 10 min），继以 0.375 ～ 0.75 μg/（kg · min）静脉滴注。一般用药时间为 3 ～ 5 天。常见不良反应有低血压和心律失常。

4）左西孟旦：是一种钙增敏剂，通过与心肌肌钙蛋白 C 结合产生正性肌力作用，不影响心室舒张；还通过介导 ATP 敏感的钾通道发挥血管舒张作用，因此具有强心、扩血管双重作用。其正性肌力作用独立于 β 肾上腺素能刺激，可用于正接受 β 受体阻滞剂治疗的患者。在缓解临床症状、改善预后等方面该药不劣于多巴酚丁胺，且可使心衰患者的 BNP 水平明显下降。冠心病患者应用不增加病死率。用法：首剂 6 ～ 24 μg/kg 静脉注射（> 10 min），继以 0.05 ～ 0.2 μg/（kg · min）静脉滴注 24 h。对于收缩压< 100 mmHg 患者，不需要负荷剂量，可以直接用维持剂量，防止低血压发生。应用时需监测血压和心电图，避免血压过低和心律失常。

6. 血管收缩药（表 17-11）

对外周动脉有显著缩血管作用的药物，如去甲肾上腺素、肾上腺素等，适用于应用正性肌力药物后仍出现心源性休克或合并显著低血压状态的患者，升高血压，维持重要脏器的灌注。该类药物可能导致心律失常、心肌缺血和其他器官损

表 17-11　急性心力衰竭常用正性肌力药、血管收缩药及其剂量

药物	初始剂量及最大剂量	剂量调整与疗程
β 肾上腺素能激动剂		
多巴胺	< 3 μg/（kg · min）：激动多巴胺受体，扩张肾动脉 3 ～ 5 μg/（kg · min）：激动心脏 β_1 受体，正性肌力作用 > 5 μg/（kg · min）：激动血管 α 受体，升高血压	小剂量起始，逐渐增加剂量，最大剂量为 20 μg/（kg · min），短期使用
多巴酚丁胺	2.5 ～ 10 μg/（kg · min）静脉滴注	一般用药时间不超过 3 ～ 7 天
磷酸二酯酶抑制剂		
米力农	首剂 25 ～ 75 μg/kg 静脉注射（> 10 min），继以 0.375 ～ 0.75 μg/（kg · min）静脉滴注	一般用药时间为 3 ～ 5 天
钙增敏剂		
左西孟旦	首剂 6 ～ 24 μg/kg 静脉注射（> 10 min），继以 0.05 ～ 0.2 μg/（kg · min）静脉滴注	一般用药维持 24 h，低血压时不推荐负荷剂量
血管收缩药		
去甲肾上腺素	0.2 ～ 1.0 μg/（kg · min）静脉滴注维持	
肾上腺素	复苏时首先 1 mg 静脉注射，效果不佳时可每 3 ～ 5 min 重复静脉注射用药，每次 1 ～ 2 mg，总剂量通常不超过 10 mg	

害，用药过程中应密切监测血压、心律、心率、血流动力学及临床状态变化，当器官灌注恢复或循环淤血减轻时应尽快停用。

（三）非药物治疗

1. 主动脉内球囊反搏（intra-aortic balloon counterpulsation，IABP）

（1）作用机制：通过在左锁骨下动脉开口远端和肾动脉开口上方的降主动脉内植入一根带球囊的导管，在心脏舒张期球囊充气，挤出与球囊容积相等的血液，使球囊近心端的主动脉舒张压升高，提高冠状动脉灌注压，改善心肌灌注；心脏收缩期主动脉瓣开放的瞬间球囊排空，主动脉压力下降，降低心脏后负荷和心脏射血阻力，降低心肌耗氧量，增加心排血量。

（2）适应证：①急性心肌梗死或严重心肌缺血并发心源性休克，且不能由药物纠正；②伴血流动力学障碍的严重冠心病（如急性心肌梗死伴机械并发症）；③心肌缺血或急性重症心肌炎伴发顽固性肺水肿；④作为左心室辅助装置或心脏移植前的过渡治疗。

（3）禁忌证：主动脉瓣中重度关闭不全，主动脉夹层，凝血功能障碍等。

（4）并发症：包括①下肢缺血，表现为缺血肢体疼痛，皮肤苍白、变凉，足背动脉搏动消失，处理原则为适当抗凝，选择合适的球囊导管，持续反搏。②局部或全身出血，处理原则为局部砂袋压迫止血，全身调节抗凝药物。③感染等。

2. 机械通气

（1）原理：急性心源性肺水肿患者由于肺泡萎陷，V/Q 比例失调，导致换气功能障碍，故主要呼吸衰竭类型为Ⅰ型呼吸衰竭（低氧血症），少部分患者（如合并 COPD）由于限制性或阻塞性通气功能障碍而出现Ⅱ型呼吸衰竭（低氧血症伴高碳酸血症）。

（2）适应证：心搏呼吸骤停而进行心肺复苏及合并Ⅰ型或Ⅱ型呼吸衰竭的急性心衰患者，包括无创呼吸机辅助通气及气管插管、有创辅助通气 2 种方式。

无创呼吸机辅助通气：适用于经常规吸氧和药物治疗不能纠正的急性肺水肿合并呼吸衰竭，呼吸频率 $>$ 25 次 / 分，血氧饱和度 $<$ 90%，能配合呼吸机通气治疗的患者。可采用持续气道正压通气（continuous positive airway pressure，CPAP）和双水平正压通气（bi-level positive airway pressure，BiPAP）两种通气模式。理论上，CPAP 的优点是无需人机同步，漏气时不干扰呼吸机工作，不会导致人机不同步，耐受性好；缺点是辅助通气的效果较差。而 BiPAP 的优点是辅助通气的效果好，缺点是一旦出现漏气，对人机同步干扰较大，患者的耐受性降低。急性心衰患者的治疗中，一般首选 CPAP，而 BiPAP 可应用于 CPAP 治疗失败和 $PaCO_2$ $>$ 45 mmHg 的患者。无创正压通气可使血压下降，使用过程中应监测血压，收缩压 $<$ 85 mmHg 的患者不推荐使用。

气管插管及有创机械通气：应用指征为心肺复苏、严重呼吸衰竭，经常规治疗（包括无创呼吸机辅助通气）不能改善者，尤其是出现明显的呼吸性和代谢性酸中毒并影响到意识状态的患者。

3. 血液净化治疗

（1）单纯超滤治疗：适用于高容量负荷如肺水肿或严重外周水肿，存在利尿剂抵抗的患者。不需要透析液，水和溶质的清除均由对流作用完成。优点是超滤液的溶质浓度与血浆相近，对血浆渗透压无明显影响，不易引起低血压，缺点是对小分子毒素（包括 K^+）清除不足。

（2）连续肾替代治疗：适用于难治性容量负荷过重合并以下情况：液体复苏后仍然少尿，血钾 $>$ 6.5 mmol/L、pH 值 $<$ 7.2、血尿素氮 $>$ 25 mmol/L、血肌酐 $>$ 300 μmol/L。主要包括血液透析和血液滤过 2 种方式。

1）血液透析：需要使用透析液，借助透析膜（半透膜）与血液进行水和电解质的交换，对溶质的清除主要依靠扩散和对流作用，以前者为主；水的清除靠对流作用。优点是对水和小分子尿毒症毒素的清除率较高。缺点是对中、大分子溶质的清除率较低，对血流动力学影响较大，容易引起低血压。

2）血液滤过：无需透析液，对溶质和水的清除完全靠对流作用，同时需要补充相应量的置换液。优点是对中、大分子尿毒症毒素的清除效果较好；不易引起低血压；生物相容性较好。缺点是对小分子毒素的清除效果不如血液透析。

4. 机械辅助循环装置

广义的机械辅助循环装置包括IABP，体外膜肺氧合（extracorporeal membrane oxygenation，ECMO），心室辅助装置（ventricular assist devices，VAD）以及全人工心脏（total artificial heart，TAH）等。根据心衰的不同类型，选择应用合适的机械辅助循环装置，在积极纠正基础心脏疾病的前提下，短期辅助心脏功能，促进心脏功能的恢复，或作为心脏移植的过渡。

目前，按照机械辅助循环装置的用途，其适应证可分为心脏恢复之过渡（bridge to recovery，BTR）、心脏移植之过渡（bridge to transplantation，BTT）及永久植入（destination therapy，DT）以替代心脏移植三大类。

适用于对于药物治疗无效的急性心衰或心源性休克患者，可以短期（数天至数周）应用机械辅助循环装置，以便进一步评估是否需要接受心脏移植或长期机械辅助循环装置治疗。

5. 心脏移植

作为终末期心衰的一种重要治疗方式，主要适用于严重心功能损害或依赖静脉正性肌力药物，而无其他可选择治疗方法的重度心衰患者。对于有适应证的患者，心脏移植可显著提高患者的生存率，改善其运动耐量和生活质量。

急性左心衰竭的治疗流程见图17-3。

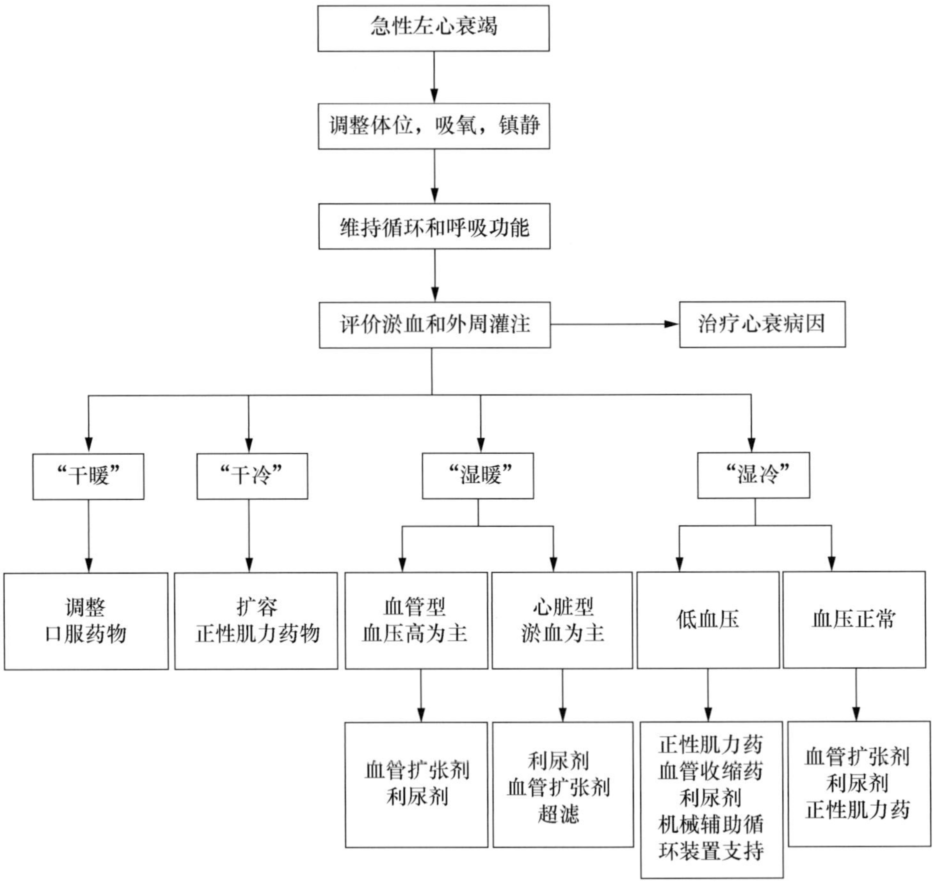

图17-3 急性左心衰竭的治疗流程图

参考文献

[1] 杨杰孚，张健，韩雅玲，等. 中华医学会心血管病学分会心力衰竭学组，中国医师协会心力衰竭专业委员会，中华心血管病杂志编辑委员会. 中国心力衰竭诊断和治疗指南2018. 中华心血管病杂志，2018，46（10）：760-789.

18 非缺血性心肌病的诊断和治疗

（于海波　王祖禄）

非缺血性心肌病（non-ischemic cardiomyopathy，NICM，简称心肌病）特指非冠状动脉病变、心肌缺血引起的一大类心肌疾病，相对于缺血性心肌病（主要是冠心病），该病发病隐匿，病因多与遗传、心肌代谢及结构改变有关。早期可完全无临床症状，晚期常进展为慢性充血性心力衰竭（CHF），预后较差，5 年生存率低，生存质量下降。非缺血性心肌病发病率极高，约为 15%，基本包括了除缺血性心脏病以外的大部分心血管疾病，临床以心脏结构异常、心力衰竭和（或）心律失常为主要特征，是心力衰竭和猝死的主要原因之一[1-2]。

1957 年 Brigden[3] 首次将一类不常见的非冠状动脉病变所致的心肌疾病定义为心肌病，1961 年 Goodwin 等[4] 根据临床表现将心肌病归纳为致充血性心力衰竭的扩张型心肌病、梗阻型心肌病和限制型心肌病三种类型。1980 年在 Goodwin 等对心肌病分类的基础上，WHO 将心肌病分为扩张型心肌病（DCM）、肥厚型心肌病（HCM）、限制型心肌病（RCM）、特异性心肌病以及未分类心肌病 5 大类[5]。1995 年 WHO 对心肌病的定义进行了修正，将心肌病定义为"与心脏功能异常相关的心肌疾病"，在原有心肌病分类的基础上增加了致心律失常性右心室心肌病[6]。2006 年 AHA[7] 及 2008 年 ESC[8] 对心肌病的定义如表 18-1 至表 18-2 所示。

表 18-1　2006 年 AHA 心肌病分类标准

	类型	描述
原发性心肌病	遗传性	肥厚型心肌病、致心律失常性右心室心肌病、左心室致密化不全心肌病、糖原贮积症（PRKAG2/Danon）、心脏传导系统缺陷、线粒体病、离子通道病
	混合性	扩张型心肌病、限制型心肌病（非扩张 / 肥厚型）
	获得性	炎症性心肌病、应激性（Takotsubo）心肌病、围产期心肌病、心动过速性心肌病、胰岛素依赖型糖尿病母亲婴儿心肌病
继发性心肌病	浸润性	淀粉样变性、Gaueher 病、Hurler 综合征、Hunter 综合征
	贮积性	血色沉着病、Fabry 病、糖原贮积症、尼曼・皮克综合征
	中毒性	药物、重金属、化学品
	内膜性	心内膜纤维化、嗜酸细胞增多综合征（Loeffler 心肌病）
	炎症性	（肉芽肿性）结节病
	内分泌性	糖尿病、甲状腺功能亢进、甲状腺功能减退、甲状旁腺功能亢进、嗜铬细胞瘤、肢端肥大症
	心-面综合征	努南（Noonan）综合征、着色斑病
	神经肌肉病	Friedreich 共济失调、Duchenne-Becker 肌营养不良、Emery-Dreifuss 肌营养不良、强直性肌营养不良、神经纤维瘤、结节性硬化
	营养缺乏性	脚气病、糙皮病、坏血病、硒缺乏、肉碱缺乏、恶性营养不良
	自身免疫性	系统性红斑狼疮、皮肌炎、类风湿关节炎、硬皮病、结节性动脉周围炎
	电解质	电解质紊乱
	癌症治疗所致	蒽环类药物（阿霉素、柔红霉素）、环磷酰胺、辐射

表 18-2　2008 年 ESC 心肌病分类标准

	肥厚型心肌病	扩张型心肌病	致心律失常性右心室心肌病（ARVC）	限制型心肌病	未分类心肌病
家族性	• 家族性，致病基因未明 • 肌纤维蛋白突变：β 肌球蛋白重链、肌球蛋白结合蛋白 C、心肌肌钙蛋白 I、肌钙蛋白 T、α 原肌球蛋白、原肌球蛋白轻链、调节性肌球蛋白轻链、心肌肌动蛋白、α- 肌球蛋白重链、肌联蛋白、肌钙蛋白 C、肌 LIM 蛋白 • 糖原贮积症：Pompe、PRKAG2、Forbes、Danon • 溶解体贮积症：Anderson-Fabry、Hurler 综合征 • 脂肪酸代谢异常 • 肉碱缺乏 • 磷酸化酶 B 激酶缺乏 • 线粒体细胞病 • HCM 综合征：Noonan 综合征、LEOPARD 综合征、Friedreich 共济失调、Beckwith-Wiedermann 综合征、Swyer 综合征 • 其他：受磷蛋白启动子突变、家族性淀粉样变	• 家族性，致病基因未明 • 肌纤维蛋白突变：同 HCM • 细胞骨架基因：肌营养不良蛋白、肌间线蛋白、变黏着斑蛋白、肌膜蛋白聚糖复合体、CRYAB 基因、Epicardin 基因 • Z- 条带：肌 LIM 蛋白、TCAP 基因 • 核膜：核纤层蛋白 A/C、Emerin • 轻度扩张型心肌病 • 闰盘蛋白突变（详见 ARVC） • 线粒体细胞病	• 家族性，致病基因未明 • 心肌雷诺丁受体（RyR2） • 闰盘蛋白突变：斑珠蛋白、桥粒斑蛋白、亲斑蛋白 2、桥粒芯蛋白 2、桥粒胶蛋白 2 • 转化生长因子 β3（TGFβ3）	• 家族性，致病基因未明 • 肌纤维蛋白突变：肌钙蛋白 I（RCM +/ − HCM）、肌原球蛋白轻链 • 家族性淀粉样变性：载甲状腺素蛋白（RCM + 神经病）、载脂蛋白（RCM + 神经病） • 结蛋白病 • 弹性假黄瘤病 • 血色沉着病 • Anderson-Fabry 病 • 糖原贮积病	• 左心室疾病：致密化不全、Barth 综合征 • 核纤层蛋白 A/C、ZASP 基因、α- 小肌营养蛋白
非家族性	• 肥胖性 • 糖尿病母亲婴儿 • 运动员心肌病 • 淀粉样变（AL/ 前白蛋白）	• 心肌炎（感染 / 中毒 / 免疫性） • 川崎病 • 嗜酸细胞性（Churg-Strauss） • 病毒持续感染 • 药物 • 怀孕相关 • 内分泌 • 营养缺乏：维生素 B_1、肉碱、硒、低磷酸盐血症、低钙血症 • 酒精 • 心动过速性心肌病	• 炎症性	• 淀粉样变（AL/ 前白蛋白） • 硬皮病 • 心内膜纤维化：特发性、嗜酸性细胞增多综合征、染色体病、药物（5- 羟色胺、麦角新碱、麦角胺、汞、白消安） • 类癌症性心脏疾病 • 转移瘤 • 辐射 • 药物（蒽环类）	• Takotsubo 心肌病（应激性心肌病）

2013 年 Arbustini 等提出 MOGE（S）法定义心肌病[9]，包括形态功能异常（M）、受累器官（O）、遗传特性（G）、病因学（E）、心功能分级（S），此分类法综合了以前各种分类方式，涵盖

了心肌病的尽可能多方面的特点，是一种有前景的分类方法。综合以上因素，将心肌病分为扩张型心肌病、肥厚型心肌病、限制型心肌病、致心律失常性右心室心肌病（详见表 18-3）。

表 18-3　2013 年 MOGE（S）心肌病分类标准

M 形态功能表达	O 受累器官系统	E 病因注释	S 分期 / 分级
D 扩张型 H 肥厚型 R 限制型 A ARVC NC LVNC 重叠表型：H＋R、D＋A、NC＋H，H＋D、D＋N 或更复杂的组合，如（H＋R＋NC） E 早期 NS 非特异表型 NA 信息未明 O 不受影响	H 心脏 M 肌肉骨骼 N 神经系统 C 皮肤 E 眼睛 A 听力 K 肾 G 胃肠道 S 骨骼肌 O 器官 / 系统未受累，如家系中的健康携带者等	G 遗传性病因，备注基因及相关突变 NC 非携带者，备注其检测阴性基因 ONC 确定非携带者 DN 全新突变 C 已检测所有基因（突变数＞1 时） Neg 已知致病基因检测阴性 NA 尚无可行基因检测方式 N 未发现遗传基因缺陷 O 未完善基因检测 A-TTR 遗传性淀粉样变性 HFE 血色沉着病 * 非遗传性病因： M 心肌炎 V 病毒感染，备注心肌中检测的病毒 AI 自身免疫 / 自身免疫介导疾病（AI-S 疑诊，AI-P 确诊） A 淀粉样变，备注类型（A-K，A-L，A-SAA） I 感染性（非病毒），备注病原体 T 中毒性，后加毒物 / 药物 Eo 嗜酸性粒细胞增多性心脏病	ACC/AHA 分期（A、B、C、D），NYHA 分级（Ⅰ、Ⅱ、Ⅲ、Ⅳ）
M_D，M_H，M_R，M_A，M_{NC}，M_O，M_{H+R}，M_{D+A}	O_H，O_M，O_K，O_C	$E_{G\text{-}MYH7\ (R403E)}$，$E_{V\text{-}HCMV}$，$E_{M\text{-}sarcoidosis}$	$S_{A\text{-}Ⅰ}$，$S_{C\text{-}Ⅱ}$

第一节　扩张型心肌病

扩张型心肌病（dilated cardiomyopathy，DCM）是一种异质性心肌病，以左心室和（或）右心室扩大、心肌收缩功能降低为特征，伴或不伴心力衰竭的一组混合性心肌病，发病时除外高血压、心脏瓣膜疾病、先天性心脏病或缺血性心脏病等[10]。

一、流行病学及病因

该病任何年龄均可发病，多见于 20 ～ 50 岁人群。据 2001 年美国统计资料显示，DCM 的患病率为 36/10 万，男性患病率约为女性的 3 倍[11]，国内 2 年病死率为 41.2%，5 年病死率为 80%[12]。DCM 是一种多因素疾病，20% ～ 30% 的患者与遗传有关，其他病因还包括：病毒感染、缺血性心肌病、高血压、中毒性心肌病、酒精中毒、自身免疫反应、低教育程度、分娩或其他特发性因素[13-14]。

二、病理表现

扩张型心肌病的病理改变可见心腔扩大、心肌纤维化或心肌组织脂肪浸润，部分患者可有附壁血栓形成。图 18-1、图 18-2 为 DCM 和感染后的 DCM 示意图，以及大体标本及组织学染色图片[15]。

三、症状和体征

DCM 主要的临床特点为心脏逐渐扩大、左心室收缩功能降低、心力衰竭、心律失常、传导系统异常、血栓栓塞和猝死等[16]。体格检查时可见心尖搏动常弥散，可明显向左侧移位，心脏听诊可闻及第三、第四心音“奔马律”，心功能失代偿时会出现明显的二尖瓣反流性杂音，心力衰竭明显时可出现交替脉和潮式呼吸，右心功能不全时可见发绀、颈静脉怒张、肝大、下肢水肿，少数有胸腔积液、腹水。目前，DCM 是中国心力衰竭发病的第三大主要原因。

四、诊断

（一）临床诊断标准

DCM 的检查技术主要包括心功能检测、心电图、超声心动图、心脏磁共振成像（CMR）等，临床诊断标准为心室扩大、心肌收缩功能降低，具体标准如下：

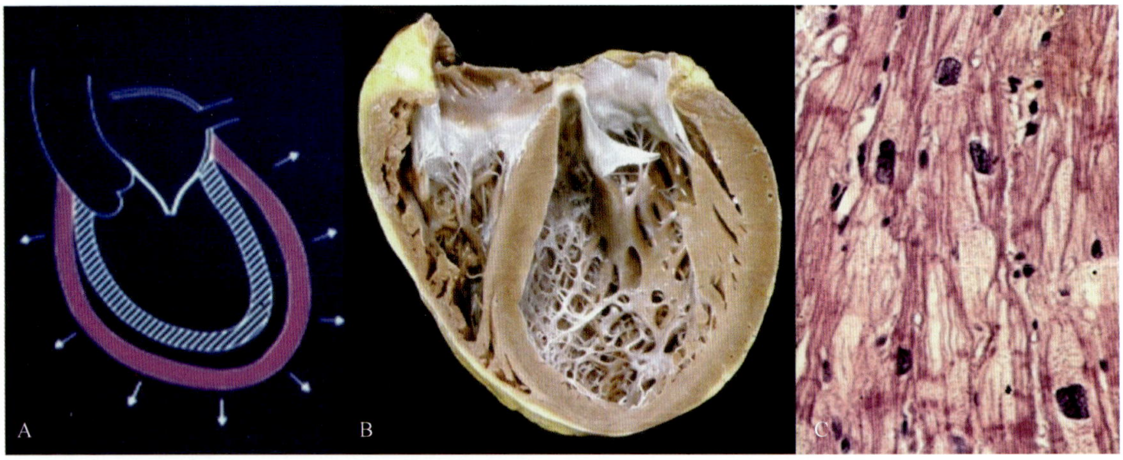

图 18-1　扩张型心肌病

A. 扩张型心肌病示意图，蓝色区域为正常左心室心肌大小，粉色区域为扩张的左心室；**B.** 意大利第一位心脏移植患者心脏大体标本；**C.** 心肌组织学：心肌细胞核异常，无炎性浸润

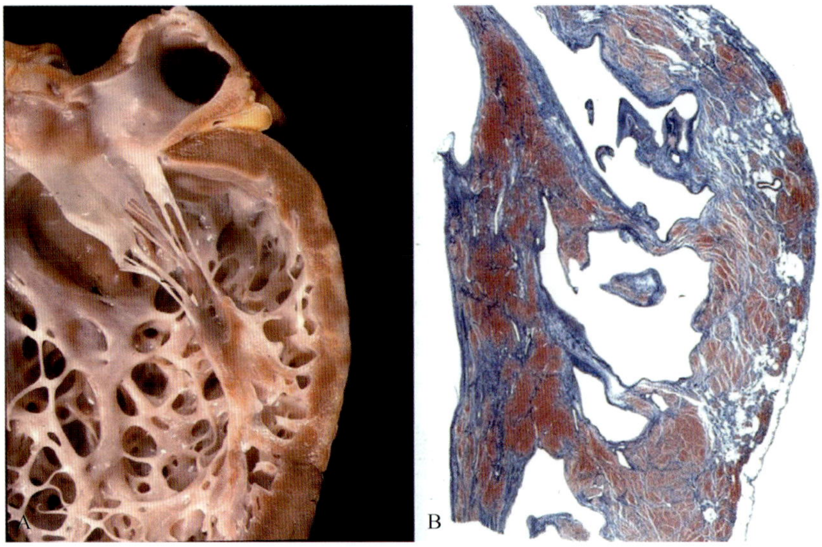

图 18-2　感染后的扩张型心肌病

A. 左心室游离壁和乳头肌弥漫性坏死后瘢痕，无冠状动脉疾病；**B.** 组织学表现为透壁的心肌纤维化（Azan 染色法）

（1）左心室舒张末内径（LVEDd）＞ 5.0 cm（女性），LVEDd ＞ 5.5 cm（男性）（或大于年龄和体表面积预测值的 117%，即预测值的 2 倍 SD ＋ 5%）。

（2）左心室射血分数（left ventricular ejection fractions，LVEF）＜ 45%（Simpson 法），左心室短轴缩短率（LVFS）＜ 25%。

（3）发病时除外高血压、心脏瓣膜疾病、先天性心脏病或缺血性心脏病。

（二）病因诊断

1. 原发性 DCM

（1）家族性 DCM

家族性 DCM（familial dilated cardiomyopathy，FDCM），符合 DCM 临床诊断标准，具备下列家族史之一者即可诊断：①一个家系中包括先证者在内有≥ 2 例 DCM 患者；②在 DCM 患者的一级亲属中有尸检证实为 DCM，或有不明原因的 50 岁以下猝死者。《2018 中国扩张型心肌病诊断和治疗指南》推荐开展 DCM 遗传标志物检测，推荐常规检测抗心肌抗体（AHA），FDCM 患者中血清免疫标志物 AHA 的阳性检出率为 60%。

（2）获得性 DCM

1）免疫性心肌病：符合 DCM 临床诊断标准，AHA 阳性，或具有以下 3 项中的一项证据：①存在经心肌活检证实有炎症浸润的病毒性心肌炎（VMC）病史；②存在心肌炎自然演变为心肌病的病史；③肠病毒 RNA 的持续表达。

2）酒精性心肌病（alcoholic cardiomyopathy，ACM）：符合 DCM 临床诊断标准，长期大量饮酒（WHO 标准：女性＞ 40 g/d，男性＞ 80 g/d，饮酒＞ 5 年），既往无其他心脏病病史，早期发现并戒酒 6 个月后 DCM 的临床症状得到缓解。饮酒是导致心功能损害的独立因素，建议戒酒 6 个月后再作临床状态评价。

3）围生期心肌病（peripartum cardiomyopathy，PPCM）：符合 DCM 临床诊断标准，多发生于妊娠期的最后 1 个月或产后 5 个月内。

4）心动过速诱导的心肌病（tachycardia-induced cardiomyopathy，TCM）：符合 DCM 临床诊断标准，具有发作时间≥每天总时间的 12% ～ 15% 的持续性心动过速，包括窦房折返性心动过速、房性心动过速、持续性交界性心动过速、心房扑动（房扑）、心房颤动（房颤）和持续性室性心动过速等，心室率多＞ 160 次 / 分，少数可能只有 110 ～ 120 次 / 分，与个体差异有关。

（3）特发性 DCM

符合 DCM 临床诊断标准，病因不明。AHA 在 41% ～ 85% 的特发性 DCM 患者中被检测为阳性，推荐检测 AHA。

1）自身免疫性心肌病：符合 DCM 临床诊断标准，具有系统性红斑狼疮、胶原血管病或白塞病等证据。

2）代谢内分泌性和营养性疾病继发的心肌病：符合 DCM 临床诊断标准，具有嗜铬细胞瘤、甲状腺疾病、肉毒碱代谢紊乱或微量元素（如硒）缺乏导致心肌病等证据。

3）其他器官疾病并发心肌病：如尿毒症性心肌病、贫血性心肌病或淋巴瘤浸润性心肌病等，符合 DCM 临床诊断标准。

2. 继发性 DCM

继发性 DCM 指全身性系统性疾病累及心肌，心肌病变仅是系统性疾病的一部分。

（三）早期诊断线索与筛查

对于 FDCM 患者的家族成员和急性 VMC 心力衰竭患者的追踪观察有助于 DCM 的早期诊断。早期诊断路径：

1. 出现不明原因的心脏结构和（或）功能变化，具有以下之一者：

（1）左心室扩大但 LVEF 正常，LVEDd ＞年龄和体表面积预测值的 2 倍 SD ＋ 5%；

（2）LVEF 45% ～ 50%；

（3）心电传导异常。

2. 检测出与心肌病变有关的基因变异。

3. 血清 AHA 检测为阳性。

4. CMR 钆造影剂延迟强化（LGE）检查可显示心肌纤维化。

五、治疗

DCM 至今病因不明，没有特异性治疗方法，病死率高，严重危害人类健康，早期诊断和治疗可明显改善患者预后，提高患者的生活质量及生存率，阻止基础病因介导的心肌损害，有效控制心力衰竭和心律失常，预防猝死和栓塞。

（一）原发性 DCM 的治疗

1. 心力衰竭的药物治疗（表 18-4，表 18-5）

（1）早期阶段：应针对 DCM 病因治疗（如免疫性 DCM 的免疫学治疗），针对心室重构进行早期药物干预，包括 β 受体阻滞剂和 ACEI/ARB，可减少心肌损伤和延缓病变发展，显著改善成年人心力衰竭患者和 DCM 患者的预后。

（2）中期阶段：针对心力衰竭病理生理机制的三大系统（交感神经系统、肾素-血管紧张素-醛固酮系统、利钠肽系统）的异常激活，采用三大类神经激素拮抗剂［β 受体阻滞剂、ACEI/ARB/血管紧张素受体脑啡肽酶抑制剂（ARNI）、醛固酮受体拮抗剂（MRA）］治疗被证实能够降低心力衰竭患者的患病率和病死率。

存在体液潴留的患者应限制钠盐摄入并合理使用利尿剂。利尿剂通常从小剂量开始，如氢氯噻嗪 25 mg/d、呋塞米 10 ～ 20 mg/d、托拉塞米 10 ～ 20 mg/d 等，根据尿量口服补充氯化钾，或用复方盐酸阿米洛利 1 ～ 2 片 / 日，并逐渐增加剂量直至尿量增加，体重每天减轻 0.5 ～ 1.0 kg。体液潴留症状消失后，提倡长期间断使用利尿剂。伴低钠血症的心力衰竭患者给予口服托伐普坦 7.5 ～ 15.0 mg/d，排水不排钠。使用利尿剂治疗疗效欠佳患者推荐超滤治疗清除潴留体液。

所有无禁忌证者都应积极使用 ACEI/ARB，或沙库巴曲 / 缬沙坦（ARNI），它们均能降低心衰患者的发病率和病死率。ACEI 的使用剂量应从小剂量开始，逐渐递增，直至达到目标剂量，滴定剂量及其过程需个体化。ARB 和 ARNI 的使用方法与 ACEI 类似。

对无禁忌证、病情稳定且 LVEF ＜ 45% 的患者应积极使用 β 受体阻滞剂。β 受体阻滞剂（包括美托洛尔、比索洛尔和卡维地洛）是治疗 DCM 心力衰竭非常重要的药物，在 ACEI 和利尿剂的基础上加用 β 受体阻滞剂，需从小剂量开始，如患者能耐受则每 2 ～ 4 周将剂量加倍，以达到静

表 18-4 慢性射血分数降低性心力衰竭（HFrEF）患者药物治疗推荐

药物	推荐	推荐类别	证据等级
利尿剂	有液体潴留证据的心力衰竭患者均应使用利尿剂	Ⅰ	C
ACEI	所有 HFrEF 患者均应使用，除非有禁忌证或不能耐受	Ⅰ	A
β 受体阻滞剂	病情相对稳定的 HFrEF 患者均应使用，除非有禁忌证或不能耐受	Ⅰ	A
醛固酮受体拮抗剂	LVEF ≤ 35%、使用 ACEI/ARB/ARNI 和 β 受体阻滞剂后仍有症状的慢性 HFrEF 患者	Ⅰ	A
	急性心肌梗死后 LVEF ≤ 40%，有心力衰竭症状或合并糖尿病的患者	Ⅰ	B
ARB	不能耐受 ACEI 的 HFrEF 患者推荐用 ARB	Ⅰ	A
ARNI	对于 NYHA 心功能Ⅱ～Ⅲ级、有症状的 HFrEF 患者，若能够耐受 ACEI/ARB，推荐以 ARNI 替代 ACEI/ARB，以进一步降低心力衰竭的发病率及死亡率	Ⅰ	B
伊伐布雷定	LVEF ≤ 35% 的窦性心律患者，已使用 ACEI/ARB/ARNI、β 受体阻滞剂、醛固酮受体拮抗剂，β 受体阻滞剂已达到目标剂量或最大耐受剂量，心率仍≥ 70 次 / 分	Ⅱ a	B
	窦性心律，心率≥ 70 次 / 分，对 β 受体阻滞剂禁忌或不能耐受的 HFrEF 患者	Ⅱ a	C
地高辛	应用利尿剂、ACEI/ARB/ARNI、β 受体阻滞剂、醛固酮受体拮抗剂后，仍持续有症状的 HFrEF 患者	Ⅱ a	B

表 18-5 心力衰竭治疗的常用药物及剂量

药物	起始剂量	目标剂量
ACEI		
卡托普利	6.25 mg，3 次 / 日	50 mg，3 次 / 日
依那普利	2.5 mg，2 次 / 日	10 mg，2 次 / 日
培哚普利	2.0 mg，1 次 / 日	4 ～ 8 mg，1 次 / 日
雷米普利	1.25 mg，1 次 / 日	10 mg，1 次 / 日
贝那普利	2.5 mg，1 次 / 日	10 ～ 20 mg，1 次 / 日
咪达普利	2.5 mg，1 次 / 日	5 ～ 10 mg，1 次 / 日
福辛普利	5.0 mg，1 次 / 日	20 mg，1 次 / 日
赖诺普利	5.0 mg，1 次 / 日	10 mg，1 次 / 日
ARB		
坎地沙坦酯片	4 mg，1 次 / 日	32 mg，1 次 / 日
缬沙坦胶囊	40 mg，1 次 / 日	160 mg，1 次 / 日
氯沙坦钾片	25 ～ 50 mg，1 次 / 日	150 mg，1 次 / 日
ARNI		
沙库巴曲 / 缬纱坦钠片	25 ～ 100 mg，2 次 / 日	200 mg，2 次 / 日
β 受体阻滞剂		
琥珀酸美托洛尔	11.875 ～ 23.75 mg，1 次 / 日	190 mg，1 次 / 日
比索洛尔	1.25 mg，1 次 / 日	10 mg，1 次 / 日
卡维地洛	3.125 mg，2 次 / 日	25 mg，2 次 / 日
酒石酸美托洛尔	6.25 mg，2 次 / 日	100 mg，2 次 / 日
MRA		
螺内酯	10 ～ 20 mg，1 次 / 日	

息心率不小于 55 次 / 分为目标剂量或最大耐受量。对经 β 受体阻滞剂治疗后心率＞ 70 次 / 分的患者，可使用伊伐布雷定 2.5 ～ 7.5 mg/d，不提倡先用伊伐布雷定控制心率，更强调 β 受体阻滞剂治疗 DCM 的多种药理作用及其临床获益。

中、重度心力衰竭且无肾功能严重受损的患者可使用螺内酯 10 ～ 20 mg/d。对合并肾功能不全的患者建议谨慎使用或不使用，注意血钾监测，避免高钾血症。地高辛主要适用于心力衰竭合并快速房颤患者，可减慢心室率，但应注意监测患者体内地高辛浓度。

（3）晚期阶段：经利尿剂、ACEI/ARB/ARNI、β 受体阻滞剂、螺内酯、地高辛等药物治疗后心力衰竭症状仍然不能缓解的患者，可考虑静脉滴注正性肌力药物和血管扩张剂，以缓解症状。药物仍未能改善症状者，建议进行超滤治疗、左心室机械辅助装置或心脏移植等非药物治疗。

2. 心力衰竭的心脏再同步化治疗

随着介入技术与植入性器械的不断发展，当药物治疗不能有效改善症状时，心脏再同步化治疗（cardiac resynchronization therapy，CRT）等人工心脏起搏技术为 DCM 治疗提供了新的途径。自 20 世纪 90 年代初 Hochleitner 等首次提出将双心腔起搏器作为治疗心力衰竭的方法以来，CRT 的临床指征不断拓宽。目前认为，DCM 心力衰竭患者心电图显示 QRS 波时限延长＞ 130 ms，则提示存在心室收缩不同步，可导致心力衰竭患者的病死率增加。对于存在左右心室显著不同步的心力衰竭患者，CRT可改善左右心室及心室内的不同步，减轻二尖瓣反流，改善心功能。CRT适用于窦性心律且QRS波时限≥130 ms，伴完全性左束支传导阻滞（CLBBB），经标准和优化的药物治疗后仍持续有症状，且LVEF≤35%的患者。对于心功能Ⅱ/Ⅲ级和LVEF≤35%的DCM患者，预防性植入埋藏式心脏复律除颤器（implantable cardioverter defibrillator，ICD）可显著改善其左心功能，降低猝死高危患者的死亡率，此外，CRT联合ICD较单独应用ICD可显著改善心衰患者LVEF[17]。心脏再同步化并植入埋藏式心脏复律除颤器（cardiac resynchronization and implantable cardioverter defibrillator，CRT-D）具有创伤小、迅速可靠的优点，研究发现CRT-D可显著提高DCM心力衰竭患者运动能力和生理活动方面的客观指标，且对女性改善较为显著[18]。

3. 心律失常和猝死的防治

室性心律失常和猝死是DCM的常见临床表现，预防猝死主要是控制诱发室性心律失常的可逆性因素，如纠正心力衰竭以降低室壁张力，纠正低钾低镁，选用ACEI和β受体阻滞剂改善神经激素功能紊乱，避免药物因素如洋地黄、利尿剂的毒副作用等。

对于药物治疗效果不佳的患者，可选择ICD治疗。对经过≥3个月的优化药物治疗后仍有心力衰竭症状、LVEF≤35%且预计生存期＞1年、状态良好的DCM患者推荐ICD治疗。对曾发生室性心律失常伴血流动力学不稳定、预期生存期＞1年的状态良好的DCM患者推荐ICD治疗，以降低DCM的猝死及全因死亡风险。

4. 栓塞的防治

栓塞是本病常见的并发症，对于已经有附壁血栓形成或血栓栓塞并发症发生的患者必须长期抗凝。多数DCM心力衰竭患者存在肝淤血，口服华法林时须调节剂量使INR维持在1.8～2.5，或使用非维生素K拮抗剂口服抗凝药（达比加群酯或利伐沙班）。合并房颤的患者，若CHA_2DS_2-VASc评分≥2分，应考虑接受口服抗凝治疗，可使用华法林或非维生素K拮抗剂新型口服抗凝药以预防血栓形成及栓塞。单纯DCM患者如无其他适应证，不建议常规应用华法林或阿司匹林。

5. 免疫学治疗

免疫性DCM是获得性DCM最常见的类型，研究证实，其发病机制与自身免疫反应（尤其是抗心肌自身抗体）有关。基础研究证实DCM患者抗β_1AR抗体和抗L-CaC抗体可引起心肌细胞钙电流增加和早期后除极，引发心肌细胞损害及室性心动过速（室速）。中国临床研究证实，抗β_1AR抗体和抗L-CaC抗体是DCM患者死亡和猝死的独立预测因子。

（1）阻止抗体致病作用的治疗：适应于DCM早期、抗β_1AR抗体和（或）抗L-CaC抗体阳性、合并有室性心律失常患者，治疗目的是尽早保护心肌、预防猝死。该方法禁用于低血压、心动过缓和房室传导阻滞患者，其中地尔硫䓬禁用于LVEDd≥7.0 cm及NYHA Ⅱ～Ⅳ级患者。抗β1AR抗体阳性者选择β受体阻滞剂，应从小剂量开始逐渐增加至最大耐受剂量，常用酒石酸美托洛尔、琥珀酸美托洛尔缓释剂、卡维地洛等，推荐早期和长期治疗。抗L-CaC抗体阳性者可选择地尔硫䓬，推荐地尔硫䓬或地尔硫䓬缓释剂，进行早期阶段的治疗。

（2）免疫吸附治疗：近20年来，免疫吸附和免疫球蛋白补充（IA/IgG）治疗DCM的模式逐渐成熟，开展了大量单中心小样本和多中心临床试验，研究显示清除AHA可获得良好结果，IA/IgG治疗可用于AHA阳性的DCM患者。

（3）免疫调节治疗：芪苈强心胶囊用于治疗新近诊断的DCM患者具有免疫调节和改善心功能的作用，党参、黄芪和葛根等具有降低DCM血浆炎性因子表达和改善心功能的作用，推荐用于DCM早期的免疫调节治疗。有关DCM患者的免疫调节治疗还需要继续探索。

6. 心肌代谢药物治疗

FDCM存在代谢相关酶缺陷，能量代谢药可改善心肌代谢紊乱。曲美他嗪能抑制游离脂肪酸β氧化，促进葡萄糖有氧氧化，利用有限的氧产生更多 ATP，优化缺血心肌能量代谢作用，有助于心肌功能的改善。辅酶 Q10 参与氧化磷酸化及能量的生成过程，并有抗氧自由基及膜稳定作用。用法：曲美他嗪 20 mg 每日 3 次，辅酶 Q10 20 mg 每日 3 次口服。

7. 心力衰竭的超滤治疗

超滤技术可以充分减轻 DCM 失代偿性心力衰竭患者的容量负荷，特别是对利尿剂抵抗或顽固性充血性心力衰竭患者，可减少心力衰竭住院时间，降低患者再住院率。主要适用于利尿剂抵抗的患者，以及近期液体负荷明显增加、体液潴留明显、心力衰竭症状进行性加重者。超滤治疗的禁忌证包括：①低血压；②合并全身性感染，有发热、全身中毒症状、白细胞升高；③血肌酐≥ 3 mg/dl；④需要透析或血液滤过治疗；⑤有肝素抗凝禁忌证。对于 DCM 合并难治性心力衰竭和肾功能不全者，可使用床边肾替代疗法（透析）。

8. 左心室辅助装置治疗

近年来，随着药物和非药物治疗的广泛开展，多数 DCM 患者生活质量和生存率得到提高，但部分患者尽管采用了最佳治疗方案仍发展至心力衰竭晚期，在等待心脏移植期间可考虑使用左心室辅助装置（left ventricular assist device，LVAD）进行短期过渡治疗。

9. 心脏移植

DCM 患者出现难治性心力衰竭（对常规内科或介入等方法治疗无效）时，心脏移植是目前唯一已确立的外科治疗方法，但受供体来源限制，术后并发症和排斥反应的影响，心脏移植难以广泛应用。心脏移植的适应证包括：

（1）对于不能耐受 β 受体阻滞剂的患者，峰耗氧量 14 ml/（kg · min）则应考虑行心脏移植。

（2）对于正在使用 β 受体阻滞剂的患者，峰耗氧量＜ 12 ml/（kg · min）则应考虑心脏移植。

（3）对年龄＞ 70 岁的患者进行慎重选择后，可以考虑心脏移植。

（4）术前体重指数（BMI）＞ 35 kg/m^2 的患者心脏移植术后预后更差，因此此类肥胖患者建议在术前将 BMI 降至≤ 35 kg/m^2。

10. 心脏康复治疗

（1）注意休息：DCM 失代偿性心力衰竭阶段应注意卧床休息，减少心脏作功。可以在床上进行适当肢体运动，以防止血栓形成。

（2）限制钠盐和水的摄入：钠盐摄入量＜ 3 g/d，液体入量 1.0 ～ 1.5 L/d，以减轻心脏前负荷。

（3）控制和去除可能导致心力衰竭加重的外在因素：控制体重（BMI30 ～ 35 kg/m^2），避免肥胖或恶病质。控制可能的并发症，如病毒感染、高血压、糖尿病、贫血等。

（4）适当运动：心力衰竭稳定后可在医护人员监测下进行适当的有氧运动，增加运动耐量和提高生活质量是心脏康复治疗的核心内容。当患者运动耐量＞ 5 个代谢当量（METs）时可以进行常规有氧运动；如运动耐量≤ 5 个 METs，只能进行最大耐受量 50% 的运动强度，以后根据医生的评估再考虑逐渐增加。

（5）改善睡眠：作息时间规律，保证充足睡眠，避免神经功能失调。

（6）加强心理辅导：正视 DCM 和心力衰竭、配合治疗，减轻精神压力等。

（二）扩张型心肌病特殊类型的诊治要点

1. 家族性 DCM（FDCM）

FDCM 表现为同一家族的一级亲属中有 2 例以上 DCM 患者，或者有 35 岁以下的一级亲属不明原因死亡，国外研究发现其在 DCM 中占 25% ～ 50%。FDCM 有以下遗传特点：①遗传异质性：不同基因的不同突变可导致同样的 FDCM 表型，同一家族相同基因的同一突变位点可产生不同表型；②基因突变外显不全：通常外显率会随着年龄的增大而增高，常染色体显性遗传者在＜ 20 岁时外显率为 10%，20 ～ 30 岁者为 20%，30 ～ 40 岁者为 50%，＞ 40 岁时外显率达到 90%；③遗传方式的多样性：包括常染色体显性遗传、常染色体隐性遗传、X- 连锁遗传及线粒体遗传；④ FDCM 以常染色体显性遗传最为常见。既往的遗传学研究表明，基因突变在 FDCM 的发病中具有重要作用，现已发现引起 DCM 的基因超过 60 个。

随着 FDCM 研究的逐渐深入，临床上已开始对疑似有遗传倾向的家族中其他成员进行心电图和超声心动图检查，根据患者意愿对疑似病例进行相关基因检测，有助于 FDCM 的早期诊断及临床干预，以达到延缓疾病发生或预防疾病的目的。但 FDCM 是一种多基因遗传病，其致病机制复杂，现有的基因检测预防疾病的效果不佳。实验研究发现补充正常 delta-SG 基因、肝细胞生长因子基因治疗 FDCM 仓鼠，可以改善心功能和延长寿命，转染单核细胞趋化蛋白 -1 基因治疗可明显减轻自身免疫性心肌炎。基因治疗方法的探索将有助于寻找治疗 FDCM 的方法。FDCM 的治疗可参照 DCM 的治疗，建议应用心肌能量代谢药物，如辅酶 Q10 等。

2. 肥厚型心肌病扩张期

肥厚型心肌病（hypertrophic cardiomyopathy，HCM）是一种常见的遗传性心肌疾病，主要表现为心室壁肥厚及心室腔的相对减少，并伴有心脏舒张功能障碍。HCM 的自然病程很长且呈良性进展，心脏结构很少出现明显变化，然而少数患者逐渐发生心腔扩大、室壁变薄及 LVEF 降低，出现类似 DCM 样改变，这种 HCM 的终末期改变称之为肥厚型心肌病扩张期（dilated-phase of hypertrophic cardiomyopathy，DPHCM）。DPHCM 的发病率较低，一旦从 HCM 进展到 DPHCM，则较 DCM 更为严重，病死率明显增加，其治疗可参照 DCM 的治疗，多数 DPHCM 患者需进行心脏移植。

3. 免疫性 DCM

免疫性 DCM 常见于 VCM 演变所致的 DCM，符合 DCM 诊断标准，且患者的 AHA 阳性检出率高。临床实践中，对因心力衰竭和心室扩大而初诊的患者，当病程＞ 3 个月时，应询问病毒感染病史，检测其病毒和 AHA，并行冠状动脉造影检查排除缺血性心脏病，如符合条件则可确诊为免疫性 DCM。

免疫性 DCM 的基本治疗措施是通过治疗心力衰竭来改善症状，包括利尿剂、ACEI/ARB/ARNI、β 受体阻滞剂和螺内酯。针对病因的早期治疗更为重要，如病毒阳性者使用黄芪口服液和心肌代谢药物等。早期应用药物阻止抗体致病作用的治疗可延缓免疫性 DCM 发生发展，在疾病较早期阶段对于抗 β1AR 抗体和（或）抗 L-CaC 抗体阳性，且合并有室性或房性心律失常患者，应首选推荐 β 受体阻滞剂和（或）地尔硫䓬缓释剂治疗，可预防猝死，其他抗心律失常药物作为备选。对抗体滴度高的患者推荐免疫吸附治疗，芪苈强心胶囊是治疗心力衰竭及免疫调节的有效药物。

4. 酒精性心肌病（ACM）

ACM 好发于 30 ～ 50 岁、饮酒量大的男性患者，戒酒是治疗 ACM 的关键。早期戒酒及标准化心力衰竭治疗可以改善或逆转大多数 ACM 患者的心脏结构和功能，同时应补充维生素 B1（20 mg 每日 3 次）。如未及时戒酒，ACM 患者的 5 年病死率可高达 40% ～ 50%。WHO 报道，美国成年人 1/10 饮酒成瘾，总数已达 1000 万，全球饮酒人数约 20 亿。我国酒民超过 5 亿，男女饮酒人群比例为 3：1，我国饮酒人群中男性占 16%，女性占 2.5%，每日饮酒人数接近 1 亿。国内外尚无酒精性心肌病的发病率的相关报道。

5. 围生期心肌病（PPCM）

PPCM 是一种发生于妊娠晚期或产后数月的特发性心肌疾病。其心脏变化和临床表现类似于 DCM，须排除其他任何可以引起心脏变化的因素。早期诊治有助于 PPCM 患者心脏结构和功能的逆转及恢复。PPCM 发病呈全球分布，其发病率为 1/5500 ～ 1/300。PPCM 发病机制复杂，可能与病毒感染、炎症、自身免疫、凋亡、内皮功能损伤、氧化应激、基因变异等有关。人种、高龄、经产、多胎生产、高血压、先兆子痫等因素参与了疾病的发生发展。泌乳素被证实可以裂解成一种抗血管生成、促进凋亡的 16 kDa 同体，损伤内皮细胞，加重 PPCM 的心力衰竭进程。早期治疗可使≥ 50% 的 PPCM 患者心脏在半年内恢复正常。有报道左心室收缩功能好转或完全正常率可达 60% ～ 70%，其中大多数为 LVEF ≥ 30% 和（或）LVEDd ＜ 6.0 cm 的患者。

尽早使用标准化心力衰竭治疗有利于 PPCM 患者的心脏逆转，但是妊娠期及产后体内的生理变化限制了药物的使用：① ACEI/ARB 有致畸作用，禁用于妊娠期，在哺乳期使用存在风险；

② β 受体阻滞剂有可能降低胎儿心率、延缓胎儿发育，慎用于妊娠期，在哺乳期使用存在风险；③ MRA 有可能影响胎儿性征发育，慎用于妊娠期，在哺乳期使用存在风险；④心力衰竭急性发作时，可根据病情临时使用利尿剂、硝酸酯、多巴胺和洋地黄类药物；⑤抗凝治疗：产前及产后体内的高凝状态易引起外周血栓形成，而合并有 PPCM 的患者心腔内易形成血栓，因此在建议患者适当活动肢体的同时，应进行抗凝治疗。由于华法林可通过胎盘屏障导致胎儿畸形或出血，分娩前应禁用，可使用低分子量肝素代替，但是分娩前应停用，以减少出血风险。PPCM 患者的心脏结构和功能恢复后，其停药时机尚不确定，应至少稳定 1 年后再考虑逐渐停药。

6. 药物性中毒性心肌病

药物性中毒性心肌病是指接受某些药物或毒品引起的心肌损害，临床表现类似 DCM。主要诊断标准为，服药前无心脏病证据，服药后出现心律失常、心脏增大和心功能不全的征象，且不能用其他心脏病解释者可诊断为药物性中毒性心肌病。

由于肿瘤发病率的增加，与肿瘤化疗相关的心肌病值得关注。因抗肿瘤药品对心肌毒性作用不同，需采取不同的治疗措施。抗肿瘤药物：蒽环类化疗药（anthracy-cline）如阿霉素、柔红霉素、米托蒽醌、表阿霉素等具有心肌细胞毒性作用，分子靶向治疗药（如针对 HER-2/neu 原癌基因产物的人 / 鼠嵌合单抗曲妥珠单抗）、某些抗血管内皮生长因子抑制剂（如舒尼替尼、贝伐单抗、索拉非尼）和蛋白酶体抑制剂（如硼替佐米和卡非佐米）等可以靶向针对肿瘤组织并易损伤心肌，导致心肌病。

防治措施：①对化疗患者应评价其基线心功能（如 LVEF），在完成化疗时或治疗间歇期出现心力衰竭症状时便于评价和比较心功能；②如提示化疗导致心功能恶化，应仔细评价继续化疗的获益是否会产生不可逆的心脏损害；③伴有收缩性心力衰竭的肿瘤患者应接受规范心力衰竭治疗；④心脏毒性高危患者建议给予右雷佐生治疗，减少阿霉素的心脏毒性反应；⑤化疗期间建议使用细胞能量代谢药（如辅酶 Q10 20 mg 每日 3 次）；⑥发生心力衰竭患者，启用心力衰竭的标准药物治疗。

毒品类致中毒性心肌病的药物主要包括可卡因、冰毒麻黄碱类，其中儿茶酚胺是这类毒品致心肌损害的主要成分。其他可引起心脏毒性和心力衰竭的药物还包括酚噻嗪类、抗抑郁药、一氧化碳、铅、锂、二甲麦角新碱、假麻黄碱、麻黄素、钴、促同化激素类、羟氯喹、氯氮平。防治措施包括：戒毒 6 个月以上，启用心力衰竭的标准药物治疗，β 受体阻滞剂推荐 α1、β1、β2 受体非选择性拮抗剂（如卡维地洛），避免可卡因的 α1 激动效应。

7. 心动过速诱导的心肌病（TCM）

TCM 指长期持续性或反复发作的快速性心律失常导致的类似 DCM 的心肌疾病，以快速型房颤最为常见。如心动过速被尽快控制，心脏的形态和功能可以逆转，甚至完全恢复正常。TCM 的发病率较低，均为个例或＜ 50 例的回顾性病例报道，可见于从胎儿至成人的各个年龄阶段，男性居多。其发病原因尚未明确，一部分可能与基因变异有关，如 ACE（DD 型）基因多态性缺陷人群易发生 TCM。心动过速引起的心输出量下降、神经内分泌系统异常激活等病理生理变化促进心肌重构和心力衰竭的发生发展。心动过速时的快速心室率程度和持续时间长短决定 TCM 病变的严重程度，自快速性心律失常出现至 TCM 发生的时间可达数月至数年不等。很多患者在出现症状时已同时合并心动过速、心脏扩大和心力衰竭，不利于与 DCM 继发心动过速相鉴别，只有在终止心动过速后心脏病变逆转时才能回顾性明确诊断。尽早使用药物或导管消融术治疗控制心室率和维持正常窦性心律对 TCM 的防治至关重要。

①早期识别与诊断：既往心脏正常，单纯由心动过速引起的左心室或双心室扩大、室壁变薄、心肌收缩功能下降的心肌病变才能诊断为 TCM。既往病史不详，除了心动过速不能以其他原因来解释心肌病变，终止心动过速后心脏的结构和功能明显好转，可以诊断为 TCM。②动态心电图、电生理和超声心动图检查有助于疾病诊断。③治疗使目标静息心室率＜ 80 次 / 分。④ β 受体阻滞剂是

控制快速性心律失常和改善心肌重构的首选用药。⑤TCM的心肌病变严重时，导管消融风险增高。

大多数TCM患者在心室率被控制后预后良好，且在心室率控制的第1个月其心脏结构和功能恢复最为明显，有些患者在半年内可以完全恢复正常。但在心率、心脏结构和功能恢复正常后，少数患者仍有发生猝死的风险。如再发心动过速，患者发生心力衰竭的风险可明显增高。难治性快速性心律失常并发的TCM预后较差，且有发生心源性休克或猝死的可能。ICD和CRT的植入对TCM患者的疗效和必要性目前尚不明确。

8. 地方性心肌病

地方性心肌病（克山病）是一种病因未明的心肌病，最早发现于黑龙江省克山县。发病机制可能与地球化学因素（低硒、低钙和蛋白质不足）和生物因素（病毒感染、真菌中毒）有关。克山病具有地区性、季节性和农业人口多发的流行病学特点，最新的流行病学调查显示，克山病的患病率为2.21%。该病的临床表现可分为4型：急型、亚急型、慢型和潜在型，其中急型和亚急型类似于急性心肌炎，慢型类似于DCM。

（1）诊断原则：在克山病病区连续生活≥6个月，具有克山病发病的时间、人群特点；主要临床表现为心肌病或心功能不全，或心肌组织具有克山病的病理解剖改变；排除其他心脏疾病，尤其是其他类型心肌疾病。

（2）诊断标准：符合克山病诊断原则，具备以下①～③中任何1条，并同时符合④～⑧中任何一条或其中一项表现，即可诊断为克山病：

①心脏扩大；

②急性或慢性心功能不全的症状和体征；

③快速或缓慢性心律失常；

④心电图：房室传导阻滞、束支传导阻滞（不完全性右束支传导阻滞除外）、T波和（或）ST段改变、QT间期明显延长、室性期前收缩、室性或室上性心动过速、心房颤动或心房扑动、P波异常（左、右心房增大或两心房负荷增大）；

⑤胸部X线：主要表现为不同程度的心脏增大、肺淤血、间质水肿或合并肺泡水肿；

⑥经胸超声心动图：左心房、室腔径扩大，LVEF降低，室壁运动呈弥漫或节段性障碍，二尖瓣血流频谱A峰＞E峰等；

⑦心肌损伤标志物检查：TNT或TNI升高，CK-MB升高；

⑧病理解剖改变：尸检心脏或移植手术置换下的心脏主要病变为心肌变性、坏死及其后的修复和重构。

（3）治疗原则：本病应采用抢救心源性休克、控制心力衰竭、纠正心律失常的综合治疗。克山病急型治疗可参照急性重症心肌炎的救治，亚急型治疗可类似参照急性心肌炎的治疗，慢型治疗可参照DCM的长期治疗。

（三）继发性DCM的治疗

继发性DCM是指全身系统性疾病累及心肌，心肌病变仅仅是系统性疾病的一部分。该病的治疗主要是针对心力衰竭的治疗和针对全身系统性疾病的治疗。

第二节　肥厚型心肌病

肥厚型心肌病（hypertrophic cardiomyopathy，HCM）是一种以心肌肥厚为特征的心肌疾病，主要表现为左心室室壁增厚，室间隔或左心室室壁增厚≥15 mm，或者有明确家族史的室间隔或左心室壁增厚≥13 mm，通常不伴有左心室腔的扩大，需排除负荷增加如高血压、主动脉瓣狭窄和先天性主动脉瓣下隔膜等引起的左心室室壁增厚，该病的基本特征是心肌肥厚和高猝死率[19-20]。

一、流行病学

HCM是青少年和运动员猝死的主要原因之

一，常见于10～35岁的年轻患者，猝死的危险性随年龄增长而逐渐下降，但不会消失。心力衰竭死亡多发生于中年患者，HCM相关的房颤导致的卒中则以老年患者多见。

二、临床分型

根据左心室流出道与主动脉峰值的压力阶差（LVOTG），将HCM分为梗阻性、非梗阻性及隐匿梗阻性三种类型，三种类型患者比例各占1/3。安静时，LVOTG ≥ 30 mmHg为梗阻性；安静时LVOTG正常，负荷运动时LVOTG ≥ 30 mmHg为隐匿梗阻性；安静或负荷时LVOTG < 30 mmHg为非梗阻性。

三、发病机制

绝大部分HCM呈常染色体显性遗传，高达60%的青少年与成年HCM患者可检测到明确的致病基因突变。40%～60%为编码肌小节结构蛋白的基因突变（已发现27个致病基因与HCM相关），这些基因编码粗肌丝、细肌丝、Z盘结构蛋白或钙调控相关蛋白。5%～10%是由其他遗传性或非遗传性疾病引起的，包括先天性代谢性疾病（如糖原贮积病、肉碱代谢疾病、溶酶体贮积病）、神经肌肉疾病（如Friedreich共济失调）、线粒体疾病、畸形综合征、系统性淀粉样变等。25%～30%是不明原因的心肌肥厚，部分患者HCM的发病机制仍有待明确。

四、病理表现

HCM患者心脏质量增加，可达正常心脏的2倍（约600 g），甚至1000 g以上[21]。大体病理可见心脏肥大、心壁不规则增厚、心腔狭小，一般左心室壁肥厚程度重于右心室。90%为非对称性肥厚，其他表现为左心室向心性肥厚、左心室后壁肥厚、心尖部肥厚等。组织病理可见心肌纤维排列紊乱及形态异常，也称为心肌细胞紊乱或无序排列。其他表现包括心肌细胞肥大、间质纤维化和心肌间质小冠状动脉异常（管壁增厚、管腔严重缩小）[22]。图18-3所示为HCM心肌示意图、大体标本及组织学染色图片[15]。

五、症状和体征

HCM的临床症状变异性显著，可长期无症状，亦可首发症状为猝死。儿童或青年期确诊的HCM患者症状更多、预后更差。临床症状与左心室流出道梗阻、心功能、快速或缓慢性心律失常等有关。临床表现主要包括劳力性呼吸困难、胸痛、乏力、心悸、晕厥或者先兆晕厥、心脏性猝死、心力衰竭等。

在无压力阶差的无症状患者，或轻度肥厚的患者可无特殊表现。HCM的典型体征与左心室流出道梗阻有关。胸骨左缘下段可闻及收缩中晚期杂音，向心尖传导，伴收缩期震颤。凡增加心肌收缩力或减轻心脏负荷时，如给予洋地黄、异丙肾上腺素、硝酸甘油、体力劳动、Valsalva动作、

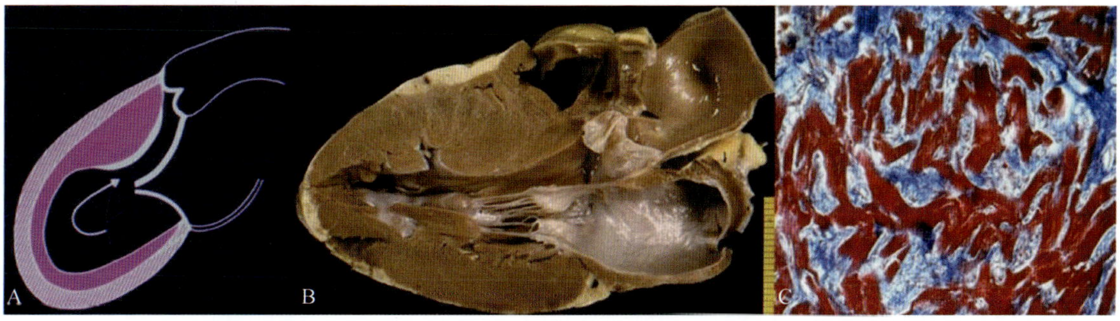

图18-3　肥厚型心肌病

A. 长轴观示意图：非对称性主动脉瓣下间隔肥大；**B.** 肥厚型心肌病标本（长轴切面）：非对称性室间隔肥厚；**C.** 组织学上的心肌细胞排列混乱（Azan染色法）

室性早搏后杂音增强。凡减弱心肌收缩力或增加心脏负荷时，如给予血管收缩药、β 受体阻滞剂、下蹲时杂音减弱。

六、诊断

（一）辅助检查

（1）ECG 检查：24 ～ 48 h 动态心电图监测。

（2）经胸超声心动图：部分患者 SAM 征（二尖瓣前叶收缩期前向运动）阳性。拟行室间隔心肌切除术的围术期患者，应行经食管超声心动图检查。拟行化学消融术者，建议行经冠状动脉超声心动图声学造影（确定消融位置）。

（3）静息时无左心室流出道梗阻而有症状者，建议行运动负荷试验以排除隐匿梗阻。

（4）CMR 可较超声心动图提供更多的信息，钆造影剂延迟强化（LGE）是识别心肌纤维化最有效的方法，而 LGE 与死亡、心脏性猝死等风险正相关。

（5）冠状动脉 CT 或冠状动脉造影适用于有心绞痛而冠状动脉状况会影响下一步治疗策略的患者，或拟行心脏手术的患者，有心脏停搏的成年幸存者，或合并持续性室性心律失常的患者。

（6）疑诊 HCM，当存在以下一种或多种情况时可行心内导管检查：①需要与限制型心肌病或缩窄性心包炎鉴别；②怀疑左心室流出道梗阻，但临床表现和影像学检查之间存在差异；③需行心内膜活检鉴别不同病因的心肌病；④拟行心脏移植的患者术前评估。

（二）基因诊断

基因突变是绝大部分 HCM 患者的最根本原因，基因诊断价值比较明确。推荐所有 HCM 患者进行遗传咨询，推荐临床 HCM 患者进行基因筛查，定制的多基因深度靶向测序。有经济条件的患者，可行全外显子或全基因组筛查，并对筛出的候选致病位点进行一代测序验证。筛查基因包括编码肌小节致病基因、HCM 相关类型综合征的致病基因等。HCM 致病基因的外显率为 40% ～ 100%，发病年龄也存在很大的异质性，约 7% 的 HCM 患者存在多基因或复合突变，发病可能较单基因突变者更早、临床表现更重、预后更差，因此对基因诊断的结果解释应谨慎。应当确定 HCM 患者直系亲属是否临床受累或者遗传受累，如果 HCM 患者筛查出了明确的致病突变，不管其直系亲属是否存在临床表现，均推荐一代测序检测该致病突变，并同时对所有直系亲属（尤其是携带该突变的亲属）进行详细的临床检查。如果先证者尚未进行基因检测，或检测结果为阴性，或检测到尚未报道过的临床意义不确定的突变时，其一级亲属应进行详细的临床检查，由于存在外显延迟或年龄依赖的遗传外显性，HCM 患者亲属需定期于临床复查。

（三）病因诊断和鉴别诊断

临床上多种疾病都能够引起心肌肥厚，病因多样，必须注意鉴别。

（1）肌小节蛋白编码基因突变：约 60% HCM 是由肌小节蛋白的编码基因突变所致，临床表现就是典型的 HCM，基因诊断是确诊和鉴别诊断的主要手段之一。

（2）糖原贮积病：鉴别要点是多系统的临床表现，即严重的左心室肥厚，早期进展为扩张期，常伴心室预激和传导异常等心电图表现。除传统的检查外基因检测有确诊价值，主要有 Danon 病和单磷酸腺苷激活蛋白激酶 γ2 亚基编码基因突变（PRKAG2）心脏综合征。

（3）Anderson-Fabry 病：成年 HCM 患者中约有 0.5% ～ 1.0% 最终确诊为 Anderson-Fabry 病。半乳糖苷酶（GLA）基因突变导致溶酶体内缺乏 α- 半乳糖苷酶 A（α-GALA）是病因。超声心动图和心脏磁共振成像、心肌病理检查有特异表现，确诊有赖于 a - 半乳糖苷酶 A 活性的测定，基因检测也可用于该病的诊断。

（4）Friedreich 共济失调：是一种常染色体隐性遗传病，为 X25 基因第一内含子发生异常扩增或 X25 基因点突变所致。临床主要表现为步态不稳和肢体共济失调、腱反射消失、病理征阳性和骨骼异常。34% ～ 77% 的患者伴有心肌肥厚。

（5）线粒体疾病：由核 DNA 或线粒体 DNA 突变所致，多系统受累，以对有氧代谢需求高的脑、骨骼肌以及心肌表现为主。心脏病变见于 40% 的患者，其中心肌肥厚最常见。实验室检查血乳酸、丙酮酸最小运动量试验阳性，心肌活检表现特异，基因分析发现核 DNA 或者线粒体 DNA 突变等有助于确诊。

（6）畸形综合征：一些畸形综合征合并心肌肥厚，仔细体检能够发现其他器官受累的临床表现，最常见的是由编码丝裂原活化蛋白激酶通路蛋白 H 的基因突变所致，包括 Noonan 综合征、LEOPARD 综合征、Costello 综合征和心面皮肤综合征（CFC），这些综合征多合并发育异常，基因检测有助于确诊。

（7）系统性淀粉样变：多系统受累，常累及心脏，左心室肥厚为对称性，可明显增厚，但心电图表现为低电压或者正常电压。除心室肌外，房间隔和瓣膜也可发生增厚，组织病理检查能够确诊。

（8）强化运动引起的心肌肥厚：无 HCM 家族史，心肺运动功能较好，超声心动图常显示左心室腔内径增大、室壁轻度均匀增厚（未出现极端不对称或心尖肥厚），通常不合并左心房增大、严重的左心室舒张功能异常和组织多普勒显示的收缩速度降低，终止体能训练可使肥厚程度减轻。

（9）高血压引起的心肌肥厚：有长期的高血压病史，心肌肥厚通常呈对称性，为均匀的低回声，一般室壁厚度≤ 15 mm，经严格血压控制，6 ～ 12 个月后左心室肥厚程度减轻或者消退。

（10）主动脉瓣狭窄和先天性主动脉瓣下隔膜：其中主动脉瓣狭窄致心肌肥厚 70% ～ 80% 为对称性轻度肥厚，超声心动图可明确；先天性主动脉瓣下隔膜临床表现与主动脉瓣狭窄类似，需要仔细行超声心动图检查，磁共振成像检查能清晰可见隔膜存在。

（11）冠心病合并心肌肥厚：冠心病患者多有相关危险因素，心电图 R 波电压一般不高，超声心动图下通常不会出现明显的非对称性左心室肥厚、左心室流出道梗阻和 SAM 征象。

（12）内分泌异常导致的心肌肥厚：如肢端肥大症、过度分泌肾上腺髓质激素的疾病（如嗜铬细胞瘤）会导致心肌肥厚，治疗这些内分泌疾病后左心室肥厚会缓慢逆转。

（13）药物导致的心肌肥厚：长期使用一些药物包括促代谢合成的类固醇、他克莫司和羟氯喹，可以导致左心室肥厚，但室壁厚度很少会大于 15 mm，停药后左心室肥厚可以逆转。

（四）诊断标准

1. 成人诊断标准

成人中 HCM 定义为任意成像手段（超声心动图、心脏磁共振成像或计算机断层成像）检测显示，并非完全因心脏负荷异常引起的左室心肌某节段或各节段室壁厚度≥ 15 mm。遗传或非遗传疾病可能表现出来的室壁增厚程度稍弱（13 ～ 14 mm），对于这部分患者，需要评估其他特征以诊断是否为 HCM，评估内容包括家族史、非心脏病性症状和迹象、心电图异常、实验室检查和多模式心脏成像。

2. 儿童诊断标准

与成人一样，诊断 HCM 需要保证左心室室壁厚度≥预测平均值＋ 2SD（即 Z 值＞ 2，Z 值定义为所测数值偏离平均值的 SD 数量）[23]。

3. 亲属诊断标准

对于 HCM 患者的一级亲属，若心脏成像（超声心动图、心脏磁共振或 CT）检测发现无其他已知原因的左心室室壁某节段或多个节段厚度≥ 13 mm，即可确诊 HCM。

总之，HCM 相关综合征临床罕见，心肌肥厚是其特点之一，一般会同时累及其他系统或器官，并且各有特点，这与肌小节蛋白编码基因突变导致的 HCM 不同，临床上出现特殊征象（如智力发育迟缓、感音神经性耳聋、视力受损、步态失衡、感觉倒错 / 感觉异常 / 神经性疼痛、腕管综合征、肌无力、雀斑样痣 / 咖啡牛奶斑、血管角质瘤等）时，要完善相关检查，明确 HCM 相关综合征等情况，基因诊断是主要的鉴别手段之一。

七、治疗

（一）HCM 合并左心室流出道梗阻

1. 药物治疗

Ⅰ类推荐：①静息或刺激后出现左心室流出道梗阻，推荐 β 受体阻滞剂（剂量可加至最大耐受剂量）；②静息或刺激后出现左心室流出道梗阻但无法耐受 β 受体阻滞剂或有禁忌证的患者，推荐给予维拉帕米以改善症状（小剂量开始，剂量可加至最大耐受剂量），但对 LVOTG 严重升高 ≥ 100 mmHg（13.3 kPa）、严重心力衰竭或窦性心动过缓的患者，维拉帕米应慎用；③除 β 受体阻滞剂外（或合并维拉帕米），推荐另外给予丙吡胺以改善静息或刺激后出现左心室流出道梗阻患者的症状（剂量可加至最大耐受剂量）；④治疗急性低血压时对液体输入无反应的梗阻性 HCM 患者，推荐静脉用去氧肾上腺素（或其他单纯血管收缩剂）。

Ⅱ a 类推荐：①静息时或刺激后出现左心室流出道梗阻的患者应避免使用动静脉扩张剂，包括硝酸盐类药物和磷酸二酯酶抑制剂；②对于不耐受 β 受体阻滞剂和维拉帕米，或有禁忌证的有症状左心室流出道梗阻患者，应考虑给予地尔硫䓬以改善症状（剂量可加至最大耐受剂量）。

Ⅱ b 类推荐：①对于静息或刺激后出现左心室流出道梗阻的无症状患者，可考虑采用 β 受体阻滞剂或维拉帕米，以减小左心室压力；②对于有症状的左心室流出道梗阻患者，可考虑谨慎采用低剂量袢利尿剂或噻嗪类利尿剂以改善劳力性呼吸困难；③可考虑给予丙吡胺作为单一疗法，以改善静息或刺激后出现左心室流出道梗阻患者的症状。丙吡胺可提高心房颤动患者心室率，应用时需注意。

2. 经皮室间隔心肌消融术

临床适应证：①经过严格药物治疗 3 个月，基础心率控制在 60 次 / 分左右，静息或轻度活动后仍出现临床症状，既往药物治疗效果不佳或有严重不良反应，纽约心脏病协会（NYHA）心功能Ⅲ级及以上或加拿大胸痛分级Ⅲ级的患者；②尽管症状不严重，NYHA 心功能未达到Ⅲ级，但 LVOTG 较高及有其他猝死的高危因素，或有运动诱发的晕厥的患者；③外科室间隔切除或植入带模式调节功能的双腔（DDD）起搏器失败者；④有增加外科手术危险的合并症的患者。

有症状患者血流动力学适应证：经胸超声心动图和多普勒检查，静息状态下 LVOTG > 50 mmHg，或激发后 LVOTG ≥ 70 mmHg。

形态学适应证：①超声提示室间隔肥厚，梗阻位于室间隔基底段，合并与 SAM 征有关的左心室流出道及左心室中部压力阶差，排除乳头肌受累和二尖瓣叶过长；②冠状动脉造影有合适的间隔支，间隔支解剖形态适合介入操作，心肌声学造影可明确拟消融的间隔支为梗阻心肌提供血供，即消融靶血管；③室间隔厚度≥ 15 mm 的患者。

3. 外科室间隔心肌切除术

外科室间隔心肌切除术建议由经验丰富的外科医师实施，在三级医疗中心开展。同时满足以下 2 个条件：①药物治疗效果不佳，经最大耐受剂量药物治疗仍存在呼吸困难或胸痛（NYHA 心功能Ⅲ或Ⅳ级）或其他症状（如晕厥、先兆晕厥）；②静息或运动激发后，由室间隔肥厚和 SAM 所致的 LVOTG ≥ 50 mmHg。对于部分症状较轻（NYHA 心功能Ⅱ级），LVOTG ≥ 50 mmHg，但是出现中重度二尖瓣关闭不全、心房颤动或左心房明显增大的患者，也应考虑外科手术治疗，以预防不可逆的合并症。外科手术要注意特殊问题的处理，包括二尖瓣异常、合并冠状动脉病变、心肌桥、心房颤动、右心室流出道梗阻等，如合并可根据实际情况一并处理。

4. 植入永久起搏器

植入 DDD 起搏器对有严重症状的梗阻性 HCM 可能有用，疗效不确定。永久起搏器工作原理是使用短 AV 间期改变左心室的激动顺序，远离肥厚室间隔部位的心肌提前激动和收缩，而室间隔的激动和收缩相对滞后，随之减轻左心室流出道梗阻。

适应证：部分静息或刺激时 LVOTG ≥ 50 mmHg、窦性心律且药物治疗无效，若合并有经皮室间隔心肌消融术或外科室间隔心肌切除术禁忌证，或术后发生心脏传导阻滞风险较高，应考虑房室顺序起搏；当存在房性心律失常药物无法有效控制心室率时，可考虑房室结消融加永久起搏器植入治疗。

5. Liwen 术式微创治疗

Liwen 术式微创治疗的原理是通过高频电波导致肥厚的心肌组织细胞内的离子产生热效应，局部温度高达 90 ～ 100℃，进而导致肥厚的心肌细胞脱水坏死。

治疗方法：在超声指导下，射频针经皮、肋间、心外膜进入心尖心肌内室间隔进行消融。射频消融穿刺针首先置入肥厚的室间隔前壁进行消融，随后在室间隔后壁重复这一操作，对室间隔进行充分消融，进而解除 LVOT 梗阻。

（二）HCM 合并心力衰竭的治疗

Ⅱ a类推荐：① NYHA 心功能Ⅱ～Ⅳ级且 LVEF ≥ 50% 的患者，若静息和刺激时均无左心室流出道梗阻，应考虑 β 受体阻滞剂、维拉帕米或地尔硫䓬治疗；② NYHA 心功能Ⅱ～Ⅳ级且 LVEF ≥ 50% 的患者，若静息和刺激时均无左心室流出道梗阻，应考虑低剂量利尿剂治疗；③无梗阻且 LVEF ＜ 50% 的患者，应考虑 β 受体阻滞剂及 ACEI（不耐受时应用 ARB）治疗；④ NYHA 心功能Ⅱ～Ⅳ级且 LVEF ＜ 50% 的有症状患者，应考虑小剂量袢利尿剂治疗；⑤ NYHA 心功能Ⅱ～Ⅳ级且 LVEF ＜ 50% 的有症状患者，无论是否服用 ACEI/ARB 和 β 受体阻滞剂，均应考虑接受盐皮质激素受体拮抗剂（如螺内酯）治疗。

Ⅱ b类推荐：① NYHA 心功能Ⅱ～Ⅳ级且 LVEF ≥ 50% 的患者，ACEI 或 ARB 治疗控制症状（心绞痛或呼吸困难）的有效性尚未确定，故这些药物应慎用于有静息或可激发的左心室流出道梗阻的患者；② NYHA 心功能Ⅱ～Ⅳ级、LVEF ＜ 50% 且无左心室流出道梗阻的永久性房颤患者，可考虑应用小剂量地高辛控制心室率。

（三）HCM 合并胸痛的治疗

Ⅱ a类推荐：对于出现心绞痛样胸痛且无左心室流出道梗阻的患者，应考虑给予 β 受体阻滞剂和钙通道阻滞剂治疗以改善症状。

Ⅱ b类推荐：对于出现心绞痛样胸痛且无左心室流出道梗阻的患者，可考虑口服硝酸盐类药物以改善症状；对于胸痛合并左心室流出道梗阻的患者，治疗同缓解左心室流出道梗阻的药物治疗部分。

（四）HCM 合并心房颤动的治疗

1. 心房颤动（或心房扑动）的药物治疗

Ⅰ类推荐：①对于所有伴发持续性、永久性或阵发性心房颤动的 HCM 患者，在无禁忌证的前提下，均建议口服抗凝药如维生素 K 拮抗剂（华法林），将国际标准化比值（INR）控制在 2.0 ～ 3.0，预防血栓栓塞，无需 CHA_2DS_2-VASc 评分系统评估患者卒中风险；②如心房颤动患者服用剂量调整后的维生素 K 拮抗剂疗效欠佳或不良反应过大，或不能监测 INR，建议采用非维生素 K 拮抗剂口服抗凝药，如直接凝血酶抑制剂或Ⅹ a 因子抑制剂进行治疗；③除非心房颤动病因可逆，否则在恢复窦性节律前建议终身接受口服抗凝药治疗；④对于心房扑动的患者，建议采取与心房颤动患者一致的抗凝治疗；⑤永久性或持续性心房颤动患者建议采用 β 受体阻滞剂、维拉帕米或地尔硫䓬控制心室率。

Ⅱ a类推荐：①如患者拒绝口服抗凝药，可考虑每日口服阿司匹林 75 ～ 100 mg 联合 75 mg 氯吡格雷（出血风险较低）进行抗血小板治疗；②进行抗凝或抗血小板药物治疗前，应考虑利用 HAS-BLED 评分评估出血风险；③近期心房颤动发作的患者，应考虑通过电复律或静脉注射胺碘酮以恢复窦性节律；④心脏电复律后，应考虑采用胺碘酮治疗以控制并维持窦性心率；⑤对于新发或心室率控制不达标的心房颤动患者，在进行介入治疗前，应考虑先恢复窦性节律或控制心室率于适当水平。

2. 合并心房颤动的介入治疗

对于进行房室结消融术后 LVEF ≥ 50% 的阵发性心房颤动患者，建议植入 DDD 起搏器，持续性或永久性心房颤动患者建议植入单腔（VVIR）

起搏器，有条件的中心采用希氏束起搏。如果抗心律失常药物无效或不能服用，在未出现严重左心房扩张的情况下，可考虑导管消融术治疗。

（五）心脏性猝死的预防

HCM 治疗中最为重要的问题是心脏性猝死（sudden cardiac death，SCD）的危险分层和预防，可靠方法只有安装埋藏式心脏复律除颤器（ICD）。HCM 患者应避免参加竞技性体育运动，药物预防 SCD 效果尚不明确，胺碘酮可能有效。

HCM 患者初始评估时均应进行综合 SCD 危险分层，具备其中任意一项均建议植入 ICD：①具有心室颤动、持续性室性心动过速或心搏骤停（SCD 未遂）的个人史；②早发 SCD 家族史，包括室性快速性心律失常的 ICD 治疗史；③不明原因的晕厥；④动态心电图证实的非持续性室性心动过速（NSVT）；⑤左心室壁最大厚度≥ 30 mm。

应用 HCM 预测模型（HCM Risk-SCD）个体化评估 5 年风险：未来 5 年内 SCD 的概率≥ 6% 且预期寿命＞ 1 年，建议植入 ICD（Ⅱ a 类推荐）；若患者 5 年后 SCD 风险＜ 4%，建议植入 ICD（Ⅱ b 或Ⅲ类推荐）；若 4% ＜ 5 年 SCD 风险＜ 6%，根据具体情况而定。在证实了常规危险因素后，风险处于临界的 HCM 患者，若有下述潜在 SCD 危险因素任意一项者均建议植入 ICD：心脏磁共振成像 LGE 阳性；多个 HCM 致病基因突变或复合突变（即致病突变个数＞ 1）。

（六）其他

心脏移植适用于终末期心脏病，尤其是 NYHA 心功能Ⅲ或Ⅳ级，对于常规治疗均无反应的患者。对无症状或症状已被 β 受体阻滞剂控制的妊娠期 HCM 患者，妊娠期间应在产科医生的指导下应用 β 受体阻滞剂，但需要加强监测。HCM 患者要做好规律的临床随访，无症状的 HCM 患者不适合参加剧烈的竞技运动，但可参加低强度运动和娱乐活动。

第三节　限制型心肌病

限制型心肌病（restrictive cardiomyopathy，RCM）是心肌间质纤维增生所致心肌僵硬度升高，导致限制性舒张功能障碍，以单侧或双侧心室充盈受限和舒张期容积减少为特征，但心室收缩功能及室壁厚度正常或接近正常，最终导致心力衰竭的心肌病[24-25]。

一、流行病学

RCM 的发病与地域、种族、性别等因素相关，多发生于热带和温带地区，如非洲的乌干达、尼日利亚、科特迪瓦等，印度南部和拉丁美洲的一些地区，发病率高。以乌干达为例，死于心力衰竭的患者中 14% 被诊断为心内膜心肌纤维化，尼日利亚该比率为 10%。在赤道非洲，因限制型心肌病导致死亡的比例可达 15% ～ 20%[26-27]。我国 RCM 有散发的病例报道，大多数在上海、云南、广西等地区。多数患者发病年龄较早，男女比例 2∶1 ～ 3∶1。RCM 的发病率较低，约占心肌疾病的 4.5%，但其预后较差，且常难以与缩窄性心包炎（constrictive pericarditis，CP）鉴别，从而影响治疗方案及对预后的判断。

二、发病机制

心肌纤维变性、心肌浸润或心内膜心肌瘢痕组织形成是心脏限制性充盈障碍的主要原因。RCM 可以是特发性、遗传性或是各种系统性疾病的结局，遗传性 RCM 通常以常染色体显性遗传为特征，部分通过常染色体隐性遗传。RCM 还可继发于淀粉样变性、结节病、类癌综合征、硬皮病和蒽环霉素中毒等系统性疾病。该病在成人和儿童的病因往往不同，儿童最常见的继发性因素是辐射暴露和蒽环类药物治疗后改变。许多浸润性心肌病，如糖原贮积症、铁过载、淀粉样变、炎症性心肌病、结节病等导致越来越多的老年患者被诊断为 RCM。

三、分类

RCM 可分为两大类型：①心肌疾病型：A. 非浸润性：特发性限制型心肌病（idiopathic restrictive cardiomyopathy，IRC）、弹性假黄瘤、糖尿病性心肌病、系统性硬化病；B. 浸润性：心肌淀粉样变性、心脏结节病、Gaucher 病等；C. 贮积性：血色素沉着症、Fabry 病、糖原贮积症。②心内膜疾病型：包括不明原因心内膜心肌纤维化（endomyocardial fibrosis，EMF）、嗜酸性粒细胞增多症（Loeffler 病）、类癌性心肌病等，详见图 18-4。

四、病理表现

RCM 以单侧或双侧心室充盈受限和舒张容量下降为特征，但心室壁厚度正常或接近正常。心内膜与心肌纤维化使心室舒张功能发生障碍，还可伴有不同程度的收缩功能障碍；心室腔缩小，使心室充盈受限；心室顺应性下降，回心血流障碍，随之心排血量也减少，造成类似 CP 时的病理生理变化。房室瓣受累时可以出现二尖瓣或三尖瓣关闭不全[28-29]。心肌纤维变性、心肌浸润或心内膜心肌瘢痕组织形成是 RCM 的基本病理特征。图 18-5 为限制型心肌病心脏大体解剖图及组织学染色图，图 18-6 为限制型闭塞性心肌病示意图、大体图及组织学染色图[15]。

五、症状和体征

RCM 的临床表现与受累心室和病变程度相关。早期表现为运动耐力下降，疲劳、乏力、呼吸困难等临床症状。右心病变主要表现为颈静脉压升高、颈静脉怒张、肝大、腹水及下肢水肿等右心衰竭的表现，酷似 CP。左心病变有咳嗽、呼吸困难等左心衰竭的表现，有时伴有肺动脉高压，类似二尖瓣病变。儿童最初可表现为类似反应性气道疾病的呼吸系统症状，复发性上呼吸道感染，呼气性呼吸困难等[30]。体格检查发现血压低、脉

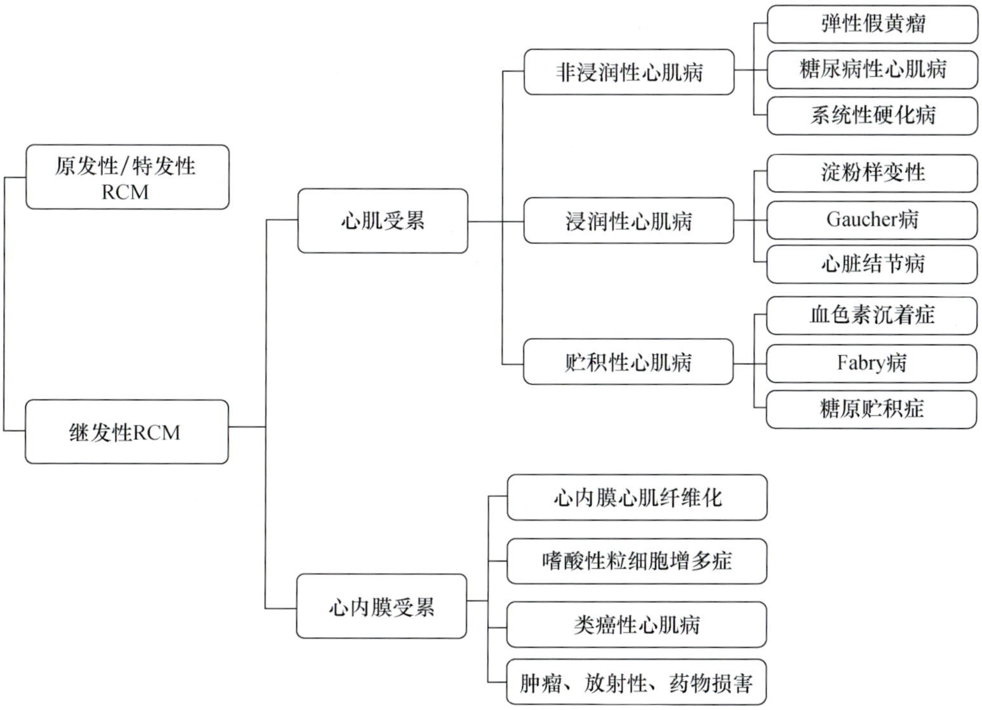

图 18-4　限制型心肌病的分类

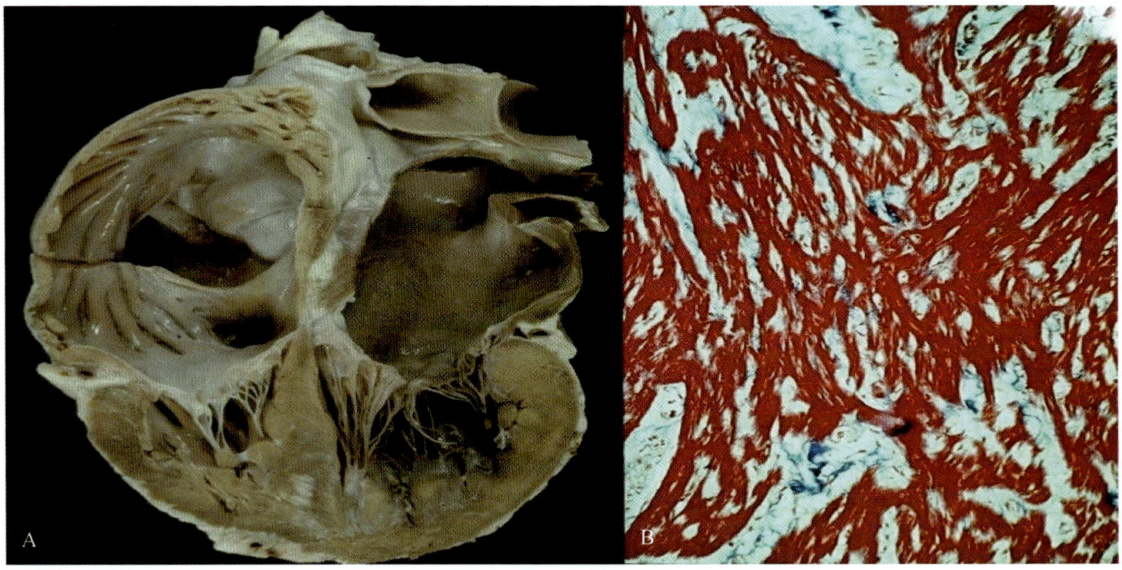

图 18-5　限制型心肌病心脏大体解剖图及组织学染色图

A. 心脏标本 4 腔视图：小的心室腔看起来就像显著扩张的心房附属物；**B**. 心肌细胞排列紊乱（Azan 染色法）

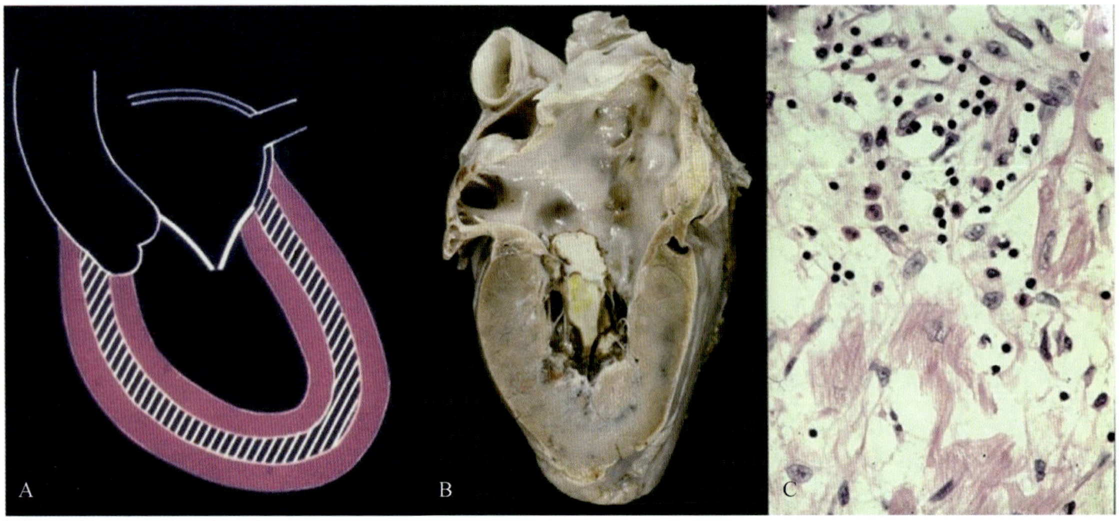

图 18-6　限制型闭塞性心肌病（Loeffler disease）

A. 心内膜增厚的左心室示意图。蓝色和白色区域代表正常的左心室，粉色区域代表在限制型心肌病中观察到的增厚；**B**. 左心室心腔被纤维增生性心内膜炎所闭塞；**C**. 心内膜下组织嗜酸性炎细胞浸润（苏木精-伊红染色）

压小、心界扩大、心律不齐及奔马律，合并二、三尖瓣关闭不全时，可闻及反流性杂音、颈静脉怒张、肝大、Kussmaul 征、移动性浊音阳性、下肢水肿等。继发性 RCM 会合并相应病因疾病的表现，如心肌淀粉样变性（CA）患者还可出现巨舌、眶周瘀斑，同时还可合并双侧腕管综合征及自主神经功能障碍。RCM 患者预后较差，不同类型 RCM 预后差异较大，且进展期病情恶化迅速，5 年生存率约为 64%[31]。

六、诊断

1. 常规诊断

RCM 的诊断目前没有公认的标准，需除外肥厚型心肌病、心脏瓣膜疾病、心包疾病和先天性心脏病等，主要与 CP 相鉴别。CP 指各种心包炎的最终结局，引起心包粘连增厚，纤维组织增生，致心包纤维化、钙化形成缩窄，继而出现心包增厚和僵硬，心脏活动受限，影响心脏舒张期充盈和容量，从而引起相应的循环系统症状。

病史询问及体格检查：不明原因的心肌病且既往有可能累及心脏的慢性病史，都需考虑 RCM 可能；对既往有行冠状动脉旁路移植术、受外伤、患心包炎或结缔组织病病史者需警惕 CP 的可能；在体格检查中，RCM 早期无明显特异性体征，后期合并心房扩大及心力衰竭时会出现颈静脉怒张、Kussmaul 征、下肢水肿、腹水，听诊可闻及心脏收缩期杂音、第三心音及肺部啰音等体征。CA 患者还可出现巨舌、眶周瘀斑，同时还可合并双侧腕管综合征及自主神经功能障碍。

心电图和超声心动图检查：RCM 患者心电图多表现为肢体导联及左胸导联（V_5、V_6）低电压、假性梗死波及胸前导联 R 波递增不良。超声心动图作为常规检查意义重大，典型形态特征包括双心房扩大，后期可伴双心室扩张，同时心室壁厚度正常，多伴有舒张功能障碍。对于 CA 患者，超声心动图除了显示左心室壁厚度增加外，还可见心肌高亮的淀粉样物质颗粒沉积，房室瓣、右心室游离壁或房间隔厚度增加及心包积液。

其他检查：核素心肌显像可帮助诊断 RCM，其作用逐渐被认可。心导管检查虽然对鉴别 RCM 和 CP 敏感性不高，但其可准确测得中心动静脉压力，评估心脏移植手术适应证，同时还可预测心脏移植后患者的恢复情况。

2. 特殊检查

（1）心脏磁共振成像（CMR）：CMR 在 RCM 的诊断中非常重要，是新的诊断和鉴别诊断的参考标准，CMR 下 RCM 表现为心室正常或缩小，心室壁厚度正常或轻度增厚，而双心房明显扩大，心包不增厚，钆造影剂延迟强化（LGE）可用于识别心肌纤维化。在典型 CA 中，CMR 可示弥漫性心内膜下异常延迟对比强化，可同时累及左右心室和心房，但不累及心肌中层，直观显示 CA 浸润范围。

（2）组织活检：组织活检病理学诊断是诊断 RCM 的金标准，包括骨髓穿刺活检和心内膜下心肌活检（EMB）。EMB 在可疑浸润性疾病和急性发作且原因不明的罕见心肌病的诊断中作用较大，如怀疑有过敏性心肌炎、蒽环类抗肿瘤药物所致心肌病、心脏肿瘤、致心律失常性右心室心肌病等情况下。小样本研究发现，一次 EMB 中获取 4 处或以上心肌组织样本可使 RCM 的确诊敏感性达到近 100%。对怀疑 CA 的患者，还可行直肠指检、脂肪活检和唇腺活检，从而提高检出率。

（3）基因诊断：RCM 的基因诊断在 2011 年欧洲指南中为Ⅱ b 类推荐，推荐在疑诊 RCM 或有 RCM 家族史的患者中，检出致病基因突变可以确诊及明确病因。其中，MYH7、TNNI3、ACAT 和 TNNT2 为 RCM 的四个重要致病基因，MYH7、TNNI3 两种基因突变导致的 RCM 各占总 RCM 的 5%，提示对疑诊 RCM 的患者行这四种基因检测，可提高 RCM 的检出率。

七、治疗

目前为止，RCM 的治疗方法主要为对症治疗，包括药物治疗、手术治疗，目的是改善心功能。目前 RCM 病因研究也是研究重点之一，考虑到基因突变为主要病因，基因治疗或将成为根治 RCM 的新方向[32]。

1. 药物治疗

RCM 药物治疗的原则是改善心室的顺应性、增加心室的充盈和改善舒张功能，但疗效均不满意。药物治疗包括利尿剂、血管扩张剂、钙通道阻滞剂、心肌营养药物等综合治疗[33]。利尿剂和血管扩张剂可缓解症状，但应注意小剂量使用，避免降低心室充盈而影响心排血量；钙通道阻滞剂对改善心室顺应性可能有效；舒张功能损害明显者，在发生快速心房颤动时可应用洋地黄制剂改善心室充盈；有附壁血栓和（或）已发生血栓栓塞者应加用抗凝及抗血小板药物。

2. 起搏器治疗

因 RCM 可致循环衰竭及心律失常等表现，对于有明显心肌缺血及晕厥的患者，可考虑植入埋藏式心脏复律除颤器，对猝死高危患者有益。

3. 外科手术

（1）心内膜剥脱术：当内科治疗疗效不佳时，提示心内膜纤维化严重病变，则可选择心内膜剥离术，若累及心脏瓣膜病变，则手术内容包含切除附壁血栓和纤维化的心内膜，置换二尖瓣与三尖瓣。

（2）心脏移植：在克服伦理学及心脏排异等难关后，对于 RCM 患者，心脏移植被视为目前原发性 RCM 最为有效的根治术，且已有手术成功的病例[34]。

4. 基因治疗

虽然 RCM 与多种基因突变有关，但目前尚少见基因治疗的相关报道。不过，针对心肌病的基因治疗已经开始进行有益的探索[35]，这将是未来 RCM 治疗的研究热点。

八、预后

在所有类型心肌病中，RCM 预后最差，50% 的患者在确诊后 2 年左右死亡。在热带及温热带，RCM 的死亡率可达 15% ～ 20%。有资料显示，中国上海 RCM 发病率约 4.7%，随访 6 个月时死亡率约 31.3%[36]；郑州相关调查显示，当地 RCM 发病率为 10.8%，死亡率达 37.5%[37]；Matsumori 等[31]报道，RCM 发病率为 0.2/100 000，年死亡率约为 10%，其中 1/3 死因为猝死或心律失常。

心力衰竭合并限制型充盈受限者死亡率为非限制型者的 4 倍，而及时的心脏移植是 RCM 唯一能提高生存率的治疗方案。研究显示，RCM 患者行心脏移植术后 1 年、5 年及 10 年的生存率分别为 84%、66% 及 45%。RCM 是预后最差的心肌病，目前常规检查对诊断价值不高，容易导致临床误诊，心内膜心肌活检为其诊断的金标准，早期对疑诊患者行基因诊断有助于对其确诊并明确病因。针对病因治疗有助于缓解症状，改善患者预后，心脏移植仍作为晚期 RCM 患者的首选治疗。目前对 RCM 的病因、发病机制及其相关研究较少，临床数据有限，未来仍需在此方面进行相关研究。

第四节　致心律失常性右心室心肌病 / 发育不良

致心律失常性右心室心肌病（arrhythmogenic right ventricular cardiomyopathy，ARVC）亦称致心律失常性右心室发育不良（arrhythmogenic right ventricular dysplasia，ARVD）[38]，指右心室正常心肌进行性逐渐被纤维脂肪组织所取代，早期呈典型的区域性，晚期可累及整个右心室甚至部分左心室，也有研究表明即使在早期左心室也有可能受累。该病常家族性发病，多为常染色体显性遗传，也有常染色体隐性遗传的报道；常并发心律失常、猝死等，主要见于青年人和运动员。

一、流行病学

根据临床研究和参加体育运动前的筛查资料，估计 ARVD/C 在一般人群中的患病率为 1/5000 至 1/1000[39-41]。Thiene 调查发现约有 25% 的 ARVC 患者其首发临床表现为猝死[42]。Corrado D 报道在年轻运动员的心脏性猝死案例中，由 ARVC 引起者占 24%[43]。家族性 ARVD/C 占 50% 以上，由于疾病表型的多样性以及年龄相关的外显率，使家族性 ARVD/C 的诊断比例降低，导致许多家族性疾病误认为散发性。所以对于临床上已确诊的患者，对其进行家族临床和分子遗传学筛查很重要。

二、危险分层

ARVC/D 患者心脏性猝死（sudden cardiac death，SCD）的机制是持续性室性心动过速（VT）或心室颤动（VF）导致的心搏骤停，常常是既往无症状年轻患者的首发症状。尸检系列研究资料和有关 ARVC/D 的观察性临床研究提出了多项不良事件和死亡的预测因素。不良事件包括恶性心律失常事件（SCD、VF导致的心搏骤停、适当的ICD治疗或针对快速VT/VF的ICD治疗）、非SCD或心脏移植。发生过持续性VT或VF患者出现致命性心律失常事件的风险最高。

部分研究显示无法解释的晕厥与心律失常风险增加有关。无法解释的晕厥定义为意识丧失：①出现在有明确环境因素导致神经反射介导的血管张力和心率改变时（如排尿、排便、咳嗽或其他类似情况），而未记录到室性心律失常；②在详细的临床评估试图排除其他心脏性或心外性因素后仍无法解释晕厥原因。

其他不良事件的独立危险因素包括：24 h动态心电图监测发现的非持续性VT，右心室或左心室扩大或功能障碍，双心室扩大或功能障碍，男性，桥粒蛋白基因复合突变或双基因杂合突变，诊断ARVC时年龄较小，先证者，程序心室刺激诱发恶性心律失常，电解剖标测瘢痕的数量及其相关的碎裂电位，胸前和下壁导联T波倒置的程度，QRS波低电压和碎裂QRS波。

三、病理表现

组织学检查是ARVC/D诊断的金标准，主要病理改变有右心室肥厚，局限性或普遍性右心室扩张，扩张部分心肌变薄，可能出现活动度减弱或反向收缩搏动，室壁瘤形成。镜下的右心室肌不同程度地被纤维脂肪组织替代，脂肪组织呈条索状或片状浸润，穿插于心肌层，纤维脂肪组织间存在心肌小岛，残存心肌纤维萎缩呈不规则索团状，与脂肪组织混合存在，有些病例几乎完全被脂肪组织取代。纤维脂肪组织的替代是一个渐进发展的过程，一般起始于右心室的外膜下或中间心肌层，逐渐累及心内膜下，左右心室均可受累。单纯脂肪浸润不是ARVD/C的病理特征，因为老年人和肥胖者亦可以在心肌组织间出现脂肪组织[44]。除脂肪替代外，必须有纤维替代和细胞坏死才可以明确诊断，部分可见慢性心肌坏死、炎症反应及纤维化改变[45]。尸检中达67%的心脏具有散在的淋巴细胞浸润灶，说明炎症反应与损伤相伴随，随后出现纤维脂肪替代性修复[46-47]。ARVC/D大体标本及组织切片如图18-7所示[15]。

四、症状和体征

ARVD/C患者可以没有任何症状，或仅有轻微症状，如胸闷、憋气、头晕、心悸等，严重者可出现晕厥。由于发病者多年龄较轻，被忽视者不在少数。有的患者首发症状可以为室性心动过速（VT）或心室颤动（VF）引起的阿斯发作，心搏骤停可以是初次或最终表现，猝死者生前可无症状，于休息或睡眠中均可发生，也可被情绪激动、体力劳动或剧烈运动所诱发。查体时可发现右心室扩大及右心功能不全的表现，如颈静脉怒张、肝大、腹腔积液、双下肢水肿等。

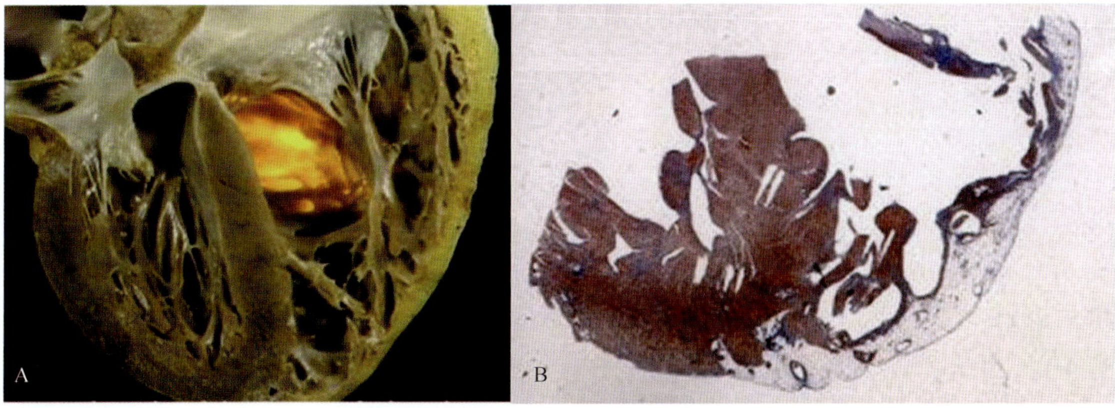

图18-7 ARVC/D大体标本及组织切片

A. 心脏标本4腔视图，右心室游离壁被纤维脂肪组织替代，呈透明状；**B.** 相同组织Azan染色法证实右心室游离壁心肌消失，并伴有纤维和脂肪组织置换

五、诊断

主要诊断标准：①右心室严重扩张及右心室射血分数明显下降，不伴或仅有轻度的左心室损害；②右心室局部室壁瘤（运动部分减弱伴随舒张期膨出）；③右心室部分严重扩张；④通过心内膜下心肌活检证实纤维脂肪组织替代心肌组织（或者通过造影剂强化的 CMR 证实）；⑤心电图上 Epsilon 波或在右胸前导联（V_1 ～ V_3）QRS 波局部延迟（＞ 110 ms）；⑥通过解剖或手术发现存在家族遗传史。

次要诊断标准：①右心室轻度扩张和（或）射血分数降低，左心室正常；②右心室局部出现轻度扩张；③右心室局部运动减弱；④右侧胸前导联（V_2 和 V_3）出现 T 波倒置（大于 12 岁，不存在右束支传导阻滞）；⑤晚电位（SAECG）；⑥左束支传导阻滞样的室性心动过速（持续或非持续性）（心电图、动态心电图，运动时）；⑦频发室性早搏（24 h 大于 1000 次）（动态心电图）；⑧早年（小于 35 岁）猝死的家族史，怀疑为 ARVC；⑨家族史（依据现有的诊断标准进行了临床诊断）。

明确诊断包括 2 个主要诊断标准，或 1 个主要诊断标准＋ 2 个次要诊断标准，或 4 个次要诊断标准。可能诊断包括 1 主要诊断标准＋ 1 个次要诊断标准，或 3 个次要诊断标准。

六、电生理检查

电生理检查可以用来鉴别 ARVC/D 和特发性右心室流出道室性心动过速，可以提供室性心动过速诱发的重要信息，为准备植入 ICD 的患者制订合理的 VT 检查或鉴别流程及有效的抗心动过速起搏方法。对于可疑 ARVC/D 患者应考虑电生理检查进行诊断和（或）评估，无症状 ARVC/D 患者可考虑应用程序性心室刺激进行心律失常危险分层，ARVC/D 患者进行诊断和预后评估时可考虑进行心内膜电压标测。然而，应用电生理检查诱发持续性 VT 或 VF 预测 ARVC/D 患者长期心律失常预后仍存在争议。

七、治疗

治疗 ARVC/D 最重要的目标是降低死亡率，包括心律失常性 SCD 或心力衰竭导致的死亡，阻止右心室、左心室或双心室功能障碍和心力衰竭的进展，通过减少和消除心悸、室性心动过速再发或 ICD 放电（适当的或不适当的）改善症状，提高生活质量，增加功能储备。

（一）生活方式改变

青少年 ARVC/D 患者 SCD 与剧烈运动相关，在青少年和年轻成人 ARVC/D 患者中，竞技性运动使 SCD 风险增加 5 倍。早期（即症状前）赛前筛查可能是“救命性”的措施。体育锻炼被认为是一个促进 ARVC/D 表型发展和进展的因素。

共识建议，对于明确诊断的 ARVC/D 患者不能参加竞技性和（或）耐力运动，明确诊断的 ARVC/D 患者应限制参加体育活动，休闲低强度运动除外，无临床表现的健康基因携带者或基因型不明确的 ARVC/D 患者家庭成员可考虑限制参加体育活动。

（二）药物治疗

1. 抗心律失常药物

ICD 频发恰当放电的 ARVC/D 患者，抗心律失常药物（anti-arrhythmia drugs，AAD）应作为 ICD 的辅助治疗。频发室性早搏和（或）非持续性室速患者，可考虑应用 AAD 改善症状。某些反复发作的血流动力学稳定的 VT、未植入 ICD 的 ARVC/D 患者，可考虑 AAD 作为导管消融的辅助治疗。不建议未记录到室性心律失常的无症状 ARVC/D 患者和健康基因携带者应用 AAD 治疗。

2. β 受体阻滞剂

反复 VT、恰当 ICD 治疗或由于窦性心动过速、室上性心动过速或伴快心室率的房颤 / 房扑行不恰当 ICD 干预的 ARVC/D 患者应使用 β 受体阻滞剂治疗。所有 ARVC/D 患者，无论有无心律失常，都可以考虑应用 β 受体阻滞剂治疗。不建议健康基因携带者应用 β 受体阻滞剂作为预防性用药。

3. 心力衰竭和抗血栓药物治疗

右心衰竭和（或）左心衰竭的 ARVC/D 患者应用 ACEI/（ARB）、β 受体阻滞剂和利尿剂规范化药物治疗。建议有腔内血栓或静脉（动脉）血栓史的患者，长期口服抗凝药作为二级预防。

（三）导管消融术

经过最大剂量药物（包括胺碘酮）治疗后仍有持续性 VT 或频发恰当 ICD 干预的 ARVC/D 患者，建议行 VT 导管消融术。一次或多次心内膜 VT 消融失败者，建议行心外膜 VT 消融术。胺碘酮以外的 AAD 治疗无效，仍发作持续性 VT 或频发恰当 ICD 干预的 ARVC/D 患者，可考虑行 VT 导管消融术。若手术者和电生理实验室对 ARVC/D 患者心外膜 VT 消融富有经验，可以考虑行联合心内膜 / 心外膜 VT 消融术；持续性 VT 或频发恰当 ICD 干预的 VT，药物治疗有效但不想接受药物治疗的 ARVC/D 患者，可以考虑行 VT 导管消融术；药物难治性、血流动力学稳定、单形性 VT 且未植入 ICD 的患者，导管消融术可能作为首选治疗方法。不建议 ARVC/D 患者将导管消融术作为替代 ICD 的方法预防 SCD。

（四）植入 ICD（图 18-8）

对于出现 1 次或 1 次以上血流动力学不稳定、持续性 VT 或 VF 的 ARVC/D 患者应植入 ICD 治疗；无论有无心律失常，有右心室、左心室或双心室严重收缩功能障碍的 ARVC/D 患者应植入 ICD；出现 1 次或 1 次以上血流动力学稳定、持续性 VT 的 ARVC/D 患者，可考虑植入 ICD；有主要危险因素如不明原因的晕厥、中度心室功能障碍或非持续性室速的 ARVC/D 患者，可考虑植入 ICD；经过充分告知 ICD 植入长期风险和获益后，有次要危险因素的 ARVC/D 患者可考虑植入 ICD。没有危险因素的无症状 ARVC/D 患者或健康基因携带者不建议预防性植入 ICD。

（五）心脏移植

无法控制的心力衰竭或室性心动过速的 ARVC/D 患者可能需要心脏移植。对于严重、治疗无效的充血性心力衰竭，或在有经验的中心进行导管（和手术）消融和（或）ICD 治疗无效，仍复发 VT/VF 的 ARVC/D 患者，建议将心脏移植作为最后的治疗选择。

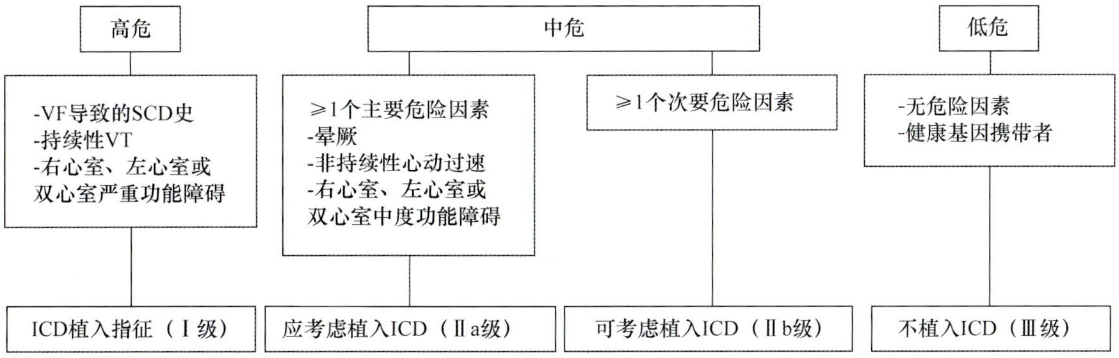

图 18-8　ICD 植入流程图

参考文献

[1] 朱舒舒，鲁翔 . 18 例非缺血性心肌病临床诊疗体会 . 中国循证心血管医学杂志，2013，6（5）：479-480.

[2] 彭澍，吴平生 . 曲美他嗪治疗中国人群非缺血性心肌病慢性心力衰竭临床疗效的 Meta 分析 . 临床荟萃，2011，26（21）：1848-1855.

[3] Brigden，W. Uncommon myocardial diseases：the non-coronary cardiomyopathies. Lancet，1957，273（7008）：1243-1249.

[4] Goodwin，JF. Gordon H，Hollman A，et al. Clinical aspects of cardiomyopathy. Br Med J，1961，1（5219）：69-79.

[5] Report of the WHO/ISFC task force on the definition and classification of cardiomyopathies. Br Heart J，1980，44（6）：672-673.

[6] Riehardson P，McKenna W，Bfistow M，et al. Report of the 1995 World Health Organization/International Society and Federation of Cardiology Task Force on

the Definition and Classification of cardiomyopathies. Circulation，1996，93（5）：841-842.
[7] Maron，BJ，Towbin JA，Thiene G，et al. Contemporary definitions and classification of the cardiomyopathies：an American Heart Association Scientific Statement from the Council on Clinical Cardiology，Heart Failure and Transplantation Committee；Quality of Care and Outcomes Research and Functional Genomics and Translational Biology Interdisciplinary Working Groups；and Council on Epidemiology and Prevention. Circulation，2006，113（14）：1807-1816.
[8] Elliott P，Andersson B，Arbustini E，et al. Classification of the cardiomyopathies：a position statement from the European Society of Cardiology Working Group on Myocardial and Pericardial Diseases. Eur Heart J，2008，29（2）：270-276.
[9] Arbustini E，Narula N，Dec GW，et al. The MOGE（S）classification for a phenotype—genotype nomenclature of cardiomyopathy：endorsed by the World Heart Federation. J Am Coll Cardiol，2013，62（22）：2046-2072.
[10] Jefferies JL，Towbin JA. Dilated cardiomyopathy. The Lancent，2010，375（9716）：752-762.
[11] Olbrich HG. Epidemiology-etiology of dilated cardiomyopathy. Z Kardiol，2001，90 suppl，1（1）：2-9.
[12] 杨英珍，陈瑞珍．扩张型心肌病发病机制和治疗的研究新动向．中华心血管病杂志，2006，158（3）：196-197.
[13] Garcia-Pavia P，Cobo-Marcos M，Guzzo-Merello G，et al. Genetics in dilated cardiomyopathy. Biomark Med，2013，7（4）：517-533.
[14] 中华医学会心血管病学分会．心肌病诊断与治疗建议．中华心血管病杂志，2007，35（1）：5-16.
[15] William J. McKenna，Barry J. Maron，Gaetano Thiene. Classification，epidemiology，and global burden of cardiomyopathies，Circ Res，2017，121（7）：722-730.
[16] 中华医学会心血管病学分会，中国心肌炎心肌病协作组．中国扩张型心肌病诊断和治疗指南．临床心血管病杂志，2018，34（5）：421-434.
[17] 涂荣会，彭荣琳，钟国强，等．心脏再同步单独以及联合埋藏式心律转复除颤器治疗心力衰竭的疗效及安全性评价．中华心血管病杂志，2013，41（2）：161-170.
[18] 李利娜，裴大军，左静．植入 CRT-D 对扩张型心肌病心力衰竭患者生活质量的影响．护理实践与研究，2012，9（1）：15-16.
[19] 中华医学会心血管病学分会．中国成人肥厚型心肌病诊断与治疗指南．中华心血管病杂志，2017，45（12）：1015-1032.
[20] 2014 ESC Guidelines on diagnosis and management of hypertrophic cardiomyopathy. European Heart Journal，2014，35（39）：2733-2779.
[21] Seggewiss H，Blank C，Pfeiffer B，et al. Hypertrophic cardiomyopathy as a cause of sudden death. Hers，2009，34（4）：305-314.
[22] Maron BJ，Roberts WC. Quantitative analysis of cardiac muscle cell disorganization in the ventricular septum of patients with hypertrophic cardiomyopathy. Circulation，1979，59（4）：689-706.
[23] Maron BJ. Hypertrophic cardiomyopathy in childhood. Pediatr Clin N Am，2004，51（5）：1305-1346.
[24] Maron BJ，Towbin JA，Thiene G，et al. Contemporary definitions and classification of the cardiomyopathies an American heart association scientific statement from the council on clinical cardiology，heart failure and transplantation committee；quality of care and outcomes research and functional genomics and translational biology interdisciplinary working groups；and council on epidemiology and prevention. Circulation，2006，113（14）：1807-1816.
[25] Elliott P，Andersson B，Arbustini E，et al. Classification of the cardiomyopathies：a position statement from the European Society Of Cardiology Working Group on Myocardial and Pericardial Diseases. Eur Heart J，2008，29（2）：270-276.
[26] 杨思源．小儿心脏病学．第 4 版．北京：人民卫生出版社，2012：478-480.
[27] 田庄，刘永太．限制型心肌病．中国实用内科杂志，2012，32（7）：492-494.
[28] Walsh MA，Grenier MA，Jefferies JL. Conduction abnormalities in Pediatric Patients with restrictive cardiomyopathy. Circ Heart Fail，2012，5（2）：267-273.
[29] Ing RJ，Ames WA，Chambers NA. Paediatric cardiomyopathy and anaesthesia. Br J Anaesth，2012，108（1）：4-12.
[30] Zangwill S，Hamilyon R. Restrictive cardiomyopathy. Pacing Clin Electrophysiol，2009，32，Suppl 2：S41-43.
[31] Ammash NM，Seward JB，Bailey KR，et al. Clinical profile and outcome of idiopathic restrictive cardiomyopathy. Circulation，2000，101（21）：2490-2496.
[32] Biswas A，Rao VR，Seth S，et al. Next generation sequencing in cardiomyopathy：towards personalized genomics and medicine. Mol Biol Rep，2014：41：

4881-4888.

[33] Rivenes SM, Kearney DL, Smith EO, et al. Sudden death and cardiovascular collapse in children with restrictive cardiomyopathy. Circulation, 2000, 102: 876-882.

[34] Fenton MJ, Chubb H, McMahon AM, et al. Heart and heart-lung transplantation for idiopathic restrictive cardiomyopathy in children. Heart, 2006, 92: 85-89.

[35] Mearini G, Stimpel D, Geertz B, et al. Mybpc3 gene therapy for neonatal cardiomyopathy enables long-term disease prevention in mice. Nat Commun, 2014, 5: 5515.

[36] 章旭，黄美蓉，陈树宝，等．儿童心肌病诊断治疗10年回顾．临床儿科杂志，2011，29：345-348.

[37] 董燕，李艳．儿童心肌病诊治回顾分析．医药与保健，2014，22：87.

[38] Corrado D, Wichter T, Link MS, et al, Treatment of arrhythmogenic right ventricular cardiomyopathy/dysplasia: an international task force consensus statement. Circulation, 2015, 132 (5): 441-453.

[39] Nava A, Bauce B, Basso C, et al. Clinical profile and long-term follow-up of 37 families with arrhythmogenic right ventricular cardiomyopathy. J Am Coll Cardiol, 2000, 36: 2226-2233.

[40] Peters S, Trümmel M, Meyners W. Prevalence of right ventricular dysplasia-cardiomyopathy in a non-referral hospital. Int J Cardiol, 2004, 97: 499-501.

[41] Corrado D, Basso C, Pavei A, et al. Trends in sudden cardiovascular death in young competitive athletes after implementation of a preparticipation screening program. JAMA, 2006, 296: 1593-1601.

[42] Thiene G, Nava A, Corrado D, et al. Right ventricular cardiomyopathy and sudden death in young people. N Engl J Med, 1988, 318: 129-133.

[43] Corrado D, Basso C, Rizzoli G, et al. Does sports activity enhance the risk of sudden death in adolescents and young adults? J Am Coll Cardiol, 2003, 42: 1959-1963.

[44] Basso C, Thiene G. Adepositascordis, fatty infiltration of the right ventricle, and arrhythmogenic right ventricular cardiomyopathy. Just a matter of fat. Cardiovasc Pathol, 2005, 14: 37-41.

[45] 杨立宪，致心律失常性右室心肌病（ARVC）临床和病理观察（附3例报告）．岭南心血管病杂志，2001，7（5）：352-354.

[46] Basso C, Thiene G, Corrado D, et al. Arrhythmogenic right ventricular cardiomyopathy: dysplasia, dystrophy or myocarditis？ Circulation, 1996, 94: 983-991.

[47] Thiene G, Basso C. Arrhythmogenic right ventricular cardiomyopathy. An update. Cardiovasc Pathol, 2001, 10: 109-111.

19 急性失代偿心力衰竭患者心肾综合征的临床处理

（黄 岚 王 江 曾 颖）

第一节 概述

心肾综合征（cardiorenal syndrome，CRS）是指心脏和肾其中某一器官发生急、慢性功能异常，导致另一个器官急性或慢性病变。心、肾病变相互影响、互为因果，可导致一系列病理生理改变。

一、分型

2008年Ronco等学者将CRS分为如下5型[1]。Ⅰ型CRS，为急性心肾综合征，是指急性失代偿心衰（ADHF）患者心功能急剧恶化，引起急性肾损伤（AKI）。急性心衰或急剧恶化的心功能使心输出量急剧下降，静脉压力增加，引起肾血管有效循环灌注不足，肾小球滤过率下降，进而导致出现AKI。左心室收缩功能障碍的患者更易发生AKI，例如心源性休克患者约70%以上伴有AKI。在Ⅰ型CRS中，造影剂肾病诱发的AKI，长期大剂量使用利尿剂，应用血管紧张素转化酶抑制剂（ACEI）降低肾小球滤过率（eGFR）等均可能成为Ⅰ型CRS的诱发因素。Ⅰ型CRS患者心血管不良事件和肾衰竭发生率明显增加，在临床上疾病恶化指数最大、比例最高。Ⅱ型CRS，为慢性心肾综合征，慢性心功能不全逐渐导致慢性肾功能不全，并且呈进行性恶化，影响患者预后、延长住院时间。约1/5慢性心功能不全患者最终会进展成Ⅱ型CRS，即使eGFR轻度下降也显著增加患者死亡率。Ⅲ型CRS，为急性肾心综合征，由于肾功能急剧恶化（急性肾小球肾炎、急性肾缺血坏死等因素）导致的急性心力衰竭。临床中Ⅲ型CRS较Ⅰ型CRS的发生率少，可能与系统研究较少或者临床关注度不够有关。急性肾心综合征的特殊类型是双侧肾动脉狭窄（或独立单侧肾动脉狭窄），患者易发生急性失代偿心功能不全。Ⅳ型CRS，为慢性肾心综合征，由于慢性原发性肾功能不全，逐渐导致慢性心功能障碍，出现心肌肥厚、收缩舒张功能减退，心血管不良事件增加。Ⅴ型CRS，为继发性心肾综合征，为各种急慢性全身性疾病所致的心肾功能不全。Ⅴ型CRS诱发因素众多，最为常见的是严重急性败血症，它可以同时影响全身各个脏器，包括心及肾，诱发AKI，致心功能受损。此型CRS常合并多器官功能衰竭，病死率较高。本章重点探讨Ⅰ型CRS的发病机制、病因、临床表现、诊断以及临床治疗。

二、病因

急性失代偿性心力衰竭，主要病因包括心肌梗死、重症心肌炎、主动脉夹层、肺栓塞、瓣膜功能异常、心脏手术等。上述因素均可能导致肾功能恶化，进而使患者住院时间延长、并发症发生率和死亡率升高[2]。常见的使急性心肾综合征风险增加的因素包括：高龄、高血压或低血压、糖尿病、贫血、基础肾功能异常、应用大剂量利尿药以及不合理应用血管紧张素转化酶抑制剂（ACEI）或血管紧张素Ⅱ受体阻滞剂（ARB）

等。实验室检查提示肾小球滤过率（eGFR）明显下降，常常小于 60 ml/min。急性心肾综合征的发病原因很多，水钠潴留引起体循环容量负荷增加，使心输出量增加，机体通过自我调节，促使外周血管阻力增加，血压上升。此外，一氧化氮/活性氧自由基（NO/ROS）比例失衡、交感神经系统过度激活、肾素-血管紧张素-醛固酮系统（RAAS）及炎症反应的过度激活、利尿剂抵抗、血流重新分配（肾血流减少）、低血压、贫血等均可引起急性心肾损害[3]。

三、流行病学

近些年来，大量流行病学调查结果显示，心血管疾病发病率、病死率与肾功能减退关系密切。eGFR 每降低 10 ml/min，心衰患者病死率增加约 7%。血肌酐（Scr）每上升 0.5 mg/dl，心衰患者病死率增加约 15%。无论是射血分数保留或射血分数下降，eGFR 下降均是心衰不良预后的独立危险因素。美国急性失代偿性心力衰竭国家注册（ADHFNR）研究通过观察近 10 万例急性失代偿心衰患者发现，约 30% 的急性失代偿心衰患者伴有不同程度肾功能损害，约 20% 的急性失代偿心衰患者血肌酐水平＞ 2.0 mg/dl。研究表明，约 60% 的慢性心衰患者存在 CRS，而约 40% 的慢性肾脏病患者因心血管疾病而死亡[4]。国内广东省南方医院统计约一千例心衰患者，发现Ⅰ型 CRS 发病率为 32% ～ 44%。上海复旦大学附属中山医院报道心脏外科手术后及心脏造影术后 AKI 发病率分别约为 30% 和 3%。北京安贞医院统计在急性心肌梗死、急性心衰、心脏外科术后和介入手术使用造影剂后 AKI 发生率分别为 14.7%、32.2%、40.2% 和 4.5%[5]。近年来，我国心血管疾病及 CRS 发病率逐年升高。

第二节　急性心肾综合征的发病机制

Ⅰ型 CRS 的发病机制较为复杂，目前较公认的 CRS 发病机制主要包括肾素-血管紧张素-醛固酮系统（RAAS）过度激活、交感神经系统（SNS）过度激活、炎性反应、器官血流灌注不足、贫血、氧化应激及分子信号通路异常等[6]。不同类型的 CRS 在发病机制上侧重点不同，如Ⅰ型及Ⅲ型 CRS 侧重于急性器官灌注不足及容量负荷过重，而Ⅱ型及Ⅳ型 CRS 则侧重于神经体液因子激活带来的慢性损伤。

一、肾素-血管紧张素-醛固酮系统过度激活

心衰患者由于心功能减退、心输出量减少、心肌收缩力减弱，从而造成全身有效循环血量减少、肾有效循环血量相对不足，导致肾组织缺血缺氧并反射性激活肾素-血管紧张素-醛固酮系统，肾素主要由肾小球旁细胞分泌，肾小动脉灌注压降低，刺激肾小球旁细胞分泌肾素，肾素裂解血管紧张素原产生血管紧张素Ⅰ，继而被血管紧张素转化酶分解成血管紧张素Ⅱ，其具有强烈的血管平滑肌收缩作用，以增强血管收缩和水钠重吸收，从而保护重要器官（如心、脑等）的血流灌注[7]。升高外周血管阻力还可通过刺激醛固酮分泌，使内皮素水平和氧化应激水平增高。长时间的肾素-血管紧张素-醛固酮系统过度激活会导致上述激素水平分泌过量，易引起全身血管强烈收缩、水钠潴留及肾小球滤过率持续降低，导致肾小球内高血压，肾小球硬化，肾小管间质纤维化及蛋白尿等。同时可促发炎性因子释放、神经激素活化、氧化应激等反应，最终导致心、肾功能和结构损坏，主要表现为不可逆的心肌重构和肾纤维化。

二、交感神经系统过度兴奋

交感神经系统适度兴奋可增加心排血量、增

强心肌收缩，同时促进肾素分泌增加，对机体有一定的保护作用，但交感神经系统过度兴奋则可导致心脏和肾同时损伤，主要表现为心肌 β 受体密度和敏感度降低、神经肽 Y 释放增多、心肌细胞肥大和局灶性心肌坏死，并造成血管内膜增厚，左心室功能减退，导致射血量减少及肾有效血流灌注不足，反射性引起交感神经兴奋和儿茶酚胺激素分泌增多，压力感受器反射失调、心律稳定性下降及增加心律失常的发作，形成心、肾功能相互交错影响的恶性循环。最终导致肾与心脏结构与功能的损害[8]。

三、炎性反应

心肌细胞损伤可诱导分泌多种炎性细胞及炎性介质，例如诱导分泌中性粒细胞、巨噬细胞、单核细胞聚集及相关炎性因子，使其释放增多。炎性因子随血液循环进入肾后可导致肾素分泌增加及产生全身应激反应[9]。参与 CRS 发生发展的炎性因子很多，主要包括 C 反应蛋白（CRP）、肿瘤坏死因子 α（TNF-α）、白介素 -1β（IL-1β）、白介素 -6（IL-6）等，其中 C 反应蛋白在慢性炎性反应中的特异性及敏感性均较高，血清 C 反应蛋白水平降低的同时肾小球滤过率升高；肿瘤坏死因子 α 属于多向性细胞因子，心衰患者心肌细胞中肿瘤坏死因子 α 表达量是正常者 7 倍，并可诱导多种炎性因子进一步聚集，血清肿瘤坏死因子 α 水平与 CRS 严重程度呈正相关。白介素 -1β 过表达会诱导心肌纤维化；白介素 -6 作为内源性趋化因子，可通过增加心肌细胞心钠肽基因过表达而加重心力衰竭，其在 I 型 CRS 的发生发展过程中发挥着重要作用。总之，炎性反应贯穿了心血管疾病、肾脏疾病的发生发展整个过程。

四、器官血流灌注不足

心衰患者由于心输出量减少、水钠潴留等因素导致心脏容量负荷增加、血压升高、体循环淤血及中心静脉压（CVP）升高，长期水钠潴留造成心肌重构，血容量增加，诱发并加重心功能不全，引起急性肺淤血和充血性心力衰竭[10]。同时也会造成肾小球毛细血管床灌注梯度下降及肾功能减退。中心静脉压升高幅度与肾功能减退呈负相关，中心静脉压升高可作为心血管疾病患者肾功能不全及死亡的预测指标之一。另一方面心功能不全患者由于心脏射血分数降低、心输出量减少而导致肾有效循环血量灌注不足，肾小球滤过压、灌注压及肾动脉压力均显著降低，从而导致肾小球滤过率降低，而持续低灌注压和低滤过压往往会造成肾组织缺血、缺氧，肾细胞凋亡、坏死，最终致使肾皮质缺血、梗死、肾功能不全。

五、贫血

CRS 患者贫血发生率较高，而约 2/3 患者的贫血是由慢性肾功能不全引起的。促红细胞生成素（EPO）具有促红细胞生成作用，成年人促红细胞生成素主要由肾分泌，CRS 患者贫血主要与促红细胞生成素生成不足并导致红细胞前体合成障碍有关。贫血、慢性肾功能不全、慢性心功能不全同时发生又称为心肾贫血综合征，三者互为因果，相互影响，可形成恶性循环。

六、氧化应激

氧化应激是参与细胞功能障碍、组织损伤和器官功能衰竭的共同通路，可导致氧化应激性损伤。氧化应激是指部分还原形态的活性氧自由基（ROS）的生成量超过细胞内源性解毒和（或）清除能力的非稳态状态。细胞内活性氧自由基主要来源于线粒体，活性氧自由基激活可导致细胞内线粒体过度消耗、线粒体功能减弱，造成细胞氧供减少，最终引发心脏和肾脏损伤[9]。一氧化氮（NO）是细胞内信使分子及血管活性物质，在血管内皮修复、血管舒张调节、机体生理和病理调节等多方面具有重要作用，而过度的氧化应激还可使一氧化氮相关效用丧失、生物利用度降低。ROS 和活性氮之间氧化损失和氧化还原失衡可以使免疫系统激活，并且通过刺激肾和心血管结构和功能异常等不同的机制来促进炎症和纤维化过程。研究表明，心和肾含有大量线粒体，NO/ROS失衡可致血管内皮功能障碍和线粒体DNA损伤，导致肾细胞凋亡坏死、肾小球内高血压、肾小球硬化、肾小管间质纤维化及蛋白尿等，进而加速CRS进展。

七、分子信号通路异常

CRS常见的分子信号通路有：① MAPK家族信号通路：主要包括JNK、p38、ERK5和ERK1/2，该通路信号激活后主要参与心肌细胞凋亡、心肌肥厚、肾小球硬化、肾纤维化等病理生理过程；② Notch信号通路：该通路主要参与调节心脏内稳态平衡、抑制心肌纤维化、修复心肌缺血损伤，同时还参与了肾缺血-再灌注损伤。③ ROCK信号通路：该通路参与血管内皮化形成及心肌纤维化形成，可介导心肌细胞凋亡、黏附及肌动蛋白骨架形成[9]。

第三节　急性心肾综合征的临床表现及诊断

一、临床表现

急性心肾综合征常常集中于以急性心衰为主的症状及体征，以肺循环及体循环淤血、组织器官低灌注为特征的各种临床表现[11]。

（一）基础心血管疾病的临床表现

大多数患者有各种心脏疾病史，最常见为冠心病、高血压和心脏瓣膜病。值得注意的是，对老年患者，有时急性心肌梗死可首先表现为急性左心衰竭症状，而缺乏明显的胸痛症状。

（二）失代偿心衰表现

原本心功能正常的患者出现不明原因的疲乏或运动耐力明显减低，以及心率增加15～20次/分，可能是急性心衰的早期征兆。继而可进展为劳力性呼吸困难和夜间阵发性呼吸困难。查体可发现心浊音界扩大、舒张期奔马律、双肺干啰音或双肺底湿啰音。同时可合并体循环淤血体征，如颈静脉怒张、肝颈静脉回流征阳性、双下肢凹陷性水肿、肝大、胸腹腔积液等。

（三）急性肺水肿

表现为突发严重呼吸困难、呼吸频率可达30～50次/分，强迫坐位、端坐呼吸、烦躁不安、大汗淋漓，并伴有恐惧感，频繁咳嗽并咳出粉红色泡沫痰，因交感兴奋可出现一过性血压升高、心率增快，心尖部第一心音减弱，常可闻及奔马律，两肺满布湿啰音和哮鸣音。

（四）心源性休克

在血容量充足的情况下存在持续性低血压，收缩压降至90 mmHg以下，并持续时间30 min及以上，或原有高血压的患者收缩压降幅超过60 mmHg且出现低灌注表现；出现血流动力学障碍，肺毛细血管楔压（PCWP）≥ 18 mmHg，心脏指数≤ 2.2 L/（min·m^2）（有循环支持时）或1.8 L/（min·m^2）（无循环支持时）。同时伴有组织低灌注的表现，如皮肤湿冷、苍白，尿量明显减少，代谢性酸中毒，意识障碍等。

（五）AKI临床表现

个体差异大，无特异性症状及体征，肾功能严重减退时可出现恶心、呕吐、食欲减退、乏力、尿量减少、尿色加深等。

二、辅助检查

（一）心电图检查

急性心衰及急性肾损伤患者心电图并无特异

性改变，但是能帮助判断有无心肌缺血、心肌梗死、传导阻滞及各种心律失常等。

（二）胸部 X 线检查

是诊断心源性肺水肿的主要依据，有助于鉴别诊断心衰与肺部疾病。早期间质性肺水肿时，肺静脉压增高、肺门血管影模糊、小叶间隔增厚；急性肺泡性肺水肿时肺门呈蝴蝶状，严重肺水肿时为弥漫满肺的大片阴影。但胸部 X 线检查正常者不能除外心衰。

（三）超声心动图

超声心动图作为 CRS 患者临床诊断中较为常用的仪器检查，可方便快捷地评估心肾功能和判断病因[12]。对血流动力学不稳定的急性心衰患者，推荐立即进行超声心动图检查。超声心动图可准确评价心脏各腔室大小的变化、左右心室收缩和舒张功能、心肌缺血情况及室壁运动、瓣膜结构和功能、肺动脉高压等情况，LVEF 可反映左心室收缩功能。若患者存在急性肾损伤，肾超声图像则会表现为肾体积较正常增大；彩色多普勒超声图像下肾实质内存在规则血流，同时阻力指数超过 0.8 cm/s。

（四）实验室检查

包括常规检查如血常规、尿常规、电解质、肝功能、肾功能、甲状腺功能、血脂、血糖、利钠肽水平、心肌坏死标志物、心肌酶谱、血肌酐、尿素氮、肾小球滤过率等，以及各种急性心肾损伤的生物标志物（详见下文），对于心源性休克患者应行动脉血气分析。怀疑合并感染者，可完善 C 反应蛋白、降钙素原水平指导抗感染治疗。

（五）急性心肾损伤的生物标志物

1. 脑利钠肽（BNP）和 N 末端利钠肽前体（NT-pro-BNP）

均可用于评估急慢性心衰的严重程度，并可判断预后。BNP 对于容量负荷及心室压力变化反应均较敏感，它由心室肌细胞合成和分泌。当各种病理生理因素导致心脏容积增大、容量压力负荷增加时，心室便产生大量 BNP，进而代偿性保护心脏。BNP 基因可转译表达成 BNP 前体原，相较于 BNP，NT-pro-BNP 血清浓度更加稳定，半衰期相对更长，NT-pro-BNP 的清除也更依赖肾。多项临床试验显示，在慢性肾功能不全患者中，BNP、NT-proBNP 水平与其心血管病死率、总死亡率和肾脏疾病的进展显著相关。目前认为 BNP 和 NT-pro-BNP 浓度升高与肾清除率下降有关，推断 BNP 和 NT-pro-BNP 也能反映肾的损伤情况，作为有效诊断 CRS 及判断预后的指标之一。应注意急性心衰时 NT-pro-BNP 水平应根据年龄和肾功能进行分层：50 岁以下的成人血浆 NT-pro-BNP 浓度＞ 450 ng/L，50 岁以上＞ 900 ng/L，75 岁以上应＞ 1800 ng/L。肾功能不全（eGFR ＜ 60 ml/min）时应＞ 1200 ng/L。NT-pro-BNP ＞ 5000 ng/L 提示患者短期死亡风险较高，出院前应复查利钠肽水平，有利于远期预后评价。

2. 胱抑素 C（Cys-C）

Cys-C 来自半胱氨酸蛋白酶抑制蛋白家族，不被肾小管分泌，能自由通过肾小球滤过膜，并在肾近曲小管被完全重吸收。Cys-C 检测结果不受性别、年龄、肌肉容积影响，特异度也高，与肾小球滤过率测定灵敏度相似。相比于血清肌酐水平的变化，对肾损害的早期诊断特异性更高。在 AKI 患者中，其血清 Cys-C 浓度升高能较血肌酐浓度升高早 1 ～ 2 天出现。心衰患者血中 Cys-C 水平明显上升，若患者无原发性肾脏病变，尿 Cys-C 水平也相应增加，提示心衰患者可能存在肾小球滤过功能受损；心衰程度与肾功能损伤具有明显相关性[13]。它也可作为 CRS 早期诊断的一个重要指标。

3. 中性粒细胞明胶酶相关脂质运载蛋白（NGAL）

NGAL 是一种相对分子质量为 25 000 左右的抗蛋白酶多肽，存在于血液和尿液中，属于脂质运载蛋白超家族中的成员，具有转运亲脂性物质的功能，是最早发现的 AKI 的标志物之一[14]。当发生 AKI 时，患者肾小管中的 NGAL 水平表达增加，可迅速在患者血液和尿液中检测出 NGAL，提示 AKI 持续的时间和严重程度与 NGAL 呈正相关，NGAL 也对长期住院患者的预后有预测价值。尿 NGAL 水平可以作为肾小管损伤的一个生物标志物，急慢性心功能不全患者常伴有不同程度的肾功能受损、eGFR 下降、尿白蛋白排泄率增加，尿中 NGAL 表达也明显增加[15]。心脏介入术后（使用造影剂）部分患者会出现 AKI，这一类患者在手术后 1 ～ 2 h 内血、尿中 NGAL 浓度明显升高，比血肌酐升高早 48 ～ 72 h，可作为判断Ⅰ型 CRS 的早期敏感标志物。

4. 白细胞介素 -18（IL-18）

IL-18 由肾小管上皮细胞及巨噬细胞产生，属于前炎性细胞因子，在内源性炎症及变态反应中表达上调，参与多种肾相关病理生理过程，如细胞凋亡、缺血再灌注损伤、感染、自身免疫反应、同种异体移植物排斥反应等，当发生肾急性缺血性损害时，患者尿中 IL-18 浓度增高，但是 IL-18 在肾前性氮质血症及慢性肾功能不全时无明显变化[15]，说明 IL-18 是反映 AKI 较敏感的生物学标志物。因此，IL-18 有望成为Ⅰ型 CRS 早期诊断的生物标志物。

5. 肾损伤分子 -1（KIM-1）

是早期 AKI 的重要标志物，为一种跨膜糖蛋白，属于免疫球蛋白基因超家族，在正常的肾组织中不表达。KIM-1 参与肾损伤时近端小管顶膜的 T 辅助细胞的分化。相对于慢性肾病改变，KIM-1 在急性缺血引起的 AKI 中浓度更高。同时慢性 CRS 患者尿中 KIM-1 较单纯慢性肾衰竭组和正常对照组亦显著升高[16]，提示慢性 CRS 患者存在肾小管损伤，故 KIM-1 可作为 CRS 的一个诊断和判断预后的良好指标。

6. 脂肪酸结合蛋（FABPs）

可分为肝型脂肪酸结合蛋白（L-FABP）及心型脂肪酸结合蛋白（H-FABP），分别存在于近端肾小管上皮细胞及远端肾小管上皮细胞。现有研究证实，AKI 患者尿液中肝型脂肪酸结合蛋白浓度增加。FABP 可作为早期诊断 AKI 较为敏感的生物标志物之一。

7. 低钠血症

急性心肾综合征患者常并发低钠血症，同时低钠血症也是心衰患者死亡和再住院的预测因素。高容量负荷参与心衰相关低钠血症的形成，与 AKI 的发生密切相关，也是淤血严重程度的标志[17]。进展性水钠潴留会改变肾小管血流动力学，从而影响管球反馈。使用 ACEI、ARB、肾素抑制剂及醛固酮受体拮抗剂治疗的患者会进一步影响管球反馈，加速 CRS 的进展。

三、诊断

关于急性心肾综合征尚无统一的诊断标准。目前临床常用的诊断标准为：各种原因导致的急性心脏或肾脏功能障碍，进而导致另一器官的急性功能损害，临床表现为急性心功能不全合并肾功能损害，常表现为心源性憋闷，喘憋，夜间阵发性呼吸困难，端坐呼吸，夜尿增多、减少或无尿等。查体可见下肢水肿、颈静脉怒张、双肺底可闻及细湿啰音等，纽约心功能分级（NYHA）至少Ⅱ级及以上。同时可参照上述辅助检查及生物标志物，对早期Ⅰ型 CRS 提供诊断依据。

第四节　急性心肾综合征的治疗方法

急性心肾综合征的主要治疗原则为改善心功能、保护肾脏及防治并发症三大重点，包括评估诱发因素，积极寻找急性心肾综合征的易患因素；避免继续使用肾毒性药物；减少水钠潴留，增加心排血量，改善心功能、恢复肾血流有效灌注；适量使用利尿剂；维持水、电解质和酸碱平衡，尽可能阻断心肾之间恶性循环，避免并发症发生。临床实际工作中，心和肾损伤互为因果、相互联系，急性心力衰竭会引起急性肾功能恶化，相应的，肾功能的衰竭也会不同程度加重心功能不全的进展，形成恶性循环。因此，同时积极纠正心、肾衰竭，对改善预后，提高临床诊疗效果意义重大。主要治疗方法包括药物治疗［利尿剂、正性肌力药物、血管活性药物、血管紧张素转化酶抑制剂（ACEI）和血管紧张素受体阻滞剂（ARB）、β 受体阻滞剂、重组人促红细胞生成素（rh-EPO）、重组人脑利钠肽（rhBNP）等］以及肾替代治疗。

一、利尿剂

利尿剂主要通过排出体内多余潴留液体、减轻容量负荷，从而缓解患者心功能不全症状，是 CRS 伴水钠潴留患者的主要治疗药物之一。

（一）利尿剂治疗

临床常用的利尿剂包括袢利尿剂（如呋塞米、托拉塞米）、噻嗪类利尿剂（如氢氯噻嗪）、保钾利尿剂（螺内酯）。但长期大剂量使用噻嗪类或袢利尿剂可导致水、电解质紊乱和循环不稳定、血容量不足，导致肾灌注不足，同时肾小管上皮细胞肿胀，进而造成利尿剂抵抗，加重肾损害，增加心、肾衰竭患者的死亡率。且过度利尿会减少体内有效循环血量，导致组织灌注不足并加重肾功能损伤。当肾小球滤过率小于 30 ml/min 时，噻嗪类利尿剂几乎无效，醛固酮受体拮抗剂对心脏病有益并能降低慢性肾功能不全患者的尿蛋白。与单次快速注射袢利尿剂相比，袢利尿剂联合中小剂量多巴胺持续微泵注射治疗对于临床状况严重的患者来说获益更大，但对于住院患者死亡率及出院时血肌酐水平改变，两者差异不大。或者可考虑应用糖皮质激素药物或肾替代治疗。

托伐普坦是一种选择性血管加压素 V2 受体拮抗剂，可以减少水重吸收，不增加电解质排泄量，主要用于治疗对常规利尿剂不耐受的 CRS 患者，以及抗利尿激素分泌异常伴低钠血症的心衰患者。上文中提到，大剂量使用常规利尿剂会造成利尿剂抵抗并加重肾负担，可通过使用托伐普坦减少袢利尿剂使用剂量，较少电解质的排出，降低肾功能损害的风险，改善伴有利尿剂抵抗的心衰患者容量负荷过重的症状，改善急性心衰患者的预后。尤其对于伴有低钠低氯血症的患者，托伐普坦可以明显增加钠和氯在血液中的浓度，降低死亡率。EVEREST 结果显示，该药无明显短期和长期不良反应。对于肾功能相对保留的心衰患者，托伐普坦可以降低死亡率及心衰再入院率[18]。众所周知，利尿剂抵抗一直是治疗心衰及 CRS 治疗过程中的一大难题，而托伐普坦恰好可以缓解利尿剂抵抗，避免了传统袢利尿剂带来的恶性循环。

（二）利尿剂抵抗的处理

利尿剂抵抗预示患者死亡率和再住院率显著升高，预后不佳，是临床常见而棘手的问题[19]。利尿剂抵抗目前缺乏统一的定义，一般认为即使应用大剂量利尿剂，仍无法充分控制水钠潴留和淤血症状。利尿剂抵抗的诊断标准尚未统一。有学者认为静脉应用呋塞米剂量超过 80 mg/d，或相当于上述呋塞米的日剂量，仍不能控制淤血状态；也有学者提出需特殊干预治疗的难治性心衰患者（因心衰频繁住院治疗且不能从医院安全出院者、等待心脏移植者、在家中接受静脉支持治疗者、正在使用机械循环辅助装置者和在重症病房接受心衰治疗者等）均可归入“利尿剂抵抗”人群。

实际上，根据临床情况确定利尿剂反应性非常困难，因为患者的临床特征和疾病严重程度、基线容量负荷状态、合并用药等个体差异非常大，这些因素都影响患者对利尿剂的反应性。此外，单纯根据患者某一次对利尿剂的反应而判断是否发生利尿剂抵抗并不恰当，建议在利尿治疗期间，连续监测患者的液体出入量、体重变化、电解质、肾功能、淤血体征的变化进行综合评估。

利尿剂抵抗的治疗需采取综合性容量管理手段：①纠正可能影响利尿剂反应性的临床因素如限制钠摄入、避免应用非甾体抗炎药、纠正低钠血症和（或）低蛋白血症，提高血浆渗透压等。可静脉输注白蛋白或血浆以提高胶体渗透压。meta 分析表明，联合应用呋塞米和输注白蛋白可有效增加尿量和尿钠的排泄。②增加利尿剂剂量及改变给药方式。心衰患者袢利尿剂的药效学和药代学都发生变化，且常伴有肾功能损害，此时增加袢利尿剂剂量是常用的治疗方法，可在严密监测肾功能和电解质的情况下根据临床情况增加袢利尿剂剂量。静脉推注袢利尿剂后持续静脉内给药或1日内多次静脉推注也是纠正利尿剂抵抗的有效方法。③联合应用利尿剂或换用其他袢利尿剂。同时应用作用于肾单位不同部位（远端小管或近端小管）的利尿剂和袢利尿剂可产生相加或协同作用。此外，将呋塞米换为布美他尼或托拉塞米也有一定的效果。④换用或在袢利尿剂的基础上加用新型利尿剂。新型血管加压素V2受体拮抗剂托伐普坦因只排水不排钠，合用常规利尿剂是治疗低钠血症、缓解体液潴留的有效方法，并减少常规利尿剂的用量和不良反应，安全有效，对心衰患者的肾功能和远期预后无不良影响。⑤联合应用改善肾血流的药物。血压偏低的急性心衰患者出现利尿剂抵抗时可考虑在常规利尿剂基础上联合短期应用小剂量多巴胺。此外，在血压正常的心衰患者，可考虑联合应用静脉小剂量硝普钠、硝酸甘油或多巴酚丁胺等药物，达到增强利尿剂效果的作用。常规治疗后心衰症状不能改善的患者可考虑联用奈西立肽，禁用于低血压或心源性休克患者。⑥血液超滤、血液透析滤过或腹膜透析。对于有明显的容量超负荷患者且常规利尿剂治疗无效的心力衰竭，推荐急性期考虑血液超滤治疗，合并急性肾损伤患者，采用血液透析滤过等肾替代治疗，慢性心衰患者长期利尿剂抵抗或合并慢性肾功能不全时可考虑腹膜透析。

二、正性肌力药物

正性肌力药物主要用于治疗心功能不全和心源性休克患者。短时间内应用正性肌力药物能通过增强心肌收缩力、改善患者血流动力学而缓解其临床症状，但长期应用并不能有效降低患者病死率。临床常用的正性肌力药物包括洋地黄类制剂、磷酸二酯酶抑制剂、多巴胺受体激动剂和钙离子增敏剂等，CRS患者应根据肾功能及时调整正性肌力药物使用剂量[10]。

1. 地高辛

是具有代表性的正性肌力药，临床研究表明长期使用不增加患者死亡率，可以改善患者心衰症状，提高生活质量，降低住院率，尤其适用于出现室上性快速性心律失常的心衰患者，洋地黄类药物大部分由肾代谢，老年及肾功能不全患者应适当减量使用。当患者出现Ⅰ型CRS时，地高辛经肾排泄时间增加，药物半衰期延长，应注意减量，避免蓄积中毒引起严重的副作用。

2. 磷酸二酯酶抑制剂

米力农、氨力农可使心肌和平滑肌细胞环磷酸腺苷（cAMP）浓度增高，增加细胞内钙离子内流，加强心肌收缩力，使心排血量增加，同时还可以扩张血管，降低心脏前、后负荷，降低左心室充盈压，改善左心室功能。短期使用可改善患者血流动力学、心肾衰竭情况，缓解患者临床症状，但OPTIME-CHF等临床研究显示，拟交感类药物和磷酸二酯酶抑制剂增加心肌耗氧及心律失常风险，增加住院率及长期死亡率。

3. 多巴酚丁胺

主要激动心脏的β1受体，而对β2受体及α受体作用相对较小，使心肌收缩力增强，增加心排血量和肾血流灌注，尿量增多，改善心衰症状，而对心率影响不大。多巴酚丁胺直接作用于心脏，对肾多巴胺受体无激动作用，不能引起肾血管扩张。同时代谢物主要经肾排出，对于改善肾功能意义不大。

4. 左西孟旦

左西孟旦是一种钙离子增敏剂和ATP依赖的K离子通道开放剂，通过结合肌钙蛋白C，稳定肌钙蛋白C构象，改善偶联和心肌收缩力。其正性肌力、扩张血管和心脏保护特性已经在实验研究及临床应用中得到证实[20]。左西孟旦通过增加心肌收缩力，降低了心室充盈压，且扩充了动脉、静脉和冠状动脉血管，改善患者心衰症状。与其他正性肌力药物相比，左西孟旦增加心脏收缩力的同时并未显著增加心肌耗氧量。左西孟旦的活性代谢物OR1896与左西孟旦有相似的药理学特性。由于这种代谢物半衰期较长，因此至少能产生7天的额外获益。众多研究显示，左西孟旦用于急性心衰、心脏手术和脓毒症患者可改善肾功能。这些研究主要局限于重度收缩性心衰同时合并肾功能进行性恶化的患者，肾功能平稳的患者中无明显改变。心脏手术后心衰需要仪器设备帮助的患者使用左西孟旦有临床获益。但仍需要大型研究来证实左西孟旦在Ⅰ型 CRS 患者中对肾的保护作用是否存在。

三、血管收缩药物

1. 多巴胺

呈剂量依赖性，剂量不同，作用机制亦不同。小剂量多巴胺兴奋心脏 β1 受体，增加心脏输出量，同时扩张肾动脉，尤其是扩张肾入球小动脉，增加肾血流灌注，提高肾小球滤过率，可有效改善急性心肾综合征患者的临床症状。同时多巴胺还能通过抑制 Na^+/K^+-ATP 酶、抑制醛固酮释放，产生利钠作用。但连续使用超过 72 h 可致 β 受体数量下降，腺苷酸环化酶失敏，产生耐药性，且大剂量使用可导致心律失常等不良反应。另外，小剂量多巴胺对于治疗或预防原发性肾功能损害意义不大。

四、血管扩张药物

此类药可应用于急性心衰早期阶段，收缩压水平是评估此类药物是否适宜的重要指标。收缩压＞110 mmHg 时通常可以安全使用；收缩压在 90～110 mmHg 之间的患者应谨慎使用；而收缩压＜90 mmHg 的患者和伴有阻塞性心脏瓣膜疾病、梗阻性肥厚型心肌病患者禁用。传统的扩血管药物主要是硝酸酯类和硝普钠，前者尤其适用于急性冠脉综合征伴心衰的患者，后者适用于后负荷增加以及伴肺淤血或肺水肿患者，应用时需十分小心监测血压，防治血压过度下降。

重组人脑利钠肽（rhBNP）：奈西立肽可扩张静脉和动脉，降低右心房压力及肺毛细血管楔压，减轻心脏前后负荷，拮抗血管紧张素Ⅱ，从而改善血管重塑，抑制 RAAS，增加冠状动脉血流量，降低心肌耗氧。长期使用奈西立肽可以改善急性失代偿性心衰患者的呼吸困难，降低患者的再次住院率和病死率[21]。奈西立肽可增加尿钠排泄量、增加尿流量以及改善 eGFR。使用奈西立肽 24 h 尿量增加，并且在使用 30 天后可见血清肌酐水平较前下降。同时，针对奈西立肽安全性以及有效性的最新 meta 分析也指出奈西立肽的使用并未增加死亡率，而对血清肌酐水平以及肌酐清除率也无明显影响。

五、血管紧张素转化酶抑制剂（ACEI）和血管紧张素受体阻滞剂（ARB）

ACEI 或 ARB 阻断肾素–血管紧张素–醛固酮系统（RAAS）激活，同时 ACEI 还能抑制缓激肽降解，有效改善心肌收缩功能和舒张功能，抑制心室重构，降低蛋白尿水平，可在一定程度上改善心衰患者预后。多数心功能不全患者同时伴有肾功能不同程度的损害，如Ⅰ型 CRS 患者。ACEI 或 ARB 通过扩张肾小球出球小动脉，降低肾小球滤过压，减轻对肾小球的损伤，减少尿蛋白生成，从而保护肾功能。在高容量负荷时应用 ACEI 或 ARB 可延缓肾功能进一步损害。ACEI 是第一类被证实能降低心衰患者心血管终点事件的药物，ARB 在人体内所产生的生物学效应与 ACEI 相当，对于 ACEI 引起的副作用，例如刺激性干咳等不能耐受者，可使用 ARB 作为替代药物使用。长期服用 ACEI 或 ARB，同时联合他汀类药物能有效缓解早期 CRS 患者的症状，其机制可能为 ACEI 或 ARB 协同他汀类药物能有效阻止 RAAS 激活，改善了血流动力学状态，提高血管内皮功能，抑制炎性反应，从而有效地保护心脏及肾脏功能，延缓 CRS 进展[22]。有研究指出，ACEI 联合 ARB 使用，既可以阻断血管紧张素转换酶及其他途径产生的血管紧张素Ⅱ的合成及其与受体结合，同时也提高了缓激肽水平，有利于解除利尿剂抵抗。用药期间应严密监测患者肾功能和电解质，待解除利尿剂抵抗后，需尽快停用。目前大部分循证医学试验中研究对象均为 eGFR＞30 ml/min 的肾衰竭患者，关于 ACEI 或 ARB 在重度肾功能损害及终末期肾病患者中的有效性及安全性仍需进一步深入研究。同时患者若存在其他严重肾血管疾病、重度肾功能障碍、肾移植、高钾血症等禁忌证时，均不能使用此类药物。在病情允许的情况下，尽量从小剂量开始使用 ACEI 或 ARB，需严密监测患者肾功能、电解质的情况，不能因潜在危害而随意停用。

六、β 受体阻滞剂

β 受体阻滞剂通过抑制肾上腺素能受体而减慢心率，减少心肌耗氧，抑制交感兴奋，改善心室及血管重构，提高心功能储备。对于心功能不全患者长期服用 β 受体阻滞剂不增加相关风险，可延缓病情发展，临床获益大，显著降低心血管不良事件及死亡率。同时 β 受体阻滞剂也可延长 CRS 患者的生存期，提高生活质量，并不会导致肾功能的恶化。

七、重组人促红细胞生成素（rh-EPO）

贫血是加重 CRS 的重要原因，它与心、肾功能不全可相互影响、互为因果，形成恶性循环。EPO 是由肾分泌的一种糖蛋白，主要通过作用于骨髓造血细胞而促进红细胞生成，起到增加组织氧供、促进血管新生、抗细胞凋亡、抗氧化应激、减轻组织损伤等作用，具有一定的心脏和肾脏保护作用[23]。rh-EPO 于 1989 年经美国食品药品监督管理局（FDA）批准上市，主要用于治疗慢性肾衰竭等引起的贫血。使用 EPO 纠正贫血，常可使顽固性心肾功能不全患者的临床症状得到改善，左心室扩大程度减小。研究表明，EPO 治疗贫血的获益不仅仅只是改善贫血，心脏促红素受体的激活还可以有效避免心肌细胞凋亡坏死及纤维化形成，还可改善肾衰竭患者的营养状态，提高免疫功能，从多方面改善 CRS 患者心肾功能。

八、肾替代治疗

肾替代治疗包括间歇性血液透析、腹膜透析、连续性肾替代治疗等。可缓慢持续清除体内组织间隙过剩体液、消除水钠潴留、清除氧自由基等内毒素、纠正电解质紊乱及酸碱失衡、纠正氮质血症、改善利尿剂抵抗、降低容量负荷，等渗清除不会激活 RAAS 系统，可下调血肾素、醛固酮水平，清除包含 IL-1、IL-6、TNF-α 等多种炎症介质，改善氧化应激，减轻氧化损伤，且血流动力学相对稳定，更符合机体生理状态[24]。对于Ⅰ型 CRS 患者，尤其是存在利尿剂抵抗、水钠潴留、电解质紊乱、酸碱平衡失调且出现相应临床表现、肾功能严重受损、药物治疗效果差的患者，早期开展肾替代治疗可以减轻心脏负荷以及肝肾功能损害，其清除血液中炎性介质效率也明显提升，可在短期内缓解临床症状，阻断疾病的恶性循环，明显减少并发症的发生，从而减缓心功能及肾功能的进一步恶化。研究结果表明接受肾替代治疗的Ⅰ型 CRS 患者其肾受损程度以及 1 年再入院率均低于对照组。肾替代治疗方式众多，针对仅仅水钠潴留、液体容量过多的患者可采用单纯超滤或缓慢连续超滤，值得注意的是，单纯超滤并无肾保护作用，使用不当可能会加重肾损伤、诱发患者出现失衡综合征，使水向肺间质或肺泡移动而加剧心功能不全[25]。针对存在显著尿素氮、血肌酐水平升高，电解质紊乱的患者则可采用血液透析、连续性肾替代治疗等方案，对血流动力学不稳定的 CRS 患者尤为适宜。《中国心力衰竭诊断和治疗指南 2018》指出：在急性失代偿心衰患者中，若出现高容量负荷如肺水肿或严重外周水肿，且存在利尿剂抵抗的患者可考虑超滤治疗，难治性容量负荷过重且合并肾功能受损时可考虑肾替代治疗：包括液体复苏后仍然少尿；血钾＞ 6.5 mmol/L；pH 值＜ 7.2；血尿素氮＞ 25 mmol/L，血肌酐＞ 300 mmol/L 等情况[11]。事实上，在急性失代偿心衰患者发生急性肾损伤时，最好选择持续性低流量血液透析的治疗方式，既能清除过多的容量负荷，又可清除体内代谢废物，有助于 CRS 患者的康复[5]。但是肾替代治疗并不作为Ⅰ型 CRS 的一线治疗，因其可能会造成如感染、凝血、出血、生物不相容等与血管通路相关的不良反应，需尽可能避免造成新的内环境紊乱。同时，肾替代治疗对Ⅰ型 CRS 的疗效是暂时的，其意义主要是为临床综合处置 CRS 争取时间和机会[26]。因此，在肾替代治疗的同时不能忽视对 CRS 患者基础病因和诱因的治疗。

参考文献

[1] Ronco C，Haapio M，House AA，et al. Cardiorenal syndrome. J Am Coll Cardiol，2008，52（19）：1527-1539.

[2] Ronco C，Di Lullo L. Cardiorenal syndrome. Heart Fail Clin，2014，10（2）：251-280.

[3] Faiez Zannad，Patrick Rossignol. Cardiorenal syndrome revisited.Circulation，2018，138：929-944.

[4] Ismail Y，Kasmikha Z，Green HL，et al. Cardio-renal syndrome type 1：epidemiology，pathophysiology，and treatment. Semin Nephrol，2012，32（1）：18-25.

[5] 丁小强，谢烨卿．Ⅰ型和Ⅱ型心肾综合征的诊治和肾脏替代治疗．华西医学，2018，33（07）：892-895.

[6] Ronco C，Cicoira M，McCullough PA. Cardiorenal syndrome type1：pathophysiological crosstalk leading to combined heart and kidney dysfunction in the setting of acutely decompensated heart failure. J Am Coll Cardiol，2012，60（12）：1031-1042.

[7] Virzi' GM，de Cal M，Cruz DN，et al. Type 1 cardiorenal syndrome and its possible pathophysiological mechanisms. G Ital Nefrol，2012，29（6）：690-698.

[8] Haase M，Muller C，Damman K，et al. Pathogenesis of cardiorenal syndrome type 1 in acute decompensated heart failure：workgroup statements from the eleventh consensus conference of the Acute Dialysis Quality Initiative（ADQI）. Contrib Nephrol，2013，182：99-116.

[9] 刘茜，周华，瞿惠燕，等．心肾综合征发病机制和治疗的研究进展．实用心脑肺血管病杂志，2018，26（2）：1-5.

[10] Hatamizadeh P，Fonarow GC，Budoff MJ，et al. Cardiorenal syndrome：pathophysiology and potential targets for clinical management. Nat Rev Nephrol，2013，9（2）：99-111.

[11] 中华医学会心血管病学分会心力衰竭学组，中国医师协会心力衰竭专业委员会，中华心血管病杂志编辑委员会．中国心力衰竭诊断和治疗指南 2018. 中华心血管病杂志，2018，46（10）：760-789.

[12] 麦林发．Ⅰ型心肾综合征的临床进展．中外医学研究，2018，16（16）：178-180.

[13] 张汉华．血清胱抑素 C 对Ⅰ型心肾综合征患者预后的预测价值．检验医学与临床，2017，14（1）：135-137.

[14] 孙强，王宝英．新型生物标志物在心力衰竭并发肾功能不全患者中的研究进展．心血管病学进展，2017，38（2）：173-176.

[15] 高志超．心肾综合征的早期诊断与防治．中外医学研究，2013，11（28）：149-152.

[16] 郭俊，冯灿，陆阳，等．心肾综合征的诊治及研究进展．国际心血管病杂志，2015，42（1）：19-22.

[17] 汪雁博，傅向华．Ⅰ型心肾综合征病理生理学机制研究进展．中华临床医师杂志（电子版），2016，（1）：96-99.

[18] Kida K，Shibagaki Y，Tominaga N，et al. Efficacy of tolvaptan added to furosemide in heart failure patients with advanced kidney dysfunction：a pharmacokinetic and pharmacodynamic study. Clin Pharmacokinet，2015，54（3）：273-284.

[19] 中国医师协会心力衰竭专业委员会，中华心力衰竭和心肌病杂志编辑委员会．心力衰竭容量管理中国专家建议．中华心力衰竭和心肌病杂志，2018，2（1）：8-16.

[20] Cruz DN. Cardiorenal syndrome in critical care：the acute cardiorenal and renocardiac syndromes. Adv Chronic Kidney Dis，2013，20（1）：56-66.

[21] 姜晨煜，何也，傅强．心肾综合征的治疗现状及展望．广东医学，2018，39（14）：2091-2095.

[22] PengDF，Tang SY. Comparison of valsartan and benazepril when combined with atorvastatin in protecting patients with early cardio-renal syndrome（CRS）. European Review for Medieal and Pharmaeologieal Seienees，2015，19：1264-1271.

[23] Braam B，Joles JA，Danishwar AH，et al. Cardiorenal syndrome current understanding and future perspectives. Nat Rev Nephrol，2014，10（1）：48-55.

[24] Premuzic V.，Basic-Jukic N.，Jelakovic B，et al.，Continuous veno-venous hemofiltration improves survival of patients with congestive heart failure and cardiorenal syndrome compared to slow continuous ultrafiltration. her Apher Dial，2017，21（3）：279-286.

[25] Bart BA，Goldsmith SR，Lee KL，et al. Ultrafiltration in decompensated heart failure with cardiorenal syndrome. N Engl J Med，2012，367（24）：2296-2304.

[26] 程庆砾．心肾综合征患者的血液净化治疗．中国血液净化，2016，15（2）：110-112.

20 急性肺栓塞的诊断、鉴别诊断和治疗

（黄　岚　陈剑飞　宋元彬）

肺栓塞是三大致死性心血管疾病之一，其发病率和死亡率均很高。由于肺栓塞的症状缺乏特异性，容易被漏诊或误诊。为了提高肺栓塞的诊治水平，2014 年欧洲心脏病学会（ESC）发布了急性肺栓塞管理指南[1]，中华医学会心血管病学分会肺血管病学组于 2016 年发布了《急性肺栓塞诊断与治疗中国专家共识 2015》[2]，随后中华医学会呼吸病学分会肺栓塞与肺血管病学组于 2018 年发布了《肺血栓栓塞症诊断与预防指南》[3]。以上指南与专家共识对于我国肺栓塞的规范化诊治起到了极大的推动作用，在国内医师们的共同努力下，我国急性肺栓塞住院死亡率呈下降趋势[4]。本章将结合国内外的诊治指南、专家共识和最新临床研究进展，对急性肺栓塞的流行病学、危险因素、病理生理、辅助检查、临床表现、诊断流程、鉴别诊断以及治疗策略进行简要介绍。

第一节　概述

肺栓塞是由于各种栓子阻塞肺动脉或其分支所致的一组疾病或临床综合征的总称，包括肺血栓栓塞症（pulmonary thromboembolism，PTE）、脂肪栓塞、羊水栓塞、空气栓塞、肿瘤栓塞等。

PTE 是急性肺栓塞最常见的类型，由来自静脉系统或右心的血栓阻塞肺动脉或其分支所致，以右心功能不全和呼吸功能障碍为主要临床表现和病理生理特征。由于 PTE 占急性肺栓塞的绝大多数，通常所说的急性肺栓塞即指急性 PTE。

引起 PTE 的血栓主要来源于下肢或骨盆的深静脉血栓形成（deep venous thrombosis，DVT）。PTE 和 DVT 实质为同一疾病在不同部位、不同阶段的两种临床表现形式，两者发病机制相互关联，具有相同的危险因素，因此两者合称为静脉血栓栓塞症（venous thromboembolism，VTE）。

第二节　流行病学

由于 PTE 和 DVT 密切相关，现有的临床流行病学调查多将其作为一个整体进行研究。流行病学研究发现，VTE 的发病率和病死率均很高。美国 VTE 的年发病率约为 1.17‰，每年新发 VTE 病例约 35 万例[5]。欧洲 VTE 的年发病率与美国相似，约为 1‰～2‰[1]。2004 年欧盟六国中有超过 317 000 人死于 VTE，其中突发致死性 PTE 占 34%，死前仍未确诊的占 59%，只有 7% 的患者在死亡之前明确诊断[6]。VTE 的发病率随年龄的增加而增加，在 40 岁以上人群中，每增加 10

岁，VTE 风险增加约 1 倍[1]。

亚洲国家 VTE 发病率与西方国家相近。我国 PTE 防治项目对 1997—2008 年全国 60 多家三甲医院的 PTE 患者进行登记注册[4]，统计资料显示，住院患者中 PTE 的比例从 1997 年的 0.26‰上升到 2008 年的 1.45‰。

PTE 具有较高的致死率。一项国际注册登记研究显示 PTE 的 30 天全因死亡率为 4.9% ～ 6.6%[7]。VTE 还具有较高的复发率，其 6 个月的复发率约为 4.3%，12 个月的复发率约为 7.2%，10 年复发率约为 35.4%，其中男性复发率高于女性，恶性肿瘤患者复发率最高[8]。部分急性 PTE 患者可发展成为慢性血栓栓塞性肺动脉高压（chronic thromboembolic pulmonary hypertension，CTEPH），其发生率约为 0.1% ～ 9%，大多数发生于急性 PTE 2 年内[9]。

第三节　危险因素

PTE 和 DVT 具有共同的危险因素。任何可导致静脉血流淤滞、静脉内皮损伤和血液高凝状态的因素（Virchow 三要素），均为 VTE 的危险因素。具体可以分为遗传性（多为永久性）和获得性（多为暂时性）两类。遗传性因素多涉及血管内皮、凝血、抗凝、纤溶等系统相关基因的变异，常以反复发作的动、静脉血栓形成为主要临床表现，称为遗传性易栓症。如患者特别是 40 岁以下的患者无明显诱因反复发生 VTE 或呈家族性发病倾向，需警惕遗传性易栓症的可能。获得性因素是指后天获得的易于发生 VTE 的多种病理生理状态，多是暂时性或可逆的。VTE 常见的危险因素见表 20-1。

在 VTE 的这些危险因素中，不同的危险因素具有不同的相对危险度（OR）[1]。高度危险因素（OR ≥ 10）包括：下肢骨折，3 个月内因心力衰

表 20-1　静脉血栓栓塞症的危险因素（括号内数字为该人群中发生 VTE 的百分率）[10]

遗传性危险因素	获得性危险因素	
抗凝血酶缺乏	创伤 / 骨折	血小板异常
先天性异常纤维蛋白原血症	髋部骨折（50% ～ 75%）	克罗恩病
血栓调节蛋白异常	脊髓损伤（50% ～ 100%）	充血性心力衰竭（＞ 12%）
高同型半胱氨酸血症	外科手术后	急性心肌梗死（5% ～ 35%）
抗心磷脂抗体综合征	疝修补术（5%）	恶性肿瘤
纤溶酶原激活物抑制因子过量	腹部大手术（15% ～ 30%）	肿瘤静脉内化疗
凝血酶原 20210A 基因变异（罕见）	冠状动脉旁路移植术（3% ～ 9%）	肥胖
Ⅻ因子缺乏	脑卒中（30% ～ 60%）	因各种原因的制动 / 长期卧床
Ⅴ因子 Leiden 突变（活性蛋白 C 抵抗）	肾病综合征	长途航空或乘车旅行
纤溶酶原缺乏	中心静脉插管	口服避孕药
纤溶酶原不良血症	慢性肾功能不全	真性红细胞增多症
蛋白 S 缺乏	吸烟	巨球蛋白血症
蛋白 C 缺乏	妊娠 / 产褥期	植入人工假体
	血液黏滞度增高	高龄

竭、心房颤动或心房扑动入院，髋关节或膝关节置换术，严重创伤，3 个月内发生心肌梗死，既往 VTE，脊髓损伤。中度危险因素（OR 2 ～ 9）包括：膝关节镜手术、自身免疫疾病、输血、中心静脉置管、化疗、充血性心力衰竭或呼吸衰竭、使用促红细胞生成素、激素替代治疗、体外受精、感染［特别是呼吸系统感染、泌尿系统感染、人类免疫缺陷病毒（HIV）感染］、炎性肠病、恶性肿瘤、口服避孕药、卒中瘫痪、产后、浅静脉血栓、血栓形成倾向。低度危险因素（OR ＜ 2）包括：卧床休息＞ 3 天、糖尿病、高血压、长时间坐位（例如长时间的汽车或飞机旅行）、年龄增长、腹腔镜手术（例如：腹腔镜下胆囊切除术）、肥胖、妊娠、静脉曲张。

第四节　病理生理

引起 PTE 的血栓来源包括下腔静脉路径、上腔静脉路径和右心腔，其中大部分来源于下肢深静脉，尤其是从腘静脉上端到髂静脉段的下肢近端深静脉（约占 50% ～ 90%）。PTE 既可以是单一部位的，也可以是多部位的，其中以多部位及双侧性更为常见。影像学研究发现，右肺动脉栓塞多于左肺动脉，下肺动脉栓塞多于上肺动脉。

一、肺血管阻力增加和心功能不全

栓子阻塞肺动脉及其分支达一定程度后，因机械阻塞作用，加之神经体液因素（如：血栓素 A2、5- 羟色胺）和低氧所诱发的肺动脉收缩，共同导致肺血管阻力增加，从而导致肺动脉压力及右心室后负荷增加。右心室后负荷增加可导致右心室扩张、三尖瓣反流、右心室壁张力增加、右心室耗氧量增加，可引起右心室收缩功能减退、右心输出量降低，从而导致左室前负荷下降，导致左心输出量下降和循环低血压，循环低血压可进一步加重右心缺血和功能障碍，形成恶性循环。同时，右心后负荷增加还可导致室间隔左移，从而使左心室充盈受限，导致心输出量进一步下降，加重血流动力学障碍。

二、呼吸功能不全

PTE 导致的呼吸功能不全主要为血流动力学障碍所致。PTE 时血管栓塞部位的肺血流减少，肺泡死腔量增大，而未阻塞部位的血流量增加，通气血流比例失调导致低氧血症。部分患者由于右心房压力增加，导致卵圆孔再开放，产生右向左分流，从而加重低氧血症，并增加矛盾性栓塞及猝死风险。由于肺组织同时接受肺动脉、支气管动脉和肺泡内气体三重供氧，因此急性 PTE 较少出现肺梗死。

三、慢性血栓栓塞性肺动脉高压（CTEPH）

部分急性 PTE 患者，经治疗后血栓不能完全溶解，血栓机化，肺动脉内膜发生慢性炎症而增厚，肺血管重构；部分患者还可能伴有 DVT 反复脱落导致肺动脉反复栓塞；部分患者还可能伴有肺动脉原位血栓形成；低氧血症和多种炎症因子可加重肺血管收缩与重构。上述因素导致肺动脉持续性狭窄或闭塞，肺血管阻力和肺动脉压力进行性增加，形成肺动脉高压，称为慢性血栓栓塞性肺动脉高压（CTEPH）。CTEPH 可导致右心后负荷增加，最终导致右心衰竭。

第五节　辅助检查

一、疑诊相关检查

1. 血浆 D- 二聚体

D- 二聚体是交联纤维蛋白在纤溶系统作用下产生的可溶性降解产物，为特异性继发性纤溶标志物。血栓形成时因纤维蛋白溶解导致 D- 二聚体浓度升高。D- 二聚体对诊断急性 PTE 的敏感度高达 92% ～ 100%，因此对于低度或中度临床可能性的患者具有较高的阴性预测价值，若 D- 二聚体含量＜ 500 μg/L，可基本排除急性 PTE。但除 PTE 外，多种因素（如恶性肿瘤、炎症、出血、创伤、手术等）均可引起 D- 二聚体升高，因此 D 二聚体对于诊断 PTE 的阳性预测价值较低，不能用于确诊。D- 二聚体的诊断特异性随着年龄的升高而逐渐下降，以年龄调整临界值［＞ 50 岁患者为年龄（岁）×10 μg/L］，可使 D- 二聚体诊断特异度增加到 34% ～ 46%，敏感度＞ 97%[11]。

2. 动脉血气分析

急性 PTE 常表现为低氧血症和低碳酸血症。但部分患者的血气分析结果可以正常。

3. 血浆肌钙蛋白

包括肌钙蛋白 I（cTnI）和肌钙蛋白 T（cTnT），是反映心肌损伤程度的指标。急性 PTE 时血浆肌钙蛋白水平可升高，水平越高，表示心肌损伤程度越严重，预后越差。

4. 利钠肽（BNP）和 N- 末端利钠肽前体（NT-proBNP）

急性 PTE 时，由于右心室压力负荷增加，室壁张力增加，可导致 BNP 和 NT-proBNP 水平升高，水平越高，提示右心功能不全越严重，预后越差。

5. 心电图

急性 PTE 时最常见的心电图表现是窦性心动过速。部分患者的心电图可表现为：胸前导联 V_1 ～ V_4 及肢体导联Ⅱ、Ⅲ、aVF 的 ST 段压低和 T 波倒置，$S_{Ⅰ}Q_{Ⅲ}T_{Ⅲ}$征（即Ⅰ导 S 波加深，Ⅲ导出现 Q/q 波及 T 波倒置，见图 20-1），完全或不完全性右束支传导阻滞、肺型 P 波，电轴右偏及顺钟向转位等。

6. 胸部 X 线片

PTE 患者的胸部 X 线片可表现为：区域性肺

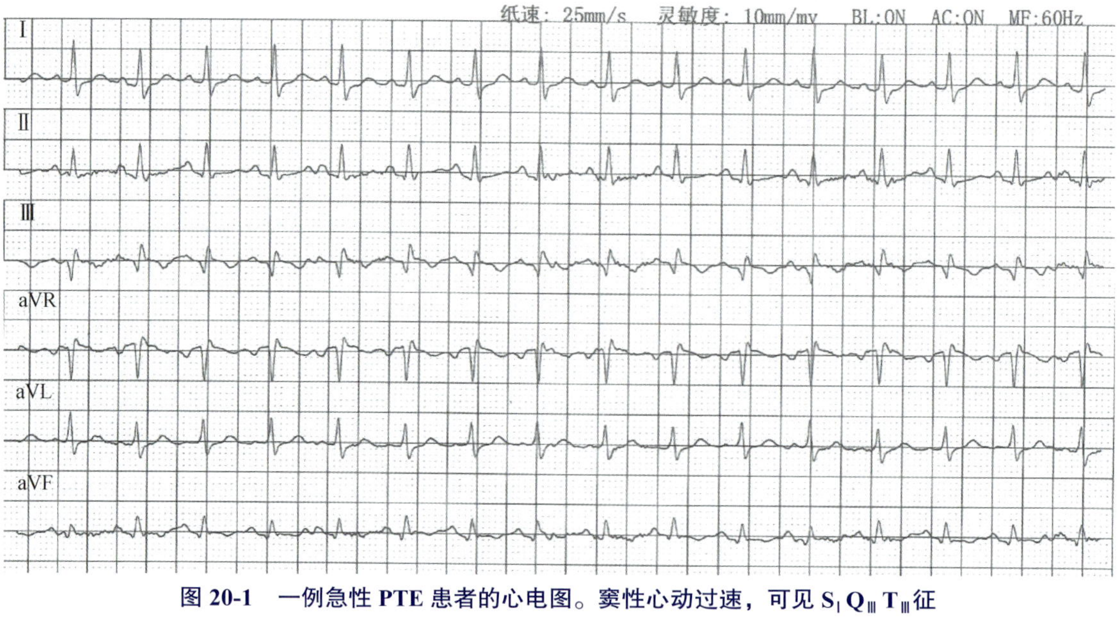

图 20-1　一例急性 PTE 患者的心电图。窦性心动过速，可见 $S_{Ⅰ}Q_{Ⅲ}T_{Ⅲ}$征

血管纹理变细、稀疏或消失，肺野透亮度增加，肺野局部浸润性阴影，尖端指向肺门的楔形阴影，肺不张，右下肺动脉干增宽或伴截断征，肺动脉段膨隆以及右心室扩大征，患侧横膈抬高，少至中量胸腔积液等。但这些表现均缺乏特异性。胸部 X 线片的价值主要在于排除其他可能的疾病。

7. 超声心动图

超声心动图在提示 PTE 诊断、危险分层和排除其他心血管疾病方面具有重要的价值。同时，超声心动图检查可在床旁进行，对于条件不适合做 CT 肺动脉造影（CTPA）的患者具有重要的诊断和鉴别诊断价值。超声心动图检查可发现右心室后负荷过重征象，包括出现右心室扩大、右心室游离壁运动减低、室间隔平直、三尖瓣反流速度增快、三尖瓣收缩期位移减低等。在少数患者中，超声心动图可能发现右心系统（右心房、右心室及肺动脉）血栓，若患者临床表现符合 PTE，即可做出诊断。

二、确诊相关检查

1. CT 肺动脉造影（CTPA）

CTPA 可直观显示肺动脉内血栓形态、部位、血管堵塞程度及栓子新鲜程度，对 PTE 诊断的敏感度高达 83%，特异度高达 78% ～ 100%，目前已成为确诊 PTE 的首选检查方法。同时 CTPA 还可测量肺动脉及心腔径线，评估有无右心高负荷的表现，同时可观察有无肺内病变，有利于鉴别诊断。急性 PTE 的直接征象为肺动脉内充盈缺损（图 20-2），部分或完全包围在不透光的血流之间（轨道征），或呈完全充盈缺损，远端血管不显影。

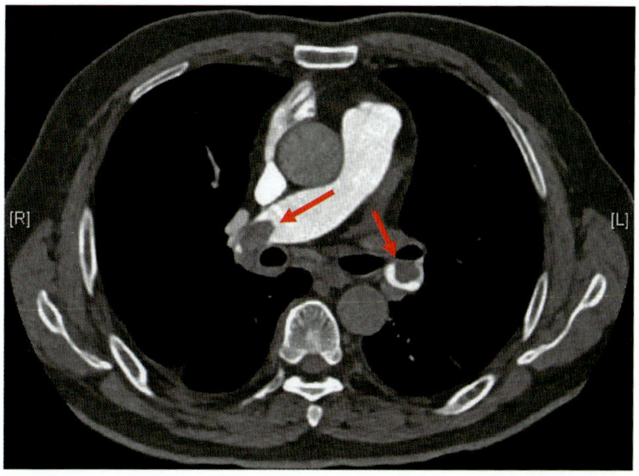

图 20-2　一例急性 PTE 患者的 CTPA。可见右肺动脉及左下肺动脉血栓

CTPA 可同时显示肺及肺外的其他胸部有无病变，具有重要的鉴别诊断价值。其缺点在于对于亚段及亚段以下的肺动脉内血栓的敏感度较差。

2. 放射性核素肺通气 / 灌注（V/Q）显像

V/Q 显像是 PTE 重要的诊断方法，典型征象是呈肺段分布的肺灌注缺损，并与通气显像不匹配。但由于许多疾病可以同时影响患者的肺通气和血流状况，因此 V/Q 显像的结果需密切结合临床。V/Q 显像对于远端肺栓塞诊断价值较高，且可用于妊娠、对碘造影剂过敏和肾功能不全的患者。

3. 肺动脉造影

选择性肺动脉造影为 PTE 诊断的“金标准”，其敏感度约为 98%，特异度为 95% ～ 98%[3]。PTE 的直接征象为肺血管内造影剂充盈缺损，伴或不伴轨道征的血流阻断。由于肺动脉造影是一种有创性检查，有发生严重或致命并发症的可能，很少单独用于诊断，而多用于 PTE 的介入治疗。

第六节　临床表现

急性 PTE 的临床表现多种多样，轻者可完全无症状，重者可表现为晕厥、休克，甚至猝死。急性 PTE 的症状均缺乏特异性，其中，不明原因的呼吸困难及气促，尤以活动后明显，为急性 PTE 最常见的症状。仅有约 20% 的急性 PTE 患者出现“肺栓塞三联征”，即呼吸困难、胸痛及咯血。急性 PTE 的临床表现见表 20-2。

表 20-2　急性 PTE 的临床表现[3]

症状	体征
呼吸困难及气促（80% ～ 90%）	呼吸急促（52%）
胸膜炎性胸痛（40% ～ 70%）	哮鸣音（5% ～ 9%）；细湿啰音（18% ～ 51%）；血管杂音
晕厥（11% ～ 20%）	发绀（11% ～ 35%）
烦躁不安、惊恐甚至濒死感（15% ～ 55%）	发热（24% ～ 43%），多为低热，少数患者可有中度以上发热（11%）
咳嗽（20% ～ 56%）	颈静脉充盈或搏动（12% ～ 20%）
咯血（11% ～ 30%）	心动过速（28% ～ 40%）
心悸（10% ～ 32%）	血压变化，血压下降甚至休克
低血压和（或）休克（1% ～ 5%）	胸腔积液体征（24% ～ 30%）
猝死（＜ 1%）	肺动脉瓣区第二心音亢进（P2 ＞ A2）或分裂（23% ～ 42%）
	三尖瓣区收缩期杂音

第七节　诊断流程

急性 PTE 的诊断流程包括怀疑诊断、明确诊断、寻找病因和危险分层四个步骤。

一、怀疑诊断

对于高度可疑的病例出现不明原因的呼吸困难、胸痛、咯血、晕厥或休克，尤其是当患者伴有一个或多个 VTE 危险因素时，诊断时需考虑 PTE 的可能。若患者同时伴有单侧下肢水肿，或伴有双下肢不对称性水肿，对诊断具有重要的提示意义。结合心电图、胸部 X 线片、血气分析、心脏生物标志物（肌钙蛋白与 BNP 或 NT-proBNP）可初步疑诊 PTE 或排除其他疾病。检测 D- 二聚体对急性 PTE 有重要的阴性预测价值。超声心动图检查可迅速获取结果并可在床旁完成，对于提示 PTE 诊断和排除其他疾病具有重要的价值，宜列为常规检查项目，可同时行下肢血管超声，若发现 DVT 则进一步提高了诊断的可能性。

可采用临床可能性评分对疑诊 PTE 的患者进行可能性评估。临床常规的评分方法包括 Wells 评分（表 20-3）和 Geneva 评分（表 20-4）。

表 20-3　急性 PTE 临床可能性评估的 Wells 评分标准[2]

项目	原始版（分）	简化版（分）
既往 PTE 或 DVT 病史	1.5	1
心率≥ 100 次 / 分	1.5	1
过去 4 周内有手术或制动史	1.5	1
咯血	1	1
恶性肿瘤活动期	1	1
DVT 临床表现	3	1
其他鉴别诊断的可能性低于 PTE	3	1

临床可能性根据各项得分总和推算。三分类法（简化版不推荐三分类法）中，总分 0 ～ 1 分为低度可能性，2 ～ 6 分为中度可能性，≥ 7 分为高度可能性。二分类法中，对于原始版评分标准而言，0 ～ 4 分为可能性小，≥ 5 分为可能；对于简化版评分标准而言，0 ～ 1 分为可能性小；≥ 2 分为可能

二、明确诊断

对于可疑急性 PTE 的患者，为了明确诊断，需首先评估患者的血流动力学状态，不同的血流动力学状态有不同的诊断策略。血流动力学不稳定的可疑 PTE 患者的诊断策略见图 20-3，血流动力学稳定的可疑 PTE 患者的诊断流程见图 20-4。

表 20-4　急性 PTE 临床可能性评估的 Geneva 评分标准[2]

项目	原始版（分）	简化版（分）
既往 PTE 或 DVT 病史	3	1
心率		
75～94 次 / 分	3	1
≥ 95 次 / 分	5	2
过去 1 个月内手术史或骨折史	2	1
咯血	2	1
恶性肿瘤活动期	2	1
单侧下肢痛	3	1
下肢深静脉触痛和单肢肿胀	4	1
年龄＞ 65 岁	1	1

临床可能性根据各项得分总和推算。三分类法中，对于原始版评分标准而言总分 0～3 分为低度可能性，4～10 分为中度可能性，≥ 11 分为高度可能性；对于简化版评分标准而言 0～1 分为低度可能性，2～4 分为中度可能性，≥ 5 分为高度可能性。二分类法中，对于原始版评分标准而言 0～5 分为可能性小，≥ 6 分为可能；对于简化版评分标准而言，0～2 分为可能性小，≥ 3 分为可能

若患者的血流动力学不稳定，需评估是否可立即行 CTPA，若可行 CTPA，建议立即行 CTPA；若不可行 CTPA，建议立即行超声心动图检查，若超声心动图发现右心室超负荷的表现，需再次评估是否可行 CTPA。

若患者的血流动力学稳定，需进行临床可能性评估（Wells 评分或 Geneva 评分），对于 PTE 可能性大的患者，建议直接行 CTPA；对于 PTE 可能性小的患者，建议行 D- 二聚体检查，若 D- 二聚体阴性，可排除 PTE，若 D- 二聚体阳性，建议行 CTPA。

三、寻找病因

对于确诊的急诊 PTE 患者，需尽量寻找其危险因素，尤其是可逆的危险因素（如创伤、手术、骨折、长期卧床等）。积极寻求急性 PTE 患者的危险因素，对于患者的治疗策略和疗程均具有重要价值。对于无明确危险因素的患者，需注意有无潜在的疾病，如恶性肿瘤、抗磷脂抗体综合征、炎性肠病、肾病综合征等。对于年龄较轻且无明确的可逆危险因素的患者以及家族性 VTE 的患者，可进行遗传性易栓症的相关检查。

四、危险分层

PTE 的危险分层主要基于患者血流动力学状态、右心室功能及心脏生物标志物等指标进行综合评估。危险分层结果反映了患者的严重程度，与预后密切相关。不同危险分层的患者有不同的诊断流程和治疗策略。首先，需评估患者血流动力学状态是否稳定，血流动力学不稳定的 PTE 为高危；血流动力学稳定的 PTE，可根据是否合并

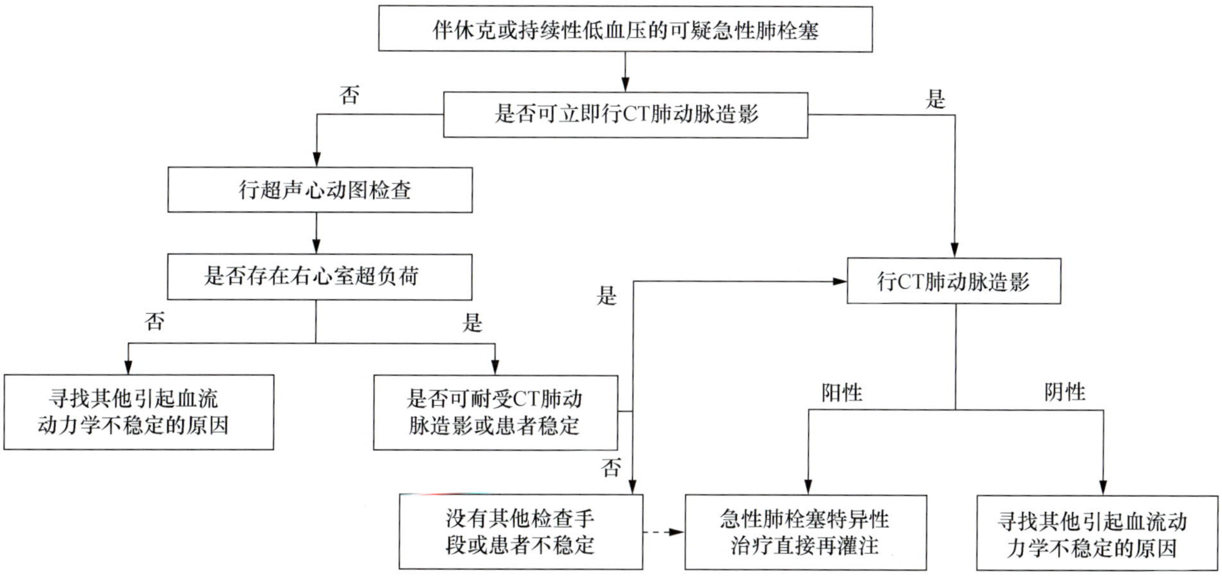

图 20-3　可疑高危急性 PTE 的诊断策略[2]

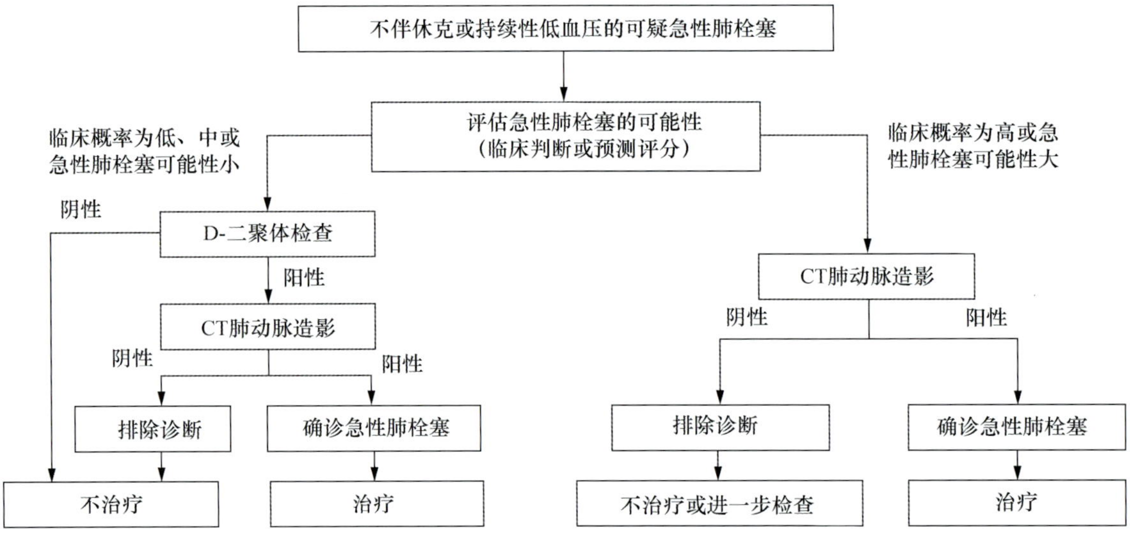

图 20-4　可疑非高危急性 PTE 的诊断策略[2]

右心功能不全和心脏生物标志物升高，将 PTE 分为中危和低危。

1. 高危 PTE

以低血压和休克为主要表现，即体循环收缩压＜ 90 mmHg，或较基础值下降幅度≥ 40 mmHg，持续 15 min 以上。需除外新发生的心律失常、低血容量或脓毒血症所致的血压下降。

2. 中危 PTE

血流动力学稳定，但存在右心功能不全的影像学证据和（或）心脏生物标志物升高。心脏生物标志物包括：肌钙蛋白、BNP 和 NT-proBNP。根据病情严重程度，可将中危 PTE 再分层。中高危：同时存在右心功能不全和心脏生物标志物升高。中低危：仅存在右心功能不全或心脏生物标志物升高其中之一。

右心功能不全的诊断标准：①超声心动图下 A. 右心室扩张（右心室舒张末内径 / 左心室舒张末内径＞ 1.0 或 0.9）；B. 右心室游离壁运动幅度降低；C. 三尖瓣反流速度增快；D. 三尖瓣环收缩期位移减低（＜ 17 mm）。② CTPA 下四腔心层面发现右心室扩张（右心室舒张末内径 / 左心室舒张末内径＞ 1.0 或 0.9）。

3. 低危 PTE

血流动力学稳定，无右心功能不全，心脏生物标志物正常。

另外，2014 年欧洲心脏病学会（ESC）发布的 PTE 管理指南以及中华医学会发布的《急性肺栓塞诊断与治疗中国专家共识 2015》均推荐采用 PTE 严重程度指数（PESI）或其简化版（sPESI）作为划分中危和低危的标准（表 20-5）[1]。

表 20-5　肺栓塞严重指数（PESI）及其简化版（sPESI）的评分标准[2]

项目	原始版本（分）	简化版本（分）
年龄	以年龄为分数	1（若年龄＞ 80 岁）
男性	10	—
恶性肿瘤	30	1
慢性心力衰竭	10	1
慢性肺部疾病	10	
脉搏≥ 110 次 / 分	20	1
收缩压＜ 100 mmHg	30	1
呼吸频率＞ 30 次 / 分	20	—
体温＜ 36℃	20	—
精神状态改变	60	—
动脉血氧饱和度＜ 90%	20	1

原始版本评分中，总分≤ 65 分为Ⅰ级，66 ～ 85 分为Ⅱ级，86 ～ 105 分为Ⅲ级，106 ～ 125 分为Ⅳ级，＞ 125 分为Ⅴ级。危险分层：原始版本评分Ⅰ～Ⅱ级或简化版本评分 0 分为低危；原始版本评分Ⅲ～Ⅳ级或简化版本评分≥ 1 分为中危；原始版本评分Ⅴ级为高危，简化版本中存在慢性心力衰竭和（或）慢性肺部疾病评为 1 分，伴休克或持续性低血压的血流动力学不稳定者为高危

第八节　鉴别诊断

当急性 PTE 患者主要表现为胸痛时，需注意与急性冠脉综合征、主动脉夹层等心血管危急症相鉴别，对于这类患者，同时行肺动脉、冠状动脉及主动脉 CT 造影（胸痛三联 CT 造影）对于鉴别诊断具有重要价值。当患者主要表现为呼吸困难时，需注意与急性左心衰竭、慢性阻塞性肺疾病、支气管哮喘、呼吸道梗阻、肺炎、胸腔积液、气胸等相鉴别。当患者表现为咯血时，需注意与结核、肺炎、肿瘤、心力衰竭等相鉴别。当患者表现为晕厥时，需注意与神经介导的反射性晕厥、直立（体位）性低血压晕厥、心律失常性晕厥、器质性心血管疾病性晕厥等相鉴别。当患者表现为休克时，需注意与感染性休克、低血容量性休克等相鉴别。当患者表现为胸腔积液时，需注意与结核、肺炎、肿瘤、心力衰竭等相鉴别。

一、急性冠脉综合征

急性 PTE 时，患者可表现为心绞痛样胸痛、胸闷，心电图可有 ST 段压低和 T 波倒置等改变，部分 PTE 患者还可见肌钙蛋白升高，易被误诊为急性冠脉综合征。急性冠脉综合征患者的心电图和（或）心肌酶水平会有动态改变。部分 PTE 患者与急性冠脉综合征难于鉴别，可行冠状动脉造影协助鉴别。

二、主动脉夹层

急性 PTE 患者常表现为胸痛，需注意与主动脉夹层相鉴别，由于 PTE 与主动脉夹层的治疗原则有显著差异，因此两者的鉴别尤为重要。主动脉夹层患者既往常有高血压病史，疼痛剧烈，多表现为胸背部撕裂样疼痛，胸部 X 线片可见纵隔增宽，行胸腹主动脉 CT 造影可见动脉内膜撕裂等征象。

三、急性左心衰竭

急性 PTE 患者常表现为呼吸困难，可伴有 BNP 或 NT-proBNP 水平升高，需与急性左心衰竭相鉴别。急性左心衰竭患者多有基础心脏疾病，可伴有感染、劳累、液体负荷过重等诱发因素，听诊两肺满布湿啰音和哮鸣音，心脏听诊可闻及奔马律，经利尿、强心等治疗后症状可缓解。

四、肺炎

急性 PTE 患者可表现为咳嗽、咯血、呼吸困难、胸痛、发热，易被误诊为肺炎。肺炎患者常有咳脓痰、寒战、高热、外周血白细胞及中性粒细胞升高等表现，使用抗生素治疗有效。需注意急性 PTE 与肺炎可合并存在。

第九节　治疗策略

不同危险分层的急性 PTE 患者具有不同的治疗策略（图 20-5）。对于高危急性 PTE，建议尽快进行溶栓治疗。对于中高危患者，建议抗凝治疗，密切监测，一旦出现血流动力学不稳定，可进行补救性溶栓治疗。对于中低危患者，建议抗凝治疗。对于低危患者，建议抗凝治疗，并可考虑早期出院。

一、一般支持治疗

对于高度疑诊或确诊急性 PTE 的患者，应密

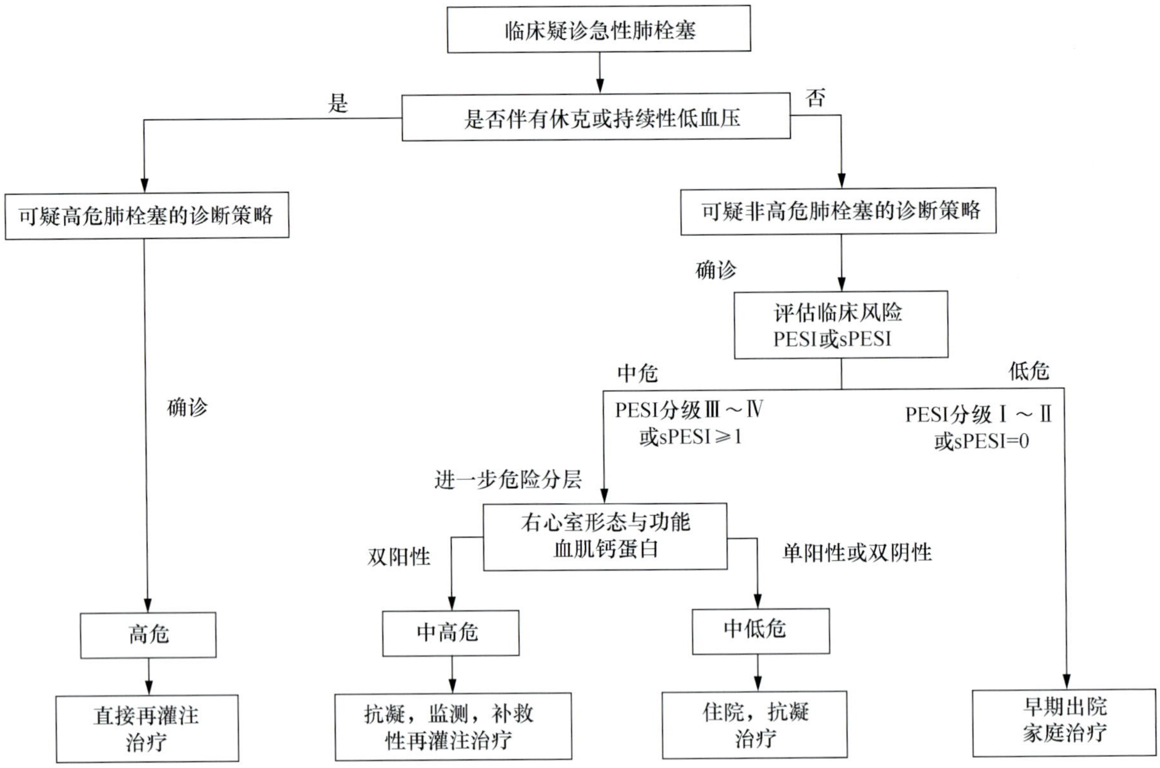

图 20-5　基于危险分层的急性 PTE 治疗策略[2]

切监测血压、心率、呼吸、心电及血气分析，并给予必要的循环与呼吸支持。

对于合并低氧血症的患者，应使用经鼻或经面罩吸氧。当合并呼吸衰竭时，可使用经鼻/面罩无创机械通气或经气管插管行机械通气。当进行机械通气时，应注意避免其对血流动力学的不利影响，机械通气造成的胸腔内正压可减少静脉回流，加重血流动力学障碍，故应采用低潮气量（6～8 ml/kg），使吸气末平台压＜30 cmH_2O[3]。应尽量避免做气管切开，以免在抗凝或溶栓过程中发生局部大出血。

对于合并休克或低血压的急性 PTE 患者，在条件允许的情况下，建议行有创血流动力学监测，并给予积极的循环支持。血管活性药物对于维持有效的血流动力学至关重要，常用的血管活性药物包括去甲肾上腺素、多巴胺、多巴酚丁胺、间羟胺等。对于部分危重患者，可考虑应用体外膜肺氧合（ECMO）以加强生命支持。

对于焦虑和有惊恐症状的患者，可予以心理安慰，必要时可适当应用镇静剂。胸痛明显的患者，可使用止痛药。对于发热、咳嗽的患者可予以对症治疗。同时需注意保持大便通畅。

对于急性 PTE 的患者，若血流动力学稳定，在接受充分抗凝治疗后，可尽早下床活动。

二、抗凝治疗

抗凝治疗是 PTE 的基础治疗手段，可有效地防止血栓再形成和复发，同时促进机体自身纤溶机制溶解已形成的血栓。一旦明确诊断 PTE，应尽早启动抗凝治疗。对于临床高度可疑的 PTE，在等待诊断结果过程中，若无抗凝禁忌，亦可开始抗凝治疗（如低分子量肝素、磺达肝癸钠等）。抗凝治疗的药物可分为胃肠外抗凝药物和口服抗凝药物两大类。

1. 胃肠外抗凝药物

（1）普通肝素：普通肝素首选静脉给药，先给予 2000～5000 U 或按 80 U/kg 静脉注射，继之以 18 U/（kg · h）持续静脉泵入。在开始治疗后的最初 24 h 内，每 4～6 h 监测活化部分凝血活酶时间（APTT），根据 APTT 调整剂量（表 20-6），使 APTT 在 24 h 内达到并维持于正常值的

表 20-6 静脉泵入普通肝素时 APTT 的监测与药物调整[2]

APTT 监测	初始剂量及调整剂量	下次 APTT 测定的间隔时间（h）
治疗前检测基础值	初始剂量：80 U/kg 静脉注射，继之以 18 U/（kg · h）持续静脉泵入	4 ～ 6
＜ 35 s（＜ 1.2 倍正常值）	予 80 U/kg 静脉注射，继而静脉泵入剂量增加 4 U/（kg · h）	6
35 ～ 45 s（1.2 ～ 1.5 倍正常值）	予 40 U/kg 静脉注射，继而静脉泵入剂量增加 2 U/（kg · h）	6
46 ～ 70 s（1.5 ～ 2.3 倍正常值）	无需调整剂量	6
71 ～ 90 s（2.3 ～ 3.0 倍正常值）	静脉泵入剂量减少 2 U/（kg · h）	6
＞ 90 s（＞ 3 倍正常值）	停药 1 h，继而静脉泵入剂量减少 3 U/（kg · h）	6

1.5 ～ 2.5 倍，达到稳定治疗水平后，APTT 监测改为每天一次。使用普通肝素有引起肝素诱导的血小板减少症（heparin-induced thrombocytopenia，HIT）的风险，因此，建议在应用普通肝素后，至少每隔 2 ～ 3 天行血小板计数检测。如果血小板计数下降＞基础值的 50%，和（或）出现动静脉血栓的征象，应停用普通肝素，并改用非肝素类抗凝药（如比伐卢定）。

（2）低分子量肝素：低分子量肝素需根据患者的体重给药，皮下注射，每天给药 1 ～ 2 次。常用的低分子量肝素的用法见表 20-7。低分子量肝素经肾清除，肾功能不全患者需慎用，若应用需减量，若有条件可监测血浆抗Ⅹa 因子活性。对于严重肾功能不全的患者（eGFR ＜ 30 ml/min），建议静脉应用普通肝素。

（3）磺达肝癸钠：为选择性Ⅹa 因子抑制剂，通过与抗凝血酶特异性结合，介导对Ⅹa 因子的抑制作用。磺达肝癸钠应根据体重给药，皮下注射，每日一次，使用方法见表 20-7。对于中度肾功能不全（eGFR 30 ～ 50 ml/min）患者，剂量应减半。对于严重肾功能不全（eGFR ＜ 30 ml/min）的患者禁用磺达肝癸钠。

在 PTE 的初始抗凝治疗中（前 5 ～ 14 天），与普通肝素相比，低分子量肝素和磺达肝癸钠发生大出血或者 HIT 的风险较低。因此推荐首选低分子量肝素或磺达肝癸钠用于 PTE 患者的初始抗凝治疗。

2. 口服抗凝药物

（1）华法林：华法林通过抑制依赖维生素 K 凝血因子（Ⅱ，Ⅶ，Ⅸ，Ⅹ）的合成，发挥抗凝作用。华法林的初始剂量通常为每天 2.5 ～ 3 mg，INR 的目标值为 2 ～ 3。由于华法林起效较慢，初始需与低分子量肝素或磺达肝癸钠等胃肠外抗凝药物联合应用，当 INR 达标后停用胃肠外抗凝药物，并每 1 ～ 2 周检测一次 INR，根据 INR 结果调整华法林剂量，INR 稳定达标后，可每月监测 1 ～ 2 次。使用华法林后，若 INR 明显升高，需根据 INR 增高的幅度以及有无活动性出血，采取相应的处理措施，包括：减量、停药、静脉应用维生素 K（每次 5 ～ 10 mg）以及输注新鲜冰冻血浆等。

（2）非维生素 K 依赖的新型口服抗凝药物

表 20-7 常用低分子量肝素与磺达肝癸钠的使用方法[3]

药品	使用方法（皮下注射）	注意事项
依诺肝素（克赛）	100 U/kg，1 次 /12 小时或 1.0 mg/kg，1 次 /12 小时	单日总量不＞ 180 mg
那屈肝素（速碧林）	86 U/kg，1 次 /12 小时或 0.1 ml/10 kg，1 次 /12 小时	单日总量不＞ 17 100 U
达肝素（法安明）	100 U/kg，1 次 /12 小时或 200 U/kg，1 次 / 日	单日剂量不＞ 18 000 U
磺达肝癸钠（安卓）	（1）5.0 mg（体重＜ 50 kg），1 次 / 日 （2）7.5 mg（体重＜ 50 ～ 100 kg），1 次 / 日 （3）10.0 mg（体重＞ 100 kg），1 次 / 日	

（non-vitamin K antagonist oral anticoagulants，NOAC）：这类药物通过特异性抑制凝血瀑布中的某一靶点，发挥抗凝作用。目前应用的 NOAC 主要包括直接Ⅹa 因子抑制剂（如利伐沙班、阿哌沙班和依度沙班）和直接凝血酶（Ⅱa）抑制剂（如达比加群）。RE-COVER/RE-COVER Ⅱ研究比较了达比加群（150 mg，每天两次）与华法林对于 VTE 患者的疗效以及安全性[12-13]，研究主要终点为 6 个月症状性 VTE 的复发率，两个研究共入选 5128 例 VTE 患者，结果显示，有效性终点达比加群不劣于华法林（HR：1.09，95%CI：0.76 ～ 1.57），大出血两组无显著差异（HR：0.73，95% CI：0.48 ～ 1.11），但达比加群组的所有出血较少（HR：0.70，95% CI：0.61 ～ 0.79）。EINSTEIN-DVT 和 EINSTEIN-PE 研究均发现[14-15]，利伐沙班对于 VTE 复发预防的有效性不劣于华法林，两组主要安全性事件（大出血或临床相关的非大出血）发生率相似，但利伐沙班显著降低大出血发生率。达比加群的用法为：先使用胃肠外抗凝药物 5 ～ 14 天（至少 5 天），然后停用胃肠外抗凝药物，改为达比加群 150 mg（对于年龄≥ 80 岁或同时使用维拉帕米的患者，建议使用 110 mg），每天 2 次。利伐沙班的用法：15 mg，每天 2 次，3 周后改为 20 mg，每天一次。对于 eGFR ＜ 30 ml/min 的患者，禁用达比加群，利伐沙班亦需慎用。

3. 抗凝疗程

急性 PTE 抗凝治疗疗程为至少 3 个月。对于有明确可逆性危险因素的 PTE，在 3 个月抗凝治疗后，若危险因素已去除，复查无残余血栓，无 CTEPH 的相关表现，建议停用抗凝治疗。对于相关危险因素持续存在的 PTE、特发性 PTE、复发性 PTE、恶性肿瘤活动期、存在残余血栓以及有 CTEPH 的患者，建议长期抗凝治疗。但长期抗凝治疗会增加出血风险，因此，需要定期对患者血栓复发和出血风险进行评估，在出血和复发之间寻求风险与获益的最佳平衡点，如果复发风险显著超过出血风险，则建议延长抗凝治疗时间。

以下因素提示患者有较高的复发风险：① VTE 多次发作；②抗磷脂抗体综合征；③遗传性易栓症；④在近端深静脉存在残余血栓。

VTE 是恶性肿瘤患者的主要死因之一，活动期肿瘤是 VTE 复发的重要危险因素，其在 12 个月内的复发率可高达 20%。因此对于恶性肿瘤活动期伴 VTE 的患者，建议长期抗凝治疗，药物首选皮下注射低分子量肝素。

对于 PTE 患者抗凝治疗的出血风险目前尚缺乏合适的危险评分工具。据目前的研究发现，以下因素增加出血风险：①年龄＞ 75 岁；②既往消化道出血；③既往缺血性或出血性卒中；④慢性肝病或慢性肾脏疾病；⑤同时应用抗血小板药物；⑥未进行定期监测。

RE-SONATE[16]、RE-MEDY[16]、EINSTEIN-Ext[14] 等研究已经显示 NOAC 在 VTE 患者长期抗凝治疗方面的有效性和安全性。因此，对于需长期抗凝的 PTE 患者，宜优先选用 NOAC，除非患者不适合应用 NOAC（如肾功能不全）[1]。

三、溶栓治疗

溶栓治疗可以迅速溶解部分或全部血栓，恢复肺组织灌注，降低肺血管阻力和肺动脉压力，改善右心室功能，从而降低急性 PTE 患者的死亡率。已有多项随机临床试验发现[17-18]，溶栓治疗可以迅速改善血流动力学状态，降低早期死亡率。

对于急性高危 PTE，若无溶栓禁忌，建议尽快溶栓治疗。对于急性中高危 PTE，建议先给予抗凝治疗，并密切观察，一旦发现血流动力学不稳定，且无溶栓禁忌，需及时启动“补救性”溶栓治疗。对于低危和中低危 PTE 患者，不建议溶栓治疗。

溶栓治疗的时间窗一般定为 14 天以内，但由于可能存在血栓的动态形成过程，对溶栓的时间窗不作严格规定[3]。常用的溶栓药物有重组组织型纤溶酶原激活剂（rt-PA）和尿激酶，使用方法为 rt-PA 50 ～ 100 mg 或尿激酶 2 万 U/kg，2 h 持续静脉滴注。目前对于 PTE 溶栓治疗时，rt-PA 使用半量还是全量尚无定论。我国 VTE 研究组开展的一项研究[19]，入选了 118 例急性 PTE 患者，其中 65 例使用半量（50 mg）rt-PA，其余的使用全量（100 mg），结果显示，半量 rt-PA 与全量相比，有效性相似且更安全，尤其是在体重＜ 65 kg 的患者，出血事件的发生率更低。

溶栓治疗的主要并发症为出血。溶栓治疗前需充分评估患者的出血风险及有无溶栓治疗的禁忌证。溶栓治疗的禁忌证包括：①绝对禁忌证：出血性卒中；6个月内缺血性卒中；中枢神经系统损伤或肿瘤；近3周内重大创伤、手术或头部外伤；1个月内消化道出血；已知的出血高风险患者。②相对禁忌证：6个月内短暂性脑缺血（TIA）发作；应用口服抗凝药物；妊娠或分娩后1周；不能压迫止血部位血管穿刺；近期曾行心肺复苏；难以控制的高血压（收缩压＞180 mmHg）；严重肝功能不全；感染性心内膜炎；活动性溃疡。对于危及生命的高危PTE，绝对禁忌证亦可被视为相对禁忌证。

四、经导管介入治疗

急性PTE介入治疗的目的是清除阻塞肺动脉的栓子，以降低肺血管阻力、肺动脉压力和右心室后负荷，从而改善患者的右心功能，改善患者的症状并提高生存率。高危急性PTE或伴临床恶化的中高危PTE，若有肺动脉主干或主要分支血栓，并存在高出血风险或溶栓禁忌，或经溶栓治疗无效，无条件行外科血栓清除术，在有条件的情况下，可行经皮导管介入治疗。介入治疗的主要措施包括：经导管碎解血栓、抽吸血栓以及经导管局部小剂量溶栓。对于系统性溶栓出血风险高的患者，经导管溶栓可显著减少溶栓剂量，从而降低出血风险。

一项meta分析总结了35项非随机研究资料发现[20]，在594例接受经导管介入治疗的患者中，介入治疗的临床成功率为86.5%，轻度和严重并发症发生率分别为7.9%和2.4%。经导管介入治疗的并发症主要包括：右心功能恶化导致的死亡、远端栓塞、肺动脉穿孔并肺出血、体循环出血、心脏压塞、心脏传导阻滞或心动过缓、溶血、造影剂肾病以及穿刺并发症。

对于可进行抗凝治疗的急性PTE患者，不推荐放置下腔静脉滤器。对于有抗凝禁忌的急性PTE患者，若同时伴有下肢深静脉大块血栓，为防止血栓脱落阻塞肺动脉，可考虑放置可回收下腔静脉滤器，通常在2周内取出。一般不考虑长期应用下腔静脉滤器。

五、外科手术治疗

对于急性高危PTE，若有肺动脉主干或主要分支血栓，如存在溶栓禁忌、溶栓治疗或介入治疗失败，在具备外科专业技术和条件的情况下，可考虑行肺动脉血栓清除术。

参考文献

[1] Konstantinides SV，Torbicki A，Agnelli G，et al. 2014 ESC guidelines on the diagnosis and management of acute pulmonary embolism. Eur Heart J, 2014, 35（43）: 3033-69，3069a-3069k.

[2] 中华医学会心血管病学分会肺血管病学组 . 急性肺栓塞诊断与治疗中国专家共识（2015）. 中华心血管病杂志，2016,（3）：197-211.

[3] 中华医学会呼吸病学分会肺栓塞与肺血管病学组，中国医师协会呼吸医师分会肺栓塞与肺血管病工作委员会，全国肺栓塞与肺血管病防治协作组 . 肺血栓栓塞症诊治与预防指南 . 中华医学杂志，2018，98（14）：1060-1087.

[4] Yang Y，Liang L，Zhai Z，et al. Pulmonary embolism incidence and fatality trends in chinese hospitals from 1997 to 2008：a multicenter registration study. PLoS One，2011，6（11）：e26861.

[5] Rathbun S. Cardiology patient pages. The Surgeon General's call to action to prevent deep vein thrombosis and pulmonary embolism. Circulation，2009，119（15）：e480-482.

[6] Cohen AT，Agnelli G，Anderson FA，et al. Venous thromboembolism（VTE）in Europe. The number of VTE events and associated morbidity and mortality. Thromb Haemost，2007，98（4）：756-764.

[7] Jiménez D，de Miguel-Díez J，Guijarro R，et al. Trends in the Management and Outcomes of Acute Pulmonary Embolism：Analysis From the RIETE Registry. J Am Coll Cardiol，2016，67（2）：162-170.

[8] Zhang S，Zhai Z，Yang Y，et al. Pulmonary embolism risk stratification by European Society of Cardiology is associated with recurrent venous thromboembolism：Findings from a long-term follow-up study. Int J Cardiol，2016，202：275-281.

[9] Heit JA，Silverstein MD，Mohr DN，et al. The epidemiology

of venous thromboembolism in the community. Thromb Haemost, 2001, 86 (1): 452-463.

[10] 王辰. 肺血栓栓塞症. 内科学(第8版). 北京:人民卫生出版社, 2013: 99-106.

[11] Schouten HJ, Geersing GJ, Koek HL, et al. Diagnostic accuracy of conventional or age adjusted D-dimer cut-off values in older patients with suspected venous thromboembolism: systematic review and meta-analysis. BMJ, 2013, 346: f2492.

[12] Schulman S, Kearon C, Kakkar AK, et al. Dabigatran versus warfarin in the treatment of acute venous thromboembolism. N Engl J Med, 2009, 361 (24): 2342-2352.

[13] Schulman S, Kakkar AK, Goldhaber SZ, et al. Treatment of acute venous thromboembolism with dabigatran or warfarin and pooled analysis. Circulation, 2014, 129 (7): 764-772.

[14] Bauersachs R, Berkowitz SD, Brenner B, et al. Oral rivaroxaban for symptomatic venous thromboembolism. N Engl J Med, 2010, 363 (26): 2499-2510.

[15] Büller HR, Prins MH, Lensin AW, et al. Oral rivaroxaban for the treatment of symptomatic pulmonary embolism. N Engl J Med, 2012, 366 (14): 1287-1297.

[16] Schulman S, Kearon C, Kakkar AK, et al. Extended use of dabigatran, warfarin, or placebo in venous thromboembolism. N Engl J Med, 2013, 368 (8): 709-718.

[17] Dalla-Volta S, Palla A, Santolicandro A, et al. PAIMS 2: alteplase combined with heparin versus heparin in the treatment of acute pulmonary embolism. Plasminogen activator Italian multicenter study 2. J Am Coll Cardiol, 1992, 20 (3): 520-526.

[18] Goldhaber SZ, Haire WD, Feldstein ML, et al. Alteplase versus heparin in acute pulmonary embolism: randomised trial assessing right-ventricular function and pulmonary perfusion. Lancet, 1993, 341 (8844): 507-511.

[19] Wang C, Zhai Z, Yang Y, et al. Efficacy and safety of low dose recombinant tissue-type plasminogen activator for the treatment of acute pulmonary thromboembolism: a randomized, multicenter, controlled trial. Chest, 2010, 137 (2): 254-262.

[20] Kuo WT, Gould MK, Louie JD, et al. Catheter-directed therapy for the treatment of massive pulmonary embolism: systematic review and meta-analysis of modern techniques. J Vasc Interv Radiol, 2009, 20(11): 1431-1440.

21 老年心血管疾病的诊断和治疗：共性与个性

（刘梅林　冯雪茹）

第一节　概述

我国是世界上老年人口总数最多的国家，至2015年底，60岁及以上人口占总人口的16.1%，达到2.22亿人[1]，面临人口老龄化带来的严峻挑战。增龄是心血管疾病的独立危险因素，随着老年人群数量的增加，心血管疾病的威胁持续增加。心血管系统与增龄相关的变化影响了老年心血管疾病的临床表现和预后。随着年龄增长，老年人各脏器的组织结构和生理功能呈退行性改变，尤其是肝肾功能的衰退，使老年人对药物的吸收、分布、代谢和排泄以及对药物的反应性、敏感性和耐受性均不同于其他人群。老年心血管疾病的临床表现不典型、病情复杂，容易漏诊、误诊和出现合并症，病情可急剧恶化。老年心血管疾病患者常并存多种疾病、服用多种药物，容易发生药物不良反应。因此，老年心血管疾病的诊治在共性的前提下，应格外关注特殊性和个体特征。

第二节　老年心血管系统改变

一、心脏结构和功能改变

随年龄增长，心脏的结构呈衰老性变化，窦房结起搏细胞、心脏电传导系统功能减退[2]。动脉硬化，血管顺应性降低，导致心脏收缩时左心室射血阻力增加、对血压升高的缓冲能力下降，心血管系统的代偿能力降低（表21-1）。

表21-1　年龄相关的心血管解剖及生理改变

项目	解剖及生理改变
心肌	心脏重量增加，左心室体积和室壁增厚 心肌细胞增大，心肌细胞数量减少 纤维增多、胶原弹性降低
心腔和瓣膜	左心室腔缩小，左心房扩大 瓣叶和瓣环钙化、脂肪沉积导致退行性改变
心功能	舒张功能减退 静息状态的心排血量正常

表 21-1 年龄相关的心血管解剖及生理改变（续）

项目	解剖及生理改变
传导系统	房室结和左前分支纤维化 特殊细胞和纤维的丢失 PR、QRS 和 QT 间期延长，运动时最大心率降低 对 β 受体激动剂的敏感性降低 化学感受器和压力感受器的调节能力降低
冠状动脉	动脉粥样硬化，血管迂曲、扩张、钙化
大、中动脉	主动脉向右迂曲、扩张 收缩压、脉压增加 脉搏波传导速度增加 血管阻力增加 内皮细胞功能受损
整体功能受损	外周肌肉减少、脂肪增加 呼吸容量减少 最大氧储备减少

二、神经调节的变化

肾素-血管紧张素-醛固酮系统（RAAS）和β 肾上腺素为基础的交感神经活性随着增龄而增加。RAAS 激活，可导致心肌肥大、纤维化和心脏舒张功能减退。血循环中的儿茶酚胺水平随年龄增长而升高，可导致心脏损伤，超过心脏代偿能力时可诱发心力衰竭。

第三节 增龄相关的药理学改变

随增龄，老年患者各组织器官系统的结构和功能都发生了生理性老化，致使药物吸收、分布、代谢和排泄受到影响，更易发生药物不良反应。

1. 吸收

老年人的胃肠道黏膜萎缩，导致药物吸收面积缩小；胃酸分泌减少，会影响某些药物的解离度和溶解度；胃排空时间延长，肠蠕动减弱，可影响药物的吸收半衰期和达峰时间。

2. 分布

老年人身体脂肪占体重的比例增加，使脂溶性药物在体内滞留的时间延长、清除半衰期延长。血浆蛋白随年龄增长而降低，导致游离药物的血浓度增加。

3. 肝代谢

老年人肝的血流量减少，药物代谢酶（P450）活性下降。经肝代谢药物的血药浓度可能增高或消除延缓而容易发生不良反应。

4. 肾排泄

老年人肾血流量减少、肾小球滤过率逐年下降、肾小球分泌功能降低，可影响药物从肾的排泄，使血药浓度增高，半衰期延长。

老年人心血管系统的改变，使药物的作用效果及不良反应具有不确定性，药物治疗应严格掌握适应证，根据年龄、体重、体质和肝肾功能等具体情况调整药物剂量和用药间隔时间等，制订个体化治疗方案，同时尽量减少用药种类、注意药物间的相互作用，初始用药应从小剂量开始并密切监测药物不良反应。

第四节 老年高血压

高血压是导致心脑血管疾病的重要危险因素，是老年人致死、致残的重要原因。我国老年高血压的知晓率、治疗率和控制率低，超过 50% 的老年高血压未进行治疗[3]。

一、临床表现

老年高血压临床上表现为①收缩压增高为主；②脉压增大；③血压波动大；④常见直立（体位）性低血压、餐后低血压、血压昼夜节律异常和诊室高血压；⑤多种疾病并存，并发症多；⑥继发性高血压、隐匿性高血压、假性高血压多见[4]。

二、治疗

老年人高血压治疗目标、策略有别于一般高血压群体。≥ 65 岁老年人推荐血压控制目标＜150/90 mmHg，若能够耐受可降低至 140/90 mmHg 以下。对于高血压合并心、脑、肾等靶器官损害的老年患者，建议采取个体化、分级达标的治疗策略：首先将血压降低至＜ 150/90 mmHg，耐受良好者可降低至＜ 140/90 mmHg。对于年龄＜ 80 岁且一般状况好、能耐受降压的老年患者，可降至＜ 130/80 mmHg；≥ 80 岁的患者，建议降至＜ 150/90 mmHg，如能耐受降压治疗，可降至＜ 140/90 mmHg。老年患者降压治疗应强调收缩压（SBP）达标，强调在患者能耐受的前提下逐步降压，避免过快、过度降低血压。

健康的生活方式对老年人同样重要。老年人常见盐敏感性高血压，应限制食盐摄入。应格外重视保持心理健康，避免情绪波动和应激。此外，老年人（特别是高龄老年人）过度严格控制饮食及限制食盐摄入可导致营养不良及电解质紊乱（如低钠、低钾血症）。老年人过快、过度减轻体重可影响生活质量，甚至因免疫力降低而发生其他疾病。

老年人在启动降压治疗前，应评估衰弱状态。对于衰弱的老年人，应根据综合评估结果确定降压治疗方案，部分患者需维持较高的血压以保证组织器官的灌注。应避免血压过低和血压波动过大。降压药物选择原则与一般高血压人群无异，临床常用的钙通道阻滞剂（CCB）、利尿剂、血管紧张素转化酶抑制剂（ACEI）、血管紧张素受体阻滞剂（ARB）及 β 受体阻滞剂均可用于老年高血压的初始治疗。

老年高血压患者常同时合并多种疾病、存在多种心脑血管疾病的危险因素和（或）靶器官损害，多数患者需联合使用两种或以上降压药才能达到降压目标。确定联合治疗方案时应考虑患者的基线血压水平及靶器官损害情况，根据患者的个体特征、并存的临床疾病及合并用药情况合理选择降压药物，评估并干预心脑血管疾病的危险因素。降压药应从小剂量开始，逐渐增加剂量或种类，逐步使血压达标，避免降压速度过快并密切观察有无降压治疗相关的脑供血不全及心肌缺血的症状及药物不良反应，避免直立（体位）性低血压或过度降压带来的伤害。选择不同作用机制的降压药物，有利于增加疗效并减少不良反应。降压药物的降压幅度与基线血压水平相关，基线血压越高其降压幅度越大。

非二氢吡啶类 CCB 维拉帕米、地尔硫䓬慎用于心功能不全、心脏房室传导异常及病态窦房结综合征患者，硝苯地平慎用于心动过速、急性冠脉综合征及心功能不全患者。**利尿剂**尤其适用于合并心力衰竭、水肿的老年高血压患者。常用小剂量噻嗪类利尿剂（如氢氯噻嗪 6.25 ～ 12.5 mg/d、吲达帕胺 1.25 ～ 2.5 mg/d），需监测肾功能及电解质变化。**ACEI 或 ARB** 用于糖尿病、慢性肾脏疾病或蛋白尿的老年高血压患者，使用时需排除双侧重度肾动脉狭窄，监测血钾及血肌酐、eGFR 水平，血钾

> 5.5 mmol/L 时禁用。推荐 ACEI 用于伴有冠心病、心功能不全的老年高血压患者，不能耐受者使用 ARB。应警惕罕见的血管神经性水肿。**β 受体阻滞剂**优先用于合并冠心病、慢性心功能不全、快速性心律失常、血压波动大伴交感神经活性高的老年高血压患者。需从小剂量起始，根据血压及心率调整剂量。禁用于病态窦房结综合征、二度及二度以上房室传导阻滞、支气管哮喘的患者。老年人常存在窦性心动过缓、窦房结功能异常，应根据患者的具体情况决定是否使用及使用剂量。伴有前列腺增生症状的老年高血压患者可使用 **α 受体阻滞剂**。应从小剂量开始、睡前服用，根据患者的疗效逐渐调整剂量。应监测立位血压，以便及时发现直立（体位）性低血压。

第五节　老年血脂异常

一、概况

血脂异常是老年人动脉粥样硬化性心血管疾病（ASCVD）及其心脑血管事件的独立危险因素。

总胆固醇（total cholesterol，TC）、低密度脂蛋白胆固醇（low-density lipoprotein cholesterol，LDL-C）和甘油三酯（triglyceride，TG）水平随年龄增加而逐渐升高。与欧美国家相比，我国老年人的 TC、LDL-C 和 TG 平均水平低于西方人群，以轻、中度增高为主。

二、治疗

健康的饮食结构和生活方式是老年人血脂异常的基本治疗措施。鼓励所有血脂异常的老年患者调整饮食结构、采取健康的生活方式，不提倡老年人过分严格控制饮食和过快减轻体重。

调脂治疗是治疗老年人血脂异常的主要治疗措施，建议根据患者心血管疾病危险分层及个体特点，充分评估调脂治疗的利弊，合理选择调脂药物，以达到改善生活质量，减少心血管事件和降低病死率的目的。

常用调脂药物包括他汀类、贝特类、烟酸类、胆固醇吸收抑制剂、ω-3 多不饱和脂肪酸等。

他汀类药物是防治动脉粥样硬化心血管疾病（ASCVD）临床证据最充分的药物，可减缓和逆转动脉粥样硬化病变，减少心血管事件，降低心血管疾病的病死率及总死亡率。老年人同样可从他汀类药物治疗中获益，是首选的调脂药物[5]。在使用他汀类药物治疗之前，应认真评估老年人 ASCVD 危险因素，充分权衡他汀类药物治疗的获益 / 风险，根据个体特点确定老年人他汀治疗的目标、种类和剂量。推荐以 LDL-C 为首要目标，非 HDL-C 为次要目标。治疗目标值参考《中国成人血脂异常防治指南（2016 年修订版）》[6]。心血管疾病或糖尿病老年患者可从调脂治疗中获益，但因存在不同程度肝肾功能减退，用药过程中应监测肝肾功能和肌酶。≥ 80 岁高龄老年人选择调脂药物的剂量应个体化，治疗目标值无特别推荐。

研究表明，急性冠脉综合征的老年患者使用大剂量他汀类药物，较中等剂量的他汀类药物未进一步降低主要终点事件，而他汀类药物相关的不良反应明显增多，停药率增加。与< 65 岁的患者相比，相同剂量的他汀类药物可使老年患者的 LDL-C 进一步降低 3% ～ 4%，多数老年患者使用中、小剂量他汀类药物血脂即可达标。

老年人对他汀类药物安全性和耐受性好，少数老年患者可出现肝酶、肌酶异常、肌病等不良反应。随着他汀类药物剂量的增大，肝酶升高的发生率增加，因不良反应和肌痛中断治疗者增加，肌酶异常、肌病和新发糖尿病风险增加。出现肌痛或肌酶升高时，应排除其他原因所致的肌酶升高，如创伤、剧烈运动、甲状腺疾病、感染、原发性肌病等。如出现认知功能障碍，应排除是否与他汀类药物相关。由于老年人常合并多种疾病，使用多种药物，选择或应用他汀类药物时应充分权衡利弊，注意药物相互作用，监测并及时发现药物不良反应。老年患者使用他汀类药物应从小或中等剂量开始，后续根据疗效调整剂量，应使用使老年患者血脂达标的他汀类药物剂量，以避免盲目应用大剂量他汀类药物导致的不良反应。对于急性冠脉综合征等极高危患者应尽快使血脂达标。对存在多种心血管疾病危险的老年人，可考虑使用小剂量他汀类药物进行一级预防。

贝特类、烟酸类药物主要降低TG、升高HDL-C水平，可与他汀类药物合用治疗混合型高脂血症。与他汀类药物联用时，老年人应格外关注增加肝酶异常和肌病的发生风险，应小剂量联合并注意监测不良反应。依折麦布、胆酸螯合剂主要减少肠道内胆固醇的吸收而发挥降胆固醇作用，主要用于他汀类药物治疗胆固醇不达标或不耐受时。联合治疗能使LDL-C水平降幅增加15%～20%。ω-3多不饱和脂肪酸主要降低TG水平和升高HDL-C水平，用于治疗高甘油三酯血症，2～5 g/d可使TG水平下降25%～30%；可与贝特类药物合用治疗高甘油三酯血症，与他汀类药物合用治疗混合型高脂血症。本药不良反应少，可安全用于老年患者。

前蛋白转化酶枯草溶菌素9（PCSK-9）抑制剂大幅度降低LDL-C并抑制动脉粥样硬化进展。目前主要用于家族性高胆固醇血症使用大剂量他汀类药物血脂未达标或不耐受时，由于费用昂贵，临床应用受限。老年人的应用及长期安全性均需要积累经验和临床研究证据。

老年人使用调脂药物前，应充分评估调脂治疗的获益/风险，根据老年人个体特点选择调脂药物，对于使用小剂量他汀类药物后TC或LDL-C水平迅速下降的老年人，应注意排除是否患有肿瘤等消耗性疾病。随着年龄的增长，老年人生理性改变导致肌肉萎缩、肌力减弱，他汀类药物引起的肌肉不良反应可使相关症状加重，影响身体的功能状态和生活质量（如肌肉无力降低了患者的生活质量并增加跌倒所致创伤的可能）。

女性、体型瘦小、肝肾功能异常、多种疾病并存、联合使用多种药物的老年人发生肌病的危险增加，应严格掌握适应证并监测不良反应。老年人的生理变化导致肝肾功能减退、常使用多种药物，应重视药物间的相互作用。合并用药选择不当，可增加药物的不良反应或降低疗效。应根据心血管疾病的危险分层，结合生理年龄、肝肾功能、伴随疾病、合并用药、预期寿命等，充分衡量调脂治疗的利弊，在获益明显超过风险时服用他汀类药物并长期坚持，如无特殊理由不应停药。

第六节　老年冠心病

一、临床表现

老年冠心病患者，尤其是≥80岁高龄患者的临床情况复杂，症状不典型，容易误诊漏诊，常因多种疾病并存而导致治疗矛盾，影响临床决策。所伴随的脑血管疾病、心功能不全、心脏瓣膜疾病、肾功能不全、糖尿病等，均可能影响治疗决策和预后。

老年急性冠脉综合征（ACS）出现典型症状者不足40%。最常见的症状是气短、呼吸困难，可出现恶心、呕吐、乏力、晕厥、急性意识丧失或迷走神经兴奋等非疼痛症状。胸痛不典型、认知受损、与其他临床疾病共存时，常导致患者就诊及入院延迟。老年人心血管疾病事件也可能发生在患其他急性疾病或合并疾病的临床情况恶化时（如肺炎、慢性阻塞性肺疾病、胆囊手术或髋部骨折等），心肌耗氧量增加或应激状态促进潜在的冠状动脉粥样硬化疾病进展。非ST段抬高型心肌梗死（NSTEMI）是老年人心肌梗死最常见的类型。发生急性心肌梗死后，老年患者更易出现合并症如心脏游离壁破裂、充血性心力衰竭和心源性休克，死亡率更高。通常，老年患者的冠状动脉迂曲、成角、钙化，病变程度重，弥漫病变多，常为多支、多处复杂病变，左主干病变、慢性闭塞病变多见，使冠状动脉介入治疗手术难度及风险增大，术中并发症发生率高，并且由于心肾功能不全等潜在威胁，限制了造影剂的使用。

二、检查

应对老年冠心病患者的整体功能状态、日常生活耐力、心血管疾病危险因素和伴随疾病进行全面评估。心电图、超声心动图是冠心病诊断的基本检查项目，对于病情稳定的老年患者，运动负荷心电图、核素心肌显像可用于评估心肌缺血面积，判断冠状动脉病变严重程度，了解心功能贮备，评价预后及治疗效果。部分老年人运动功能受限，运动时血压升高、心率不达标、不停药检查等可影响运动负荷结果的判断。对于存在冠状动脉重度钙化病变、支架植入术后的老年患者，冠状动脉 CT（CTA）常难以准确判断冠状动脉病变的严重程度。冠状动脉造影主要用于确定进一步治疗策略。

三、治疗

老年冠心病的治疗方案应根据患者的个体状况、并存的疾病、认知状态、预期寿命、患者意愿、评估获益 / 风险等确定[7-8]。此外，根据缺血范围、出血风险、风险评估及血管再通的获益决定是否行经皮冠状动脉介入治疗（PCI）。经充分的药物治疗难以控制心绞痛症状或不能耐受药物治疗、生活质量明显降低的老年冠心病患者应考虑血运重建治疗。老年人冠状动脉常为弥漫、迂曲、钙化及有多支血管病变，介入治疗的围术期风险，及术中发生慢血流、急性闭塞、穿孔、外周血管并发症以及抗栓治疗出血的概率较年轻患者明显增加。手术前应积极控制心力衰竭、严重心律失常、高血压、高血糖、感染等合并疾病。老年冠心病患者多进行不完全血运重建，主要治疗引起大面积心肌缺血的“罪犯”病变。对于多支血管病变的老年患者，应充分考虑手术的安全性，可选择分次、择期 PCI，避免过多使用造影剂或出现手术并发症。造影剂肾病是老年患者介入术后常见的并发症，应于 PCI 术前认真评估肾功能，术前、术后给予水化治疗，尽量减少造影剂用量。PCI 术后需要坚持药物治疗并进行合并疾病、心血管疾病危险因素的综合管理。

ST 段抬高型急性心肌梗死（STEMI）治疗的关键是早期再灌注。老年患者同样应遵循 STEMI 再灌注治疗的整体目标，尽量缩短闭塞血管再通的时间，避免治疗措施的延迟。由于干预治疗存在风险，必须谨慎考虑并评价老年人治疗的潜在获益，治疗应与患者的价值和愿望一致。直接 PCI 较溶栓治疗获益更大，可降低再发心肌梗死、死亡及卒中概率，脑出血的发生率较低，即使对于高龄患者，直接 PCI 仍是最佳的再灌注策略[9-10]。由于老年患者可能存在脑血管病变、血管淀粉样变，溶栓治疗时颅内出血风险增加。对于 75 岁以上的老年人，PCI、溶栓治疗或保守治疗的选择应高度个体化，例如溶栓治疗需根据患者的年龄、体重、肾功能等出血风险选择溶栓药物及剂量，并非仅仅根据指南做出选择。在技术熟练、设备齐全的心脏中心，老年与其他 AMI 患者 PCI 手术成功率相似。合理选择器械，熟练的操作技术以及处理围术期并发症的丰富经验是保证老年 PCI 成功的关键。如果条件允许，老年 STEMI 应尽可能选择直接 PCI，无 PCI 条件的医院，对于颅内出血低危、有溶栓适应证的患者可选择就地溶栓治疗或就近转诊至有条件的医院行急诊 PCI。

非 ST 段抬高型急性冠脉综合征（NSTE-ACS）首先应给予充分药物治疗，如疗效不佳或血流动力学不稳定，推荐进行冠状动脉介入治疗。研究显示，≥ 80 岁的老年患者行 PCI 更易发生死亡、心肌梗死、卒中和血管并发症。老年人介入治疗的围术期风险，以及术中血管急性闭塞、穿孔、外周血管并发症（如穿刺部位出血、假性动脉瘤、动静脉瘘等）及抗栓治疗出血的发生率较年轻患者明显增加。

老年冠状动脉疾病的药物治疗目标是缓解心绞痛症状、提高生活质量、预防心血管事件，降低死亡率。无论是否采取介入治疗，老年冠心病患者均应积极进行药物治疗。对于病情稳定及低危患者，建议先进行药物治疗。强调在改善生活方式的基础上进行药物治疗并进行危险因素的综合管理。主要包括：调脂、抗栓、降低心肌耗氧量、改善冠状动脉血流及改善心肌代谢的药物。

老年冠心病患者同样可从调脂治疗中获益，使用药物、调脂目标无异。首选他汀类药物，使LDL-C < 1.8 mmol/L（70 mg/dl）。但应关注高龄、女性、低体重老年人易出现药物的不良反应，应避免使用大剂量他汀类药物并关注药物的相互作用。建议老年ACS患者尽早使用调脂药物并尽快使血脂达标，起始剂量应根据患者的病情、合并疾病和用药、血脂基线水平等决定。

老年人使用抗栓治疗的出血风险明显高于普通人群。对于直接PCI的ACS老年患者，术前应给予负荷剂量，无禁忌证时优选替格瑞洛，应谨慎使用负荷剂量。ACS患者应使用双联抗血小板治疗（DAPT），出血高危时联合使用小剂量阿司匹林和氯吡格雷，而非新型抗血小板药物替格瑞洛或普拉格雷。DAPT疗程通常为12个月，根据老年患者缺血与出血风险适当延长或缩短[11-12]。≥ 75岁的ACS患者，慎用普拉格雷。对于稳定的冠心病患者推荐长期服用阿司匹林（75～100 mg/d），对于出血高危或在阿司匹林使用过程中已有明显出血倾向的老年患者，尤其是对于高龄患者，应调整阿司匹林的剂量并联用抑酸剂（质子泵抑制剂或H2受体拮抗剂）加强胃黏膜保护，以保证抗栓治疗同时降低出血的风险。不能耐受阿司匹林的患者，可改用氯吡格雷75 mg/d作为替代治疗。应根据老年人体重和肾功能调整肝素、低分子量肝素的剂量。不推荐常规使用GP Ⅱ b/ Ⅲ a受体拮抗剂、磺达肝癸钠。

β受体阻滞剂应作为首选用药。建议从小剂量开始，逐渐增量至靶剂量，使心率维持在55～60次/分，多使用选择性β1受体阻滞剂，如美托洛尔、比索洛尔及卡维地洛。由于老年人多合并缓慢性心律失常、支气管哮喘等，用药前应进行获益/风险评估，用药时应格外注意监测不良反应。**ACEI**应积极用于无禁忌证的冠心病尤其是心功能受损的老年患者，不能耐受ACEI时使用**ARB**，但血压过低时应谨慎使用。**硝酸酯类**直接扩张冠状动脉，可减轻或缓解心绞痛症状，改善生活质量，应警惕发生低血压。由严重主动脉瓣狭窄或梗阻性肥厚型心肌病引起的心绞痛，不应使用硝酸酯类。**钙通道阻滞剂**通过改善冠状动脉血流缓解心绞痛，常用于变异型心绞痛或以冠状动脉痉挛为主的心绞痛。非二氢吡啶类钙通道阻滞剂地尔硫䓬和维拉帕米减慢房室传导、抑制心肌收缩力，可降低心肌耗氧量而改善心肌缺血，禁用于严重窦性心动过缓、高度房室传导阻滞和病态窦房结综合征、左心功能不全的患者。老年人使用前应进行认真评估，使用过程中加强监测。**尼可地尔、伊伐布雷定、雷诺嗪、曲美他嗪**为一线抗心绞痛药物疗效不佳的补充治疗。**曲美他嗪**不应用于治疗急性冠脉综合征，禁用于严重肾功能不全（肌酐清除率< 30 ml/min）、帕金森综合征、震颤、不安腿综合征以及其他相关运动障碍的患者。

第七节 老年心力衰竭

心力衰竭是老年人的常见病，其发病率随年龄增长而上升。老年人的心力衰竭往往是多因素对心脏的综合影响，常见射血分数保留的心力衰竭。

一、诱发因素

增龄导致的心室顺应性下降导致左心室舒张功能异常，冠心病、高血压、肺源性心脏病（肺心病）、睡眠呼吸暂停综合征、亚临床甲状腺疾病均可增加心力衰竭的风险。约65%的心力衰竭由冠状动脉疾病引起，35%由心脏瓣膜疾病、心脏毒性药物、心肌炎或原发性心肌病引起。

部分药物可能引起或加重心力衰竭，如抗炎镇痛药、麻醉药物、降糖药物、抗心律失常药物、降压药物、抗感染药物、抗肿瘤药物、靶向药物等[13]。

二、临床表现与检查

老年人心力衰竭症状可不典型，可无明显症状，或仅表现为乏力、咳嗽、纳差、精神差，甚至为神经系统症状（如意识不清、嗜睡和烦躁不安等）。病情可急剧恶化甚至导致死亡。

6 min 步行试验结果是独立的预测心力衰竭致残率和死亡率的因子，方法简便、易行、安全有效。可用于评价患者心脏储备功能，评价药物治疗的疗效，是老年慢性心力衰竭患者最适合的运动试验。血浆利钠肽（BNP）和 NT-proBNP 检测，对心力衰竭的诊断、危险分层和预后判断有重要价值。

三、治疗

对于老年心力衰竭患者，需综合评估其可能诱因及病因，包括心血管和非心血管因素。治疗原则与一般心力衰竭相似，但在治疗中更容易出现药物不良反应，需优化药物并缓慢滴定剂量，密切监测临床状态变化，避免多重用药，需注意药物副作用及相互作用。应预防引起或加重老年人心力衰竭的诱因，包括接种流行性感冒、肺炎链球菌疫苗以预防呼吸道感染，治疗肺栓塞、心律失常、电解质紊乱和酸碱失衡、贫血、肾功能损害等。

老年心力衰竭患者服用 ACEI、ARB、螺内酯时容易发生高钾血症，使用利尿剂更容易引起低钾、低镁、低血容量，应监测肾功能和电解质变化。老年患者更易发生洋地黄中毒，出现恶心、呕吐、头痛、头晕、色视、肌无力、神志改变等神经症状。二氢吡啶类或非二氢吡啶类钙通道阻滞剂不宜用于充血性心力衰竭治疗，心力衰竭伴有高血压或心绞痛需用钙通道阻滞剂时，可用氨氯地平、非洛地平等。

第八节 结语

由于缺乏临床证据，通用的诊疗规范或指南不一定适用于老年患者；成年人获益的措施，老年人不一定获益。治疗决策应以老年患者为中心，仔细评估潜在风险和获益、合并疾病、治疗目标、生理功能及认知状态，考虑患者意愿、预期寿命、生活质量，以患者获益为前提，制订个体化诊疗方案。在用药过程中，监测药物不良反应，根据患者对药物的反应及时调整药物剂量和种类，在医疗的共性与个性之间寻找平衡点，优化诊疗方案，使老年患者最大程度获益。

参考文献

［1］中华人民共和国民政部．中华人民共和国 2015 年社会服务发展统计公报．www.mca.cn. 2016-7-11.

［2］刘雯雯，刘梅林．心脏衰老相关疾病的发生发展机制．中国心血管杂志，2018，23：347-350.

［3］国家卫生计生委疾病预防控制局．中国居民营养与慢性病状况报告（2015 年）．北京：人民卫生出版社，2015：33-50.

［4］中国老年学和老年医学学会心脑血管病专业委员会，中国医师协会心血管内科医师分会．老年高血压的诊断与治疗中国专家共识（2017 版）．中华内科杂志，2017，56：885-893.

［5］血脂异常老年人使用他汀类药物中国专家共识组．血脂异常老年人使用他汀类药物中国专家共识．中华内科杂志，2015，54：467-477.

［6］中国成人血脂异常防治指南修订联合委员会．中国成人血脂异常防治指南（2016 年修订版）．中华心血管病杂志，2016，44：833-853.

［7］Rich MW，Chyun DA，Skolnick AH，et al. Knowledge gaps in cardiovascular care of the older adult population：a scientific statement from the American Heart Association，American College of Cardiology，and American Geriatrics Society. Circulation，2016，133：2103-2122.

［8］张雨濛，刘梅林．正视临床指南老年人群心血管管理的欠缺——AHA/ACC/AGC 老年人群心血管管理知

识缺口的科学声明解读．中国循环杂志，2017，32：49-51.
[9] Héctor Bueno，Amadeo Betriu，Magda Heras，et al. Primary angioplasty vs. fibrinolysis in very old patients with acute myocardial infarction：TRIANA（TRatamiento del Infarto Agudo de miocardio eN Ancianos）randomized trial and pooled analysis with previous studies. Eur Heart J，2011，32（1）：51-60.
[10] Ibanez B，James S，Agewall S，et al. 2017 ESC Guidelines for the management of acute myocardial infarction in patients presenting with ST-segment elevation：The Task Force for the management of acute myocardial infarction in patients presenting with ST-segment elevation of the European Society of Cardiology（ESC）. Eur Heart J，2018，39（2）：119-177.
[11] Levine GN，Bates ER，Bittl JA，et al. 2016 ACC/AHA guideline focused update on duration of dual antiplatelet therapy in patients with coronary artery disease：A report of the American College of Cardiology/American Heart Association Task Force on Clinical Practice Guidelines.Circulation，2016，134（10）：e123-155.
[12] 中国医师协会心血管内科医师分会血栓防治专业委员会，中华医学会心血管病学分会介入心脏病学组，中华心血管病杂志编辑委员会．急性冠状动脉综合征特殊人群抗血小板治疗中国专家建议．中华心血管病杂志，2018，46：255-266.
[13] Page RL，O'Bryant CL，Cheng D，et al. Drugs that may cause or exacerbate heart failure：a scientific statement from the American Heart Association. Circulation，2016，134（6）：e32-69.

22 心血管疾病与心理健康管理

（刘梅颜）

第一节　重新认识健康

现代人必须有现代的健康观，健康已不再仅仅是指四肢健全或没有躯体疾病，还需要有良好的精神状态。深层次的健康观还应包括人的心理、行为的正常和符合社会道德规范。健康的含义是多元的，受理化因素、环境因素、生物遗传因素以及医疗卫生条件等多因素制约。

世界卫生组织关于健康的定义为："健康是一种在身体上、精神上的完满状态，以及良好的适应力，而不仅仅是没有疾病和衰弱的状态。"这就是人们所指的身心健康。躯体健康是指生理的健康；心理健康是指具备健康的心理、完整的人格、稳定的情绪和有较好的自控能力，同时社会适应良好，能保持正常的人际关系和心理上的平衡。

古人云，人有"喜怒哀思悲恐惊"七情，也就是说抑郁悲伤是人之常情。在人的一生中，没有人能一帆风顺，万事如意，每个人都要承受压力和挫折，面对痛苦和困惑。当遇到突发事件或是身患躯体疾病时，抑郁或焦虑是人情感的正常反应，它的特点往往是事出有因，时限较短，通过自我调适，发挥内在的心理防御机制能很快地从抑郁或焦虑状态中摆脱出来。然而，经常情绪低落，事出无因，自寻烦恼，或者事出有因，但小题大做，并且这种状态持续存在超过1个月以上，则提示有"病理性抑郁或焦虑"。当心血管疾病患者经过系统规范的治疗后，临床客观检查结果显示各项指标趋于正常，但患者仍处于抑郁或焦虑状态时，提示出现了心血管疾病和心理问题的共病，应高度警惕。

第二节　心血管疾病合并心理疾患的原因及临床表现

目前，心血管疾病合并心理疾患在临床常见[1]。在心内科门诊患者中心理问题发生率为15%～30%，在住院患者中的发生率进一步升高，尤其是对于因心脏急症住院的患者，共病的发生率可达60%～75%。在心理异常的患者中，初发和再发心血管事件的相对危险度明显升高，与已经明确的冠心病危险因素相当[2-5]。除临床常见的典型抑郁症和焦虑症外，很多心内科患者心理疾患的相关症状并不典型，这些共病患者治疗效果较差，心血管事件的发生率明显增高。其机制可能与自主神经活性改变使血液处于高凝状态、炎性反应增强有关。同时，此类患者更容易具有不良医学行为，如依从性更差，更难戒烟和更难坚持锻炼等。因此，对于这一类患者，单纯治疗心血管疾病很难奏效，需要进行心理方面的干预。

一、导致心理疾患的可能原因

为什么有些人会抑郁或焦虑，有些人却不会？这个问题的答案也许不止一个。专家认为可能的原因有以下几个方面：

（1）遗传基因：与家族史有密切的关系。研究显示，父母其中 1 人得抑郁症，子女得病率为 25%；若双亲都是抑郁症患者，子女患病率升高至 50% ～ 75%。

（2）环境诱因：令人感到有压力的生活事件及失落感也可能诱发情感障碍，如丧偶、离婚、失业、贫困、身患重病等。

（3）药物因素：对一些人而言，长期使用某些药物（如一些高血压药、治疗关节炎或帕金森症的药）会造成抑郁或是焦虑症状。

（4）疾病：罹患慢性疾病如心脏病、卒中、糖尿病、癌症与阿尔兹海默症的患者，共患抑郁或焦虑的概率较高。

（5）性格因素：自卑、自责、悲观等，都较易使患者患上情感障碍。

（6）抽烟、酗酒与滥用药物：过去，研究人员认为抑郁症患者借助酒精、尼古丁与药物来舒缓抑郁症情绪。但新的研究结果显示，使用这些物品实际上会引发抑郁症及焦虑症。

（7）饮食因素：缺乏叶酸与维生素 B_{12} 可能引起抑郁症状。

研究表明，抑郁症与大脑中 5- 羟色胺的神经递质缺乏相关，就像糖尿病是由于体内一种化学物质——胰岛素出现了问题。上述因素均可降低脑内 5- 羟色胺的浓度，从而诱发情感障碍。而随着工业文明的发展，生活节奏的加快，个人越来越依赖于社会环境，而工业危机、生产竞争、失业、污染、公害及战争，所有这些给人类的心灵都带来了严重的伤害，使其产生孤独、恐惧、冷漠甚至是持续紧张、焦虑、抑郁。

存在心理疾患的心血管疾病患者多见于：①因躯体化症状反复就诊，来往于各个医院之间，重复检查无器质性心脏病证据；②患者有心脏病，心电图、超声心动图显示轻度异常，但精神压力很重，感觉自己患有不治之症，惶惶不可终日；③有创检查和手术后并发精神心理障碍，患者的心血管疾病诊断明确，经冠状动脉介入治疗或是旁路移植血运重建，客观证据显示患者躯体功能恢复良好，但临床症状频繁发作，患者处于惊恐、焦虑状态，或是怀疑自己的疾病没有得到妥善治疗。④医源性的焦虑或抑郁，由于经济方面的压力或是为避免医疗纠纷，很多医生将患者病情交代过重，临床过度检查，使患者思想负担过重，又缺乏合理的疏导，导致旧病未去，又添新病。

二、心理疾患的临床表现

（一）情绪障碍

患者心境不良，情绪消沉，或焦虑、烦躁、坐立不安；对日常活动丧失兴趣，丧失愉快感，整日愁眉苦脸，忧心忡忡；精力减退，常常感到持续性疲乏；认为活着没有意思，严重者感到绝望无助，生不如死，度日如年，大部分患者有着结束自己生命的意念，有的曾说过“要不是因为父母、妻儿，早已了却此生”。其中也确有付诸行动，造成不良后果者。

（二）思维缓慢及自我评价降低

表现为思考能力下降，患者常常感到思维变慢了，脑子不好使了，各方面能力都下降了，常常愧疚自责，自我评价过低，明明学习工作很好，却对自己事事不满意，将自己过去的一些小错误、小毛病都说成是滔天大罪，甚至认为自己罪该万死，是导致自杀、自残的主要因素。

（三）精神运动迟缓

患者精神运动明显抑制，联想困难，言语减少，语音低沉，行动缓慢。有时闭门独处，淡漠亲情，无力学习、工作，不能料理家务，严重者不语、不动、不吃、不喝。

（四）其他症状

患者常常出现食欲、性欲明显减退，明显消瘦，体重减轻；失眠严重，多数入睡困难，恶梦易醒，早醒，醒后无法入睡，抑郁症常表现为晨重夜轻的规律。

（五）伴随症状

情绪反应不仅表现在心境上，而且总是伴

有机体的某些变化，如口干、便秘、消化不良、胃肠功能减弱，或全身不定部位的疼痛，有时因躯体症状突出而掩盖了抑郁症状，造成一时误诊。

抑郁或焦虑的症状因人而异，临床严重程度可表现为轻度、中度、重度不等。在我国，许多患者讳疾忌医，出现了症状而不到专科医院就诊，以致贻误了治疗，酿成苦果。因此，出现上述症状持续不能缓解者，应立即到专科医院就诊，明确诊断及时治疗，早日康复，重归社会。

第三节　心血管疾病与心理疾患的关系

心理问题和心血管疾病之间有病理生理的密切联系，包括抑郁和焦虑状态在内的心理障碍作为心血管疾病的伴随疾病，不仅会损伤患者的生活质量，加重原有疾病的病情，还会带来自杀风险。目前在心血管科，抑郁症还是处于低识别低治疗的状态。情绪应激是导致心理障碍的常见原因。抑郁症是在不断产生的压力之下获得的一种状态，可伴随血小板功能异常、自主神经功能受损、炎性介质不断释放和内皮功能紊乱等。这些病理生理反应导致心血管疾病发生发展，使患者原有疾病的风险大大增加。此外，抑郁患者的行为学改变也是加重心血管疾病的重要因素。这部分患者更难坚持治疗、维持良好的生活方式，很容易因抑郁症状放弃治疗。及时的识别和治疗会帮助患者改善症状和预后，有助于患者行为改善，认知改善，更容易自我控制，使治疗方案更易奏效。

一、心血管疾病可以导致抑郁和焦虑

抑郁或焦虑和心脏病有着密切的关系[4，6-7]。心脏病可以引起抑郁或焦虑，即心血管疾病可以引起或加重抑郁。为什么心脏病可以导致抑郁或焦虑呢？以两种疾病为例。

急性心肌梗死常常是突然发病，是一种死亡率很高的疾病。患者以持续胸痛、呼吸困难来到急诊，一旦诊断为急性心肌梗死，急诊大夫必然精神高度紧张，首先对患者采取一系列无创或有创的血压、心电监护措施，然后向患者及家属交代病情，其中往往向他们谈到心脏破裂、猝死等字眼，交代各种可能发生的危险情况。医生严肃认真的工作态度及紧张的工作气氛，必要的监护设备、各种导管的连接和亲友的紧张、焦虑甚至哭泣无疑会对患者本人的心理造成巨大阴影。而目前一些媒体对急性心肌梗死的一些不适当的宣传教育，使有的急性心肌梗死患者对该病一知半解，更加重了恐惧感。而年轻的急性心肌梗死患者，平时身体健康，缺乏对疾病的警惕性。由于发病突然，病情危重，对突如其来的疾病缺乏足够的心理准备，而情绪紧张，并为没有安排好家庭和工作，甚至为医疗费用而烦躁焦虑。患者随后住进心脏监护治疗病房，在病房内有可能遇到病友出现猝死、心肌梗死后诱发心室颤动而行电击除颤、严重心力衰竭患者痛苦呻吟等情况；同时患者本人亦被笼罩在随时可能死亡的巨大阴影中。上述情况无疑对患者心理造成巨大的打击，因此极易产生抑郁或焦虑，而导致不同程度的心理问题。Schleifer 等调查了 283 例因急性心肌梗死而住进心脏监护治疗病房的患者，发病 8 ～ 10 天后，45% 符合抑郁、18% 患者符合重度抑郁的诊断；3 ～ 4 个月后复查 171 例患者，仍有 33% 符合轻度或中度抑郁的诊断，15% 确诊为重度抑郁，多数首诊为重度抑郁的患者在发病后 3 个月时仍处于抑郁状态，不能恢复工作。心脏病往往会导致患者的活动能力或潜力的下降，此时患者若不调整好自己的心态，积极适应现有状态，就极易被抑郁或焦虑所困扰。

当然，还有一种情况，就是患者患上心脏病后，疾病本身可能对患者影响并不大，但由于患者对自身健康状况过于关注和担心，而抑郁或焦虑，导致社会活动能力减弱。

二、貌似“心脏病”的抑郁或焦虑

有些患者没有心脏病，仅凭一些“蛛丝马迹”就断定自己有心脏病，反复检查找不到证据，仍终日奔波于各大医院之间，很有可能是因抑郁或焦虑。另一方面为医源性因素所致心理问题越来越多，如对患者病情不加以细致系统的分析，片面根据心电图的一些似是而非的表现和临床非特异性症状，诊断“冠心病”“心肌炎后遗症”，扩大诊断范围，不仅给患者带来沉重的经济负担，而且使其背上了沉重的思想包袱，导致部分患者抑郁或焦虑。

三、抑郁或焦虑可导致心脏病

长期处于抑郁或焦虑状态下，可以引起或加重冠心病患者的心肌缺血。在国外，Barefoot 等专家曾经做过一项试验，经过长达数年的随访，发现抑郁可以诱发心肌梗死，伴发抑郁的冠心病患者比没有抑郁的冠心病患者长期死亡率增加 84%。美国波士顿学者通过抑郁评分表研究了症状性抑郁和冠心病危险性的关系。他们的研究共入选了 1305 例患者，经过长达 7 年的随访后，发现重度抑郁患者发生冠心病事件的危险性增加，研究还发现，抑郁的评分值与心绞痛和冠心病事件的发生呈现出明显的相关性。

另外，抑郁患者往往自我夸大病情及其预后，认为自己得的是不治之症，尤其是重度抑郁患者，往往对一切事物提不起兴趣，配合治疗的主动性、康复治疗的顺应性大为下降，这自然会加重疾病的进程。比如心肌梗死患者通过正规治疗，完全可以很好地再生活二十年、三十年；可有些伴有抑郁症的心肌梗死患者却自暴自弃，过分夸大自己的病情，认为自己不久于人世，不改善调整不良生活方式（继续不良饮食、吸烟），不按时服药及控制血糖、血压。结果使病情越来越重。而患者还意识不到病情的加重与自己的行为有关，更加不管不顾，结果可想而知。因此，要想战胜心脏病，先战胜自身的抑郁或焦虑是前提条件之一。

第四节　抑郁或焦虑的识别

一、发病情况

非精神科医生及时准确地识别伴发情感障碍的患者，无论在国外还是在国内都是较为困难的问题，在国外非专科医生的识别率为 15%～25%，而在国内曾有报道为 15.9%。在综合医院的心血管内科，有大量心理问题的患者被漏诊、误诊，导致临床过度检查，治疗费效比增加，影响心血管疾病的预后。在这些患者中，就诊的理由不是以心理障碍作为主诉，90% 以上是各种躯体症状，其中有 80% 以上被诊断为内科疾病。

导致如此现状的主要原因首先来自医生，由于传统的医学教育模式导致忽视患者心理状况，未经专业的心理训练，使临床医生缺乏识别心理问题的基本技能；患者由于受东方文化的影响，往往否认心理问题，拒绝接触精神心理医生。另外，由于受过去传统医学模式——单纯生物学模式的引导，治疗模式是以疾病为中心，而不是以患者为中心，治疗围绕不同的病痛分系统进行。过分强调专业 / 学科划分，割裂了医学的整体性，从而造成了“头痛医头，脚痛医脚”“铁路警察各管一段”的现状。使大量有心理疾患的患者因躯体化症状分散于综合医院的各个科室之间，不能被及时的识别和获得有效的治疗。

二、诊断

如何判断患有抑郁或焦虑而不是心脏病或是其他疾病呢？当然，去权威的医疗机构就诊，尤其是出现相应症状，经专科医师排除躯体性疾病后，去精神病专科或精神病专科医院就诊，是鉴别与排除抑郁或焦虑的最佳方法。但这一类患者一般不会主动就诊，因此，有很大的隐匿性。患者可能因对家庭生活缺乏兴趣而导致家庭的破裂；对工作注意力不集中而经常出错；一些所谓世俗标准下的成功者，也会因心理问题长期得不到诊治而走上自杀的道路。因此，当患者出现表情呆滞、愁眉苦脸、懒言少动、情绪低落、对周围事物没有兴趣等表现达 2 周以上，就应考虑是否患有心理问题，应劝其及早于专科就诊，以便早期发现，及时治疗，避免发生意外。

最常见的临床症状有以下几种：

（1）抑郁、悲伤、精神状态差；

（2）疲乏、精力不足、无精打采；

（3）易醒、睡眠较正常少；

（4）情绪不稳、经常哭泣、想哭泣；

（5）焦虑、神经质、恐惧。

患者往往一天到晚闷闷不乐、愁眉苦脸、唉声叹气、暗自或谈话时落泪。同时给人懒洋洋的感觉，对工作有负担感，懒做家务，坐在电视机前心不在焉，未真正投入，性欲减退，面部缺少笑容，在活跃场面笑不出来或显得勉强。难以入睡，常常是上床半个小时也不能入睡；同时容易惊醒，稍有响动马上醒来，同时早上醒来时间较往常要早半个小时以上。患者常常贬低自己的社会价值，认为自己是个无用的人、废人，碰见一点小事就自责不已。另外，患者常常流露出想死的念头，觉得活的真累，真辛苦，活着没有意思，甚至想过自杀。`

另外，抑郁症患者还往往会伴有一些身体不适的主诉，常见的包括患者出现记忆力差，注意力集中困难，食欲下降，感觉心跳加速、心悸，背痛，偏头痛，胸痛等，而上述症状又通过各项化验检查排除了器质性疾病，但患者仍反复陈述身体的一些不适症状，不断要求给予医学检查。他们往往认定自己患有一种或多种严重的躯体疾病，甚至一些在旁人看来是正常或普通的感觉和外观，常被患者视为是异常和令人苦恼的。患者面对阴性结果时，往往拒绝医生的解释和保证，即使有短期的动摇，一旦所谓的症状再次被感觉到，又会认为疾病的存在。甚至有的患者声称“能把我的病检查出来的仪器还没有生产出来，我的病肯定是有的”。医生的检查和解释以及种种医学检查的正常结果不足以使患者消除固有看法。

抑郁症目前常用的、简单的临床诊断标准是：

以情绪低落为主要特征，表现为闷闷不乐或悲伤欲绝，且持续 2 周以上，另外伴有下列症状中的 4 项：

（1）对日常生活失去兴趣，无愉快感；

（2）精力明显减退，无原因的持续疲乏感；

（3）精神运动性迟滞或激越；

（4）自我评价过低，或自责，或有内疚感；

（5）联想困难，自觉思考能力显著下降；

（6）失眠、早醒或睡眠过多；

（7）食欲不振，体重明显减轻；

（8）性欲明显减退；

（9）反复出现想死念头、自杀。

焦虑症目前常用的、简单的临床诊断标准是：

（1）至少在 6 个月以上的多数日子里，对于不少事件和活动（例如工作或学习），呈现过分的焦虑和担心（忧虑地期望）。

（2）患者发现难以控制自己不去担心。

这种焦虑和担心都伴有下列 6 种症状之中 3 项以上（在 6 个月中，多数日子里至少有几种症状）。

1）坐立不安或感到紧张；

2）容易疲倦；

3）思想难以集中或头脑一下子变得空白；

4）激惹；

5）肌肉紧张；

6）睡眠障碍（难以入睡或常醒来，或辗转不安的令人不满意的睡眠）。

另外，值得注意的是，抑郁或焦虑的诊断在专科医院有一套严格的诊断、量化标准；而普通读者的专业知识是有限的，决不能自己给自己下诊断。否则可导致不是“偏左”就是“偏右”的结果，而耽误了正规疾病的诊治。所以当患者出现前文所述的一些症状时，一定要建议其前往正规医院就医，决不能妄下诊断。

第五节　抑郁或焦虑的防治

一、抑郁或焦虑的预防

培养豁达的人生观是预防抑郁或焦虑、避免抑郁症的发生发展最有效的方法。学会控制情绪，对生活充满信心和希望，保持心情愉快，勇敢面对自己、面对困难、面对失败。人的一生不会一帆风顺，“风水轮流转”“三十年河东、三十年河西”“月有阴晴圆缺，人有悲欢离合”说的都是这个道理。如果没有乐观平和的心态，面对疾病、困难、挫折时，心里就会失去平衡，总认为上天不公，一天到晚唉声叹气，疑神疑鬼，最终陷入抑郁的困境。无论患者患有何种疾病，一定要鼓励其以积极的态度去面对，积极配合医师治疗，这样不仅能取得战胜疾病的胜利，也不易使其陷入抑郁或焦虑的情绪。

二、抑郁或焦虑的治疗

治疗原则包括系统治疗和综合干预。系统治疗是指在医生指导下使用综合干预方法为患者进行治疗；综合干预的理念是共同使用生物学（药物）、心理学（心理治疗）、物理学（磁疗、电疗、光疗）等方法和手段，尽快缓解情绪障碍。抑郁和焦虑的治疗主要包括心理和药物治疗，在整个心理治疗过程中多同时配合药物治疗。

三、对抑郁症或怀疑患抑郁症患者的建议

应及时去正规专科医院就诊，作为独立的疾病予以治疗或预防。由于正规医院的相关医生受过专门的心理教育，能准确把握抑郁症，有针对性地对疾病进行个体化治疗，从而能极大地改善患者的预后并改善生活质量。

四、抗抑郁、焦虑药物的疗效及治疗原则

抗抑郁、焦虑药物治疗可以消除患者症状，大大缩短病程，改善患者的社会功能状况，减少抑郁症的致死率与致残率。药物治疗的特点是起效相对较快，疗效比较确定，适合于中度、重度抑郁症患者。抗抑郁药是当前治疗各种抑郁障碍的主要药物，能有效解除抑郁心境及伴随的焦虑、紧张和躯体症状，有效率为 60% ～ 80%。理想的药物应同时具有抗焦虑和抗抑郁作用，药物的系统治疗、足够的剂量、充分的疗程是保证达到疗效的基础。对于治疗心血管疾病患者同时合并的抑郁焦虑的药物有更高的要求，希望在有效消除焦虑或抑郁同时不引起镇静作用，不影响认知和记忆功能，不影响心肝肾功能，不成瘾，耐受性好，适合长期使用。

药物治疗有多种，医生可根据具体病情决定取舍。治疗有 5 个原则，一是对症下药，根据不同病情选择不同的药物；二是剂量适当；三是充分的维持治疗和适时终止治疗。经过 3 个月的急性治疗，一般抗抑郁药可使 60% ～ 70% 的发作症状缓解。对于首次发病的抑郁，维持用药到病愈后 4 ～ 5 个月，逐渐减量，再治疗 2 ～ 4 个月后终止治疗，不能突然停药。对于反复发作的单纯抑郁，适于使用低剂量的抗抑郁药维持治疗，需 1 年或更长时间。因此患者和家人要有长期用药的心理准备。四是联合治疗，即联合心理治疗，包括一般医生与患者进行 10 ～ 20 min 的支持性会谈，和更专业的心理治疗。五是适当更换治疗，即考虑根据病情及疗效在适当的时候更换用药。

五、抗抑郁、焦虑的常用药物

1. 选择性 5- 羟色胺再摄取抑制剂（SSRI）类药物

为常用抗抑郁药，SSRI 类药物包括帕罗西汀、舍曲林、氟西汀、西酞普兰、艾司西酞普兰、氟伏沙明等，SSRI 类不良反应较少而轻微，尤其是抗胆碱能及心脏的不良反应少。常见的不良反应有恶心、呕吐、厌食、便秘、腹泻、口干、震颤、失眠、焦虑及性功能障碍等。

2. 5- 羟色胺及去甲肾上腺素再摄取抑制剂（SNRI）类药物

如文拉法辛、度洛西汀，SNRI 疗效肯定，起效较快，有明显的抗抑郁及抗焦虑作用。对难治性病例亦有效。常见不良反应有恶心、口干、出汗、乏力、焦虑、震颤、阳痿和射精障碍，大剂量时部分患者血压可能轻度升高。

3. NaSSAs 类药物（去甲肾上腺素和特异性 5- 羟色胺能抗抑郁药）

如米氮平，有良好的抗抑郁、抗焦虑及改善睡眠作用，口服吸收快，起效快，抗胆碱能作用小，有镇静作用，对性功能几乎没有影响，常见不良反应为镇静、倦睡、头晕、疲乏、食欲和体重增加。

4. 安非他酮

为去甲肾上腺素、5- 羟色胺、多巴胺再摄取的弱抑制剂，对单胺氧化酶没有抑制作用，适用于抑郁症以及双相障碍，优势为对体重以及性功能影响小。常见的不良反应有：激动、口干、失眠、头痛或偏头痛、恶心、呕吐、便秘、震颤、多汗。

5. 其他

对于一些焦虑明显、伴有睡眠障碍的患者，可以短期使用一些苯二氮䓬类（安定类）药物或者一些新型的助眠药物，如唑吡坦、佐匹克隆。对于一些症状严重，甚至伴有精神病性症状的患者，可以合并抗精神病药物治疗。

抗抑郁药治疗时须注意如下事项：某些降压药、抗心律失常药等心血管用药，如胍乙啶、利血平、甲基多巴、可乐定、噻嗪类利尿剂、β 受体阻滞剂、钙通道阻滞剂、氨碘酮、地高辛、他汀类降脂药、血管紧张素受体阻滞剂以及血管紧张素转化酶抑制剂，在常规治疗时就可以造成部分患者出现抑郁障碍；精神类药物可以与心脏疾病相互影响，引起严重并发症；由于心脏病患者常同时应用其他药物，因此在药理学上往往会相互作用，导致危险。

六、抗抑郁、焦虑常用药物的作用特点和分类

1. 苯二氮䓬类药物

常用的有地西泮（安定，valium），艾司唑仑（舒乐安定，surazepam），阿普唑仑（佳静安定，alprazolam），氯硝西泮（氯硝安定，clonazepam），劳拉西泮（罗拉，lorazepam）等。该类药抗焦虑作用迅速可靠并能产生松弛作用，价格相对便宜，但应注意到该类药缺少抗抑郁作用，有成瘾性，长期应用影响认知和记忆。

2. 三环类药物（TCA）

常用的有阿米替林（amitril），多虑平（doxepin），氯米帕明（clomipramine，或称安那芬尼 anafranil），马普替林（maprotiline）。循证医学资料显示这类药物对于治疗冠心病患者的抑郁状态有一定疗效。三环类抗抑郁药物被认为对心血管有不良作用，包括减慢室内传导，直立（体位）性低血压，加快心率，延长 QT 间期和增加发生室性心律失常的可能性。对于发病和死亡风险已经升高的人群来说应用这些药物没有益处，尤其对于老年、心力衰竭以及存在冠心病并发症的患者。

（三）选择性 5- 羟色胺再摄取抑制剂（SSRI）

常用的有氟西汀（fluoxetine），帕罗西汀（paroxetine），舍曲林（sertraline），氟伏沙明（fluvoxamine）和西酞普兰（citalopram）。目前认为这类药对于心血管系统的毒副作用更小，安全性较三环类药物高。由于从肝 P450 酶代谢，与某些药物存在相互作用。因疗效确实，耐受性好，

不成瘾，在临床已经较多地用于心血管疾病患者。该药起效慢，一般2周开始有效，部分患者因感到服药后乏力、恶心、头晕而放弃治疗。

七、心理治疗

有些心理问题靠单纯药物治疗效果常不够理想，必须同时给予抗焦虑或抑郁的心理行为治疗，如心理疏导、松弛训练、行为矫正、音乐治疗以及生物反馈治疗等方法，才能产生较显著的效果。

俗话说"心病还须心药医"，绝大多数的患者病前有一定的诱因（如挫折、遭受不幸等），同时在出现情绪抑郁、低落过程中产生悲观、失望和孤独、无助感。这些情况，一般来说可以用心理治疗来处理。

单纯药物治疗的效果常不够理想，精神心理医生给予恰当的心理行为治疗，如心理疏导、松弛训练、行为矫正、音乐治疗以及生物反馈治疗等，常会产生较显著的效果。对一些严重的抑郁症患者应首先进行药物治疗或物理治疗，之后再合并使用心理治疗。

心理治疗并不排斥其他治疗方法的应用，尤其是药物治疗，倘若与药物治疗合用，对抑郁症患者往往会起到事半功倍的叠加效果。

抑郁或焦虑常与躯体疾病并存，应同时治疗。一方面要治疗躯体疾病，消除抑郁或焦虑的基本诱因；此外，应综合评估患者的身心状态。注意药物在不同疾病状态下有不同的禁忌证，如三环类药物会增加心律失常的风险，β受体阻滞剂能诱发和加重抑郁、5-羟色胺再摄取抑制剂与某些药物联合应用会增加肝毒性。

八、中医对心血管疾病合并精神心理问题的认识

中医认为"心为君主之官，心主血脉，心主神明"，即心脏在人体中占主导地位，且"百病始于风雨寒暑，清湿，喜怒"，即强调了情志与其他致病因素一样，在疾病的发生过程中有重要作用。

结合现代医学对双心疾病的发病机制及诊疗的认识，通过中医辨证论治、整体观的理论，运用单味中药、方剂、针灸等方式，可以对双心疾病进行治疗。

结合中药四气、五味的特点，单味中药对双心疾病治疗有一定的潜在作用价值：如薄荷、柴胡、郁金、香附等有行气解郁作用，可用于肝气郁滞型双心病患者；如百合、合欢花、酸枣仁、柏子仁、珍珠、远志等具有安神定志作用，可用于合并失眠的双心病患者；如人参、刺五加、当归、白芍等具有益气或补血作用，可用于气血亏虚型双心病患者；如银杏叶、枳壳、石菖蒲等具有活血化瘀或行气作用，可用于气滞血瘀型双心病患者。此外，还有叶金丝桃、姜黄、巴戟天等药物。

中医方剂中常用于情志疾病治疗的名方有：逍遥丸、丹栀逍遥丸、越鞠丸、半夏厚朴汤、百合地黄汤、柴胡疏肝散、酸枣仁汤、甘麦大枣汤等。常用中成药有：人参类制剂振源胶囊；银杏内酯类药物银杏叶滴丸；活血化瘀类药物如心可舒片、心灵丸；乌灵菌粉制剂乌灵胶囊等。

针灸有许多常用穴位，进行辨证论治后，合理配穴可用于双心疾病的调节：内关、合谷、劳宫、神门、通里、太冲、三阴交、足三里、中脘、膻中、期门、百会、印堂等。

现代医学研究认为，以上中药、方剂、针灸等通过增加脑内单胺递质含量、提高去甲肾上腺素或多巴胺水平、调节脑内神经营养因子等途径发挥调节情志作用，合理辨证论治后，可用于双心疾病治疗，故单味中药、方剂、针灸对双心疾病治疗有潜在作用价值，但由于中医的个体化、经验诊疗的特点较强，较难统一量化，故仍需大量临床研究以寻求中医药在双心疾病治疗中的循证医学证据。

九、抑郁、焦虑的长期预防策略

（一）合理的膳食结构

适当饮食是防止抑郁症再发的很好选择，适当吃些甜品、喝些果汁，能使心情放轻松。甜食或酒

精，可快速提升脑中的血清张力，使神经系统暂时得到舒缓，暂时缓解焦躁不安和沮丧无助的情绪。多糖类食品如全谷米、大麦、小麦、燕麦、瓜类和含高纤维多糖蔬菜与水果等更有利于改善精神状况。富含色氨酸食品是制造情绪荷尔蒙的原料，如香蕉、奶制品、火鸡肉等，有助于安定情绪。

酒精虽能使人暂时逃避问题和烦恼，但由酒精激发的轻松感和自信是短暂的，问题会不断蔓延滋生，带来更深的抑郁或焦虑。长期饮酒有害无益，应限制酒精饮料摄入。

（二）注意睡眠和运动

可能导致情绪低落的基本生理因素不容忽视，如果睡眠不佳，食欲不振，日常活动耗尽了的精力，听任自己处于不良的生理状态，很容易出现低落情绪。失眠也可以是低落情绪的后果，反过来又诱发抑郁，应该养成良好的睡眠习惯。运动可预防抑郁症的发作，在增强体力的同时迅速改善情绪状态。

（三）放松自我

抑郁常导致自尊心的下降甚至自暴自弃。抑郁患者往往过低评价自己，贬低自己，拒绝应得的欢乐。即使在情绪正常的时候，也总是觉得自己没有资格享受欢乐，总是把别人的需要放在第一位，不给自己留下一点时间和空间。欢乐能预防发生心理障碍，无论工作多忙，也必须找时间来让自己轻松一下，做一点能使自己高兴的事情。欢乐情绪能帮助患者预防抑郁。

（四）建立良好的人际关系

良好的人际关系——有可以信赖的家人、亲戚或朋友，是防止抑郁或焦虑的最重要保证。可以依靠的人际关系，可提供感情支持帮助患者渡过心理上的难关，在日常生活中非常重要。

总之，关注心血管疾病患者的心理问题，全面考虑综合治疗，建立躯体与心理的和谐状态，才能实现真正意义上的健康。

参考文献

［1］Liu C，Liu M，Jiang R，et al. Prevalence and recognition of depressive disorder in three medical outpatient departments of general hospitals in Beijing，China. Journal of Nervous & Mental Disease，2016，204（7）：537-541.

［2］Ren Y，Yang H，Browning C，et al. Prevalence of depression in coronary heart disease in China：a systematic review and meta-analysis. Chin Med J（Engl），2014，127（16）：2991-2998.

［3］刘梅颜．双心医学：精神心理因素引发心脏损伤．中华内科杂志，2017，56（11）：857-858.

［4］中国医师协会全科医师分会双心（心脏心理）学组．心理应激导致稳定性冠心病患者心肌缺血的诊断与治疗专家共识．中华心血管病杂志，2016，44（1）：12-18.

［5］李果，姜荣环，郭成军，等．综合医院心内科门诊患者抑郁和焦虑障碍患病率调查．中华心血管病杂志，2014，42（12）：1035-1038.

［6］Silverman AL，Herzog AA，Silverman DI. Hearts and minds：stress，anxiety，and depression. Unsung risk factors for cardiovascular disease. Cardiol Rev，2018 Aug 20. doi：10.1097/CRD.0000000000000228.［Epub ahead of print］

［7］Klakk H，Kristensen PL，Andersen LB，et al. Symptoms of depression in young adulthood is associated with unfavorable clinical- and behavioral cardiovascular disease risk factors. Prev Med Rep，2018，11：209-215.